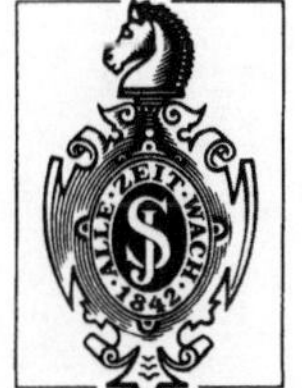

Gontran Sennwald

Das Handgelenk

Mit Geleitworten von
J.-J. Comtet und G. Segmüller

Mit 343 Abbildungen
Schemas und Zeichnungen vom Autor

Springer-Verlag Berlin Heidelberg GmbH

Dr. Gontran Sennwald

Chirurgie St. Leonhard
Klinik für Hand- und ambulante Chirurgie
Pestalozzistraße 2
CH-9000 St. Gallen

Übersetzt aus dem Französischen von:

Dr. Theodor Ahrens †

Chemin de la Rabassière
F-13250 Saint-Chamas

Französische Ausgabe
L'entité radius-carpe

ISBN 978-3-662-06464-1

CIP-Kurztitelaufnahme der Deutschen Bibliothek
Sennwald, Gontran:
Das Handgelenk/Gontran Sennwald. Mit Geleitw. von J.-J. Comtet u. G. Segmüller.
Engl. Ausg. u.d.T.: Sennwald, Gontran: The wrist.
– Franz. Ausg. u.d.T.: Sennwald, Gontran: L'entité radius-carpe
ISBN 978-3-662-06464-1 ISBN 978-3-662-06463-4 (eBook)
DOI 10.1007/978-3-662-06463-4

Ursprünglich erschienen bei Springer-Verlag Berlin Heidelberg New York 1987
Softcover reprint of the hardcover 1st edition 1987

Reproduktion der Abbildungen: Gustav Dreher GmbH, 7000 Stuttgart
Satz-, Druck- und Bindearbeiten: Universitätsdruckerei H. Stürtz AG, 8700 Würzburg
2124/3130-543210

Liebe und Freundschaft liegen diesem Buch zu Grunde. Die ausdauernde und aktive Mithilfe meiner Frau ermöglichte mir seine Vollendung; durch die anregenden und klaren Ratschläge von Dr. Segmüller hat es seine Reife erlangt; seine Präzision verdanke ich meinem Freund, dem Mathematiker und Informatiker Wolfram Fischer.

Geleitwort

In nur wenigen Jahren hat sich die rekonstruktive Chirurgie am Handskelett grundlegend gewandelt. Die Vorteile einer stabilen Osteosynthese werden weltweit in zunehmendem Maße auch in der Handchirurgie genützt, vor allem in der Versorgung der an der Hand typischen multistrukturellen Verletzung und bei revitalisierenden Eingriffen.

In bezug auf die Biomechanik des radiokarpalen Gelenkkomplexes verläuft die Entwicklung dagegen zögernd. Dies trifft – etwa im Vergleich mit der unteren Extremität – ganz besonders auch für den alloplastischen Gelenkersatz zu. Dabei ist unverkennbar, daß die Problemfälle mit posttraumatischen Handgelenkbeschwerden ständig zunehmen und vor allem junge Patienten betreffen, und immer deutlicher wird der Zwang zu therapeutischen Lösungen. Das „Handgelenk" in seiner Komplexität ist lange schon Gegenstand wissenschaftlichen Interesses; eine neue klinische Dimension erhielt dieses Gelenk aber wahrscheinlich erst durch Gilford, Bolton und Lambrinudi im Jahre 1943, als sie das Längskettenkonzept mit einzelnen Gliedern darstellten und im seitlichen Röntgenbild die Achsen der einzelnen Glieder erkannten. Einen Stabilitätsverlust konnten sie so aufgrund der abweichenden Achsen im seitlichen Röntgenbild definieren. Seither haben sich innovative Anatomen und Kliniker mit wachsendem Erfolg um das Verständnis von Bewegung und Stabilität am Handgelenk bemüht.

Auf diesen grundlegenden Arbeiten baut die anspruchsvolle Monographie von G. Sennwald auf. Dem Autor gelingt es in höchstem Maße, Anatomie, Funktion und Pathologie dieses Gelenkkomplexes als Einheit darzustellen. G. Sennwald analysiert kritisch das internationale Schrifttum, analysiert aber mit ebenso großer Akribie das eigene handchirurgische Krankengut mehrerer Jahre. Es entstehen ein umfassendes Funktionskonzept für das Radiokarpalgelenk und darauf beruhende therapeutische Vorschläge. Das Buch stellt eine „Etappe" dar in der Entwicklung und Anerkennung der zentralen Stellung der Handchirurgie im Rahmen der wiederherstellenden Chirurgie der Gegenwart. Ohne Zweifel wird es beim klinisch Tätigen und in künftiger Forschung die seiner Bedeutung entsprechende Beachtung finden.

G. Segmüller

Geleitwort

Das vor Ihnen liegende Buch bringt eine Fülle von Informationen und erwägenswerten Tatsachen. Dazu gehören eine Beschreibung der Ligamente des Handgelenks, die von einer funktionellen Klassifikation erhellt wird, ein neues Konzept der Stabilität des Carpus, geistreiche Hypothesen zur Pathogenese gewisser Traumafolgen, Auswertungen von Ergebnissen und bewährte Operationstechniken.

An die Stelle einer eintönigen, rein morphologischen Beschreibung der Ligamente des Carpus tritt eine Einteilung in Haltebänder, Stabilisierungsbänder und Leitbänder.

Daß es Haltebänder gibt, weist auf das Vorhandensein eines distalen Monolithen. Wenn die Stabilisierungsbänder versagen, ist ein Auseinanderfallen, sogar eine Luxation zu befürchten. Das Versagen der Leitbänder erklärt die Abweichungen von der Achsenrichtung.

Mit dem persönlichen Konzept des Autors von der Stabilität des Carpus ist der Begriff einer „zentralen Säule" nicht vereinbar. Wenn ein wirksames Ligament zwischen Lunatum und Capitatum fast völlig fehlt, ist der Begriff einer „zentralen Säule" kaum zulässig. Wie könnte es auch anders sein, wenn sie in ihrem Zentrum einen so schwachen Punkt hat, daß alle perilunären Luxationen sie in eine zerbrochene Säule verwandeln!

In einem Zuge wird das Lunatum zum Hauptbestandteil der Konstruktion des Carpus aufgewertet. Es ist fest auf den Radius aufgestützt und unterhält seine beiden Nachbarknochen. Da das Scaphoid, entgegen der Auffassung von Gilford, zu locker mit dem distalen Monolithen verbunden ist, um die Beweglichkeit der beiden Reihen koordinieren zu können, kann diese Rolle nur dem distalen Bänder-V zufallen.

Man erlebt dann mit, welche Folgen die Traumen in Hyperextension haben: die Bänderrisse (oder an deren Stelle die Frakturen) entstehen auf der einen Seite des Mondbeins und umkreisen es fortschreitend in der einen oder in der anderen Richtung. Der Autor lehrt uns, die Röntgenaufnahmen zu deuten, auf denen man die Spuren dieser Risse auffinden können muß: Hier handelt es sich um eine Fraktur, dort um eine Disjunktion oder um eine in der Arthrographie sichtbare Permeabilität oder auch um eine Achsenverlagerung oder eine Luxation. Zu guter Letzt entschließt sich das Mondbein dann endlich, seine Bindungen an den Radius im Stich zu lassen.

Die Frakturen am unteren Ende der beiden Unterarmknochen und die Frakturen des Carpus sind nicht nur Verletzungen der Knochen. Der Autor lehrt uns, sie wieder im Rahmen der radiokarpalen Funktionseinheit zu sehen, in dem die Mitbeteiligung der Bänder die Prognose verschlechtert.

Das ist z.B. bei den Kahnbeinpseudarthrosen der Fall, die eine schlechtere Prognose haben, wenn sie kombiniert mit einer Instabilität auftreten. Dann werden Bänderplastiken und Kirschner-Drähte notwendig, welche die Fixierung der Knochenfragmente sichern und die Achsenverlagerungen korrigieren.

Im übrigen konsolidieren sich diese Pseudarthrosen, alle Kategorien zusammengenommen, in 85% der Fälle. Auch vom Silastic, sei es bei den Kahnbeinpseudarthrosen oder bei den Formen des Morbus Kienböck, scheint der Autor kaum begeistert zu sein. Es ist richtig, daß das Implantat trotz der Einkapselung niemals ligamentäre Bindungen auf sich zieht und daß allein eine intrakarpale Arthrodese ihm als Schiene dienen kann.

Wenn man in diesem Bereich über die endgültige Absage an die scapholunare Arthrodese diskutieren kann, dann bildet die Übersicht über die Fusionsmethoden zwischen den Handwurzelknochen eine vorzügliche Diskussionsgrundlage.

In den Kapiteln über die chirurgische Technik vermittelt uns der Autor präzise und aufrichtig seine eigenen Erfahrungen. Bevor man diese oder jene Operation unternimmt, wird man sich gerne darauf beziehen. Dennoch sollten die Jüngeren der Versuchung widerstehen, den ersten Teil des Buches zu überschlagen, selbst wenn er ihnen schwierig vorkommen mag, denn die Qualität des chirurgischen Handelns und die gute Indikationswahl sind erst über ein gesamthaftes Verständnis der Funktionseinheit von Radius und Carpus erreichbar.

Am Ende des Werkes richtet sich der Autor in seinem direkten und persönlichen, manchmal nicht konformistischen Stil unmittelbar an die Leser. Es sei mir vergönnt, Ihnen in deren Namen zu antworten: von Ihren Ansichten verführt, werden wir Ihre Standardisierungsvorschläge zum klinischen und röntgenologischen Vorgehen bei radiokarpalen Verletzungen übernehmen. So werden sich „dank der Erarbeitung einer gemeinsamen Sprache, die die Grundlage des Fortschritts und der Forschung ist, die Therapieformen entwickeln können“. Wir beglückwünschen Herrn Sennwald zu diesem Buch und danken ihm dafür.

J.-J. Comtet

Vorwort

Soll man der Bücherflut überhaupt noch ein weiteres medizinisches Werk hinzufügen? Den Kollegen gegenüber bin ich mir meiner daraus erwachsenden Verantwortung bewußt und meine Arbeit im Spital lastet mich voll aus; so war eine starke Motivation erforderlich, diese Monographie über den Carpus zu verfassen.

Dies Werke möge:
- meinen interessierten und oft überlasteten Kollegen den Zugang zu einem fesselnden, aber schwierigen Thema erleichtern durch eine Kurzfassung meiner klinischen Erfahrungen, Lektüren und wissenschaftlichen Studien,
- die Forscher anregen, noch offene Fragen zu klären und mit erfinderischem Geist und neuen Techniken neue Wege zu beschreiten,
- den Chirurgen helfen, Diagnosen exakt zu stellen und ihnen so die Wahl der Behandlungsmethoden zu erleichtern,
- schließlich dazu beitragen, manche verbreitete, aber irrige Ansichten, die der Heilung der Patienten abträglich sind, aufzugeben.

Um diesen Ansprüchen zu genügen, habe ich zum einen versucht, aus den Werken wichtiger Autoren und Wissenschaftler den Kern herauszuschälen, zum anderen habe ich Resultate meiner eigenen klinischen und chirurgischen Tätigkeit, meiner Arbeiten im Seziersaal und die Ergebnisse meiner analytischen Studien eingebracht. Bei der klassischen, vor allem funktionell und radiologisch ausgerichteten Anatomie habe ich mich bemüht zu vereinfachen, aber trotzdem sachgerecht zu bleiben. Mein Ziel war es, praktisch, d.h. nützlich und anwendbar zu bleiben. Dabei bin ich einige Male zu ganz neuen Ansichten gelangt. Gewiß, statistische Studien entsprechen modernem wissenschaftlichem Denken, sie kommen aber auch jenen entgegen, die von „flair médical" sprechen und wissen, daß dieser Ausdruck eine Fülle von anatomischen Kenntnissen, technischen Fähigkeiten und klinischen Erfahrungen beinhaltet.

Betrachtet man die Entwicklung unserer Zivilisation, muß man zum Schluß kommen, daß der Fortschritt nicht mehr durch einzelne Personen erzielt werden kann. Nur durch den Austausch von Kenntnissen und Entdeckungen werden wir vorwärts kommen. Die Größe des Steines, den man einem Gebäude hinzufügt, ist unwesentlich; was zählt, ist seine Widerstandskraft und seine Schlüsselstellung. Ich widme meine Arbeit allen, die bereit sind, am Fortschritt mitzuarbeiten und ihre Entdeckungen zum Wohle unserer heutigen und zukünftigen Patienten auszutauschen.

Und sollte dieser neue, vielleicht etwas unkonventionelle Ansatz auch nur die Diskussion über den Carpus anregen und Widerspruch hervorrufen, dann wäre meine Arbeit nicht umsonst gewesen: Fortschritte können gemacht werden, wenn etwas in Frage gestellt wird; gelegentlich werden gerade dadurch neue Wege gefunden.

In diesem Sinne habe ich hier dargestellt:
- ein neues Konzept der Stabilität des Carpus,
- eine umfassende radiologische Darstellung des traumatisierten Handgelenks,
- zusätzliche Behandlungsmöglichkeiten der durch ligamentäre Instabilität bedingten Pseudarthrose des Scaphoids,
- unveröffentlichte Ideen und eine Klassifikation zur Radiusfraktur, die sehr häufig vorkommt, deren klinische und anatomische Folgen aber dennoch oft nicht erkannt werden, insbesondere bei Verletzungen der radiokarpalen Ligamente.

Lieber Leser, ganz gleich, ob Sie sich erst seit kurzem mit Chirurgie beschäftigen, ob Sie über Erfahrung verfügen oder gar ein Forscher sind, bestimmt werden Sie Anregendes und hoffentlich auch Herausforderndes finden.

Voller Optimismus übergebe ich Ihnen hier die Früchte meines Denkens. Möge Ihnen die Lektüre dieses Buches bei Ihrer Arbeit nützlich sein.

G. Sennwald

Inhaltsverzeichnis

KAPITEL II

Diagnose der Knochen- und Bänderverletzungen der Handwurzel 47

KAPITEL III

Die Hyperextension des Handgelenks, Pathomechanik aus klinischer Sicht 65

KAPITEL IV

Radiusfrakturen

KAPITEL V

Einleitung

Mit dem Erwerb der aufrechten Körperhaltung gewann der Mensch auch das Vorrecht zu fallen. Stürze sind häufig. Sie kommen schon in der frühesten Kindheit vor, wenn das Kind bei seinen ersten Schritten mühsam versucht, die Erwachsenen nachzuahmen. Aber auch Jugendliche, Erwachsene, Greise sind dieser Unfallmöglichkeit ausgesetzt. In den allermeisten Fällen wird der Sturz durch die Hand abgefangen, wobei sich das Handgelenk in Extensionsstellung befindet. Infolge der Muskelwirkung und der Reflexe, die die traumatisierende Kraft auf die ganze obere Extremität verteilen können, wird der Schock meistens vom Handgelenk ohne Schwierigkeiten vertragen. Wenn dies nicht der Fall ist, dann läßt sich die resultierende Verletzung nicht voraussehen; sie variiert in Abhängigkeit einerseits vom Trauma selbst, andererseits von Alter und Geschlecht. Die Epiphysenfraktur von Radius und Ulna betrifft definitionsgemäß nur das Kind. Die Scaphoidfraktur zeigt sich schon von der Adoleszenz an, wo sie oft mit der Epiphysenfraktur einhergeht; sie kommt aber auch bei jungen Männern vor. Frauen schienen früher hiervon nicht betroffen zu sein; sie sind es jetzt aber in steigendem Maße, zweifellos infolge zunehmender sportlicher Tätigkeit.

Vom Alter von 30 Jahren an wird die Radiusfraktur zur vorherrschenden pathologischen Erscheinung. Diese Tatsache steht im Widerspruch zu den Ergebnissen von Weber u. Chao (1978), deren experimentelle Arbeiten gezeigt haben, daß bei einer Dorsalflexion ab 95° nur das Os scaphoideum bricht. Bei beiden Geschlechtern ist die Radiusfraktur zwischen 30 und 50 Jahren gleich häufig; sie scheint aber bei Männern über 50 Jahren immer seltener vorzukommen, als ob die Frauen weiterhin das Privileg behielten, zu fallen, oder als ob alle Männer vorzeitig diese Welt verließen. Die Abgrenzung zwischen diesen verschiedenen pathologischen Zuständen ist sicherlich nicht immer so scharf, sie existiert aber, wobei die Ausnahmen die Regel bestätigen.

Was weiß man über die Bänderverletzungen? Wenig oder fast nichts. Wegen der Aufgliederung des Carpus in verschiedene Pathologien, die anscheinend voneinander unabhängig sind, wegen der komplexen Anatomie und Pathomechanik des Handgelenks, wegen des Fehlens standardisierter Röntgenbilder war es bis heute nicht möglich, die Beziehungen, die zwischen den verschiedenen beobachteten Verletzungen bestehen, zu durchblicken. Sowohl Frykmann (1967) als auch Mayfield et al. (1980) haben die Folgen der Hyperextension untersucht. Beide Male war der Verletzungsmechanismus zweifelsohne identisch, nicht aber die Resultate, noch die Schlüsse, welche die Autoren aus ihren Erfahrungen zogen. Und auch heute noch wissen zu wenige Chirurgen, daß die scapholunare Dissoziation das ligamentäre Äquivalent eines Kahnbeinbruches ist.

Was weiß man von der Dissoziation zwischen Os triquetrum und Os lunatum, die bis heute nahezu unbekannt geblieben ist? Die von ihr verursachten Schmerzen und die Invalidität verdienen ebenfalls unsere Beachtung. Wieviele Patienten sind wohl als Simulanten eingestuft worden, weil die Herkunft der zugrundeliegenden Störungen dem Arzt nicht geläufig war. Dabei handelte es sich um Folgeerscheinungen einer Hyperextensionsverletzung.

Diese Probleme erscheinen neu, aber ist die Röntgenologie eigentlich etwas Neues? Man kann daran zweifeln, wenn man durch Castaing (1964) daran erinnert wird, daß Seitenbewegungen der Ulna seit 1828 bekannt sind. Aber auch Castaing selber gibt nur eine sehr schematische Übersicht über die Art und Weise, die Winkel und den radio-ulnaren Index zu messen. In Wirklichkeit ist es möglich, je nach den gewählten Richtpunkten (Abb. II.5a, b) 2 frontale Winkel zu messen, und es ist wichtig zu bestimmen, welcher davon benutzt werden soll, was wir in dem Kapitel über Möglichkeiten und Grenzen der konservativen Behandlung näher betrachten werden. Man muß auch wissen, was Castaing anscheinend nicht bekannt war, daß der radioulnare Index signifikant verschieden ist, je nachdem, ob der in Pronation oder in Supination gemessen wird (Epner et al. 1982; Palmer et al. 1982). Diese Feststellungen sind noch sehr wenig bekannt; sie tragen zu einer Revision unserer röntgenologischen Vorstellungen bei, besonders des Begriffs der Standardaufnahme.

Aber ist es wirklich angebracht, im Jahre 1987, wenn die Kostenexplosion in der Medizin zu großen Sorgen Anlaß gibt, von neuen, zusätzlichen Untersuchungen, von verfeinerten Behandlungen für scheinbar banale Probleme zu sprechen? Die Antwort liegt in den Tatsachen selbst: Es geht hier nicht nur um extrem häufige Verletzungen, sie sind überdies und vor allem in sozialer Hinsicht kostspielig. Die Dauer der Arbeitsunfähigkeit und der Prozentsatz der Restinvalidität aufgrund von Carpustraumen sind, nach Angaben des Bundesamtes für Sozialversicherung, äußerst hoch im Vergleich zu den Kosten, die von anderen Handverletzungen verursacht werden (Morger 1985). In einer handchirurgischen Ambulanz, wie zum Beispiel der unsrigen, hat man es täglich mit den Folgen dieser Hyperextensionstraumen zu tun.

Sich dieser Probleme bewußt zu werden bedeutet, die eigenen Kenntnisse der Physiopathologie, der Anatomie und der Mechanik zu verbessern: Dies ist nun einmal der Preis des Fortschritts.

Wir hoffen daher, daß dieses Werk – sicherlich in bescheidener Weise – dazu beitragen wird, das klinische und röntgenologische Herangehen an den Komplex Radius-Carpus besser zu definieren. Wir haben die Ansichten der einzelnen Autoren systematisch in unsere Diskussionen aufgenommen, um sie leichter zugänglich zu machen. Die Literaturhinweise finden sich am Schluß eines jeden Kapitels, nicht am Ende des Gesamtwerks; sie beschränken sich auf ein Mindestmaß, das für die Diskussion erforderlich ist.

Literatur

Castaing J (1964) Les fractures récentes de l'extrémité inférieure du radius. Rev Chir Orthop 50:581–696

Epner RA, Bowers WH, Guilford WB (1982) Ulnar variance – the effect of wrist positioning and Roentgen filming technique. J Hand Surg 7:298–305

Frykmann G (1967) Fracture of the distal radius including sequelae shoulder-hand-finger syndrome, disturbance in the distal radio-ulnar joint and impairment of nerve function. Acta Orthop Scand 108 [suppl]:5–143

Mayfield JK, Johnson RP, Kilcoyne RK (1980) Carpal dislocations: pathomechanics and progressive perilunar instability. J Hand Surg 5:226–241

Morger W (1985) Le point de vue des assureurs, premières expériences avec la nouvelle LAA. 72ème assemblée annuelle de la Société Suisse de Chirurgie, en commun avec les Sociétés Suisses de Médecine des Accidents et des Maladies Professionnelles et de Chirurgie de la Main. Interlaken, le 15.6.85

Palmer AK, Glisson RR, Werner FW (1982) Ulnar variance determination. J Hand Surg 7:376–379

Weber ER, Chao EY (1978) An experimental approach to the mechanism of scaphoid waist fracture. J Hand Surg 3:142

Geschichtliches

Der Carpus

Galenus (zit. nach der Übersetzung von Darembert 1854) war der Ansicht, daß die einzelnen Knochen, die zusammen die Handwurzel bilden, untereinander beweglich sein müßten. Bei Allieu (1984) kann man nachlesen, daß diese Annahme 1833, damals klinisch nicht belegt, von Charles Bell abgelehnt wurde, der unter dem Carpus einen einzigen Knochen verstand. Dies ist naheliegend, da es Beispiele von kongenitalen Synostosen gibt (Abb. unten): Der betreffende Patient konnte über 50 Jahre lang ohne offensichtliche Behinderung leben. Es bestand praktisch keine Arthrose zwischen diesem einheitlichen Carpus und dem Radius. Eine derartige kongenitale, beidseitige Mißbildung scheint dem Galen-Kritiker Recht zu geben.

Henke war 1859 anscheinend der erste, der an der Leiche die differenzierte gegenseitige Beweglichkeit der Handwurzelknochen nachwies.

Das Aufkommen der Röntgenologie brachte die Entscheidung. Mit ihrer Hilfe war es Bryce (1897) möglich, diese intrakarpale Beweglichkeit in Abhängigkeit von der Handstellung am Lebenden zu bestätigen. Seine äußerst genaue und ins Einzelne gehende Arbeit ist von hohem Wert; man sollte sie kennen. Deswegen heben wir hier einige seiner Beobachtungen hervor, die uns nicht nur sinnvoll, sondern bis heute noch gültig erscheinen:

- „Der Kernschatten des Processus styloideus der Ulna ist in Supination vom Mittelpunkt der Transversalachse des Handgelenks 12 mm entfernt; in Pronation steigt der Abstand auf 25 mm an.“

Kongenitaler, bilateraler Carpus conglomeratus. Keine Behinderung, keine Schmerzen. Patient, 55 Jahre alt

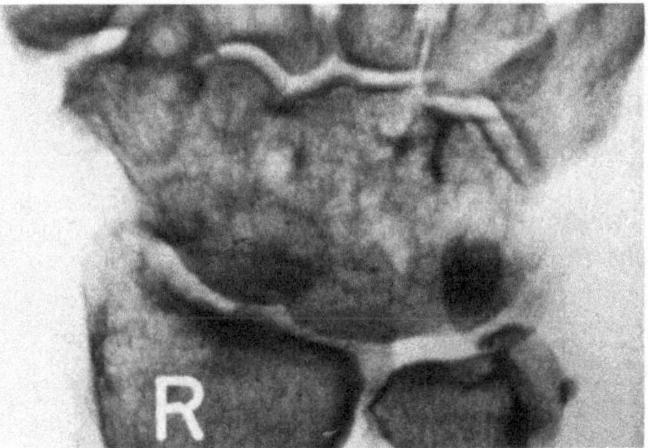

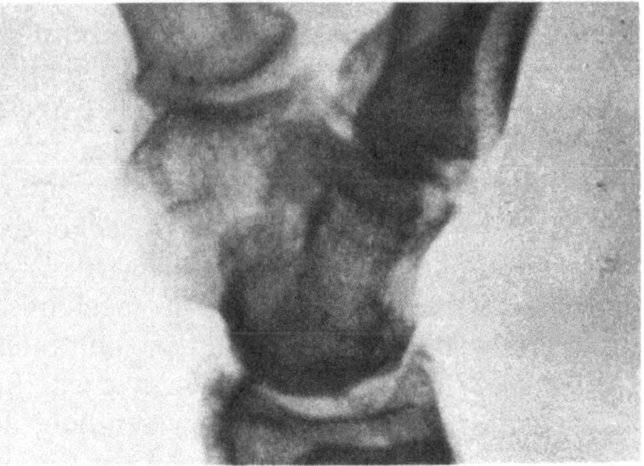

Die Bedeutung dieser einleitenden Beobachtung beruht auf der Tatsache, daß man, um diesen Verschiebungsvorgang erklären zu können, den ganzen Vorderarm einschließlich des Ellbogens mitbetrachten muß. Mehr noch: Ohne eine leichte Rotationsbewegung des Humerus, also auch der Schulter, ist diese Verschiebung unmöglich. Diese einfache Beobachtung macht begreiflich, daß die Hand ein integrierender Bestandteil der oberen Gesamtextremität ist.

Er stellt ferner fest, beim Vergleich von Röntgenaufnahmen mit anatomischen Präparaten, daß die 1. Reihe der Handwurzelknochen unabhängig von der 2. Reihe funktioniert und bestätigt die Arbeiten von Henke: „I think it must be admitted that the rays are released from one another in a manner not represented in traditional figures."

Bryce geht in seiner Analyse aber noch weiter und stellt fest, daß das Kahnbein bei der Radial- und Ulnarabweichung nicht nur eine Rotationsbewegung macht, sondern auch eine Verschiebung: So richtet sich das Kahnbein bei der Radialabweichung vertikal auf und gleitet in palmarer Richtung, während die Verhältnisse bei der ulnaren Abweichung umgekehrt sind, d.h., daß das Kahnbein sich horizontal einstellt (seine Achse verläuft parallel zu derjenigen des Radius) und sich gleichzeitig im Sinne einer Dorsalverschiebung bewegt. Er stellt fest, daß das Os lunatum die Bewegungen des Os scaphoideum mitmacht, aber nur teilweise, und daß das Os triquetrum jeweils entgegengesetzt zur Bewegung des Os scaphoideum dorsalwärts oder palmarwärts gleitet. Ohne dies vollständig zu erklären, ist er sich der Tatsache bewußt, daß das Lig. scapholunatum differenzierte Bewegungen dieser beiden Knochen erlaubt. Erst Kauer (1980) ermöglichte ein besseres Verständnis sowohl der betreffenden Bewegung als auch der anatomischen Verhältnisse.

Auch andere Anatomen wurden durch die Arbeiten von Bryce angeregt. H. Virchow publizierte, von 1898 an, analoge Arbeiten, deren Schlußfolgerungen denen von Bryce ähneln.

Schon im Jahre 1901 legte Fick mit seiner Publikation *Über die Bewegungen in den Handgelenken* den Grundstein der modernen Röntgenologie. In seiner Einleitung zu dieser nunmehr 84 Jahre alten Arbeit verwendet er Ausdrücke, die immer noch erstaunlich aktuell sind. Ich zitiere: „Angesichts der ungemein häufigen Durchleuchtungen der Hand mit X-Strahlen von Ärzten und Anatomen sollte man eigentlich erwarten, daß der Bewegungsmechanismus der Handgelenke dadurch vollkommen aufgeklärt sei. Nichts weniger als das ...", worauf er die abweichenden Meinungen anderer Autoren zitiert.

Er bestätigt ebenfalls eine Tatsache, die manchmal klar zutage liegt, aber zu oft vergessen wird: „Die ‚Mittelstellung' ist in der Tat bei jedem Gelenk in mechanischer und praktischer Beziehung eigentlich die wichtigste und interessanteste Stellung." Diese Wahrheit hat Ausnahmen, wie jede Regel; in der Orthopädie aber ist sie nach wie vor wesentlich, denn die Ruhelage ist leicht zu reproduzieren und somit für Vergleiche nützlich. Andererseits kommt es selten vor, daß ein Verletzter seine Gliedmaßen nicht in diese neutrale Stellung bringen kann. Fick stellt fest, daß bei dieser „normal" genannten Stellung die Achse des 3. Metakar pale mit jener des Radius in einer Linie liegt und daß es sich dabei um die Mittelstellung zwischen Pronation und Supination handelt.

Hier folgt noch ein letztes Zitat, das ebenfalls in unseren röntgenologischen Befunden allzuoft außer acht gelassen wird: „Unerläßlich für manche Fragen ist die Durchleuchtung einzelner Knochen in den drei Hauptstellungen genau senkrecht zur Aufnahmeplatte." Dank dieser Strenge gelingt ihm eine vollendete Analyse des Platzes und der Form der Handwurzelknochen bei den verschiedenen Stellungen der Hand. Seine Arbeit ist unter diesem Gesichtspunkt unverändert aktuell, auch wenn die von ihm gedeuteten Aufnahmen in Supinationsstellung angefertigt worden sind (dies im Widerspruch zu seinen Aussagen über die Bedeutung der intermediären Ruhestellung!).

Destot veröffentlichte 1923 ein bemerkenswertes Buch über Röntgenologie, in welchem die Bewegung des Os scaphoideum besonders gut beschrieben ist. Er spricht von einer „Schellen"-Bewegung; für seine Zeit und für jene, die diese Handglocken noch gekannt haben, war dies ein sehr treffender Vergleich.

Im Jahre 1934 publizierten Mouchet u. Belot den ersten Fall einer traumatisch bedingten Fraktur des Handgelenks mit Dislokation. Die Patientin war eine Arztfrau, die bei einem Autounfall eine Kontusion des Handgelenks erlitten hatte. Das Vorspringen trat jeweils bei einer dorsalen Beugebewegung und beim Zugreifen auf; es war verbunden mit einem besonderen, knackenden Geräusch. In Palmarflexion war das subluxierte Handgelenk leicht wieder zu reduzieren. Im Röntgenbild trat die Subluxation zwischen der 1. und der 2. Reihe des Carpus auf.

Die Sonderstellung des Scaphoids wurde 1943 von Gilford, Bolton und Lambrinudi näher untersucht: Es befindet sich rittlings zwischen der 1. und der 2. Reihe der Handwurzelknochen. Die Autoren hatten den Eindruck, daß es eine doppelte Aufgabe erfüllt: Die Bewegungen der 1. Reihe gegenüber der 2. abzuschwächen und zu begrenzen. Fisk (1970) fußt auf diesen Arbeiten, um den sekundären Kollaps des Carpus nach Fraktur des Os scaphoideum zu erklären. Auch Linscheid et al. schlossen sich 1972 dieser Ansicht an, legten aber Wert auf die beiden folgenden Punkte:

1. Scaphoid und Lunatum sind durch ein starkes Band vereint, das ihre Bewegungen synchronisiert;
2. das Gelenk zwischen Scaphoid, Trapezium und Trapzeoideum bildet ein distales Stützelement.

In dieser Sicht spielt das Scaphoid eine Rolle, analog derjenigen, die von Gilford vermutet worden war. Linscheids Erklärung ist nicht leicht verständlich, wahrscheinlich deshalb, weil sie nur einen Teil der Wahrheit enthält und weil sie die übrigen Schranken, besonders das Bändersystem der Palmarseite, das das Os lunatum mit den beiden Vorderarmknochen verbindet, völlig unberücksichtigt läßt.

Im gleichen Jahr und in der gleichen Publikation definierte Linscheid den Begriff der traumatisch bedingten Instabilität des Carpus und deren diagnostisch relevanten und röntgenologischen Grundlagen. Er stellte fest, daß diese Instabilität in Verbindung mit einer Fraktur oder eine Pseudarthrose des Os scaphoideum die Prognose verschlechtert. Er erwähnte auch eine Instabilität in Verbindung mit einer Radiusfraktur, schien diese Instabilität aber eher auf mechanische Störungen als auf einen begleitenden Bänderriß zurückzuführen.

Erst die Arbeiten von Mayfield u. Johnston (1980) ließen klarer erkennen, daß Radius und Carpus eine anatomische und funktionelle Einheit bilden, die man nicht zerlegen und in zahlreiche einzelne Elemente aufteilen kann: Was not tut, ist eine Gesamtschau. Dieser Meinung ist auch E.R. Weber (1980). Er schlägt vor, die Scaphoidfrakturen nicht mehr wie Trojan u. Mourgues (1959) nach ihrem morphologischen Aussehen einzuteilen, sondern nach den begleitenden Bänderläsionen und nach der gegenseitigen Verschiebung der Knochenfragmente.

Youm et al. wiesen 1978 nach, daß der Carpus 2 Rotationszentren besitzt, je nachdem, ob man die Frontal- oder die Sagittalebene zugrunde legt. Dieser mechanische Aspekt der Dinge hilft zu verstehen, warum bis heute die Totalprothesen des Handgelenks sich nur schlecht durchgesetzt haben, während die Hüftprothesen seit langem eine gute Aufnahme finden. Youm et al. zeigten, daß zwischen der Länge des 3. Metakarpale und der Höhe des Carpus eine konstante Beziehung besteht. Eine solche Beziehung existiert auch zwischen der Ulnarachse und dem Rotationszentrum des Os capitatum. Diese Reihe von Daten ergänzt die Analyse der Röntgenbilder und hilft, den Begriff der „Normalität“ enger zu fassen.

Das Konzept der Stabilität

So lange der Carpus als ein anatomischer Monolith erschien, war es überflüssig, sich um das Verständnis seiner Funktionsweise zu bemühen. Erst als in den Arbeiten von Bryce und Fick gezeigt wurde, daß die proximale und die distale Knochenreihe des Carpus voneinander funktionell unabhängig sind, wurde es nötig, den räumlichen Zusammenhang der einzelnen Knochen untereinander zu erklären.

Es scheint, daß Navarro von 1919 an – er publizierte seine Arbeiten 1937 – als erster eine Theorie aufgestellt hat, mit der er versuchte, Funktion und Kohärenz zu erklären. Nach seiner Theorie sind Os hamatum, Os capitatum und Os lunatum gleichsam die Wirbelsäule des Carpus, da sie durch ein starkes Bändersystem untereinander vereinigt sind. Das Os triquetrum einerseits, das Os scaphoideum, das Os trapezoideum und das Os trapezium andererseits sind, dank ihrer Beweglichkeit, Rotationspunkte, die Adduktions- und Abduktionsbewegungen des Handgelenks möglich machen. Vielleicht ist es an dieser Stelle wichtig, zu betonen, daß Bryce schon 1896 diesem Gesichtspunkt widersprochen hat. Seiner Meinung nach können

Trapezoideum und Trapezium nicht eng mit dem Scaphoid verbunden sein, da ihre Beweglichkeit röntgenologisch sehr unterschiedlich ist.

Navarros Theorie wurde 1976 von Taleisnik modifiziert, der sich dabei auf die Arbeiten von Linscheid stützte. Taleisnik stellt genau wie Bryce fest, daß das Scaphoid nicht fest mit dem Trapezium oder dem Trapezoideum verbunden ist und schließt daraus, daß die beiden Drehungsachsen nur aus dem Scaphoid und dem Triquetrum bestehen können. Er behält die Theorie der zentralen Säule bei und stellt sich eine Art von T vor: Der horizontale Balken des T wird von der ganzen distalen Reihe des Carpus gebildet, die durch kurze, starke Bänder kraftvoll vereinigt ist, während der vertikale Balken aus dem Capitatum und dem Lunatum besteht. Durch diese Theorie, wie auch durch jene von Navarro, wird die Achsenstabilität des Carpus verständlich.

Der Analyse von Taleisnik wurde 1981 durch Lichtmann et al. widersprochen. Da die 1. Reihe, insbesondere das Os lunatum, nicht eng an das Capitatum fixiert ist, kann die Theorie von Taleisnik nicht der Wirklichkeit entsprechen. Sie sehen die 1. Reihe des Carpus als eine unabhängige funktionelle Einheit an, die mit dem distalen Carpus durch die V-förmigen Ligamente verbunden ist. Das von ihnen vorgeschlagene Schema stimmt gut mit den röntgenologischen Beobachtungen überein. Sie nehmen an, daß die Widerstandsfähigkeit des Carpus gegenüber axialen Druckbeanspruchungen durch die Theorie von Gilford hinreichend erklärt ist. Damit weisen sie, mit anderen Worten, dem Os scaphoideum eine Schlüsselrolle zu.

In der Tat findet die Theorie von Taleisnik keine Stütze in der Anatomie. Wir wissen nämlich jetzt mit Sicherheit aufgrund unserer eigenen Sektionsbefunde (Kap. I) und aufgrund der Arbeiten anderer Autoren (Bonnel u. Allieu 1984), daß zwischen dem Lunatum und dem Capitatum kein Bändersystem existiert. Damit kann diese Theorie nicht mit der Wirklichkeit übereinstimmen: das Lunatum ist in bezug auf das Capitatum frei.

Die Theorie von Lichtmann et al. liefert eine gute Erklärung für die röntgenologischen Beobachtungen und für die Beweglichkeit der 1. Knochenreihe; sie nimmt auch die Theorie von Gilford et al. wieder auf. Dennoch ist sie in mechanischer Hinsicht wenig zufriedenstellend. Es ist tatsächlich nicht realistisch, anzunehmen, daß das Scaphoid ganz allein den Carpus stabilisiert und dabei dessen Bewegungen einengt. Indessen haben wir keine sonstigen Ideen ausfindig machen können, aus denen die räumliche Kohärenz des Carpus klar hervorgehen würde.

Der Radius und das Radiokarpalgelenk

Mit Überraschung nimmt man wahr, daß die Theorien zur Stabilität des Carpus, die wir soeben erwähnten, zur Erklärung der mediokarpalen Instabilitäten, die man nach einer Radiusfraktur beobachtet, nicht ausreichen. Diese Instabilitäten, zuerst von Taleisnik u. Watson im Jahre 1984 beschrieben, sind tatsächlich die Folge einer radiokarpalen Bänderinsuffizienz, selbst wenn man bis heute geglaubt hat, daß die Achsenabweichung der

Handwurzelknochen nur die Folge einer mechanischen Störung nach fehlerhafter Kallusbildung seien.

Somit wird seit den Arbeiten von Pouteau und von Colles die Radiusfraktur als eine besondere Krankheitseinheit betrachtet, ebenso wie die Luxationsfraktur von de Quervain, bei der die Läsionen des Carpus mit solchen des Vorderarms kombiniert sind. Offiziell hat man sich noch nicht ernsthaft bemüht, die Faktoren zu verstehen und zu bestimmen, durch welche diese beiden pathologischen Zustände miteinander in Verbindung stehen.

Mayfield et al. kommt das Verdienst zu, 1980 den Begriff der Verletzungszonen eingeführt zu haben. Sie stellten nämlich fest, daß es durch Veränderung der Handstellung und der Gewalt des Traumas gelingt, verschiedene Verletzungen zu erzeugen, die entweder im Carpus oder im Radius oder in beiden Strukturen gleichzeitig lokalisiert waren. Der distale Anteil des Radius, die Ulna und der Carpus werden so zu einer pathoanatomischen Einheit. Die Verletzung wird diese Einheit als Ganzes oder nur einen Teil derselben in Mitleidenschaft ziehen, und Verletzungskombinationen sind fast in unbegrenzter Zahl möglich. Damit ist man von den Ideen von Frykmann (1967) weit entfernt, die immerhin auf analogen Versuchen fußten: Sie machte einen Unterschied zwischen den Radiusfrakturen mit oder ohne Fraktur des Processus styloideus der Ulna. Eine solche Unterteilung trägt weder der Phylogenese Rechnung noch der Funktion des Handgelenks. Selbst wenn nämlich der Processus styloideus der Ulna nicht mehr direkt mit dem Triquetrum gelenkig verbunden ist, wie es heute noch bei manchen Affenspezies der Fall ist, bleibt die Tatsache dennoch bestehen, daß die Ulna bei der Funktion des Radiokarpalgelenks eine fundamentale Rolle spielt. Sie ist schließlich über den ulnaren Bänderkomplex (den wir in dem Kapitel über die funktionelle Anatomie beschreiben) mit dem Lunatum, dem Triquetrum und dem Hamatum eng verbunden. Andererseits haben Lewis et al. (1970) und Kauer (1980) gezeigt, daß die stärksten Bänder nicht an der Spitze des Processus styloideus inserieren, sondern an seiner Basis. So würde man die fundamentale Rolle des Bändersystems und seiner tatsächlichen Insertionen außer acht lassen, wenn man den Processus styloideus als Indikator der Schwere einer Verletzung ansehen würde. In der anatomischen Betrachtung werden wir die grundlegende Bedeutung dieser Ligamente untersuchen. Man kann gewiß die Radiusfrakturen nach therapeutischen Gesichtspunkten ordnen, was zu tun wir uns bemühen werden, ohne jedoch über die Ausdehnung der damit einhergehenden Verletzungen vorab zu befinden. Um deren wirklichen Einfluß abzuschätzen, wird es nötig sein, die Aufnahmemethoden einer kritischen Prüfung zu unterziehen.

Liegt eine Bänderverletzung vor, so kommt das Prinzip der Verwendung der äußeren Fixierung ins Spiel, auf der Basis der sog. Bänderreposition, die bereits ein historischer Begriff ist. Es liegt uns fern, die äußere Fixierung abzulehnen, die ein ausgezeichnetes Mittel ist, die Reposition aufrecht zu erhalten, man muß aber auch erneut über die Prinzipien und die Indikationen diskutieren, denen ihre Anwendung unterliegt. Es hieße, von der äußeren Fixierung das Unmögliche verlangen, wenn sie auf Ligamente einen Zug ausüben soll, die manchmal verletzt sind und die eine schiefe Achse haben, sowie auf einen Knochen, der meistens sein wahres Volumen verloren hat. Ihre Anwendung muß von der Anatomie des Handgelenks und der Fraktur abhängen.

Das Verdienst von Pouteau und von Colles war es, eine bis dahin unbekannte Knochenverletzung beschrieben zu haben. Die Röntgenologie und unsere gegenwärtigen Kenntnisse gestatten es uns nicht mehr, die Verletzungen des Handgelenks zu ignorieren, auch wenn der offensichtliche Verletzungsmechanismus, Sturz vornüber und erzwungene Hyperextension, immer der gleiche zu sein scheint. Erkennung und Behandlung machen in diesem neuen Abschnitt der Krankheitslehre eine tiefgreifende Änderung des diagnostischen und therapeutischen Vorgehens notwendig.

Die unterschiedlichen Meinungen über die Behandlung und über die Folgen einer Radiusfraktur beruhen zweifellos auf der Unkenntnis über die Vielzahl möglicher Verletzungen. Es kann tatsächlich keine vollkommene Wechselbeziehung bestehen zwischen der anatomischen Wiederherstellung der Knochen, der Funktion und den Schmerzen, da nicht wenige Bänderverletzungen, manchmal wesentlicher Art, dem Untersucher verborgen bleiben. Ist der Arzt außerstande zu verstehen und damit auch zu behandeln, so führt dies zur Resignation des Patienten, der sich wohl oder übel in sein Schicksal ergeben muß. Trotz alledem ist ein gutes klinisches Resultat nicht leicht mit fehlerhafter Kallusbildung vereinbar. Auch werden früher oder später die Folgen anomaler Belastungen zutage treten. Dies kommt in den Arbeiten von Castaing (1964), Frykmann (1967) und Conney et al. (1979) zum Ausdruck. Wir haben nachgewiesen, was unseres Wissens bisher noch nicht geschehen ist, daß es zwischen der Qualität des klinischen Ergebnisses und jener des röntgenologischen Befunds eine statistische Korrelation gibt. Wir werden in dem entsprechenden Kapitel darauf zurückkommen. Schwarzseher freilich können immer auf Bänderverletzungen hinweisen, deren Folgeerscheinungen sogar nach einer perfekten Behandlung häufig sind. Es ist aber offensichtlich, daß man – hier wie auch anderswo – regelmäßig einwandfreie anatomische Resultate erzielen müßte, um die genaue Bedeutung und Ausdehnung der ligamentären Restläsionen zu verstehen. Nochmals: Eine Gesamtbetrachtung ist wesentlich.

Die Unkenntnis der Anatomie, der Knochenphysiologie und der Biomechanik hat dazu geführt, daß der Fixateur-externe, der immerhin seit dem letzten Kriege bekannt ist, den Platz nicht einnehmen konnte, der ihm bei der Behandlung dieser Fraktur zukommt.

Wenn ein neuer und zutreffender Gedanke wohl etwa 20 Jahre dazu braucht, um sich durchzusetzen, muß dann nicht noch mehr Zeit vergehen, um eine irrige Idee zum Verschwinden zu bringen? Wird für den distalen Radiusanteil, dessen Probleme sehr komplex sind, eine Generation genügen?

Literatur

Allieu Y (1984) Instabilité du carpe, principes thérapeutiques généraux. Ann Chir Main 3:317–321

Bonnel F, Allieu Y (1984) Les articulations radio-cubito-carpienne et médio-carpienne. Organisation anatomique et bases biomécaniques. Ann Chir Main 3:287–296

Bryce TH (1897) On certain points in the anatomy and mechanism of the wrist joint reviewed in the light of a series of Roentgen ray photographs of the living hand. J Anat 31:59–79

Castaing J (1964) Les fractures récentes de l'extrémité inférieure du radius. Rev Chir Orthop 50:581–696

Cooney WP, Linscheid RL, Dobyns JH (1979) External pin fixation for unstable Colles Fracture. J Bone Joint Surg [Am] 61:840–845

Daremberg CH (1854) Oeuvres anatomiques, physiologiques et médicales de Gallien. Baillière JB Paris, Tome I:187–190

Destot E (1923) Traumatismes du poignet et rayons X. Masson, Paris

Fick R (1901) Über die Bewegungen in den Handgelenken. Abh Math Phys D Wissensch Math-Phys 26:419–468

Fisk GR (1970) Carpal instability and the fractured scaphoid. Ann R Coll Surg Engl 46:63–76

Frykmann G (1967) Fracture of the distal radius including sequelae of the shoulder-hand-finger syndrome, disturbance in the distal radio-ulnar joint and impairment of nerve function. Acta Orthop Sand 108 [Suppl]: 5–143

Gilford WW, Bolton RH, Lambrinudi C (1943) The mechanism of the wrist joint with special reference to fractures of the scaphoid. Guy's Hosp Rep 92:52–59

Henke W (1859) Über die Bewegung der Handwurzel. Ztschr F Rat Med R Bd 7

Kauer JMG (1980) Functional anatomy of the wrist. Clin Orthop 1949:9–20

Lewis OJ, Hamschere R, Buck Nill TM (1970) The anatomy of the wrist joint. J Anat 106:539–552

Lichtmann DM, Schneider JR, Swafford AR, Mack GR (1981) Ulnar midcarpal instability – Clinical and laboratory analysis. J Hand Surg 6:515–523

Linscheid RL, Dobyns JH, Boabout JW, Bryan RS (1972) Traumatic instability of the wrist: Diagnosis Classification and Pathomechanics. J Bone Joint Surg [Am] 54:1612–1632

Mayfield JK, Johnson RP, Kilcoyne R (1980) Carpal dislocation: Pathomechanisms and progressive perilunar instability. J Hand Surg 5:226–241

Mouchet A, Belot J (1934) Poignet à ressaut (subluxation médio-carpienne en avant). Bull et Mem Soc Nat de Chir: 31:1243–1244

Navarro A (1937) Anatomia y fisiologia del carpo. An Inst Clin Quir Chir Exp 1:162–250

Taleisnik J (1976) The ligaments of the wrist. J Hand Surg 1:110–118

Taleisnik J, Watson K (1984) Midcarpal instability caused by malunited fractures of the distal radius. J Hand Surg 9A:350–357

Trojan E, de Mourgues G (1959) Fractures et pseudarthroses du scaphoïde carpien. Etude thérapeutique. Rev Chir Orthop 45:614–677

Virchow H (1899) Das Skelett der ulnarwärts abducierten und radialwaerts abducierten Hand. Ztschr f Morpholog u Anthropol Bd I, Heft 3:453–382

Weber ER (1980) Biomechanical implications of scaphoid waist fractures. Clin Orthop 149:83–89

Youm Y, McMurtry RY, Flatt AE, Gillespie TE (1978) Kinematics of the wrist. J Bone Joint Surg [Am] 60:423–431

KAPITEL I

Anatomie des Radiokarpalkomplexes

Die Handwurzel (Carpus) ist eine in den 3 Ebenen des Raumes äußerst bewegliche Artikulation; sie kann aber das Vielfache des Gewichts eines Menschen schadlos ertragen. Ihre Architektur, die auf 8 Knochen (Abb. I.1) und einem besonderen Bänderknoten beruht, ist sehr komplex; sie sichert die Stabilität unter allen Umständen. Wenn ein einziges Element nachgibt, sei es knöchern oder ligamentär, wird die Artikulation instabil und schmerzhaft. Zunehmende Deformation und Arthrose treten auf.

Ziel dieser Untersuchung ist es, die Anatomie der einzelnen Ligamente der Handwurzel verständlich zu machen, um ihre jeweilige Funktion in der Stabilität dieses Gelenks genau bestimmen zu können. Wir werden dieses Ziel in 5 Schritten zu erreichen suchen:

A. Anatomie der Knochen
B. Klassische Bänderanatomie
C. Kinematik
D. Funktionelle Anatomie der Bänder
E. Begriff der Stabilität

A. Anatomie der Knochen

Die Architektur der Handwurzelknochen läßt sich gesamthaft, vertikal oder horizontal betrachten.

Gesamtübersicht. Die Ansicht der Abb. I.1 ist uns vertraut, sie erscheint in allen Anatomiebüchern. Sie gibt uns eine rein deskriptive Information. Eine solche Darstellung erlaubt keine Vermutungen über die Funktion; sie ist statisch. So scheint das

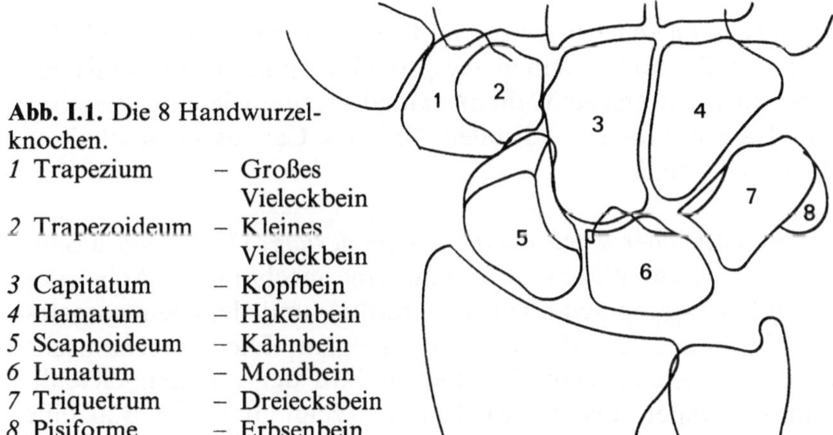

Abb. I.1. Die 8 Handwurzelknochen.

1 Trapezium	– Großes Vieleckbein
2 Trapezoideum	– Kleines Vieleckbein
3 Capitatum	– Kopfbein
4 Hamatum	– Hakenbein
5 Scaphoideum	– Kahnbein
6 Lunatum	– Mondbein
7 Triquetrum	– Dreiecksbein
8 Pisiforme	– Erbsenbein

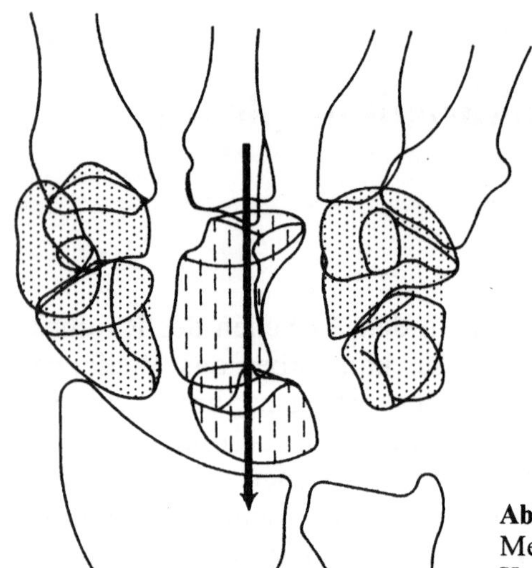

Abb. I.2. Vertikale Gliederung. Mechanischer Aspekt = Kraftübertragung

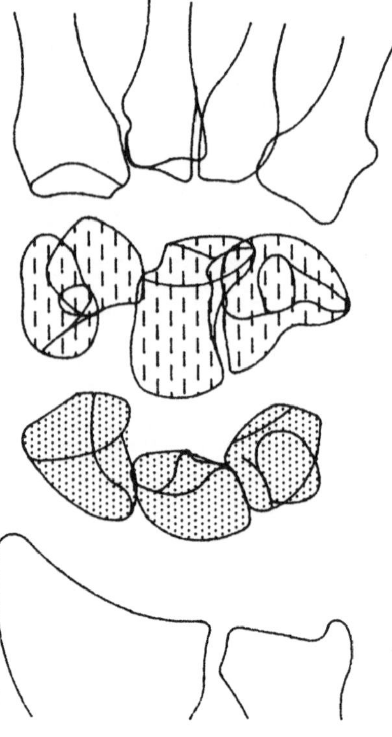

Abb. I.3. Horizontale Gliederung.
1 Distale Reihe
2 Proximale Reihe
– Dynamik
– Einschaltung

Scaphoid den beiden Reihen anzugehören, zwischen denen es eine Art Brücke bildet: Distal ist es mit dem Trapezium und dem Trapezoideum gelenkig verbunden, innen auch noch mit dem Capitatum. Dieses letztere scheint der Mittelpunkt der Handwurzel zu sein. Wenn man es mit dem Lunatum als zusammengehörig ansieht, da es mit diesem eine zentrale Achse bildet, gliedert es die Handwurzel in eine radiale, eine ulnare und eine zentrale Säule. Die Fluchtlinie dieser Achse ist indessen unvollkommen, da das Lunatum eine leichte ulnare Abweichung gegenüber dem Capitatum hat, das somit überhängt. Außerdem findet auch das Lunatum auf dem Radius nur unvollkommenen Halt, da sich $^{1}/_{3}$ dieses Knochens auf den ulnaren Bänderapparat stützt. Das Triquetrum, von der Ulnarseite isoliert und vom Pisiforme flankiert, scheint keine besondere Funktion zu besitzen, während das Hamatum (Hakenbein) wie ein Puzzleteilchen aussieht, das dazu dient, eine Lücke zwischen dem Capitatum und den Basen des 4. und des 5. Metakarpale auszufüllen. Diese Knochen bilden das Gewölbe des Karpaltunnels, dessen Boden aus dem Retinaculum flexorum besteht, das zwischen der Apophysis unciformis und dem Trapezium ausgespannt ist. Die Funktion dieses Ligaments ist erst teilweise bestimmt worden.

Die horizontale oder transversale Aufgliederung. Sie unterteilt den Carpus in 2 Knochenreihen, die proximale und die distale Reihe. In dieser Sicht erscheint die proximale Reihe wie eine zwischen dem Radius und dem distalen Teil des Carpus eingeschaltete Struktur (Abb. I.3).

Die vertikale oder longitudinale Aufgliederung. Diese zeigt 3 Säulen. Auf diesem Wege glaubt man, eine mechanische Achse der Kraftübertragung zwischen dem Radius und dem Karpometakarpalkomplex (s. Abb. I.2) zu erkennen. Diese mechanische Sicht läuft jedoch dem eigentlichen Bau der radialen Gelenkpfanne zuwider. Diese Gelenkpfanne zeigt in ihrem Bau eine 2fache Besonderheit:

Abb. I.4a, b. Artikuläre Gleitebene.
a Frontalebene,
b Sagittalebene

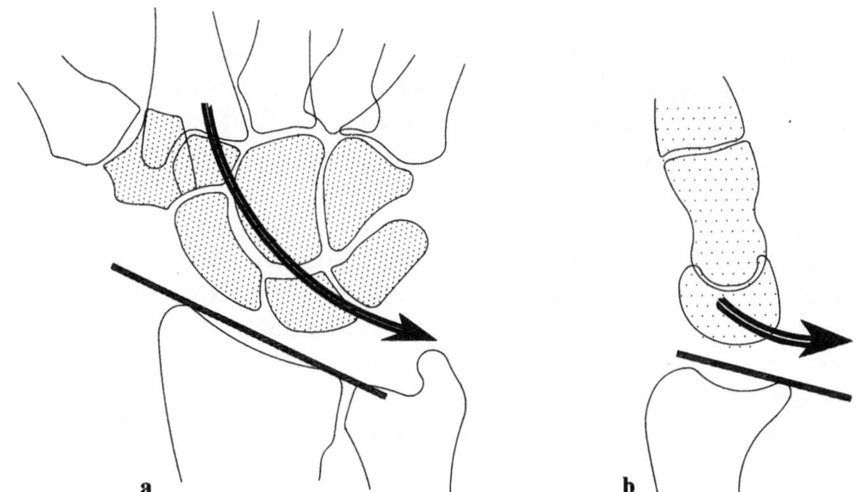

1. In der Frontalebene bildet die Achse des Gelenks mit der Lotrechten zur Longitudinalachse des Radius einen Winkel von 20°;
2. In der Sagittalebene schwankt die Gelenkachse zwischen 10 und 20°.

Der distale Bereich des Radius erscheint als eine Gleitebene, auf welcher der Carpus beständig abzuweichen sucht. In Wirklichkeit kommt dieses Abrutschen nicht vor, weil der Bänderkomplex (s. Abb. I.4) es verhindert.

B. Anatomie der Bänder

Das Studium der Anatomie der Ligamente stößt auf zweierlei Schwierigkeiten. Die erste Schwierigkeit ist rein semantischer Natur; sie hängt mit den verwendeten verschiedenen Nomenklaturen zusammen; die zweite mit der Tatsache, daß ein doppeltes Bändersystem besteht: Man unterscheidet nämlich ein „artikuläres" oder tiefes System und ein „extraartikuläres" oder oberflächliches System, d.h. die Retinacula flexorum et extensorum.

Nomenklatur

Taleisnik (1976) unterschied 2 Arten von Ligamenten: die „intrinsischen;; und die „extrinsischen". Die intrinsischen verbinden die einzelnen Handwurzelknochen untereinander, während die extrinsischen den Carpus entweder an den Radius oder an den Metacarpus binden. Der Vorteil dieser Einteilung ist eine gewisse Übersicht, die für das Verständnis der Funktion des Carpus nützlich ist.

Bonnel u. Allieu (1984) bestritten diesen Gesichtspunkt; sie unterhielten die 33 Ligamente des Carpus in 3 Gruppen: die intraartikuläre Gruppe, die intrakapsuläre Gruppe und die extrakapsuläre Gruppe. Unter den extrakapsulären Bändern verstehen sie, wie Kuhlmann u. Tubiana (1983), das vordere und das hintere Lig. anulare. Die intraartikulären Ligamente vereinigen die einzelnen Handwurzelknochen miteinander: Dies sind die „intrinsischen Ligamente" von Taleisnik. Allerdings rechnet Bonnel zu dieser Gruppe auch das Lig. radioscapholunare und das Lig. triangulare. Die 3. Gruppe, die vorderen und hinteren intrakapsulären Bänder, verbindet die Gesamtheit der Handwurzelknochen sowohl untereinander als auch mit dem Radius und den Metacarpalia.

Klassifikation

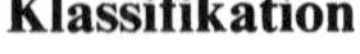

Jede dieser Klassifikationen hat ihre Vorzüge, aber auch den Nachteil, ein umfassendes und funktionelles Konzept zu erschweren. Wir haben uns eine praktische anatomische Konzeption zu eigen gemacht, die dem Kriterium der Funktion entspricht, indem wir uns von den genannten 3 Autoren leiten ließen. Wir unterscheiden 2 Bändersysteme:

- das artikuläre System, das die intraartikulären und intrakapsulären Ligamente umfaßt;
- das extraartikuläre System, dessen Ligamente außerhalb des Gelenks liegen.

1. Das artikuläre Bändersystem

Das artikuläre Bändersystem wird in 4 anatomisch-funktionelle Gruppen unterteilt:

- die Gruppe der interossären Bänder: der distalen Reihe, der proximalen Reihe;
- die Gruppe der palmaren V-Bänder: das distale V, das proximale V;
- den Ulnarkomplex;
- die dorsale Gruppe.

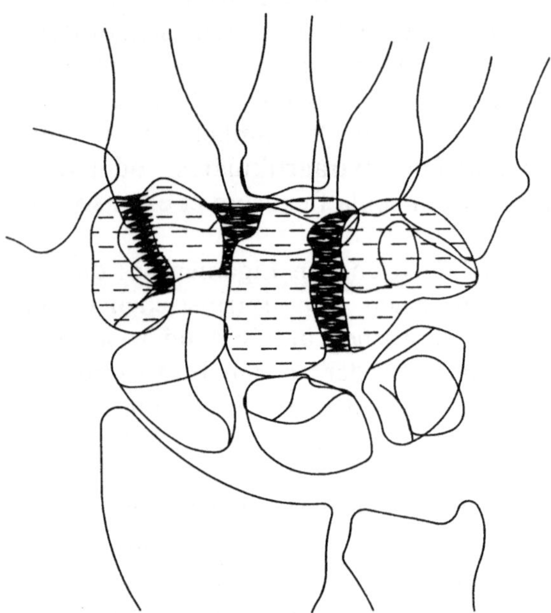

Abb. I.5. Distale interossäre Ligamente.
- Kein Freiheitsgrad
- Distale Reihe = Monolith

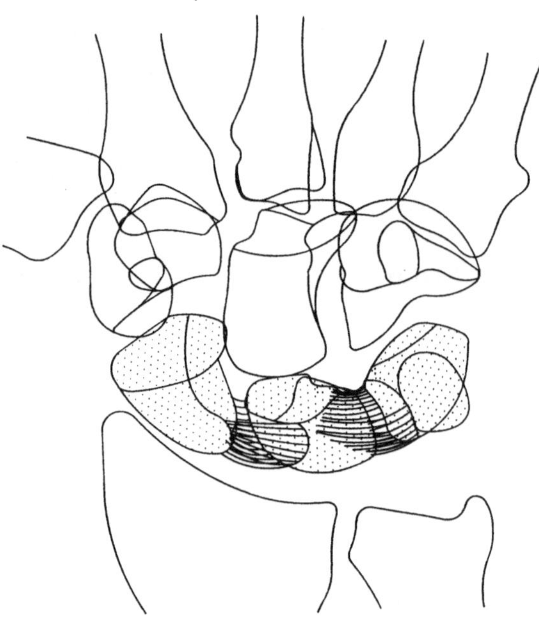

Abb. I.6. Proximale Ligamente.
- Stark
- Freiheitsgrade: bedeutend
- Funktionelle Einheit

Die interossäre Gruppe

Distale Reihe. Diese Gruppe umfaßt die kurzen, kräftigen Bänder, die den Knochen der distalen Handwurzelreihe, die sie vereinigen, keinerlei Freiheit lassen. Dies sind die kurzen Ligamente von Taleisnik (1976), die aus dieser Reihe einen funktionellen Monolithen machen (Abb. I.5).

Proximale Reihe. Die beiden Bänder, die die 3 Knochen der proximalen Reihe des Carpus verbinden, sind weniger gespannt als ihre Homologa der distalen Reihe; sie geben den Knochen, die sie verbinden, einen gewissen Freiheitsgrad. Sie machen aus der proximalen Reihe eine halbstarre funktionelle Einheit, die fähig ist, sich kontinuierlich und harmonisch den Beanspruchungen anzupassen, die von den beiden Blöcken ausgehen, zwischen denen sie eingeschaltet ist, dem Radius und dem distalen Teil des Carpus (Abb. I.6).

Die Gruppe der palmaren V-Bänder

Das proximale V. Wir verstehen unter dieser Bezeichnung die verschiedenen Bänder, die Radius, Lunatum und den fibrokartilaginösen Ulnarkomplex zusammenhalten. Anhand der Abb. I.7 und I.8 wird man diese Daten leichter im Gedächtnis behalten können.

Das distale V. Es besteht aus den Bändern, die den äußeren Rand des Radius mit dem Kopfbein verbinden; es setzt sich, über das Hakenbein, bis zum Dreiecksbein und zum Erbsenbein weiter fort. Das letztere ist der Verbindungspunkt des tiefen und des oberflächlichen Systems. Das Retinaculum flexorum zeigt tatsächlich ebenfalls Bänderansätze, die sich bis zum Erbsenbein hin fortsetzen.

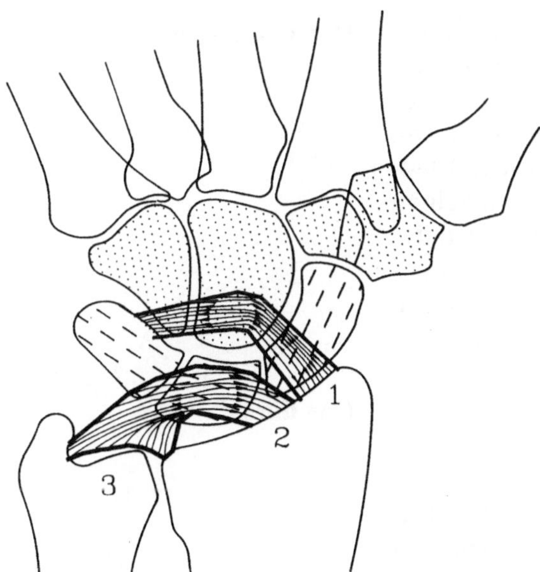

Abb. I.7. Palmare Ligamente:
1 Distales V
2 Proximales V
3 Ulnarkomplex

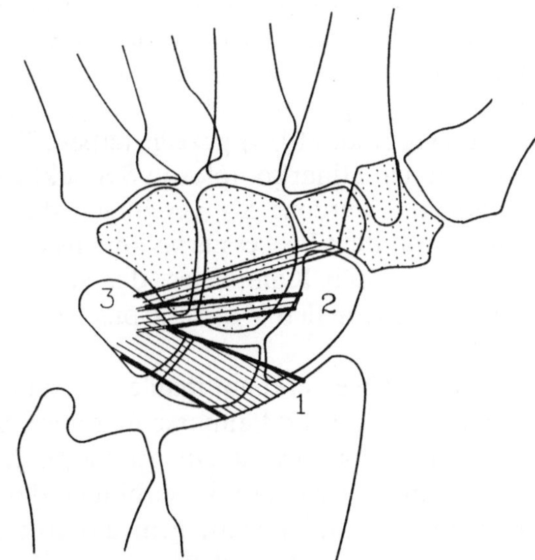

Abb. I.8. Dorsale Ligamente:
1 Lig. radiotriquetrum
2 Lig. triquetroscaphoideum
3 Fakultatives Bändchen

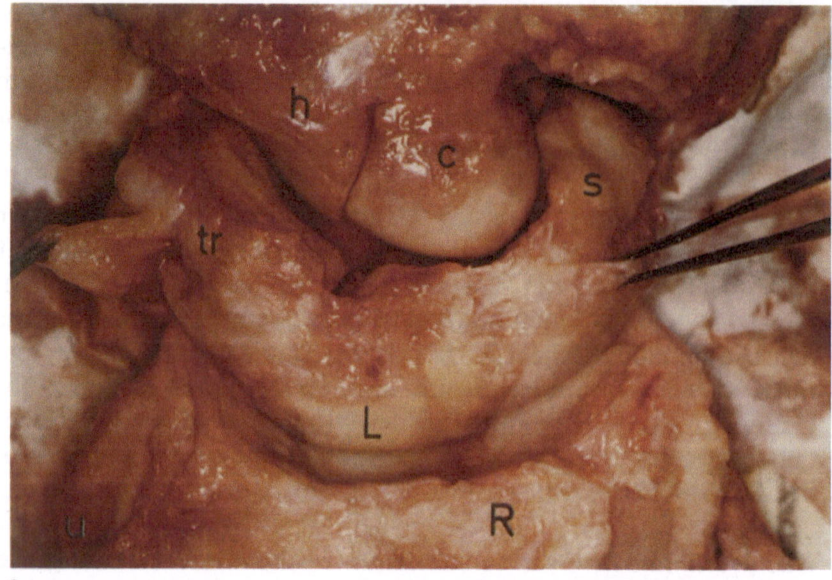

a

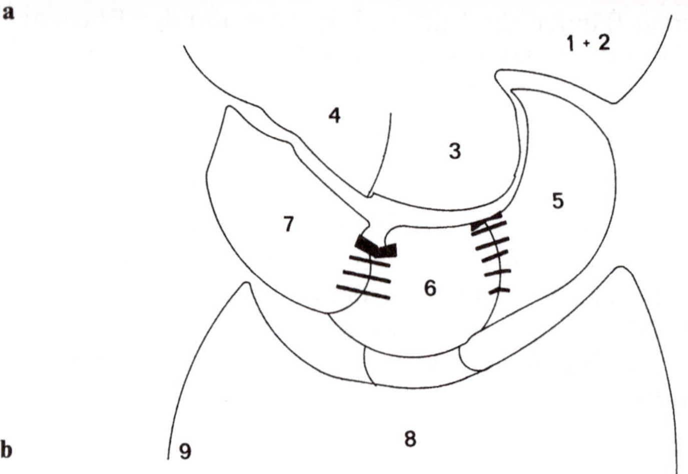

b

Abb. I.9. a Proximale Reihe, von der Dorsalseite her gesehen: Nach Resektion des dorsalen V ist die proximale Reihe vollkommen frei. Das Band zwischen Scaphoid und Lunatum und jenes zwischen Triquetrum und Lunatum sind gut erkennbar. Der Kopf des Capitatum liegt zwischen dem Lunatum und dem Scaphoid.

b Dorsalansicht, distaler Monolith.
1 Trapezium
2 Trapezoideum
3 Capitatum
4 Hamatum
5 Scaphoid
6 Lunatum
7 Triquetrum
8 Radius
9 Ulna

Der Ulnarkomplex

Dies ist das am wenigsten bekannte Bändersystem des Handgelenks, da die Strukturen, aus denen es besteht, schwierig voneinander zu trennen sind. Eine wichtige Rolle in diesem anatomischen Komplex scheint die Entwicklungsgeschichte zu spielen, wie Lewis et al. (1970) gezeigt haben. Palmer et al. (1981, 1984) zerlegen den Ulnarkomplex in 5 Strukturen, die wir im einzelnen besprechen werden: Sie vereinigen den distalen Abschnitt des Radius mit dem Processus styloideus der Ulna mittels eines ligamentär-fibrösen Komplexes, der seinerseits durch den ulnaren Teil des proximalen V am Carpus fixiert ist.

Das dorsale V

In großen Zügen erkennt man ein V, das, im Gegensatz zu seinen Homologen auf der Palmarseite, seinen Scheitelpunkt ulnar und nicht distal hat: es ist ein querliegendes V (s. Abb. I.8). Der 1. proximale Arm des V verbindet den Radius mit dem Triquetrum. An dieser Stelle geht das Retinaculum extensorum in das artikuläre System über, um am Os pisiforme zu inserieren. Damit wird das Erbsenbein zu einem verbindenden Element zwischen den palmaren und dem dorsalen Bändersystem sowie zwischen dem artikulären und dem extraartikulären System.

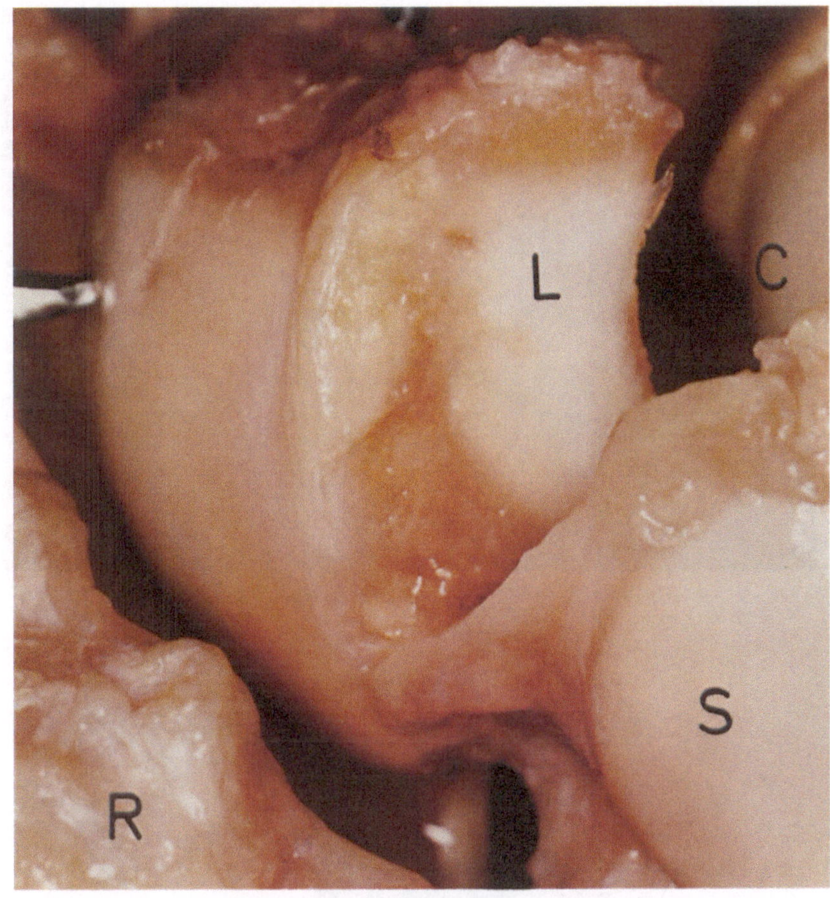

Abb. I.10. Ligament zwischen Scaphoid und Lunatum: Band in Form eines Halbrings, kräftiger auf der palmaren Seite, sehr resistent gegen Zugbelastung, weniger gegen Scherungskräfte

Der 2., distale Arm des V verbindet über das Lunatum das Triquetrum mit dem Scaphoid. Manchmal kommt eine Verdopplung dieses Arms vor; dabei handelt es sich um das Bändchen der 2. Reihe, das das Triquetrum mit der Gruppe Trapezium-Trapezoideum verbindet. Das dorsale V pendelt gewissermaßen zwischen der radialen und der ulnaren Region hin und her.

Systematische Analyse

Die Gruppe der interossären Ligamente

Es besteht kein Grund, bei der Funktion der 3 interossären Ligamente der distalen Reihe länger zu verweilen: Das Maß an Freiheit, das sie diesen Knochen belassen, ist so gering, daß sie aus dieser Reihe einen funktionellen Monolithen machen, der an den distalen Metacarpus fest fixiert ist, praktisch einen anatomischen Block, der dem Radius vergleichbar ist. Zwischen diesen beiden Strukturen befindet sich die proximale Reihe (Abb. I.9a, b) mit den beiden restlichen interossären Ligamenten. Diese Ligamente verbinden das Lunatum auf der Radialseite mit dem Scaphoid und auf der Ulnarseite mit dem Triquetrum. Es lohnt sich, diese Bänder eingehender zu betrachten.

Kauer (1980) hat nachgewiesen, daß die Bewegungen, die man zwischen dem Scaphoid und dem Lunatum beobachten kann, von der besonderen Morphologie des halbkreisförmigen Ligaments (Abb. I.10) abhängen, das die beiden Knochen verbindet. Auf der Palmarseite sind die Fasern dieses Halbkreises

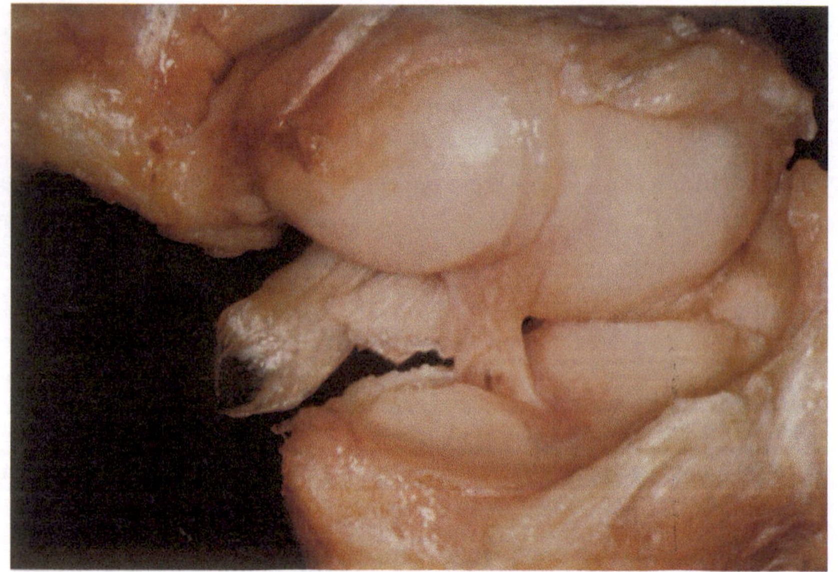

a

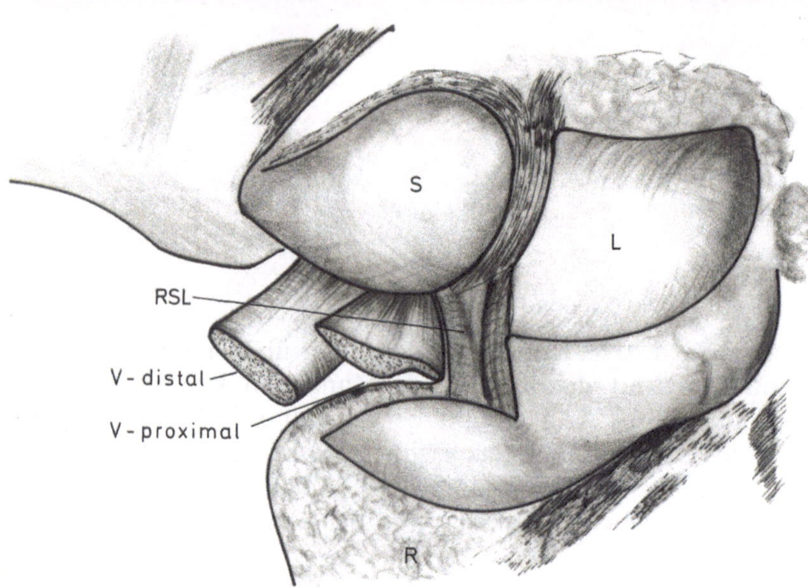

b

Abb. I.11. a Proximales Radiokarpalgelenk. Der Durchmesser des Scaphoids ist deutlich kleiner als der des Lunatums. Die V-Bänder sind an ihrer Insertionsstelle am Radius durchschnitten: Sie sind sehr kräftig. Die teilweise Überlagerung des distalen und des proximalen V ist gut sichtbar; sie erklärt die Schwierigkeit der anatomischen Identifizierung von der Palmarseite her. Das Radio-Scapho-Lunar-Band ist im Vergleich zu den beiden anderen Bändern relativ schwach. Es ist ein gefäßtragendes Ligament.

b Distales V, proximales V.
S Scaphoid
L Lunatum
R Radius
RSL Radioscapholunäres Ligament

länger und weniger dicht, deshalb ist die palmare interossäre Beweglichkeit größer als die dorsale. Dies ist auch die Ursache der Verschiebungsbewegung zwischen diesen beiden Knochen bei der Beugung und Streckung des Handgelenks. Diese Verschiebung zwischen den Knochen gehört untrennbar zur Funktion, weil der Rotationsbereich des Scaphoids größer ist als der des Os lunatum (Abb. I.11a, b). Mayfield u. William (1979) haben die Stärke dieses Ligaments nachgewiesen, das dennoch gegenüber Scherungskräften verletzlich ist.

Weniger bekannt ist das Ligament, das das Lunatum mit dem Triquetrum verbindet. Man darf annehmen, daß seine Funktion der seines scapholunaren Homologons ähnlich ist. Die Rotationsbewegungen zwischen diesen beiden Knochen sind indessen minimal, da das Triquetrum lediglich durch Verschiebung am Hamatum entlanggleitet. Die Spannung, der es widerstehen muß, ist ebenfalls völlig andersartig. Der Kopf des Capitatums

Abb. I.12a–c. Die palmaren V-Bänder.

a Allgemeine Übersicht: Zwischen dem Capitatum und dem Lunatum sind keine longitudinal verlaufende Fasern zu erkennen;

b erhobenes proximales V: Das freigelegte Lunatum ist gut erkennbar;

c das distale V ist klar sichtbar.

R Radius
S Scaphoid
L Lunatum
Tr Triquetrum
P Pisiforme

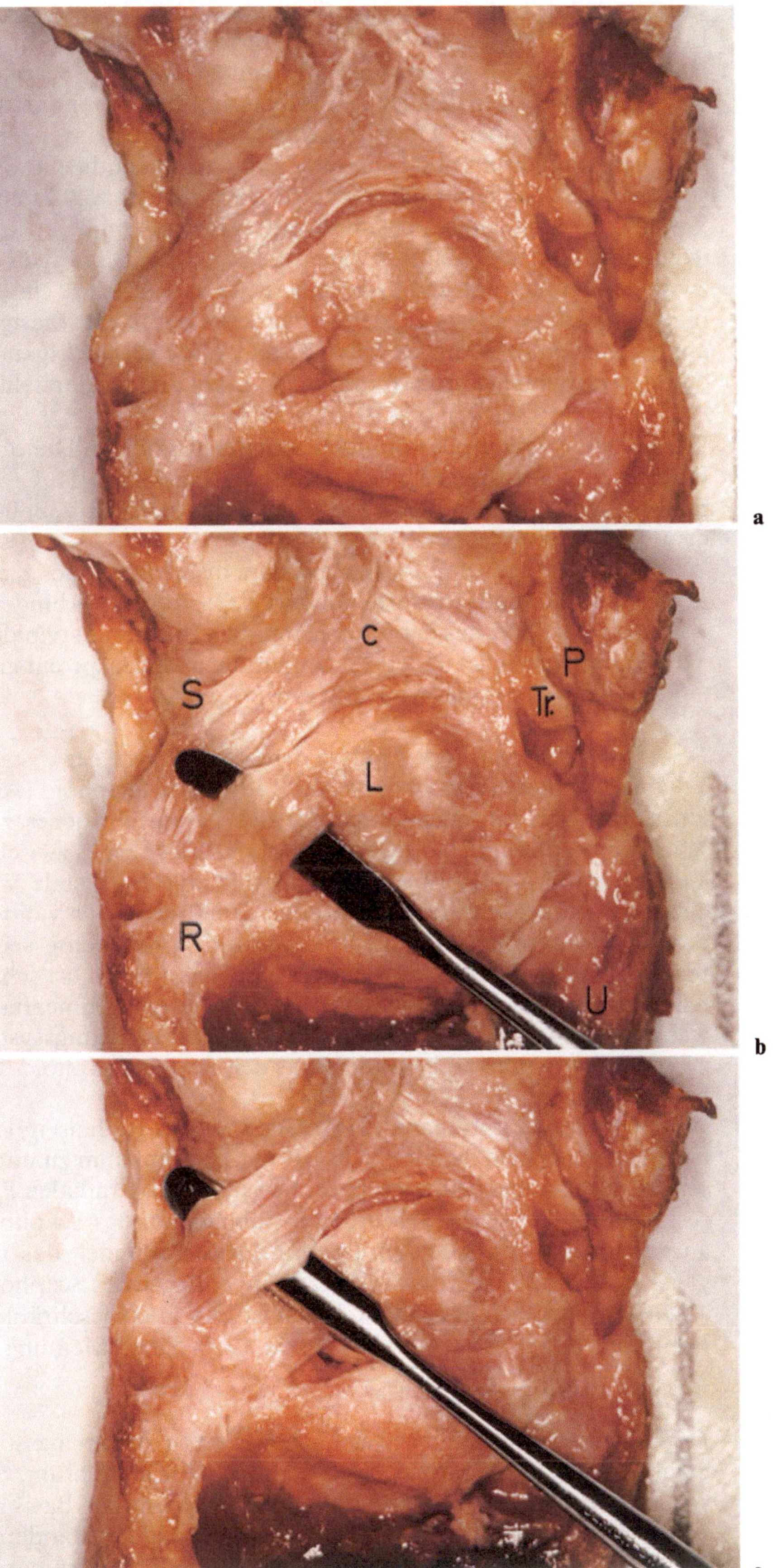

stützt sich tatsächlich im wesentlichen zwischen Scaphoid und Lunatum ab. Die axialen Kräfte konzentrieren sich also in der Hauptsache auf das scapholunare Ligament zwischen Scaphoid und Lunatum. So trifft alles zusammen, um das Scaphoid vom Lunatum zu trennen. Dies ist nicht der Fall für das Gelenk zwischen Triquetrum und Lunatum, auf dem eindeutig ein weniger starker Druck lastet. Dies erklärt, warum die scapholunaren Verletzungen seit langem bekannt sind, während von den triquetrolunaren Verletzungen nur selten die Rede ist. Das Ligament zwischen Triquetrum und Lunatum ist im wesentlichen ein verbindendes Element; die Folgen seiner Ruptur sind schwierig zu analysieren, auch wenn es klar ist, daß ohne dieses Ligament die 1. Knochenreihe keine funktionelle Einheit mehr darstellt.

Die palmaren V-Bänder

Es handelt sich hier um kompakte Bänderstrukturen. Die oberflächlichen Fasern zeigen einen ununterbrochenen Verlauf.
Sie machen es möglich, die palmaren Strukturen in 2 Bauelemente aufzuteilen:
- das distale V, das den Radius mit dem distalen Teil des Komplexes Triquetrum-Pisiforme über das Capitatum verbindet;
- das proximale V, das den Radius mit dem Processus styloideus der Ulna verbindet, über das Lunatum und den proximalen Pol des Triquetrums (Abb. I.12a–c).

Das distale V. Erst durch Analyse der tiefen Fasern des distalen V kann man das Ligament zwischen Radius und Scaphoid (Abb. I.13a, b), jenes zwischen Scaphoid und Capitatum, jenes zwischen Capitatum und Triquetrum und schließlich jenes zwischen Triquetrum und Pisiforme auseinanderhalten. Das distale V ist demnach ein gegliedertes System, das den Processus styloideus des Radius mit dem Os pisiforme verbindet; die Achse seiner Fasern, sowohl der oberflächlichen als auch der tiefen, ist schief. An der Oberfläche sichert dieses System den Zusammenhang, während die tiefe Schicht einem Führungs- und Regelungssystem zu entsprechen scheint, besonders was den Radius-Scaphoid-Teil betrifft.

Das äußere Lateralband (Lig. collaterale der Radialseite) gehört zum palmaren, distalen V: Es ist von diesem kaum zu unterscheiden, weil seine palmaren Fasern zwischen dem radialen Processus styloideus und dem vorderen Tuberculum des Scaphoids ausgespannt sind. Außerdem ist sein dorsales Bündel, das von gleicher Herkunft ist, aber nur bis zurAußenfläche des Scaphoids reicht, nur schwach entwickelt. Auch ist es von eingeschränkter Funktion. Lewis et al. schienen schon 1970 dieser Meinung zu sein.

Das proximale V. Die oberflächlichen Fasern dieser massiven Struktur verbinden, über das Vorderhorn des Os lunatum, den vorderen Rand der Gelenkpfanne des Radius mit der Basis des Processus styloideus der Ulna, unter Mitwirkung des Bänderapparats der Ulna und des proximalen Pols des Triquetrums. Sie

Abb. I.13. a, b Analyse des distalen V: Resektion des distalen V des Radius. Darstellung des radioscaphoiden (RS)Teils des RSL-Bandes. Ziemlich lockere Verankerung am Scaphoid.

c Bänder der Hohlhand.

a proximales V
b distales V
c Ulnarkomplex
Vd Distales V
Vp Proximales V
C Capitatum
S Scaphoid
R Radius
tr Triquetrum
U Ulna
RSL Radioscapholunares Ligament

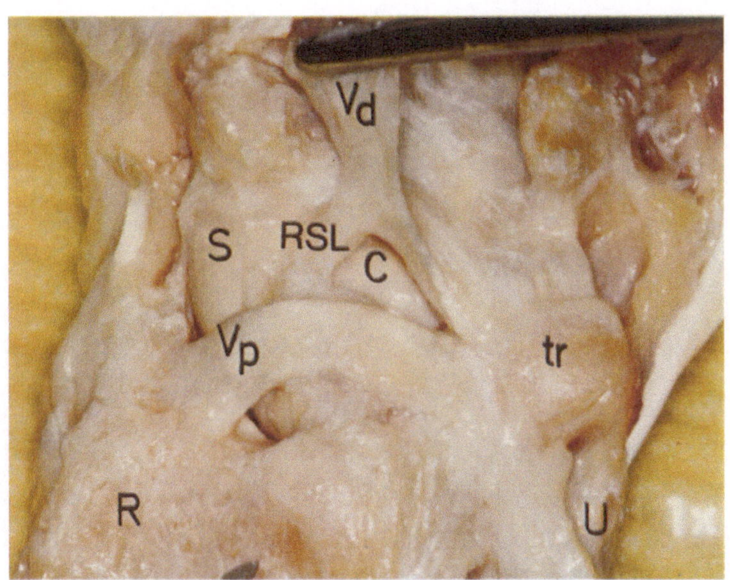

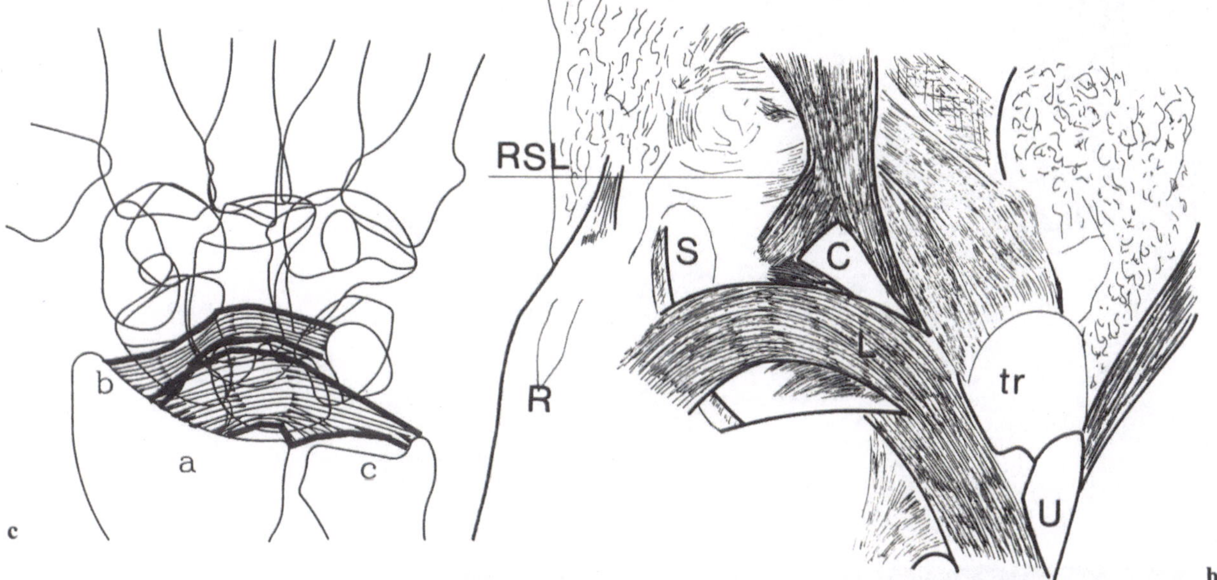

bilden einen Haltegurt, indem sie der natürlichen Neigung des Os lunatum, palmarwärts zu luxieren, Widerstand leisten, und sie umgeben den Processus styloideus wie eine Hülse.

Die Fasern in der Tiefe dieser Schleuder bestehen aus Bändern zwischen Radius, Scaphoid und Lunatum (die in Abb. I.14a, b mit den ernährenden Gefäßen zwischen Radius und Lunatum gut sichtbar sind) nebst den ulnar-karpalen Faserbündeln. Diese Bündel führen vom Processus styloideus der Ulna bzw. vom ulnaren Bänderkomplex zum Triquetrum und zum Lunatum. Es ist schwierig, über ihre Funktion Vermutungen anzustellen: Verstärkung der intraartikulären Ligamente oder Spannungsregulatoren? Das gedrillte Aussehen spricht für die Regelung (Abb. I.15). Manchmal kommt eine Verstärkung der Kapsel vor, die Hals und Processus styloideus der Ulna miteinander verbindet. Diese Struktur, die deutlich weniger stark ausgeprägt ist, wird als Lig. ulnocarpeum palmare bezeichnet.

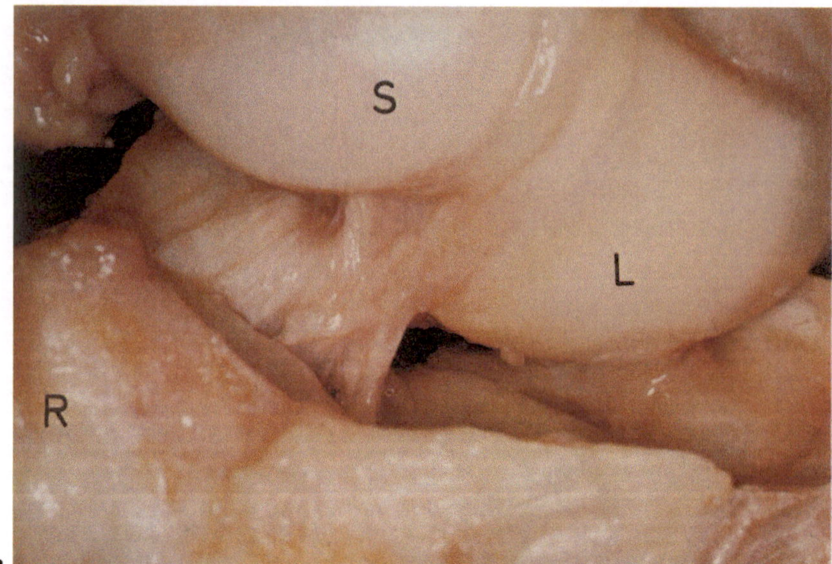

a

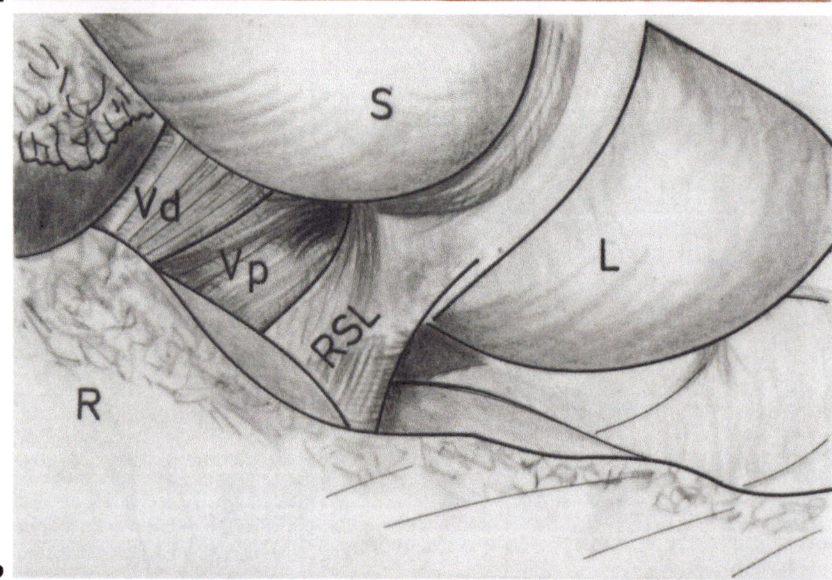

b

Abb. I.14a, b. Tiefenansicht des palmaren V (zu vergleichen mit Abb. I.11). Die Gefäße des Ligaments *RSL* (Radius-Scaphoid-Lunatum) sind direkt gegenüber der Gelenkpfanne des Radius erkennbar.
Vd Distales V
Vp Proximales V
R Radius
S Scaphoid
L Lunatum
RSL Radioscapholunares Ligament

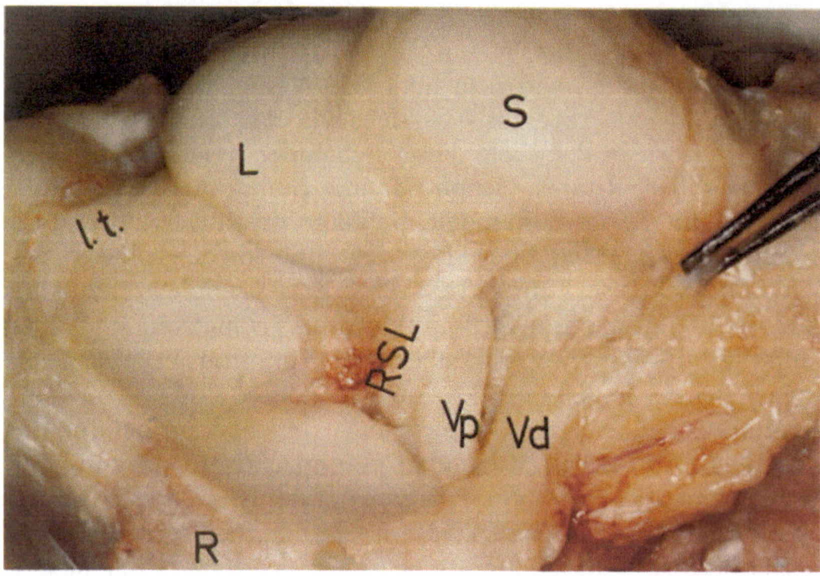

Abb. I.15. Tiefenansicht der palmaren V-Bänder: Das RSL-Band (Radius-Scaphoid-Lunatum) und das RL-Band (radialer Anteil des proximalen V) sind verdrillt. Das Lig. triangulare (*l.t.*) ist auf dieser Abbildung nicht klar erkennbar.
Vd Distales V
Vp Proximales V
R Radius
S Scaphoid
L Lunatum
lt Lig. triangular

Drei Tatsachen gehen aus dieser Präparation hervor:
- das Fehlen eines Ligaments zwischen dem Lunatum und dem Capitatum,
- das proximale V ist eine Stütze des Os lunatum,
- das Fehlen eines longitudinalen Bändersystems.

Der Ulnarkomplex

Dieser Komplex wurde von Palmer et al. (1981) in 5 Strukturen aufgegliedert, die fast nicht voneinander zu trennen sind:
1. das Lig. laterale internum (oder Lig. collaterale carpi ulnare),
2. den dreieckigen Faserknorpel (oder Gelenkdiskus) mit seinen beiden Kapselverstärkungen, dorsal und palmar,
3. den Ulnar-Karpal-Meniskus (oder das Lig. triquetroradiale),
4. das Ulna-Mondbein-Ligament: Dies haben wir als den ulnaren Teil des proximalen V bezeichnet,
5. die Hülle des Extensor carpi ulnaris.

Das Lig. laterale internum. Bonnel u. Allieu (1984) beschreiben 2 Faserbündel, die vom inneren Rand des ulnaren Processus styloideus zum Os pisiforme (vorderes Bündel) und zum Os triquetrum (hinteres Bündel) ziehen. Das vordere Bündel ist schwach ausgebildet, und es scheint daher, daß man seine Funktion vernachlässigen kann. Das hintere Bündel hingegen ist deutlich stärker und könnte eine Bremsfunktion ausüben: Seine schräg verlaufenden Fasern ziehen in radialer Abweichung. Man könnte jedoch, wie bei seinem radialen Homologon, an seiner wahren Identität zweifeln. Ist dies nicht, wie es Lewis et al. (1970) beschreiben, der innerste Teil des Ulna-Mondbein-Ligaments? Die phylogenetischen Argumente dieser Autoren sind überzeugend.

Der dreieckige Faserknorpel. Er geht vom Rande der Incisura ulnaris radii aus und inseriert an der Basis des Processus styloideus ulnae (Taleisnik 1976). Er hat die Form einer bikonkaven, asymmetrischen Linse; der dorsale Rand ist dicker als der palmare. Seine Dicke variiert aber von einer Person zur anderen: Sie hängt von der relativen Länge der Ulna im Vergleich zum Radius ab (Palmer et al. 1984). Der Knorpel ist um so dicker, je kürzer die Ulna ist. Beim Fetus und beim Neugeborenen soll diese Struktur undurchlässig sein und keinerlei Verbindung zwischen dem Radiokarpalgelenk und dem distalen Radioulnargelenk ermöglichen (Kauer 1975). Mikic (1978) schätzt aufgrund von 180 Sektionen, daß in den ersten beiden Dekaden des Lebens keine Perforation vorkommt; diese Läsionen werden erst von der 3. Dekade an beobachtet. Ihre Häufigkeit nimmt mit dem Alter zu und erreicht vom 60. Lebensjahr an 53%. Weigl u. Spira (1969) stimmten mit den genannten Autoren nicht überein. Sie nahmen an, daß es 3 Typen von Perforationen gibt: kongenitale, traumatische und degenerative. Ihre Arbeit beseitigt dennoch nicht alle Zweifel, denn sie beruhte auf einer heterogenen Auswahl von Handgelenken, die teils von Leichen, teils von Verletzten stammten. Außerdem sagen die Autoren nicht klar, ob es eine Beziehung zwischen dem Typ der Perforation und den Altersklassen gibt, sie bestätigen lediglich, daß solche Läsionen in jedem Alter zu finden sind.

Daß die Frequenz der Perforationen im Falle einer langen Ulna erhöht ist, spricht zugunsten einer traumatischen Ätiologie.

Zwei fibröse Verdickungen umgeben den eigentlichen Knorpel; das palmare und das dorsale Ligament zwischen Radius und Ulna.

Der Meniskus zwischen Ulna und Carpus. Er hat mit dem dreiekkigen Faserknorpel einen gemeinsamen Ursprung am inneren Abhang der Gelenkpfanne des Radius. Nach Taleisnik (1976) trennt sich der Meniskus unmittelbar darauf von dem dreieckigen Faserknorpel und heftet sich an das Triquetrum an, wobei zwischen diesen beiden Strukturen ein freier Raum bleibt, der Recessus praestyloideus, der auch unter dem Namen Lig. radiopyramidale oder radiotriquetrum bekannt ist. Diese Knorpelstruktur unterscheidet sich klar von dem Faserknorpel.

Tatsächlich ist die Situation alles andere als klar. Kauer (1975), der von embryologischen Untersuchungen ausgehend die Herkunft des Lig. triangulare beschreibt, erinnert daran, daß es sich um ein Gebilde handelt, das aus den tiefen Lagen der Vorderarmfaszie stammt. Dies erklärt seine Besonderheit, den Processus styloideus der Ulna nicht nur mit dem Radius zu verbinden, sondern außerdem mit allen anderen benachbarten Gebilden, insbesondere mit dem Extensor carpi ulnaris. Diese Besonderheit verleiht ihm eine stabilisierende Rolle ersten Ranges. Diese Erkenntnis geht keineswegs aus der Analyse von Taleisnik hervor; sie stimmt aber mit der von Lewis beschriebenen Phylogenese völlig überein.

Nach Kuhlmann u. Tubiana (1983) hat das Dreiecksband 3 Ansatzpunkte an der Ulna:

- in dem Grübchen, das zwischen dem Processus styloideus und der Unterfläche des Ulnarkopfes liegt,
- auf der Außenfläche des Styloids der Ulna und
- auf der tiefen Fläche des internen Lateralbandes (Lig. collaterale der Ulna). Sie erwähnen den Meniskus als solchen nicht.

Für Kapandji (1983) entspricht das Band zwischen Radius und Triquetrum dem Meniskus von Lewis (1970). Es wäre damit eine Verstärkung der Kapsel; es ist aber inkonstant (Kuhlmann u. Tubiana 1983) und dem internen dorsalen System gleichzusetzen.

Natürlich kann man den Meniskus vom Faserknorpel differenzieren, wie es Taleisnik (1976) tut, wenn man der Meinung ist, daß es sich dabei um 2 funktionell unterschiedliche Teile einer und derselben Struktur handeln kann. Wir neigen angesichts der embryologischen Daten dazu, für diese Hypothese einzutreten.

Das Ulnae-Lunatum-Ligament. Hierbei handelt es sich um den ulnaren Teil des palmaren proximalen V. Dieses Faserbündel

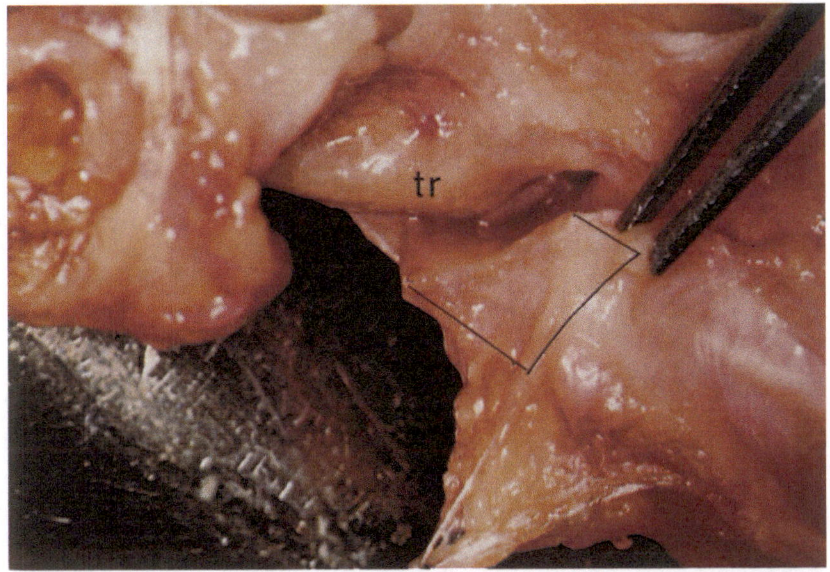

Abb. I.16. Hülle des Extensor carpi ulnaris: Beträchtliche Dicke, mit dem Ulnarkomplex eng verbunden, hier sichtbar unter der chirurgischen Pinzette.
tr Os triquetrum

verbindet das Vorderhorn des Mondbeins mit dem Processus styloideus der Ulna. Es scheint uns nicht berechtigt zu sein, dieses Ligament, das sehr gut erkennbar ist, dem ulnaren Bänderkomplex zuzurechnen, auch wenn dessen tiefe Fasern sich eng mit dem Faserknorpel verbinden und so ein Ganzes bilden.

Die Hülle des Extensor carpi ulnaris. Sie kann nicht von diesem Komplex getrennt werden, mit dem ihre Fasern ganz eng verbunden sind. Abbildung I.16 zeigt ihre beträchtliche Dicke.

Schlußfolgerung: Der Ulnarkomplex hat mehrfache Funktionen, nämlich:
- die beiden Vorderarmknochen zu stabilisieren,
- das Lunatum zu stabilisieren,
- die Kräfte des Carpus zu dämpfen und auf die Ulna zu übertragen.

Das dorsale V

Zahl und Umfang der Bänder der Dorsalseite sind eindeutig schwächer als auf dem palmaren Hang. Damit läßt sich ihre Struktur leichter analysieren. Das dorsale V besteht aus 2 Faserbündeln unterschiedlicher Stärke:
1. Das Ligament zwischen Radius und Triquetrum ist ein relativ starkes Gebilde, das sich vom hinteren Rand der Gelenkfläche des Radius zur hinteren Fläche des Triquetrums erstreckt. Auf diesem Wege fixiert es das Hinterhorn des Os lunatum und wirkt dabei mit, diesen Knochen mit seinem Homologon der Palmarseite (dem proximalen V) zu stabilisieren. Dort vereinigt es sich mit dem distalen Teil des dorsalen Ringligaments (Retinaculum extensorum). Das Ganze schlingt sich lassoförmig um das Triquetrum herum bis zum Os pisiforme. Das palmare distale V und das Ligament zwischen dem Radius und dem Triquetrum umschlingen buchstäblich den Carpus und hindern ihn daran,

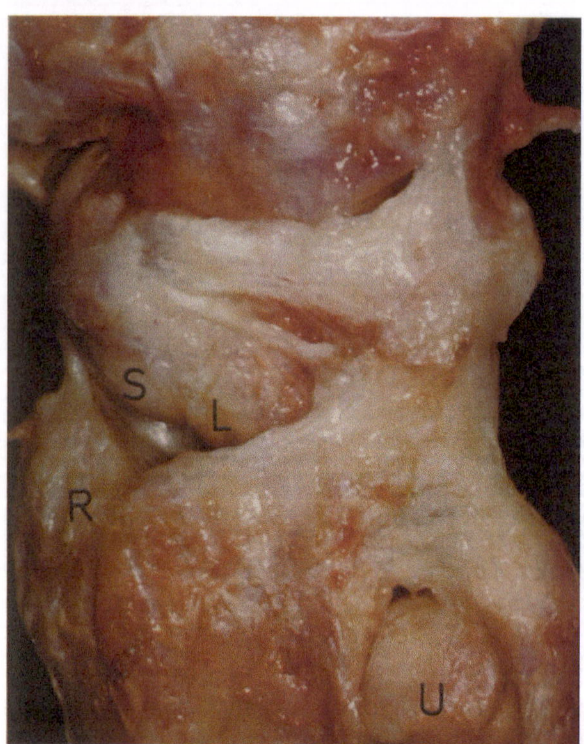

a

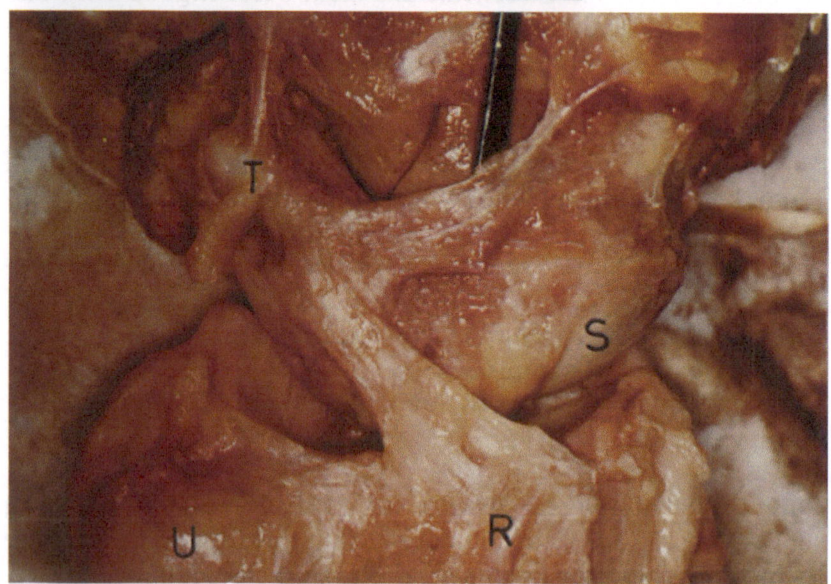

b

Abb. I.17 a, b. Zwei verschiedene Ansichten des dorsalen V. **a** Rechtes Handgelenk in dorsoulnarer Aufsicht. **b** Linkes Handgelenk in dorsoradialer Aufsicht.

Links erstreckt sich das Lig. triquetroscaphoideum bis zum Trapezium und Trapezoideum, *rechts* ist das nicht der Fall.

Zur Beachtung: Der *Kopf der Ulna* ist von Insertionen frei. Die *dorsalen Bänder* sind, verglichen mit dem *anatomischen Apparat der Palmarseite,* relativ schwach

R Radius
S Scaphoid
L Lunatum
T Triquetrum
U Ulna

längs der Gelenkpfanne des Radius abzugleiten: Das ist die Bremse gegenüber der ulnaren Abweichung.

2. Das Ligament zwischen Scaphoid und Triquetrum ist der 2. Teil dieses V: Es geht aus vom Berührungspunkt der beiden, vorhin beschriebenen Ligamente (Radius-Triquetrum und Retinaculum extensorum) und ist am distalen Pol des Scaphoids fixiert. Seine Größe und seine Entwicklung sind inkonstant. Manchmal findet man auch ein 2., kleineres Ligament, das ebenfalls vom Triquetrum ausgeht und sich bis zum Trapezium und zum Trapezoideum fortsetzt (Abb. I.17 a, b).

Abb. I.18. Retinaculum extensorum: leicht erkennbar; kein Insertionspunkt an der Ulna, aber im wesentlichen auf dem Os triquetrum; schräger Verlauf.
EPL Extensor pollicis longus
R Radius
U Ulna
ECU Extensor carpi ulnaris

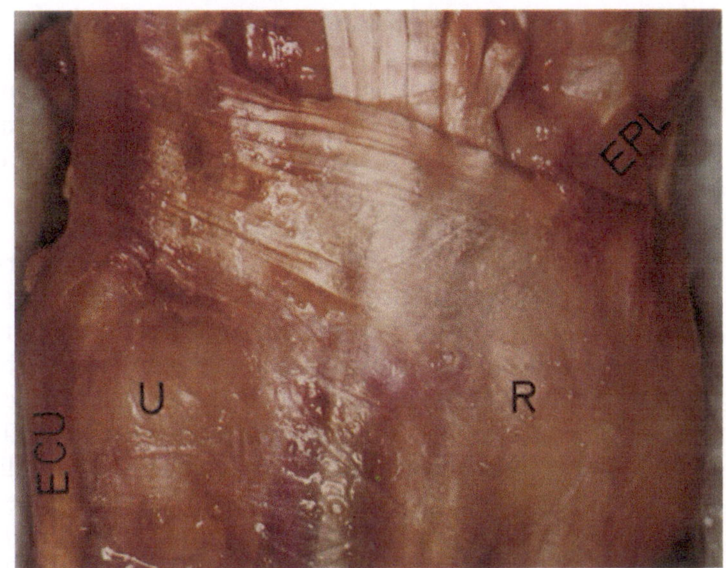

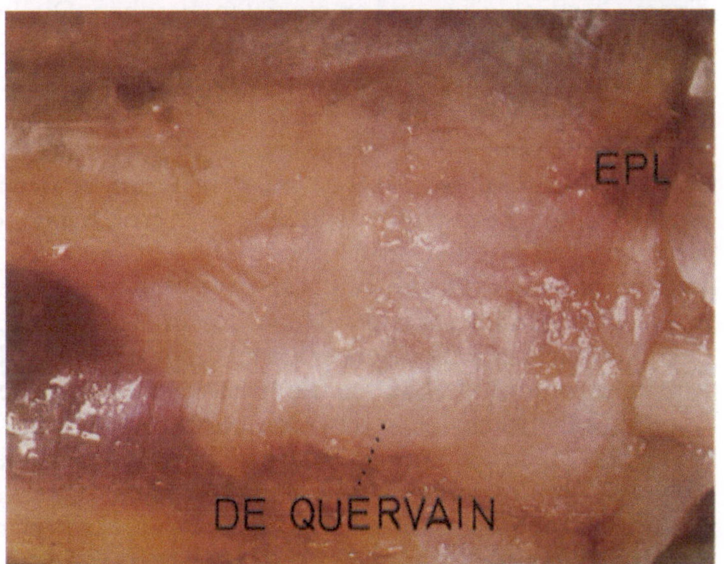

Abb. I.19. Retinaculum extensorum (Detailaufnahme): Faserüberkreuzungen stellenweise erkennbar.
EPL Extensor pollicis longus

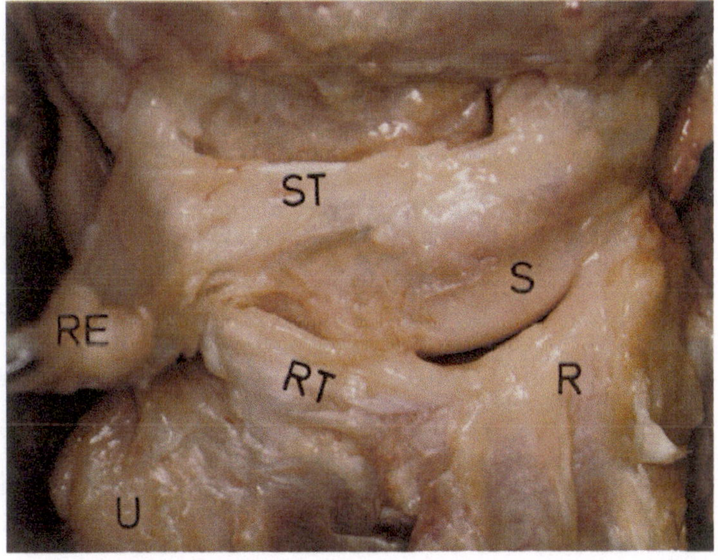

Abb. I.20. Umschlagpunkt der Fasern des Retinaculum extensorum auf dem Triquetrum.
RE Retinaculum extensorum
RT Ligament zwischen Radius und Triquetrum
ST Ligament zwischen Scaphoid und Triquetrum
R Radius
U Ulna

2. Das extraartikuläre Bändersystem

Mit dieser Bezeichnung sind die extrakapsulären Ligamente gemeint, jene, die keinen direkten Kontakt mit Gelenken haben: das Retinaculum extensorum und das Retinaculum flexorum.

Das Retinaculum extensorum

Die mittlere Breite dieser besonderen Verstärkung des Vorderarms schwankt zwischen 3 und 8 cm. Sie ist leicht erkennbar (Abb. I.18) und erstreckt sich von der Dorsalfläche des Radius bis zum Os triquetrum, wo sie im wesentlichen inseriert, ihr Verlauf ist schräg. Untersucht man mit der Lupe (Abb. I.19), so ist es oft möglich, eine Überkreuzung der Fasern zu erkennen (Palmer et al. 1985). Das Retinaculum extensorum enthält 6 dorsale Fächer; die einzelnen Extensorsehnen, die durch diese hindurchziehen, besitzen Synovialmembranen. Aus Tabelle I.1 geht die Lage jeder Sehne hervor. Taleisnik et al. (1981) nehmen an, daß alle Fächer auf der Spaltung des Retinaculums in 2 Blätter, einem oberflächlichen und einem tiefen, beruhen. Die Insertionspunkte liegen zwischen den Blättern, auf der Radialseite an Knochen, auf dem ulnaren Abhang im wesentlichen an Ligamenten.

Die ulnaren Ansatzpunkte

An der Innenseite unterscheidet man 3 Insertionspunkte; keiner von ihnen liegt auf der Ulna selbst. Man kann das Retinaculum extensorum in 3 Abschnitte einteilen, den proximalen, den mittleren und den distalen Abschnitt:

- Im proximalen Drittel liegt die Begegnungsstelle der Fasern des Retinaculums mit der Hülle des M. flexor carpi ulnaris (FCU). Sie verbinden gemeinsam die Ulna mit dem Radius.
- Im mittleren Drittel haften die Fasern an der dorsalen Fläche des Triquetrums; sie setzen sich bis zum Pisiforme fort. Bei der Haftstelle am Triquetrum dreht sich ein Teil dieser Fasern um 180° und verschmilzt mit dem Ligament zwischen Radius und Triquetrum (Abb. I.20). Das mittlere Drittel hat einen Verlauf, der dem des Ligaments zwischen Radius und Triquetrum, das darunter liegt, parallel läuft; es hat auch eine analoge Funktion und einen gemeinsamen Verbindungspunkt.
- Das distale Drittel besteht aus Fasern, die entweder an der Aponeurose des M. abductor digiti quinti oder an der Basis des 5. Metakarpale inserieren.

Tabelle I.1. Retinaculum extensorum: 6 Fächer

1. Fach (oder De Quervain)	M. abductor pollicis longus M. extensor pollicis brevis
2. Fach:	M. extensor carpi radialis longus M. extensor carpi radialis brevis
3. Fach:	M. extensor pollicis longus
4. Fach:	M. extensor proprius indicis M. extensor communis (4 Sehnen)
5. Fach:	M. extensor proprius digiti quinti
6. Fach:	M. extensor carpi ulnaris

Bemerkung: Das 1. Fach zeigt zahlreiche Varianten
- in der Zahl der Sehnen: häufig 3 (Abduktoren verdoppelt),
- ein (oft nur partielles) Septum trennt den langen Abduktor vor dem kurzen Extensor des Daumens.

Die radialen Ansatzpunkte

Es sind 3 an der Zahl, sie sind kräftig; man findet sie in den ersten 3 Fächern. Nur um die Fasern des mittleren Drittels geht es hier. Die Fasern des proximalen Drittels verschmelzen mit der Fascia antebrachii palmaris, nachdem sie den M. flexor carpi radialis umschlungen haben, die Fasern des distalen Drittels verlieren sich in der Thenaraponeurose.

Taleisnik et al. (1984) versichern, daß der Ansatzpunkt zwischen dem 5. und dem 6. Fach auf der Dorsoulnarfläche des Radius liegt und nicht auf der Ulna, die frei bleiben muß.

Der M. extensor carpi ulnaris (ECU) zeigt eine besondere anatomische Struktur. Anders als die übrigen Extensoren liegt er nicht in einer Falte des dorsalen Lig. anulare. Dieses kann hochgehoben werden, ohne daß die Sehne freigelegt wird. Sie bleibt durch eine eigene und vom Retinaculum unterscheidbare Hülle an der Ulna fixiert. Dies ist nicht nur auf der Dorsalseite des distalen Ulnaabschnitts der Fall, sondern auch auf dem Triquetrum. Aus diesem Grunde gewinnt die Sehne des M. extensor carpi ulnaris eine besondere Funktion; steht sie unter Spannung, so richtet sie die Dorsalseite des Triquetrums nach der des distalen Abschnitts der Ulna aus, überträgt diese Spannung auf den ulnaren Teil des Lig. anulare, stabilisiert die proximale Reihe des Carpus und teilt dem Carpus selbst eine Pronationsbewegung mit. Kuhlmann u. Tubiana (1983) sprechen von einer Antitorsionsvorrichtung. Es handelt sich um ein dynamisches System der Stabilisierung. Dieser Begriff der funktionellen Anatomie wird durch die Elektromyographie bestätigt: Bordes (1970) und Sirvente (1978) haben nachgewiesen, daß der M. extensor carpi ulnaris der einzige Extensor des Handgelenks ist, der bei der Palmarflexion eine elektrische Aktivität besitzt.

Diese anatomische Besonderheit erklärt auch, daß die Sehne trotz eines intakten Retinaculum extensorum subluxieren kann. Klinisch wurde dies von Burkhardt (1981) und von Eckhardt u. Palmer (1982) nachgewiesen. Sie haben gleichfalls eine Kausaltherapie vorgeschlagen.

Bemerkung. Man kann sich fragen, ob der klassische Ausdruck „Septum", mit dem die Scheidewände bezeichnet werden, die die einzelnen Fächer voneinander trennen, und daher auch die verschiedenen Ansatzpunkte des Retinaculums, wirklich treffend ist. Wenn man einräumt, daß das Retinaculum aus 2 Blättern besteht, wie es Taleisnik et al. (1984) vorschlagen, dann kann der Ausdruck „Septum" tatsächlich zur Verwirrung Anlaß geben.

Das Retinaculum flexorum

Hierunter versteht man das vordere Lig. anulare des Carpus. Den Chirurgen, die gewöhnlich mit Operationen des Karpaltunnelsyndroms zu tun haben, ist es wohlbekannt. Diese Struktur kommt nach Resektion der mittleren Palmaraponeurose zum Vorschein. Sie macht den Eindruck, eine Verstärkung der oberflächlichen Aponeurose des Vorderarms zu sein. In Wirklichkeit kann man sich aber fragen, ob es sich dabei nicht um eine dem

Tabelle I.2. Palmare Muskeln, die am Retinaculum flexorum inserieren

Muskeln	Ursprung	Ende
a Radialseite		
M. abductor pollicis brevis	Tuberculum ossis trapezii Lig. carpi transversum Manchmal: Tuberculum scaphoideum	Radiales Sesambein MPI Basis der 1. Phalange
M. flexor pollicis brevis	Oberflächliche Schicht Lig. carpi transversum Tiefe Schicht Trapezium, Trapezoideum, Capitatum	Ulnares Sesambein
M. opponens digiti quinti	Tuberculum ossis trapezii Lig. carpi transversum	Radialer Abhang des Metakarpale I (auf der ganzen Länge)
M. abductor pollicis	1) Metakarpale III, in ganzer Länge 2) Trapezium, Trapezoideum	Ulnares Sesambein (wie Flexor poll. brevis)
b Ulnarseite		
Oberflächliche Schicht		
M. palnaris brevis	Palmaraponeurose	Subkutanes fibröses System des Hypothenars
Tiefe Schicht		
M. abductor digiti quinti	Os pisiforme Lig. carpi transversum	Kleinfingerbasis, an ulnaren Abhang der 1. Phalange
M. flexor digiti quinti brevis	Lig. carpi transversum Hamulus ossis hamati	Gemeinsam mit dem M. abductor digiti quinti
M. opponens digiti quinti	Hamulus ossis hamati Lig. carpi transversum	Ulnarer Rand des Metakarpale

Handgelenk eigentümliche Struktur handelt, da sie den Karpalbogen unterspannt und stabilisiert. Wird sie reseziert, so führt dies tatsächlich zu einem Nachgeben des knöchernen Bogens, dessen Sehne sie bildet. Fisk (1984) hat dies durch den Vergleich von 100 Handgelenken von Patienten nachgewiesen, die wegen eines Karpaltunnelsyndroms einseitig operiert worden waren: Der Abstand zwischen Pisiforme und Scaphoid, gemessen von dem am meisten palmar gelegenen Punkt aus auf einem axialen Einfallswinkel des Karpaltunnels, war im Vergleich zur nicht operierten Seite größer als 3 mm.

Das Retinaculum flexorum dient den verschiedenen Muskeln des Thenars und des Hypothenars (s. Tabelle I.2) als Insertionsstelle. Es ist ein kräftiger, fibröser Bogen; Razemon (1983) erinnert daran, daß seine mittlere Dicke zwischen 2 und 3 mm schwankt. Dieser Bogen inseriert an den beiden Abhängen der Karpalrinne, welche er bedeckt. Der Hamulus ossis hamati und das Tuberculum ossis trapezii sind die beiden vorspringenden Punkte dieser Abschrägungen.

Auf der Ulnarseite bildet das Lig. anulare den Boden der Guyon-Loge, deren Dach durch fibröse Ausläufer des M. flexor carpi ulnaris gebildet wird sowie durch den M. palmaris brevis oder sein fibröses Äquivalent und durch einige fibröse Ausweitungen, die vom Retinaculum flexorum selber stammen. Französische Autoren sprechen von einem „ligament volaire".

Nach Fahrer (1980) ist hier vielleicht daran zu erinnern, daß der M. flexor carpi ulnaris nicht allein am Os pisiforme inseriert, das eine Funktion in der Art eines Sesambeins zu haben scheint, sondern daß er noch weitere Ausläufer aussendet:

- zum Lig. anulare carpi
- zum Lig. pisiforme-hamatum
- zur Basis des 5. Metakarpale
- zum Retinaculum extensorum

Die genaue Funktion des Retinaculum flexorum bei der Kohäsion der Handwurzelknochen ist noch unbestimmt. Es hat nicht den Anschein, als ob die Patienten, bei denen der Karpaltunnel vom Druck entlastet ist, trotz des anschließenden Auseinanderweichens der Schrägen, unter dynamischen funktionellen Störungen leiden. Das intraartikuläre und kapsuläre Bändersystem der Knochen der distalen Reihe ist für ihre Kohäsion ausreichend. Die Knochen der proximalen Reihe sind mit dem Retinaculum flexorum nicht direkt beweglich verbunden.

3. Schlußfolgerungen aus der anatomischen Untersuchung

(s. auch Tabelle I.3)

Als Resultat dieser Untersuchung sind 8 Punkte festzuhalten:

1. Das Bändersystem des Carpus zerfällt in 2 Teile, die einander ergänzen: den artikulären und den extraartikulären Teil.
2. Jedes System hat eine dynamische Komponente, deren Mechanismus direkt oder indirekt ist:
   - direkt beim artikulären System; vermittelt durch den M. flexor carpi ulnaris, der am Os pisiforme inseriert;
   - indirekt beim extraartikulären System, infolge der Einwirkung des M. extensor carpi ulnaris auf das Retinaculum extensorum.
3. Die allgemeine Richtung der Fasern beider Systeme von Ligamenten zeigt einen schrägen Verlauf.
4. Das proximale V, ein massiver und kräftiger Stützgurt; hält das Lunatum und gleichzeitig die proximale Reihe des Carpus an Ort und Stelle.
5. Das distale V verbindet den Radius mit dem Rotationszentrum des Carpus, dem Kopf des Kopfbeins. Es stabilisiert die distalen und die ulnaren Anteile der 1. Reihe und gibt dem Kahnbein, dem es aufliegt, Führung. Es ist ein Leitelement.
6. Die Fasern des oberflächlichen und des tiefen Systems konvergieren auf dem Triquetrum und dem Pisiforme in einer Art von Schlinge, die sich nicht zuzieht, so daß jedes Abweichen ulnarwärts vermieden wird.

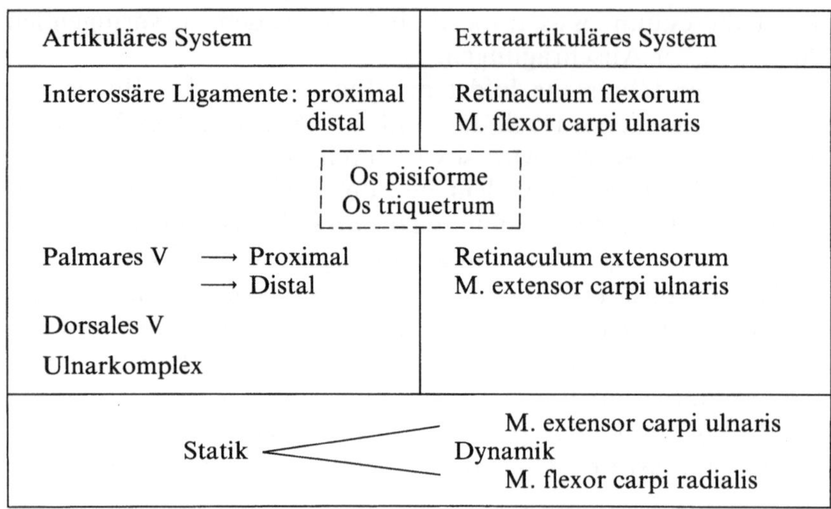

Artikuläres System	Extraartikuläres System
Interossäre Ligamente: proximal distal	Retinaculum flexorum M. flexor carpi ulnaris
Os pisiforme Os triquetrum	
Palmares V ⟶ Proximal ⟶ Distal Dorsales V Ulnarkomplex	Retinaculum extensorum M. extensor carpi ulnaris
Statik	Dynamik: M. extensor carpi ulnaris M. flexor carpi radialis

Tabelle I.3. Schematische Darstellung der beiden Bändersysteme des Handgelenks. Das tiefe oder artikuläre Gelenksystem zeigt keine dynamische Komponente. Das oberflächliche oder extraartikuläre System wird durch den M. flexor carpi ulnaris und den M. extensor carpi ulnaris beeinflußt. Der eine Muskel setzt am Os pisiforme, der andere am Os triquetrum an

7. Die Kohäsion der Handwurzelknochen hängt ausschließlich vom artikulären System ab. Das extraartikuläre System verstärkt zwar bestimmte Funktionen, kann aber die Schwächen des artikulären Systems nicht aufwiegen.
8. Das distale Radioulnargelenk ist ein phylogenetisches Ganzes, das durch den Ulnarkomplex zusammengehalten wird.

C. Kinematik

Aufgrund der Röntgenanalyse der Beweglichkeit der Handwurzelknochen, je nach der Stellung des Handgelenks in den 3 Ebenen des Raums, lassen sich verschiedene Feststellungen treffen:

1. Die Knochen der distalen Reihe des Carpus verhalten sich wie ein Monolith. Flatt et al. (1983) haben errechnet, daß bei der aktiven Mobilisierung des Handgelenks die relative Beweglichkeit zwischen Kopfbein und 3. Metakarpale sowie zwischen Trapezoid und 2. Metakarpale 2° nicht überschritt.
2. Das Rotationszentrum des Carpus ist im Kopf des Kopfbeins gelegen. Diese Feststellung machte Fick schon 1901. Seine Analyse wurde durch Youm et al. (1978) bestätigt, die auch beobachtet haben, daß dieser Punkt in der Frontalebene anderswo liegt als in der Sagittalebene. Es ist einzuräumen, daß dieser Punkt auf eine Ellipse liegen muß, da die Position des Kopfbeins sich je nach den Bewegungen der 1. Reihe verändert.
3. Während die distale Reihe, einschließlich des Metacarpus, ein Monolith ist, erscheint die proximale Reihe des Carpus als eine Kette kleiner Knochen, die zwischen den Radioulnarkomplex und die Hand eingeschaltet ist. Von der Kohäsion und der Lenkung dieser Gesamtheit hängt die Harmonie der Bewegungen des Handgelenks ab. Es ist daher von wesentlicher Bedeutung, den Carpus in Bewegung zu beobachten, um seine Funktionsweise zu verstehen und die Rolle seiner einzelnen Bändergruppen genau erfassen zu können.

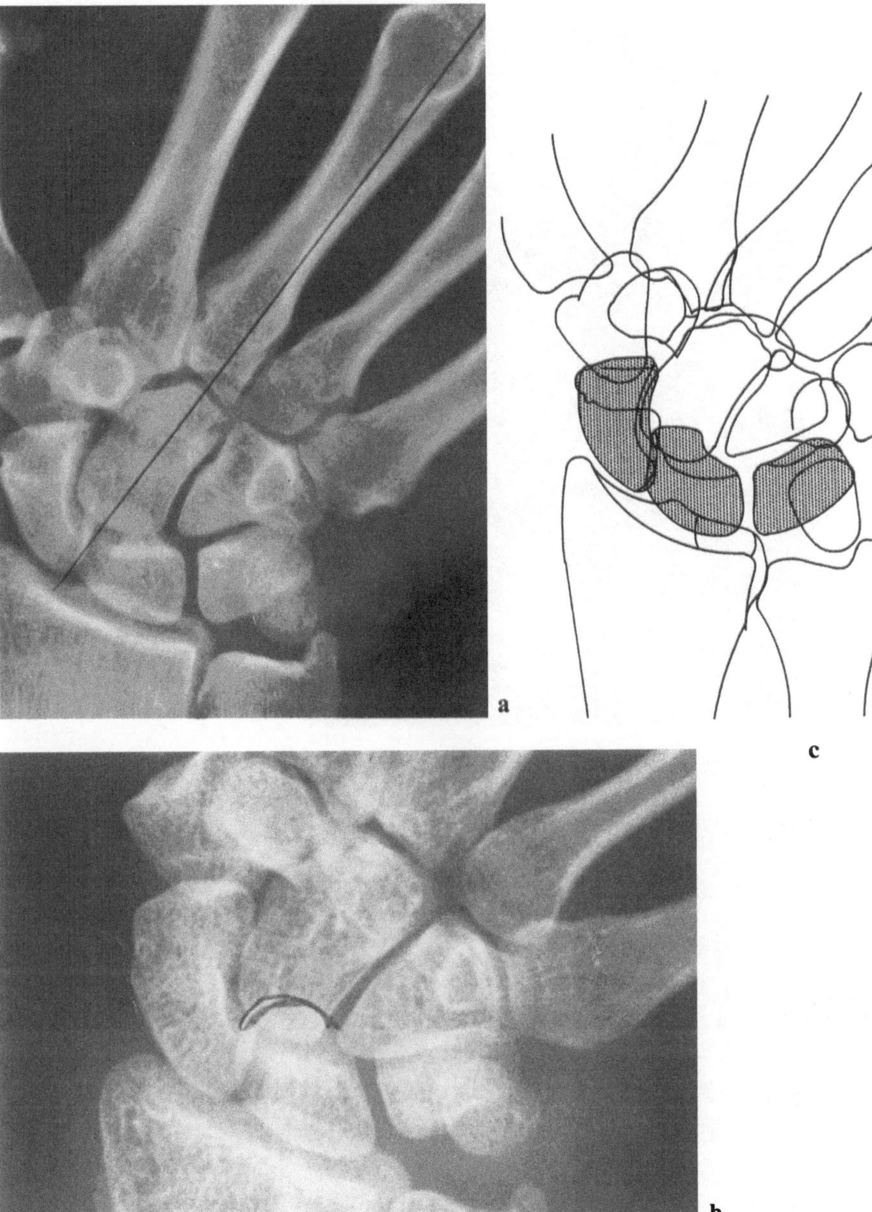

Abb. I.21 a–c. Stellung der proximalen Reihe in ulnarer Abweichung. **a** Achse des 3. Metakarpale, deren Fortsetzung zwischen Kahn- und Mondbein verläuft. **b** Vergrößerung, auf der die Stellung der Knochen der proximalen Reihe genau zu erkennen ist. **c** Schema dieser Stellung: das Scaphoid liegt flach; seine Achse verläuft parallel zur Achse des Radius; die Palmarverschiebung des Mondbeins ist an seinem bauchigen Aussehen erkennbar; das Triquetrum ist kurz und die Gelenktrennlinie zwischen dem Triquetrum und dem Hamatum wird schmaler oder verschwindet ganz

1. Beweglichkeitsanalyse der proximalen Reihe in der Frontalebene

Ulnare Abweichung
(Abb. I.21 a–c)

In der Adduktionsstellung gewinnt das Scaphoid ein längliches Aussehen; seine große Längsachse stellt sich parallel zu derjenigen des Radius ein, sie „horizontalisiert sich". Sein proximaler Pol gleitet palmarwärts und verschiebt sich dabei gegenüber dem Lunatum. Tatsächlich liegt der proximale Pol des Kahnbeins deutlich weiter distal als der des Mondbeins. Der Raum zwischen diesen beiden Knochen erscheint vergrößert. Auch das Lunatum verschiebt sich palmarwärts in Verbindung mit einer Kippbewegung, die röntgenologisch als Rundung in Erscheinung tritt. Der palmare Pol des Mondbeins, dessen Vorsprung sich dem Schatten des Kopfbeins überlagert, sieht bauchig aus. Das Triquetrum

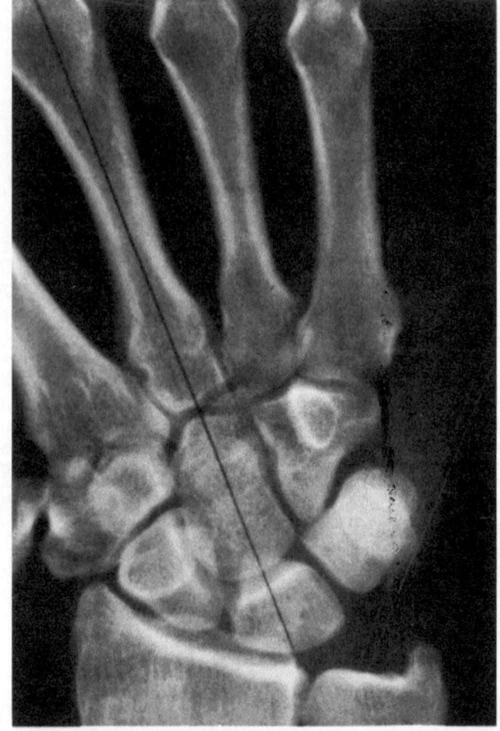

a

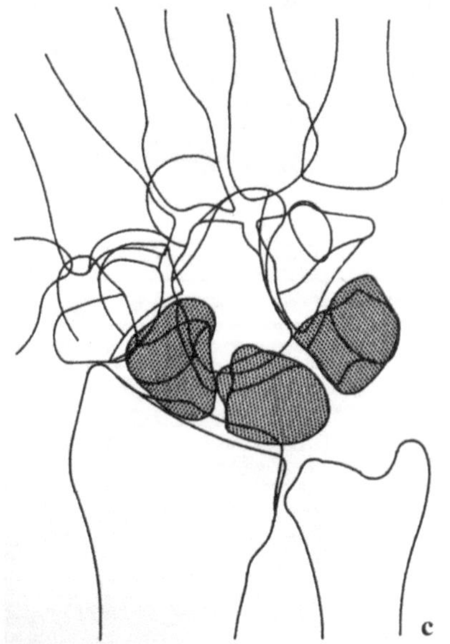

c

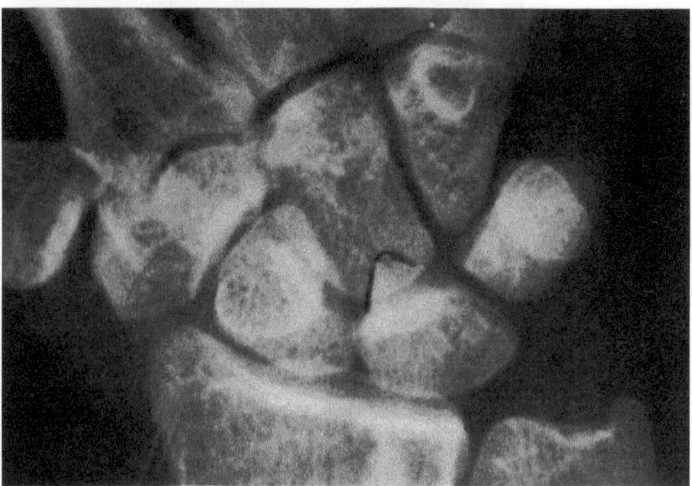

b

Abb. I.22 a–c. Stellung der proximalen Reihe in radialer Abweichung. **a** Die Achse des 3. Metakarpale setzt sich über das Lunatum fort. **b** Die Vergrößerung zeigt deutlich die zugespitzte Form des Mondbeins. **c** Das Schema verdeutlicht die Röntgenaufnahme: Das Scaphoid ist kurz, seine Achse steht senkrecht auf der Achse des Radius; die Spitze des Mondbeins zeigt, daß es dorsalwärts verschoben ist; das Triquetrum ist ausgestreckt und der Abstand zwischen Triquetrum und Hamatum verbreitert

folgt dem Lunatum in seiner palmarwärts gerichteten Verschiebung und gleitet unter das Hamatum; das Gelenk zwischen Triquetrum und Hamatum verläuft mit den Röntgenstrahlen nicht mehr parallel, und die artikuläre Trennlinie wird schmäler oder verschwindet; es zeigt seinen kleinsten Durchmesser. Das Os pisiforme wird zwischen das Triquetrum und die Ulna projiziert. Diese Projektion zeigt die räumliche Lage des Os triquetrum, das als Orientierungspunkt dient. Die Verlängerung der Achse des Kopfbeins liegt genau zwischen Scaphoid und Lunatum. Der Körper des Mondbeins stützt sich gänzlich auf den Radius.

Der Abstand zwischen dem proximalen Pol des Kopfbeins und dem palmaren Rand des Radius, gemessen in der Verlängerung des 3. Metakarpale, beträgt in unserem röntgenologischen Beispiel 12 mm.

Radiale Abweichung
(Abb. I.22a–c)

Das Scaphoid zeigt jetzt seinen kleinsten Durchmesser; es ist vertikal eingestellt, seine Achse steht senkrecht zur Längsachse des Radius. Diese Vertikalisierung zieht seinen proximalen Pol aufwärts; es scheint sich in einer leichten Verschiebung dem proximalen Pol des Mondbeins genähert zu haben. Auch das Lunatum selber hat sich nach aufwärts bewegt: aus diesem Grunde überlagert sein dorsaler, spitziger Pol nunmehr das Capitatum, das er leicht bedeckt. Die Verlängerung der Achse des 3. Metacarpale hat sich an jene des Mondbeins angeschlossen, von dem nur noch die eine Hälfte sich auf den Radius, der übrige Teil aber sich auf den ulnaren Bänderkomplex stützt. Das Triquetrum, das eng mit dem Lunatum verbunden ist, hat sich ebenfalls dorsalwärts verschoben; es zeigt nun seinen größten Durchmesser, ganz im Gegensatz zum Scaphoid. Das Gelenk zwischen Triquetrum und Lunatum erscheint breiter (orthograde Projektion!). Das Os pisiforme wird genau auf den distalen Pol des Os triquetrum projiziert und scheint von der Ulna weit entfernt zu sein.

Der Abstand zwischen dem proximalen Pol des Kopfbeins und dem palmaren Rand des Radius in der Projektion der Achse beträgt 14 mm. Diese Vergrößerung des Abstands entspricht der Vergrößerung des Lunatumdurchmessers, die an die doppelte Kippbewegung und die dorsale Verschiebung gebunden ist; der Durchmesser des Knochens hat sich vergrößert (wobei an seine asymmetrische Form zu denken ist).

Diese Feststellungen stehen zu den Arbeiten von Youm et al. (1978) nicht im Widerspruch. Sie zeigen nämlich, daß das Rotationszentrum in der Frontalebene nicht das gleiche ist wie in der Sagittalebene. Es spricht also nichts dagegen, daß diese beiden Punkte auf einer Ellipse liegen und daß die Bewegungen des Carpus eine elliptische Bahn darstellen.

Infolge der synchronen Beweglichkeit der Knochen der proximalen Reihe entsteht hieraus eine, aus 3 Modulen bestehende, anatomisch-pathophysiologische Einheit, deren Glieder voneinander abhängig sind: Pathologische Veränderungen des einen betreffen jeweils auch die Gesamtheit.

In neutraler Position

In dieser Stellung ist das Lunatum die interessanteste Struktur (Abb. I.23a, b). Es muß ein spitzes Horn zeigen, welches das Capitatum überlagert. Dieses Horn läßt seine leichte Palmarflexion von 5° erkennen, die physiologisch ist. In dieser Stellung stützt sich das ulnare Drittel des Mondbeins auf den dreieckigen Faserknorpel, und die Achse des Kopfbeins befindet sich dann zwischen dem Scaphoid und dem Lunatum.

2. Analyse in sagittaler Ebene

Die Beugung und Streckung des Handgelenks hängen von der Beweglichkeit zweier Gelenke ab: des Radiokarpalgelenks und des Mediokarpalgelenks. In der Sagittalebene gibt es demnach 2 Drehpunkte:
– einen Drehpunkt im Lunatum, einen im Capitatum.

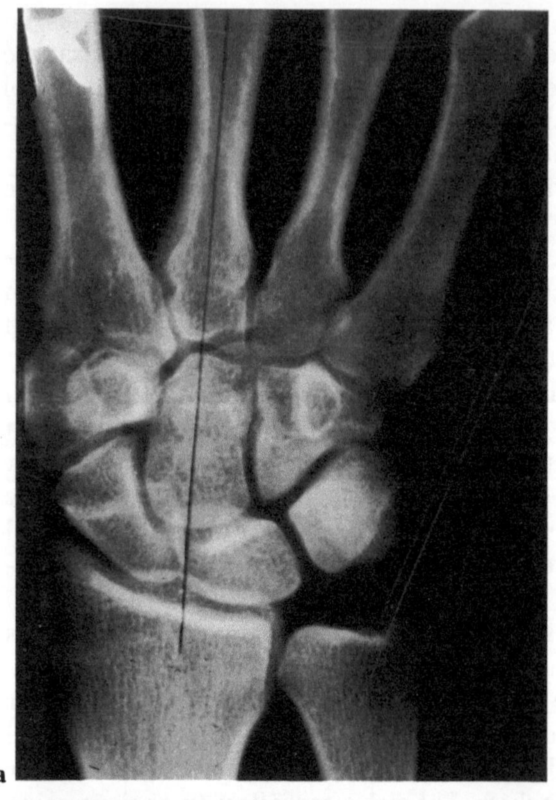

a

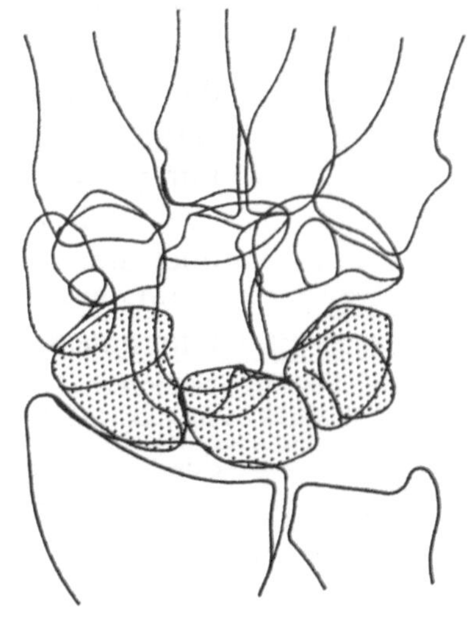

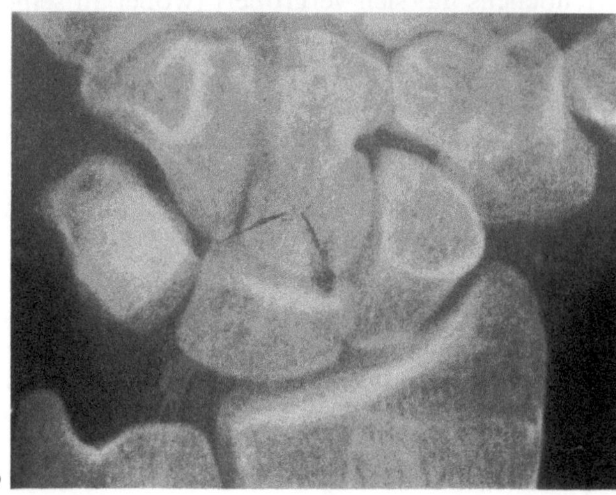

b

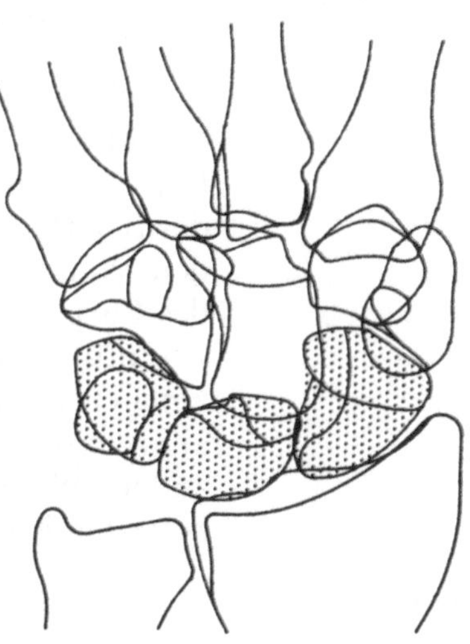

Abb. I.23a, b. Lage der proximalen Reihe in neutraler Position. **a** zeigt, daß die Verlängerung des 3. Metakarpale über das radiale Drittel des Mondbeins verläuft. **b** Die Vergrößerung läßt die Lage der Knochen genauer erkennen: Der obere (spitze) Pol des Mondbeins reicht über sein palmares (bauchiges) Horn hinaus; das Zentrum des Os pisiforme liegt über dem Triquetrum; der Gelenkspalt zwischen Scaphoid und Lunatum ist virtuell

Eine Bewegung, die aus einer Beugung-Streckung und einer radialen oder ulnaren Abweichung kombiniert ist, setzt 3 gegeneinander bewegliche Drehpunkte voraus. Man begreift den Umfang der Probleme, die sich bei der Analyse der Beweglichkeit des Carpus stellen; es ist nicht verwunderlich, daß es nur Partiallösungen gibt. Zweifellos liegt die Antwort in einer dreidimensiolen Analyse. Das Programm einer solchen Analyse setzt erhebliche finanzielle Mittel voraus, außerdem äußerst verfeinerte logische Operationen (Software), die nur mit leistungsfähigen Computern auszuführen sind. Solche gibt es in der Luftfahrt- oder in der Raumfahrtindustrie. Um dazu Zugang zu erhalten, muß man sich in einem Land aufhalten, das über eine derartige

Industrie verfügt und eine Gruppe von Informatikern finden, die bereit sind, die Programmierung zweckentsprechend zu ändern; ganz zu schweigen von der Verwendung der Maschine, deren Amortisation zu den Forschungskosten noch hinzukommt. Vielleicht gelingt es uns, in naher Zukunft einfachere EDV-Programme zu finden, die unseren Bedürfnissen entsprechen.

Die Arbeiten von Youm et al. (1978) haben nach wie vor volle Gültigkeit. Dennoch muß man sich ihrer Grenzen bewußt sein, die mit der experimentellen Methodik zusammenhängen.

Aufgrund der Kinematik darf man schließen, daß

- die proximale Reihe aus 3 Modulen besteht, die ein Ganzes bilden und
- der Carpus keinen festen Drehpunkt hat, sondern beweglich ist, wobei die Bestimmung der genauen geometrischen Bahn noch offen ist.

D. Funktionelle Anatomie der Ligamente

Die proximale Reihe ist definitionsgemäß instabil, da das Rotationszentrum der Handwurzel außerhalb dieser Reihe liegt. Das Lunatum ist nämlich nicht an das Capitatum fixiert, und überdies wird diese Instabilität durch die Exzentrizität der distalen Anhängsel des Scaphoids und des Triquetrums verstärkt. Außerdem stützt sich das Lunatum auf ein Gelenk mit schräger Gelenkebene. Dieser Halt ist von wesentlicher Bedeutung, denn es ist gleichzeitig der Schlußstein der 1. Reihe, einem transversalen System, und das Zentrum der Kräfteübertragung von der Hand zum Unterarm, einem axialen System.

Für diese Funktion sind fester Halt, Stabilität, Beweglichkeit und Koordination erforderlich. Die Bänder müssen demnach die Knochen in ihrer Stellung halten, die Stabilität des Ganzen sichern und die Bewegungen der einen im Verhältnis zu den anderen koordinieren. Folglich unterscheiden wir 3 Typen von Ligamenten:

- die „Halte“-Bänder,
- die „Stabilisierungs“-Bänder,
- die „Leit“-Bänder.

Die „Halte“-Bänder

Diese Bänder lassen den von ihnen zusammengehaltenen Knochen keinerlei Freiheit. Man kann aus diesem Grunde die Knochen der distalen Reihe als einen Block und als Analogon des Radius betrachten. Die proximale Reihe ist demnach ein zwischengeschaltetes System.

Die „Stabilisierungs“-Bänder

Diese müssen nicht nur die Beweglichkeit ermöglichen, sondern gleichzeitig auch die Kohäsion sichern – eine widersprüchliche Aufgabe.

Es handelt sich um folgende Bänder:
- die interossären Bänder der proximalen Reihe,
- die tiefen Anteile des proximalen V und des distalen V.

Von der schrägen Richtung der Fasern der interossären Bänder hängen die Variationen der Winkel und die Kohäsion ab. Dieses Prinzip der Schräge findet sich auch bei den beiden V. Es erklärt die Kohäsion nur unvollständig. Die gewundene Struktur der tiefen Anteile dieser beiden Bänder, wie sie die Abb. I.15 zeigt, ermöglicht eine alternierende und differenzierte Anspannung des distalen V und des proximalen V. Dieses Alternieren sorgt für die Kohäsion und die Koordination der Knochen bei jeder Bewegung des Handgelenks, auch ohne weitere aktive Elemente.

Daraus ergibt sich eine beständige und progressive Übertragung der Spannungsverhältnisse zwischen dem System des distalen V und dem des proximalen V. Das distale V, das die Lage des Kopfbeins sichert, inseriert jenseits der Rotationszentren; aus diesem Grunde muß es sich bei ulnarer Abweichung anspannen. Der resultierende Druck bewirkt eine Anpassung der Lage des Mondbeins bzw. des Kahnbeins, das mit ihm verbunden ist. Dies ist nur möglich dank der gleichzeitigen Erschlaffung des proximalen V; somit kann das Lunatum palmarwärts gleiten und eine Dorsiflexion ausführen.

Im umgekehrten Falle, also bei radialer Abweichung, erschlafft das distale V, da sich der Abstand zwischen seinem Insertionspunkt und dem radialen Griffelfortsatz verkürzt. Das proximale V hingegen spannt sich und hebt das Lunatum und das Scaphoid an, die eine Palmarflexion ausführen. Dieses System kann nur dann vollendet funktionieren, wenn die Knochen nach Volumen und Form adäquat sind und wenn das Bändersystem intakt ist.

Die Verdrehung erfüllt noch einen weiteren Zweck: die Amplitude der Bewegungen zu begrenzen.

Die „Leit"-Bänder

Die oberflächlichen Fasern des distalen V, die den Abstand zwischen Radius und Capitatum konstant erhalten, erfüllen eine Leitfunktion. Eine ähnliche Funktion haben die oberflächlichen Fasern des proximalen V, die zwischen dem ulnaren Processus styloideus und dem distalen Drittel des Radius ausgespannt sind: Sie halten das Lunatum in seiner Position.

Diese „Leit"-Bänder sorgen gleichzeitig für eine Zentrierung des Carpus und für die Zentrierung des Mondbeins.

Schlußfolgerung

Das Zusammenspiel der Bänder ist äußerst subtil. Bei einem Mechanismus von derartiger Feinheit verwundert es nicht, daß Verletzungen in unendlicher Mannigfaltigkeit vorkommen. Auch versteht man, warum, im Falle der Instabilität, die an sich unabwendbare Arthrose mit derart unterschiedlicher Schnelligkeit auftritt.

E. Das Konzept der Stabilität

Geschichte

Navarro (1937) hatte seit 1919 an 3 Säulen (Abb. I.24) gedacht: eine Mittelachse für Flexion und Extension und 2 laterale Drehachsen. Die mittlere Achse wird vom Hamatum, vom Capitatum und vom Lunatum gebildet aufgrund ihrer starken ligamentären Verbindung; die radiale Drehungsachse besteht aus dem Scaphoid, dem Trapezium und dem Trapezoideum, während die ulnare Drehungsachse allein durch das Triquetrum (Pyramidale) dargestellt wird.

Gilford, Bolton und Lambrinudi stellten sich 1943 vor, daß es 2 horizontale Reihen gibt, die miteinander durch das Scaphoid verbunden sind, das beiden Reihen rittlings aufzuliegen scheint. Sie schreiben diesem Knochen eine komplexe Funktion zu:

- einerseits würde er die 1. Reihe gegenüber der 2. stabilisieren,
- andererseits würde er die Bewegungen der 1. Reihe mittels eines Dreiecksystems einschränken.

Auf diese Arbeiten stützt sich auch 1970 noch Fisk, um das Zusammenbrechen des Carpus nach Kahnbeinfraktur zu erklären. Taleisnik modifizierte 1976 das Konzept von Navarro (Abb. I.25): Wie Bryce stellte er fest, daß das Scaphoid nicht fest an das Trapezium oder Trapezoideum gebunden ist. Er schloß daraus, daß die beiden Drehungsachsen nur aus dem Scaphoid und dem Triquetrum bestehen können. Dieser Autor faßt somit die Mittelachse für Flexion und Extension als ein T auf, dessen horizontaler Balken aus der gesamten distalen Reihe besteht und der vertikale Balken aus dem Capitatum und dem Lunatum.

Im Jahre 1981 stellten Lichtmann et al. die Interpretation von Taleisnik in Frage. Tatsächlich ist die 1. Reihe, besonders das Lunatum, nicht mit dem Capitatum verbunden; es kann dort somit auch keinen vertikalen Stabilisierungsbalken geben. Im Gegenteil: Das Lunatum bewegt sich zusammen mit dem Scaphoid und dem Triquetrum (Pyramidale). Diesen Autoren zufolge muß die 1. Reihe als eine funktionelle Einheit betrachtet werden. Seine Stabilität wird gemäß dem von Gilford et al. (1943) vorgeschlagenen Schema (Abb. I.26) erklärt.

Als Schlußfolgerung können wir sagen, daß bis heute 2 Theorien der Stabilität bestehen:

- Die erste Theorie geht davon aus, daß es eine zentrale Säule der Flexion und Extension gibt und daneben 2 mobile laterale Drehungsachsen. Es handelt sich somit um ein Konzept der longitudinalen Stabilität.
- Die zweite Theorie besagt, daß die proximale Reihe sozusagen eingeschaltet ist. Sie wird über das Kahnbein stabilisiert, dem diese wichtige Rolle infolge seiner bevorzugten Lage zukommt.

Kritik

In anatomischer Hinsicht befriedigt die Theorie von Taleisnik nicht. Es besteht nämlich kein eigentliches Ligament zwischen dem Lunatum und dem Capitatum. Diese Region bildet einen

Abb. I.24. Navarro

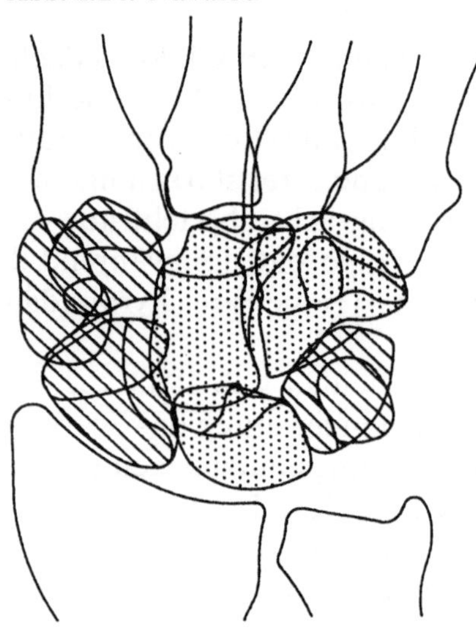

Drehung	*Stabilität*
Scaphoid	Hamatum
Trapezium	Capitatum
Trapezoideum	Lunatum
Triquetrum	

Abb. I.24. Konzept von Navarro. *Schräge Strichelung* Drehachse, Lunatum-Capitatum = Beugung-Streckung.

Abb. I.25. Konzept von Taleisnik. Drehachse, ausschließlich aus Scaphoid und Triquetrum bestehend; Lunatum-Capitatum = Beugung-Streckung. Distale Reihe: ein Monolith.

Abb. I.26. Distale Reihe: ein Monolith. Proximale Reihe: bewegliche Reihe. Stabilisierung der proximalen Reihe nach dem Prinzip von Gilford.

Abb. I.25. Taleisnik

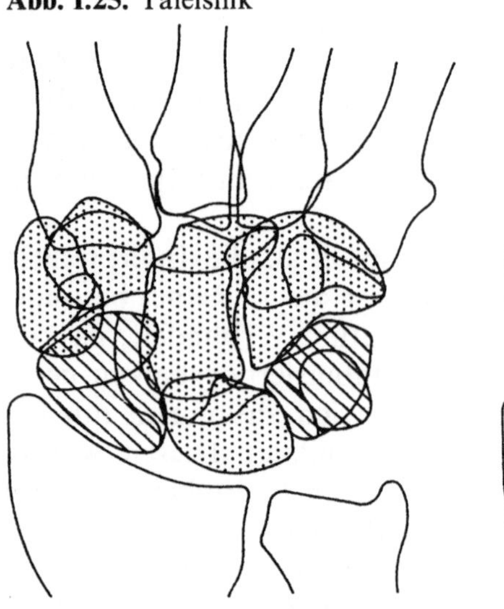

Drehung	*Stabilität*
Scaphoid	Hamatum
Triquetrum	Capitatum
	Lunatum
	Trapezium
	Trapezoideum

Abb. I.26. Lichtmann

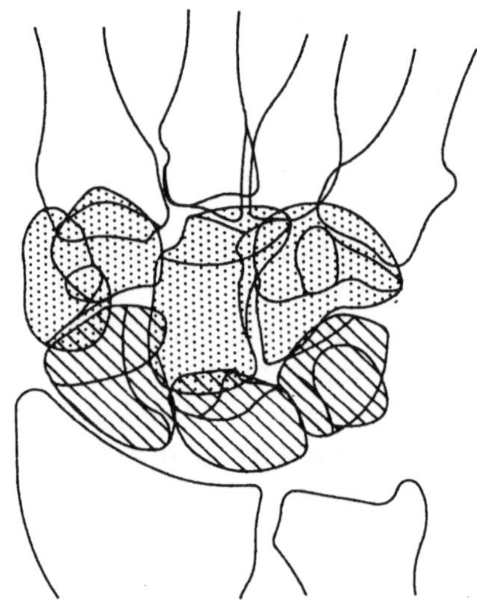

Drehung	*Stabilität*
Scaphoid	Hamatum
Lunatum	Capitatum
Triquetrum	Trapezium
	Trapezoideum

ligamentären Schwachpunkt, der 1984 durch Bonnel u. Allieu eingehend beschrieben worden ist. Unsere Sektionen führen uns zu ähnlichen Schlußfolgerungen. So ist es aus anatomischen Gründen nicht möglich, die Hypothese der Zentralachse für Flexion und Extension anzunehmen. Die Theorie von Lichtmann hat einiges für sich. Mittels der Röntgenuntersuchung des Handgelenks, zunächst in radialer, dann in ulnarer Abweichung, kann man die Beweglichkeit der 1. Reihe der Handwurzelknochen nachweisen. Diese Beweglichkeit ist einerseits zwar komplex, aber kombiniert und synchron. Andererseits ist sie nicht geeignet, die Stabilisierung dieser Knochenreihe zu erklären. Der Abhang der radialen Gelenkpfanne und die vorhandenen axialen Kräfte haben nämlich die Tendenz, das Lunatum palmarwärts zu luxieren. Diese Luxation tritt wirklich ein, sobald die Verbindungen zwischen dem Mondbein und dem Radius durchschnitten sind. Die Theorie, die das Scaphoid als das stabilisierende und regulierende Element der proximalen Reihe betrachtet, ist daher ungenau. Wir betrachten folglich die Lichtmann-Theorie als unvollständig und jene von Gilford als überholt.

Es gibt somit noch kein zurfriedenstellendes Konzept, das die Stabilität und die Kohärenz des Carpus erklären könnte.

Bänderanatomie

Hier folgen nochmals die wesentlichen Schlußfolgerungen aus unseren Sektionsprotokollen, die zur Ausarbeitung eines Konzepts der Stabilität beitragen:

- kein Ligament zwischen Lunatum und Capittum
- Nachweis eines massiven, proximalen V als Haltegurt des Mondbeins
- kein longitudinales Bändersystem
- die Kohäsion der Handwurzelknochen hängt nur von den Gelenkbändern ab; die extraartikulären verstärken gewisse Funktionen, können diese aber nicht ersetzen

Röntgenübersicht über den gestreckten Carpus (Abb. I.27)

Die Betrachtung einer Röntgenaufnahme eines normalen, gestreckten, nicht präparierten Handgelenks mit einem Fixateurexterne läßt 3 interessante Punkte erkennen:

- das Lunatum bleibt nahe beim Radius
- das Scaphoid ist in seiner distalen Partie an das Capitatum gebunden
- das Triquetrum neigt zum engen Verbleib bei der Hamatum-Capitatum-Gruppe

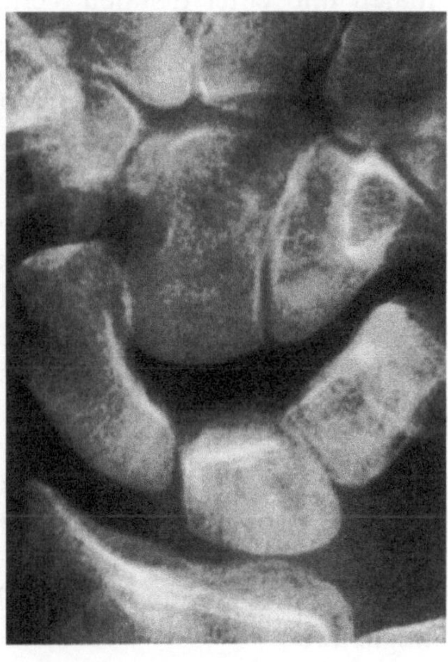

Abb. I.27. Übersicht über die gestreckte Handwurzel. Das Lunatum ist mit dem Radius verbunden. Das Scaphoid ist in seinem distalen Teil an das Capitatum fixiert. Das Triquetrum ist an das Capitatum gebunden.

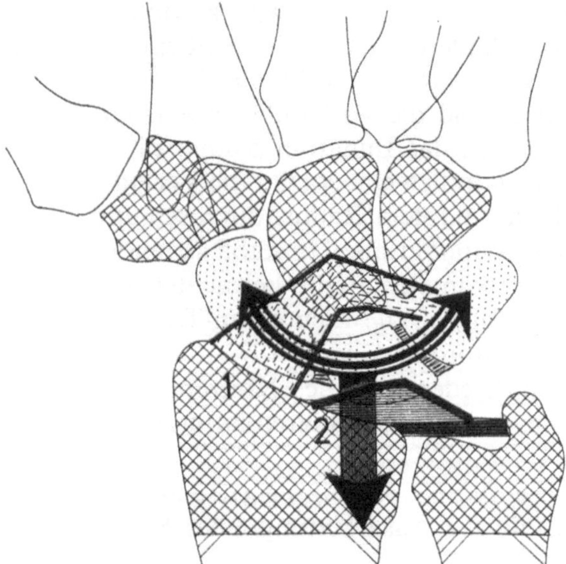

Abb. I.28. Stabilitätskonzept. Proximales V (*2*): Stabilisierung des Mondbeins; das Lunatum wird damit zu einem tragenden Element. Proximale interossäre Ligamente: Kohäsion der 1. Reihe, differenzierte Bewegungseinheit. Distales V (*1*): Leitungs- und Kontrollsystem der Flügel der 1. Reihe

Stabilitätskonzept (Abb. I.28)

Die Drehungszentren des Handgelenks liegen im Kopf des Kopfbeins, somit in dem starren Teil des Carpus, da das Kopfbein mit seinen Nachbarn, Hamatum, Trapezium und Trapezoideum, fest verbunden ist. Der bewegliche Teil, d.h. die proximale Reihe, befindet sich in bezug auf diesen exzentrischen, distalen Drehpunkt in einem ständigen Ungleichgewicht. Überdies haben die Schrägflächen der radialen Gelenkpfanne, auf welche diese Reihe sich proximal stützt, die Tendenz, sie auf natürliche Weise palmar- und ulnarwärts luxieren zu lassen. Wir haben es mit einer zwischengeschalteten, halbkreisförmigen Gelenkkette zu tun, die eine 2fache Instabilität zeigt:

- eine dynamische, infolge ihres Drehpunkts
- eine anatomische, infolge der doppelten Neigung der radialen Gelenkpfanne

Um ein derartiges System zu stabilisieren, bedarf es einer proximalen und einer distalen Verankerung. Das proximale System muß das anatomische Ungleichgewicht neutralisieren, das distale System das dynamische Ungleichgewicht. Eine axiale Stabilisierung ist unmöglich, da die zentralen anatomischen Strukturen schräg sind und weil kein Element vorhanden ist, welches das Lunatum unmittelbar an das Capitatum fixiert. Es kann also keine Mittelachse bestehen, wie Navarro und Taleisnik es sich vorstellen. Das es keine Bänderstruktur zwischen dem Paar Scaphoid-Lunatum und dem Capitatum gibt, ist auch die Theorie von Gilford überholt und das Schema von Lichtmann ungenau.

Wir haben in der Tat festgestellt, daß es eine kräftige Bänderstruktur gibt, die sich vom mittleren palmaren Drittel der styloiden Apophyse des Radius bis zum Griffelfortsatz der Ulna erstreckt. Diese massive Struktur stützt das Lunatum und verhindert dessen Abgleiten längs der Gelenkschräge des Radius. Die Richtung und Verteilung der Fasern verleihen ihm bei den verschiedenen Bewegungen des Handgelenks die notwendige Beweglichkeit.

Es ist zu betonen, daß dieses proximale V nicht nur den palmaren Pol des Mondbeins fixiert, sondern auch noch Verzweigungen zum proximalen Pol von Scaphoid und Triquetrum entsendet und daß es dergestalt die interossären Ligamente verstärkt.

Auf der Dorsalseite ist das Horn des Mondbeins am distalen Bündel des dorsalen V fixiert, das die Einheit zwischen Scaphoid und Triquetrum unterspannt und verstärkt.

Damit wird das Lunatum zum Eckstein des Handgelenks, da es das Zentrum zweier Systeme ist:

- einerseits ist es das tragende Element, mittels dessen die Kräfte des axialen Drucks übertragen werden,
- andererseits ist es das zentrale Stabilisierungselement der beweglichen, zwischengeschalteten Säule.

Die Beweglichkeit dieser zwischengeschalteten Säule bedarf aber einer genauen Führung. Dem distalen V kommt diese Rolle zu. Es stabilisiert die beiden Enden der zwischengeschalteten Einheit im Drehpunkt der Handwurzel. Außerdem erhält es auf der Radialseite den Abstand zwischen dem Kopf des Kopfbeins und dem Radius aufrecht, was voraussetzt, daß das Scaphoid äußerst beweglich und intakt ist. Eine Einbuße an Beweglichkeit oder eine Disharmonie seiner Bewegungen kann lokalen Überdruck verursachen, der Arthrose hervorrufen kann.

Schlußfolgerungen

Das Lunatum ist der Grundstein des Carpus:

- es stabilisiert die zwischengeschaltete, querverlaufende, mobile und instabile Einheit,
- es erträgt die axialen mechanischen Kräfte, die von der Hand auf den Unterarm übertragen werden.

Diese Doppelrolle wird durch die proximalen interossären Ligamente gesichert, die für die räumliche Kohärenz sorgen, und durch die V-förmigen Bänder, welche die zwischengeschalteten Elemente lenken.

Literatur

Bonnel F, Allieu Y (1984) Les articulations radio-cubito-carpienne et médio-carpienne. Organisation anatomique et bases biomécaniques. Ann Chir Main 3:287–296

Bordes JP (1970) La prono-supination. Etude anatomique. Restauration chirurgicale dans la polyarthrite chez l'adulte. Thèse méd. Toulouse

Burkhardt SS, Wood MB, Linscheid R (1981) Posttraumatic recurrent subluxation of the extensor carpi ulnaris tendon. J Hand Surg 6:629–631

Eckhardt WA, Palmer AK (1982) Recurrent dislocation of extensor carpi ulnaris tendon. J Hand Surg 7:1–3

Fahrer M (1980) L'éminence hypothénar. In: Tubiana R (ed), Traité de chirurgie de la main, Tome 1. Masson, Paris New York Barcelone Milan, page 294

Fick R (1901) Über die Bewegung in den Handgelenken. Abh Math Phys D Wissensch Math-Phys 26:429–468

Fisk GR (1970) Carpal instability and the fractured scaphoid. Ann R Coll Surg Engl:46:63–76

Fisk GR (1984) Influence du ligament annulaire antérieur du carpe (flexor retinaculum) sur la stabilité du carpe. Ann Chir Main 3:297–299

Flatt AE, Youm Y, Berger RA (1983) Les mécanismes des mouvements du poignet humain. In: Razemon JP, Fisk GR (eds), Le poignet. Expansion Scientifique Française, Paris, pp 53–61

Gilford WW, Bolton RH, Lambrinudi C (1943) The mechanism of the wrist joint with special reference to fractures of the scaphoid. Guy's Hosp Rep 92:52–59

Kapandji IA (1983) L'articulation radio-cubitale inférieure, anatomie fonctionelle. In: Razemon JP, Fisk GR (eds) Le poignet. Expansion Scientifique Française, Paris pp 42–52

Kauer JMF (1975) Note sur le développement du ligament triangulaire chez l'homme. Bull Assoc Anat 59:893

Kauer JMF (1980) Functional anatomy of the wrist Clin Orthop 149:9–20

Kuhlmann JN, Tubiana R (1983) Mécanisme du poignet normal. In: Razemon JP, Fisk GR (eds), Le poignet. Expansion Scientifique Française. Paris, pp 62–71

Lewis OJ, Hamshere R, Buck Nill TM (1970) The anatomy of the wrist joint. J Anat 106:539–552

Lichtmann DM, Schneider JR, Swafford AR, Mack GR (1981) Ulnar midcarpal instability – Clinical and laboratory analysis. J Hand Surg 6:515–523

Mayfield JK, Williams WJ (1979) Biomechanical properties of human carpal ligaments. Orthop Trans 3:143

Mikic DZ (1978) Age changes in the triangular fibrocartilage of the wrist joint. J Anat 126:367–384

Navarro A (1937) Anatomia y fisiologia del carpo. Ann Inst Clin Quir Chir Exp 1:162–250

Palmer AK, Werner FW (1981) The triangular fibrocartilage complex of the wrist – Anatomy and function. J Hand Surg 6:153–162

Palmer AK, Glisson RR, Werner FW, Mech ME (1984) Relationship between ulnar variance and triangular fibrocartilage complex thickness. J Hand Surg 9A:681–683

Palmer AK, Skahen JR, Werner FW, Glisson R (1985) The extensor retinaculum of the wrist: anatomical and biomechanical study. J Hand Surg 10B:11–16

Razemon JP (1983) Traitement chirurgical du syndrome du canal carpien (à propos de 520 observations). In: Razemon JP, Fisk GR (eds) Le Poignet. Expansion Scientifique Française, Paris, p 175

Sirvente C (1978) Contribution à l'étude de l'anatomie fonctionnelle du cubital postérieur. Thèse Méd. Toulouse

Taleisnik J (1976) The ligament of the wrist. J Hand Surg 1:110–118 Taleisnik J, Gelbermann RH, Miller BW, Szabo RM (1984) The extensor retinaculum of the wrist. J Hand Surg 9A:495–501

Weigl K, Spira E (1969) The triangular fibrocartilage of the wrist joint. Reconstr Surg Traumatol 11:139–153

Youm Y, McMurthy RY, Flatt AE, Gillespie TE (1978) Kinematics of the wrist. J Bone Joint Surg [Am] 60:423–431. PN 41

KAPITEL II

Diagnose der Knochen- und Bänderverletzungen der Handwurzel

Die Diagnostik der Handwurzelschmerzen setzt ausgedehnte Kenntnisse der Pathologie der Hand voraus. Bevor man an eine subtile und schwierig nachzuweisende Verletzung eines komplexen Bänderapparats denken kann, muß man eine systematische und komplette Anamnese aufnehmen. Durch diese Anamnese gilt es, kongenitale Mißbildungen, Stoffwechselstörungen (Diabetes, Gicht, Chondrokalzinose), eine aseptische Osteonekrose des Mondbeins, eine rheumatische Erkrankung, ein banales Karpaltunnelsyndrom oder eine Sehnensubluxation (v.a. des M. extensor carpi ulnaris) auszuschließen. Eine leichtere Zerrung des Handgelenks kann bei einem Mikroganglion, einem Carpe bossu, einer Arthrose zu Symptomen führen oder durch eine Tendovaginitis stenosans kompliziert werden. Manchmal kann man aufgrund der Zerrung eine schon vorher bestehende Bänderverletzung oder eine banale Knochenzyste ausfindig machen.

Befragung des Patienten

Einer der wesentlichen Schritte des Gedankenganges wird die Suche nach einem Trauma in Verbindung mit einer Sport- oder Berufsausübung sein. Man wird sich also nach einer genauen Vorgeschichte erkundigen.

Folgende Punkte müssen präzisiert werden:

- Schwellung: Zeitpunkt des Erscheinens (ein Hämatom tritt frühzeitig auf, ein Ödem erst später), Lokalisation, Ausdehnung;
- Behandlung (Art, Dauer);
- freies Intervall von Schmerzen oder Behinderung;
- andere, vorausgehende Traumen?

Man muß sodann die Art der Störungen zu analysieren versuchen:

- Schmerzen: auch in Ruhe oder nur bei Anstrengungen, mit oder ohne Verzögerung auftretend (maximal am Abend, geringer an Ruhetagen), In Verbindung mit bestimmten Bewegungen (Dorsal- oder Palmarflexion, Pronation – Supination).
- Beweglichkeit: eingeschränkt oder nicht, Phänomen des Vorspringens.
- Kraft: herabgesetzt, mit Loslaßphänomen.
- Schwellung: zeitlicher Ablauf, Stärke.
- Hyperthermie: Lokalisation.
- Sensibilitätsstörungen infolge Stenose des Karpaltunnels.

In Wirklichkeit ist meistens alles verschwommen, diffus, undefinierbar. Ausnahme: Das Vorspringen mit typischem „Klick", das für eine Dissoziation von Kahnbein und Mondbein charakteristisch ist, wie sie bei dem Patienten in Abb. III.4 bestand.

NB. Es ist daran zu erinnern, daß die Verletzungen des Ellenbogens oder der Schulter immer schon am Tage des Unfalls einfach zu diganostizieren sind. Auch diese Verletzungen resultieren aus einem Sturz, der durch das Handgelenk in Hyperextension abgefangen wird. Ist der Ellenbogen oder die Schulter betroffen, muß man also auch an das Handgelenk denken, das vergleichsweise nur wenig hervortretende Symptome verursacht. Man trifft tatsächlich nicht selten Patienten an, deren Ellenbogen behandelt wurde und die später wegen des Handgelenks erneut in die Sprechstunde kommen.

A. Klinische Untersuchung

Man beginnt mit einer Untersuchung des Integuments, um Schwellungen, Deformationen oder klare Entzündungszeichen ausfindig zu machen.

Bei der anschließenden Palpation wird man versuchen, Schwellung und Schmerzen genau zu lokalisieren, um eine Bukkelung des Carpus, eine banale Zyste, ein Karpaltunnelsyndrom, eine rheumatische Krankheit oder eine Nervenreizung auszuschließen. Routinemäßig muß der Test nach Phalen ausgeführt werden, bei dem das Handgelenk in forcierter Flexion mindestens 2 min lang festgehalten wird; damit kann man ein Karpaltunnelsyndrom nachweisen.

Im Anschluß an diese Untersuchungen wird das Handgelenk passiv bewegt, um nach einem pathologischen Vorsprung oder einer „Schublade" zu suchen. Gleichzeitig mit dieser Mobilisierung werden die einzelnen Knochen der proximalen Reihe palpiert, so daß man eine abnorme Beweglichkeit oder eine schmerzhafte Stelle ausfindig machen kann, besonders in der Tabatière, im Gelenkspalt zwischen Lunatum einerseits und Saphoid und Triquetrum andererseits. Zum Schluß bemüht man sich, die Röntgenaufnahmen zu erhalten, die am Tage des Traumas angefertigt worden sind. Immerhin ist die röntgenologische Untersuchung bestimmend für die Diagnose; ferner kann die Möglichkeit des Vergleichs wertvoll sein, wenn man den Verlauf der Verletzung beurteilen will.

B. Röntgenologie

Diese Untersuchung ist deshalb besonders wichtig, weil die Klinik so arm an Hinweisen ist. Sie ist freilich kostspielig, und die einzelnen Untersuchungen sind von verschiedenem Wert. Es ist daher wichtig, deren Möglichkeiten und Grenzen zu definieren. Heute verfügen wir über die herkömmliche Röntgenaufnahme, die Arthrographie, die Scannertechnik, die Xerographie, die Szintigraphie und die dynamische Röntgenaufnahme. Die Deutung all dieser Untersuchungsergebnisse setzt eine Gesamtschau der Anatomie und der Funktion voraus. Sie findet ihre Grenzen in der Tatsache, daß es sich um die Analyse eines Schattenspiels handelt und daß es schließlich Sache des Arztes ist, sie zu interpretieren: Knochenverletzung, Bänderläsion oder eine Kombination von beiden? Es ist demnach wesentlich, feinere Unterschiede zu berücksichtigen.

Standardaufnahmen

Als solche bezeichnet man die beiden Aufnahmen frontal und im Profil. Soll jedoch die Röntgenuntersuchung eine Bänderläsion nachweisen, so muß deren Ergebnis reproduzierbar sein. Folgende Daten sind zu bestimmen:

- die Neigungswinkel des distalen Radius frontal-dorsal und frontal-palmar
- der sagittale Neigungswinkel des distalen Radius
- der Index der Carpushöhe (Youm)
- der Index des Abgleitens des Carpus
- die Lage der Knochen der 1. Reihe und das Auseinanderklaffen des Gelenkraums (s. Abb. I.21–I.23).
- die Winkel zwischen Radius und Mondbein, zwischen Scaphoid und Mondbein und zwischen Kopfbein und Mondbein

Dies muß unter genau festgelegten Bedingungen geschehen:

Die Hand muß sich in den 3 Raumebenen immer in neutraler Haltung befinden, da die geringste Abweichung eine Kippbewegung der Knochen der 1. Reihe hervorruft. Nur aufgrund einer definierten Haltung lassen sich gültige Schlüsse ziehen:

- Die Achse des 3. Metakarpale muß in der Verlängerung der Radiusachse stehen; dies ist die natürliche Ruhestellung (Abb. II.1).

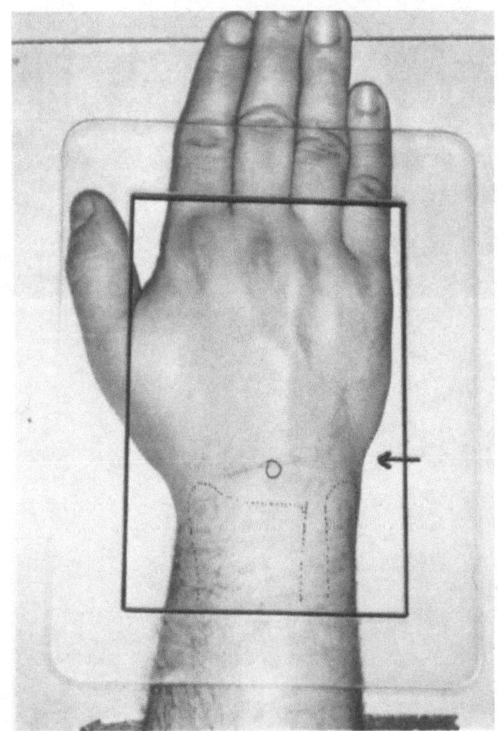

Abb. II.1. Aufnahmetechnik: die Hand flachliegend, die Finger gerade ausgestreckt (MP = 0°), die Achse des 3. Metakarpale mit der des Radius übereinstimmend. Strahlenrichtung: auf das Lunatum zentriert, aber den Kopf der Metacarpalia mit umfassend

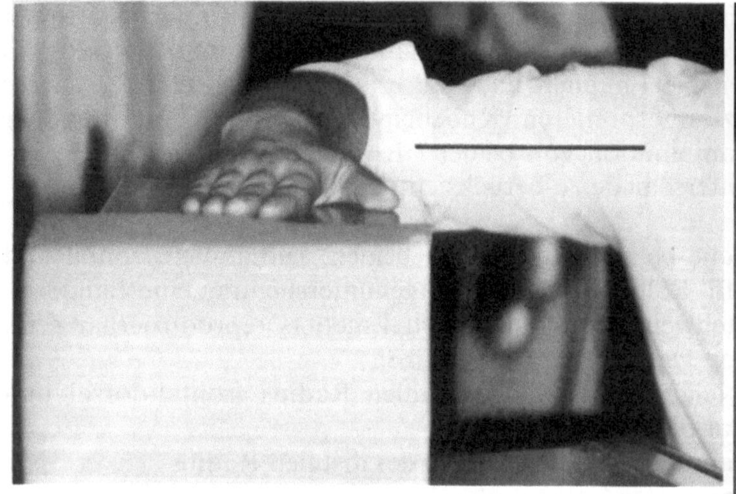

a

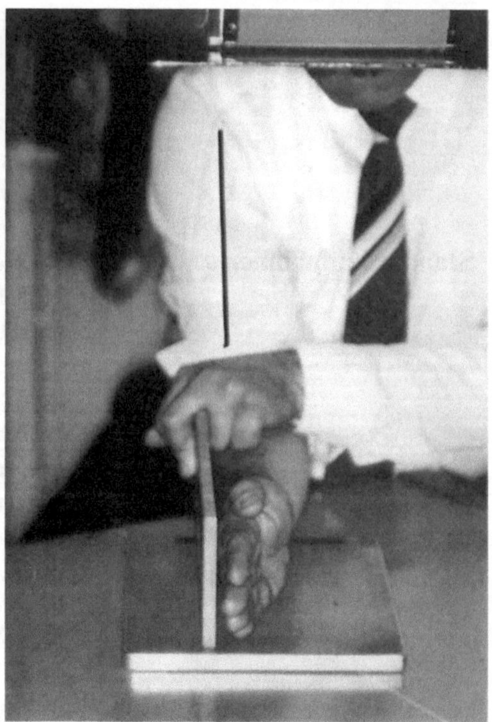

b

Abb. II.2 a, b. Stellung der Hand gegenüber dem Humerus: Es ist die Nullstellung zwischen Pronation und Supination, sowohl in Frontalansicht (**a**) als auch im Profil (**b**)

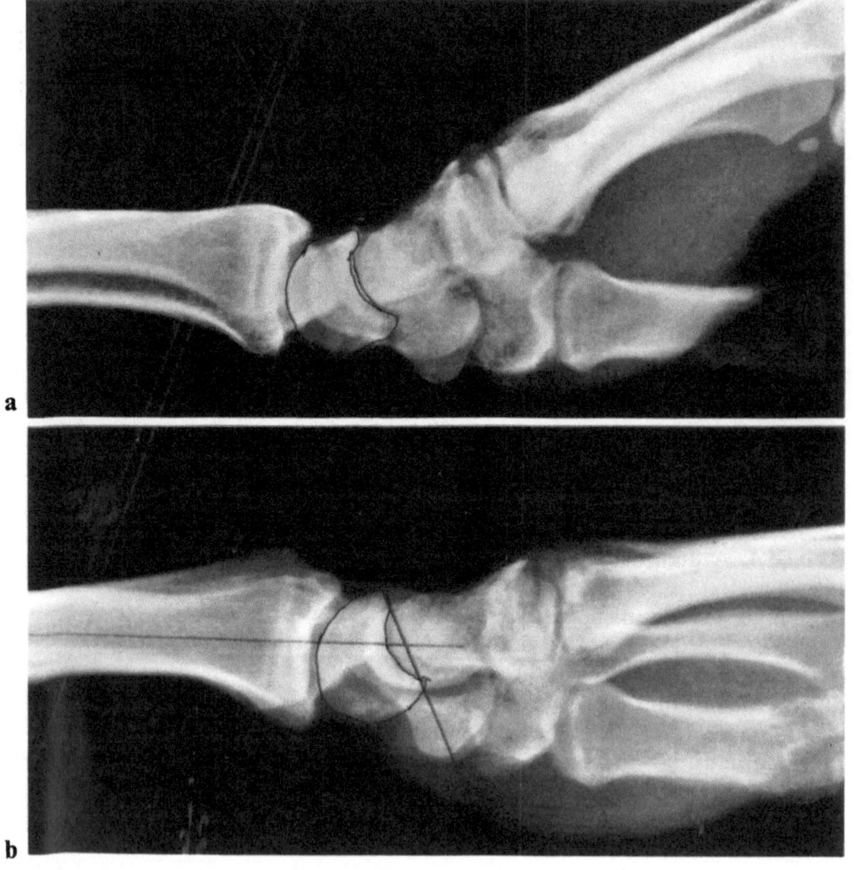

a

b

Abb. II.3. a Aufnahme ohne Stütze: Die Lage des Mondbeins erscheint normal. **b** Aufnahme mit Stütze: Nachweis der palmaren Subluxation des Mondbeins

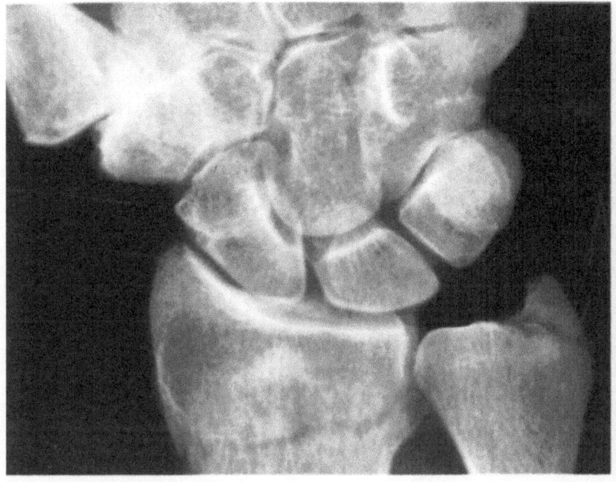

a

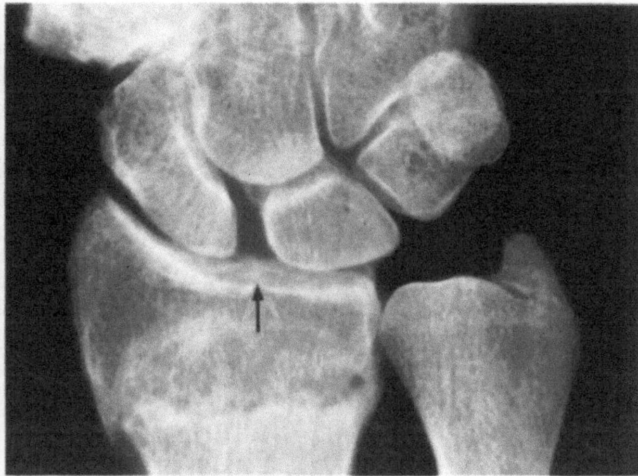

b

Abb. II.4. a Übliche Aufnahme; die Hand liegt flach auf. Der Gelenkspalt zwischen Scaphoid und Lunatum erscheint normal.
b Der ulnare Rand der Hand ist um 20° angehoben: Nachweis des Auseinanderklaffens zwischen Scaphoid und Lunatum (s. Verletzungslinie, Abb. III.3b)

- Die Transversalachse der Hand muß sich immer parallel zur Transversalachse des Humerus befinden, d.h. in einer Mittelstellung zwischen Pronation und Supination, wie in Abb. II.2a und b: Dies ist die *O*-Stellung. Nur selten kann ein Patient die Hand nicht in diese Stellung bringen; dagegen sind Pronation und Supination häufig eingeschränkt. Alle Patienten dieser Gruppe müßten also aus einer exakten Vergleichsstudie ausscheiden.
- Auf allen Aufnahmen muß das MP-Gelenk sichtbar sein, sowohl in der Frontalebene als auch in der Sagittalebene. Unbedingt nötig ist auch die Länge des 3. Metacarpale, einerseits für die Berechnung des Youm-Index auf der Frontalaufnahme und andererseits für die Analyse der Achsen auf der Profilaufnahme (Abb. II.1 und II.2a, b).
- Die Aufnahmen müssen auf das Lunatum zentriert sein (Abb. II.1).
- Von dem als gesund angesehenen Handgelenk wird ebenfalls eine Röntgenaufnahme angefertigt, parallel und in der gleichen Weise, damit sie als Vergleichsaufnahme dienen kann. Hierdurch vermeidet man es, einfache anatomische Varianten als pathologisch anzusehen. Die Bänderschlaffheit ist von einer Person zur anderen und zwischen den Geschlechtern unterschiedlich groß.
- Die Standardprofilaufnahme ist nur dann von Wert, wenn sie mit einer Stütze angefertigt worden ist, welche die Achse von Radius, Capitatum und 3. Metakarpale mit Sicherheit in Übereinstimmung bringt (Abb. II.3a, b).
- Es ist manchmal nützlich, den ulnaren Rand der Hand um 20° anzuheben. Dann stehen nämlich die Gelenkflächen des Mondbeins und des Kahnbeins parallel zum Röntgenstrahl, und der Abstand zwischen diesen beiden Knochen kann mit Leichtigkeit gemessen werden (Abb. II.4a, b), wie schon Moneim (1981) festgestellt hat.

Da die Aufnahmetechnik standardisiert ist, können wir nunmehr die einzelnen Parameter definieren, die zur Erkennung einer statischen Instabilität notwendig sind, zunächst auf der Frontalaufnahme, danach im Profil.

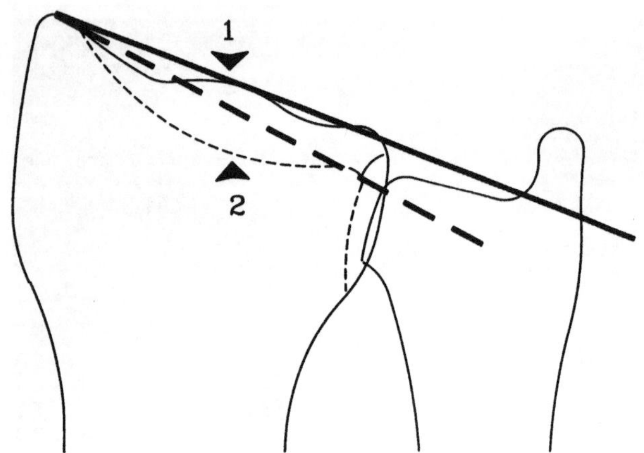

Abb. II.5a. Gelenkachsen, distales Ende des Radius, Frontalebene.
1 Dorsaler Rand und frontale, dorsale Achse
2 Palmarer Rand und frontale, palmare Achse

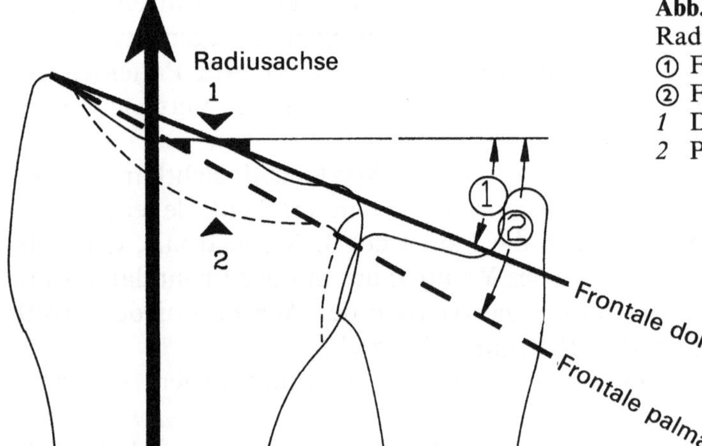

Abb. II.5b. Neigungswinkel, distales Ende des Radius, Frontalebene:
① Frontaler dorsaler Winkel
② Frontaler palmarer Winkel
1 Dorsaler Radiusrand
2 Palmarer Radiusrand

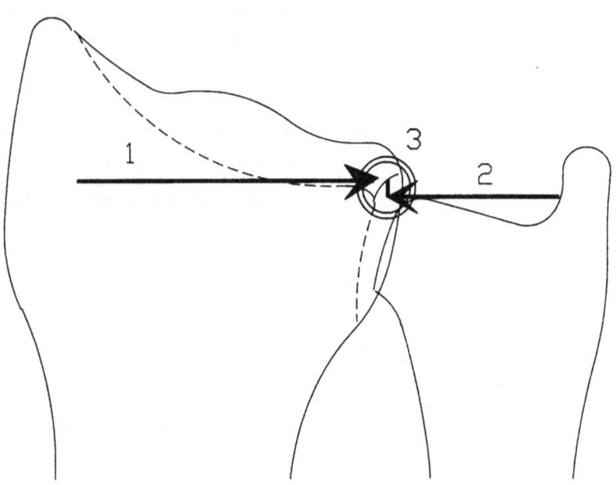

Abb. II.5c. Messung des radioulnaren Index:
1 Radialer Meßpunkt
2 Ulnarer Meßpunkt
3 Radioulnarer Index

Abb. II.6. Höhenindex des Carpus. Definition: $L2/L1 = 0{,}54 \pm 0{,}03$

Abb. II.7. Abweichungsindex des Carpus. Definition: $L3/L1 = 0{,}30 \pm 0{,}03$.
1 Gerade der Ulnarachse, in der Ulnarmitte eingezeichnet

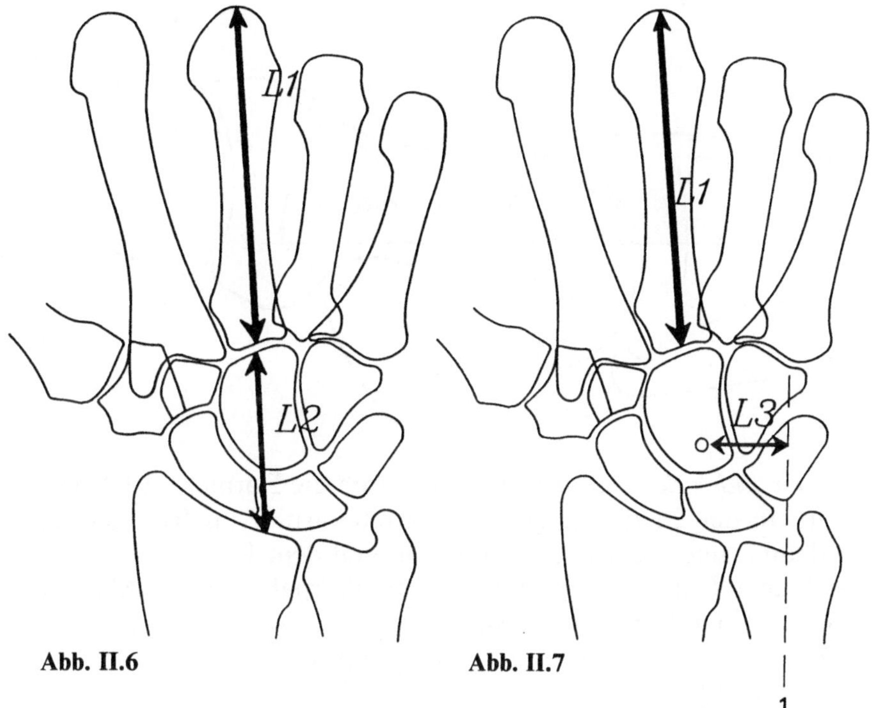

Abb. II.6 **Abb. II.7**

Frontalaufnahmen

In neutraler Haltung, d.h. die Hand flach auf den Röntgentisch gelegt, können wir bestimmen:

a) Die frontale Neigung der distalen Epiphyse des Radius. Der frontale Neigungswinkel wird definiert durch den Schnittpunkt der Senkrechten mit der Achse des Radius und der Geraden, die zwischen den beiden am meisten distal gelegenen Punkten, radial und ulnar, der distalen Epiphyse des Radius gezogen wird. Damit definiert man im Normalfall den frontalen, dorsalen Winkel. Im Falle einer Fraktur und wenn man genaue vergleichende Messungen vornehmen will, muß man also diesen Bezugspunkt wieder aufsuchen. Im Falle einer dorsalen Einstauchung des distalen Radius wird dieser ulnar-dorsale Angelpunkt der radialen Gelenkpfanne im Vergleich zum ulnar-palmaren Angelpunkt proximal liegen. Diese Tatsache zu verkennen, bedeutet, den Grad der tatsächlichen Kippbewegungen zu unterschätzen (s. Abb. II.5a, b).

b) Der Radio-Ulnar-Index ist definiert durch den Abstand zwischen 2 lotrechten Geraden auf die Longitudinalachse der beiden Unterarmknochen: Die 1. ist definiert den am weitesten distal gelegenen Punkt des Radius auf der Ulnarseite, die 2. entspricht der distalen Gelenkoberfläche der Ulna. In Wirklichkeit ist diese klassische Definition ungenau: Man muß, um eine genaue Messung ausführen zu können, denjenigen Punkt wählen, der in gleichem Abstand zwischen den beiden radialen Angelpunkten, palmar und dorsal, der Gelenkpfanne des Radius liegt (s. Abb. II.5c).

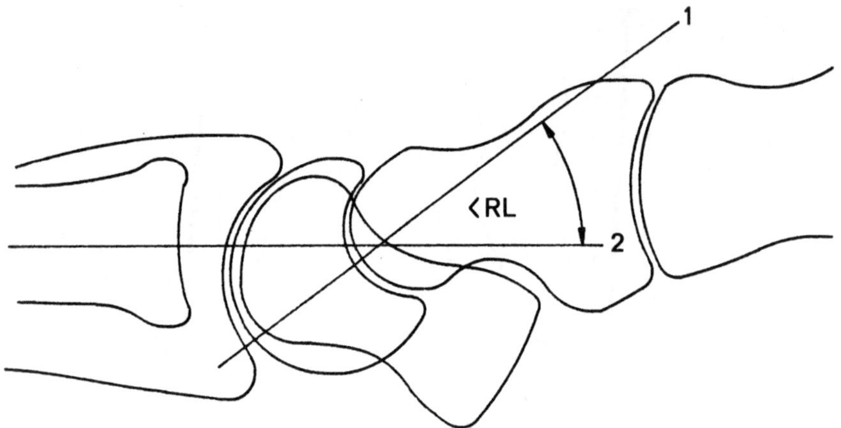

Abb. II.8. Winkel zwischen Radius und Lunatum (∢RL)
Normaler Winkel −5°
DISI, wenn > +10°
PISI, wenn > −20°
1 Achse des Mondbeins
2 Achse des Radius

c) Der Index der Carpushöhe wird durch die Formel L2/L1 definiert, in der L1 die Länge des 3. Metakarpale im Röntgenbild bedeutet, und L2 den Abstand zwischen dem Rand des Radius und dem Gelenk Capitatum–3. Metakarpale; dieser Abstand wird auf der Verlängerungslinie der Achse des 3. Metakarpale gemessen. Normalerweise hat dieser Index den Wert $0{,}54 \pm 0{,}03$ (s. Abb. II.6). Unglücklicherweise ist L2 ein unsicheres Maß, da Youm vom „distalen" Rand des Radius spricht, ohne genau festzuhalten, ob er den palmaren oder den dorsalen Rand meint. Die Zahlen seines Index entsprechen dem palmaren Rand. Für die proximalen und distalen Punkte von L1 besteht eine gleichartige Ungewißheit.

d) Der Index der Karpalabweichung wird definiert durch die Formel L3/L1, in der L3 den auf der Höhe des Drehpunkts des Carpus (Kopf des Kopfbeins) gemessenen Abstand bedeutet, der zwischen der Geraden L2 und der Geraden liegt, die man erhält, wenn man die Achse der Ulna, in ihrer Mittellinie aufgetragen, verlängert. Dieser Index hat einen Wert von $0{,}30 \pm 0{,}03$ (Abb. II.7).

Profilaufnahmen

Das Profil muß scharf sein. Seine Genauigkeit wird durch die Übereinanderlagerung der Köpfe der Metacarpalia 2 und 3 und durch die Projektion des Ulnarkopfes auf den Radius garantiert (Abb. II.3b). Der Strahlengang wird auf das Lunatum zentriert.

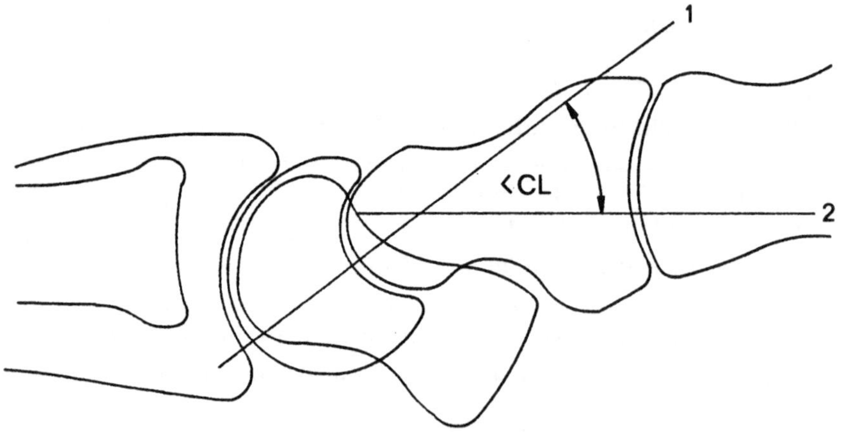

Abb. II.9. Winkel zwischen Capitatum und Lunatum (∢CL): Weniger genau als der Winkel RL, auch wenn gleiche Werte.
1 Achse des Mondbeins
2 Achse des Kopfbeins (unsicher)

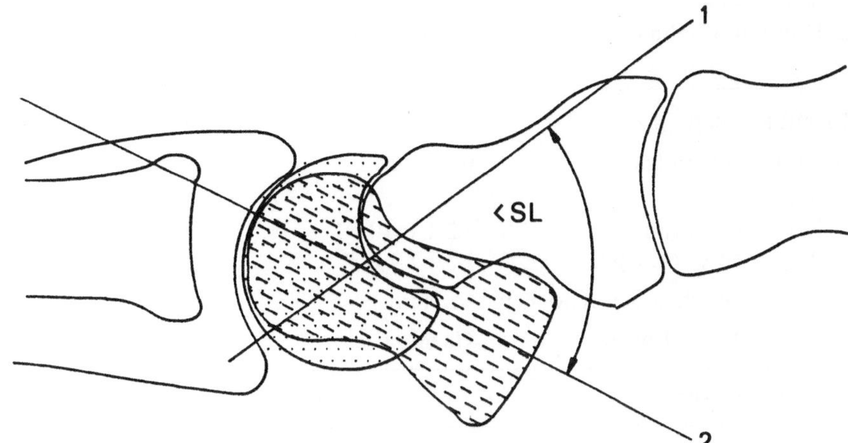

Abb. II.10. Winkel zwischen Scaphoid und Lunatum (∢SL): Mittlerer Wert 47°. Die Norm liegt zwischen 30° und 60°, pathologisch, wenn über 70°.
1 Achse des Mondbeins
2 Achse des Kahnbeins

Um die Achse der Metacarpalia mit der Radiusachse in eine Richtung bringen zu können, muß man sich einer Stütze bedienen und auf die neutrale Haltung der Hand achtgeben.

Unter diesen Bedingungen ist es möglich, die sagittale Neigung zu kontrollieren und die Winkel zwischen dem Mondbein einerseits, dem Radius, dem Capitatum und dem Scaphoid andererseits zu analysieren.

a) Die sagittale Neigung des distalen Radiusgelenks wird definiert durch den Schnittpunkt der Lotrechten mit der Radiusachse und der Geraden, die zwischen den beiden am weitesten distal gelegenen Punkten (palmar und dorsal) der distalen Radiusepiphyse gezogen wird.

b) Der Winkel zwischen Radius und Lunatum wird bestimmt durch den Schnittpunkt zwischen der Radiusachse und der Achse des Mondbeins. Man spricht von einem Winkel in Dorsalflexion, wenn das Lunatum mit seinen beiden Hörern die Dorsalfläche der Hand bezeichnet (s. Abb. II.8).

Nach Meyrueis (1984) liegt das Lunatum physiologisch in leichter Palmarflexion, im Durchschnitt −5°.

Man spricht von einer DISI-Instabilität, sobald der Winkel der Dorsalflexion 15° überschreitet (Linscheid et al. 1972), und von einer PISI-Instabilität, sobald der Winkel der Palmarflexion −20° überschreitet. Der Winkel zwischen Radius und Lunatum gibt im wesentlichen Auskunft über den Zustand der Bänder des proximalen V. Im Falle scapholunären Dissoziation (SL) wird er um so pathologischer, je mehr die tiefen Fasern schwer in Mitleidenschaft gezogen sind.

c) Der Winkel zwischen Capitatum und Lunatum (Abb. II.9) ist durch den Schnittpunkt der Achsen von Lunatum und Capitatum definiert.

Die Achse des Kopfbeins verläuft im Prinzip parallel zu derjenigen des Radius, daher müßte der Winkel zwischen Capitatum und Lunatum der gleiche sein wie der Winkel zwischen Radius und Lunatum. Sarrafian et al. (1977) entkräften aber diesen

Tabelle II.1. Zusammenstellung der röntgenographischen Daten

a Frontalaufnahmen	Normalwerte	Anatomische Varianten
Frontale Neigung	25°	13–30°
Radioulnarer Index	0 ± 2 mm	± 2 mm
Youm-Index		
1. Höhe des Carpus	L2/L1 = 0,54	± 0,03
2. Abgleiten des Carpus	L3/L1 = 0,30	± 0,03
Abstand zwischen den Knochen	< 2 mm	± 1 mm
Drei knöcherne Bogen	Harmonisch	–

b Profilaufnahmen

Winkel	Normalwerte	Pathologisch
Radius-Lunatum	– 5° Palmarflexion	> + 10° (DISI) > – 20° (PISI)
Capitatum-Lunatum	Idem?	
Scaphoid-Lunatum	47° (30–60°)	> 70°

c Dynamische Aufnahmen

Beweglichkeit	Beugung (%)	Streckung (%)
Radius-Carpus	40	60
Mediokarpal	60	40

Tabelle II.2. Röntgenologische Diagnosen

Aufnahme	Kriterien	Kompartiment		
		Radial	Zentral	Ulnar
Profil	< RL (CL)	(+)	+	–
	< SL	+	(+)	–
Frontal	„Gap“	+	–	(+)
	Youm Höhe	(+)	+	–
	Youm Abgleiten	(+)	(+)	–
	ARC	+	+	(+)
	Dynamik/Streß	+	+	(+)
	Arthrogramm	+	–	+

Bemerkungen: Aufgrund der Profilaufnahmen, in Flexion und in Extension, lassen sich die reinen SL-Läsionen ausfindig machen. Die Zeichen + und (+) zeigen eine (relativ) leichte Diagnose an. Das Zeichen – spricht für eine schwierige Diagnosenstellung.
Die Diagnose der Verletzungen der ulnaren Abteilung setzt im allgemeinen ein Arthrogramm voraus.

Gesichtspunkt. Im Falle einer Instabilität ist es nicht ausgeschlossen, daß auch das Capitatum von der Deformation betroffen ist, was die Interpretation der Messungen erschwert. Die in Abb. II.3b sichtbare dorsale Subluxation zeugt von diesen Interpretationsschwierigkeiten. Außerdem ist es schwieriger, die Achse des Kopfbeins zu bestimmen als die Achse des Radius.

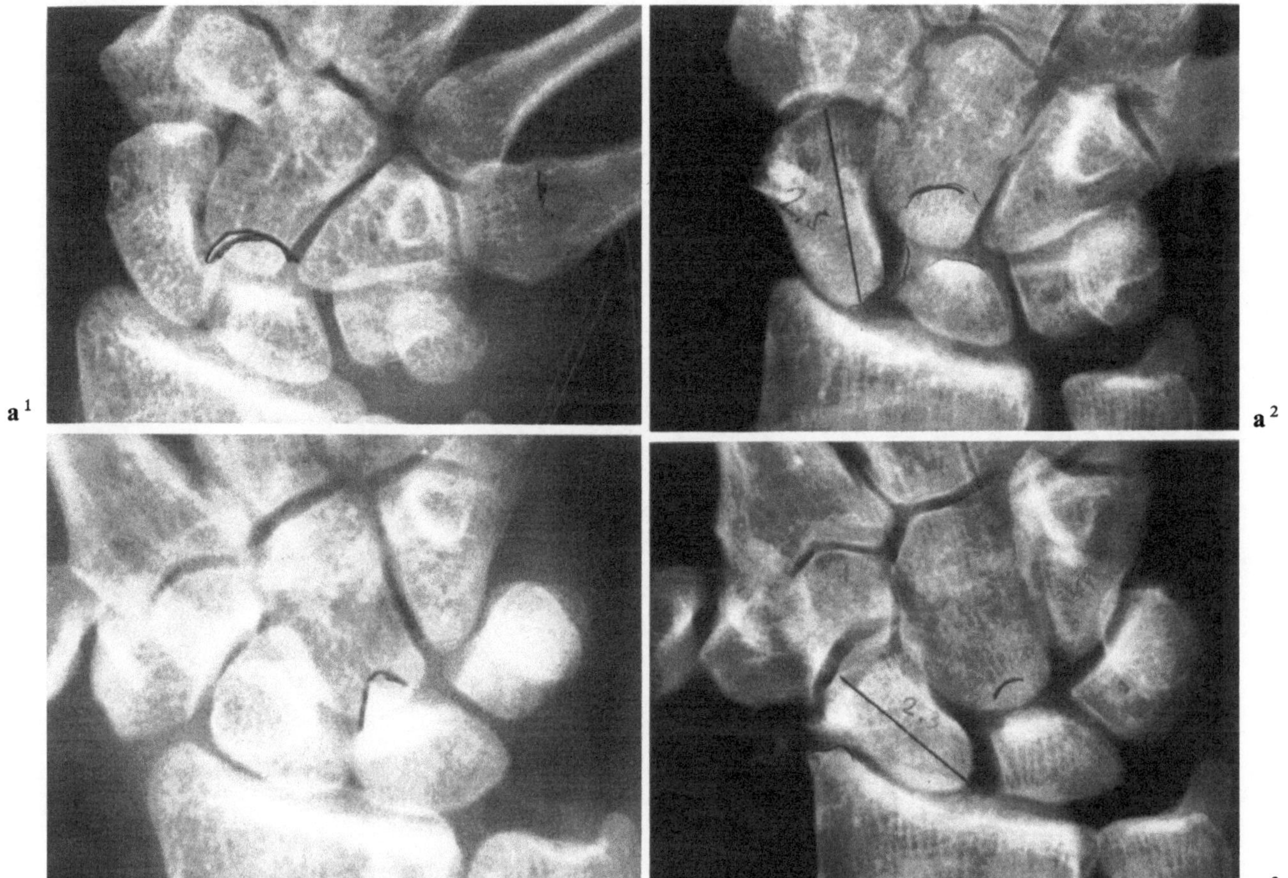

Abb. II.11 a, b. Vergleich der Beweglichkeit der Knochen der 1. Reihe: *links* normale, *rechts* pathologische Mobilität. Die verletzte Seite (**a**[2] and **b**[2]) zeigt:
- eine Arthrose der radialen Abteilung,
- eine abnorme Beweglichkeit von Scaphoid, Lunatum und Triquetrum sowohl bei Radial- als auch bei Ulnarabweichung

d) Der Winkel zwischen Scaphoid und Lunatum (Abb. II.10) wird durch den Schnittpunkt der Achse des Kahnbeins und der Achse des Mondbeins bestimmt.

Seine Normalwerte liegen nach Dobyns et al. (1975) zwischen 30 und 60°, während der Durchschnittswert 47° beträgt. Werte über 70° sind pathologisch.

Die Messung dieses Winkels ist schwierig, denn die Achse des Kahnbeins ist nicht einfach zu fixieren, da die Umrisse dieses Knochens durch das Lunatum verwischt sind. Ihn zu kennen ist wichtig, denn er erlaubt eine Beurteilung des Zustands der Ligamente zwischen Scaphoid und Lunatum.

Bemerkung. Bevor man diese Untersuchungen abschließt, sollte man sich wie Bellinghausen et al. (1983) bemühen, in den Bögen, die Konkavität und Konvexität der 3 Knochen der proximalen Reihe bestimmen, eine Verschiebung nicht zu übersehen.

Die Tabellen II.1 und II.2 fassen die röntgenologischen Standarddaten zusammen.

Dynamische Aufnahmen

Das Untersuchungsprinzip ist hierbei anders: Man untersucht nicht mehr die Lage der Knochen in Ruhestellung, sondern unter maximaler Belastung. Diese Aufnahmen sind somit in extremer Palmar-, Dorsal-, Radial- und Ulnarflexion des Handgelenks durchzuführen, um die Veränderungen der Knochenstellungen

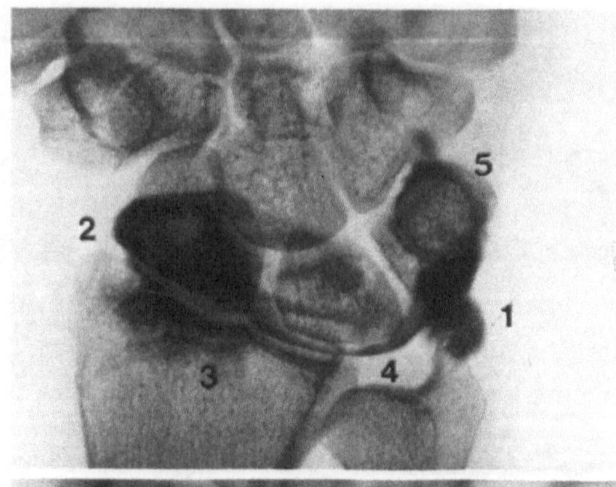

a

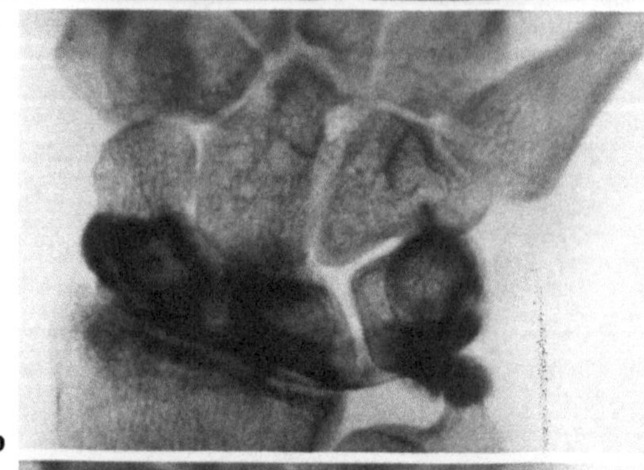

b

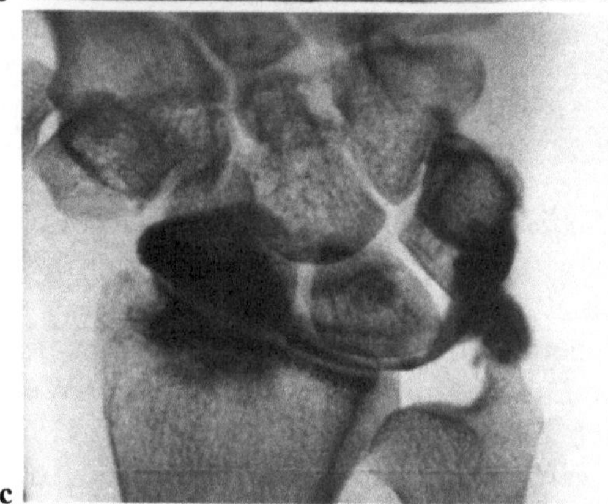

c

Abb. II.12a–c. Normales Arthrogramm.
a Die einzelnen Recessus:
1 Recessus praestyloideus,
2 Recessus praescaphoideus,
3 Recessus radialis,
4 Fibrocartilago triangularis,
5 Gelenk zwischen Pisiforme und Triquetrum.
b Aufblick in radialer Abweichung,
c Aufblick in ulnarer Abweichung

im Vergleich mit der gesunden Seite analysieren zu können. Abbildung II.11 a^1, b^1 und $a^2 + b^2$ illustriert diese Absicht. Links ist das Vergleichshandgelenk abgebildet, rechts das verletzte Handgelenk. Auf der Seite der Verletzung erkennt man (s. auch Abb. III.5):

- Eine geringfügige Arthrose des radialen Kompartiments, besonders in bezug auf den Processus styloideus des Radius und das Scaphotrapezoidalgelenk.
- In Ulnarduktion (Abb. II.11 a^2) ist die „Horizontalisation" des Kahnbeins schwach; bei dem sehr bauchigen Lunatum wurde dessen palmarer Pol durch einen Bleistiftstrich hervorgehoben.
- In Radialduktion (Abb. II.11 b^2) verändert sich die Länge des Kahnbeins kaum; das Lunatum ist in Dorsalflexion, sein dorsaler Pol bleibt verdeckt. Die Projektion des Erbsenbeins auf das Triquetrum hat sich sehr wenig verändert.

Abb. II.13a–e. Injektion des Kontrastmittels in das Mediokarpalgelenk.
a SL-Insuffizienz – der Recessus radialis beginnt, opak zu werden.
b Der Recessus radialis ist klar abgegrenzt – Opakwerden des Recessus praescaphoideus.
c, d Zunehmende Ausfüllung des ulnaren Kompartiments und Nachweis der TL-Läsion.
e Trotz des Abrisses des ulnaren Processus styloideus ist der Faserknorpel intakt

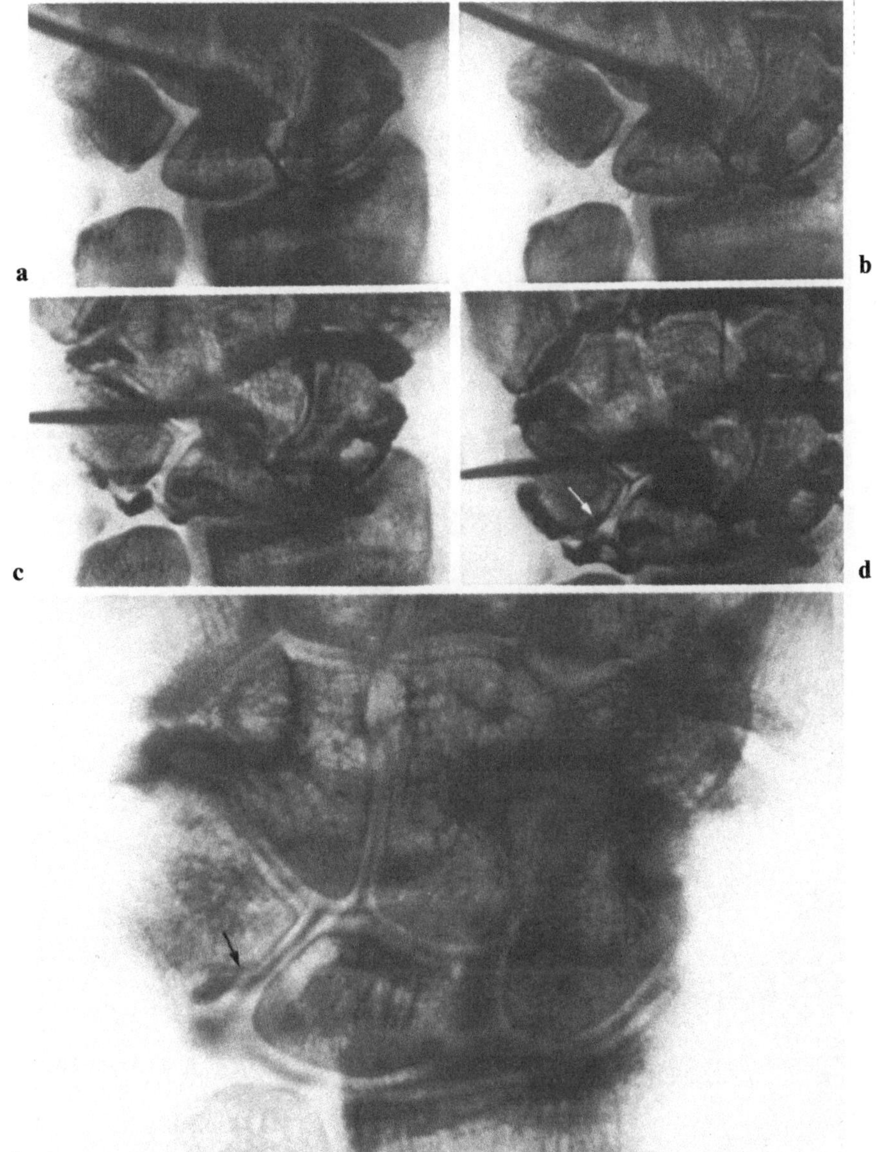

Analog geht man bei den Profilaufnahmen vor. Schuhl et al. (1985) schlagen vor, die Amplitude der Bewegungen von Lunatum und Scaphoid zu berechnen. Sie messen sodann die Amplitudendifferenz zwischen diesen beiden Knochen. Die Amplitude der Mobilität des Mondbeins beträgt 51°, die des Kahnbeins 87°, somit ergibt sich eine Differenz von 36°. Sie stellen fest, daß im Experiment die Durchschneidung des Ligaments zwischen Kahnbein und Mondbein eine Vergrößerung dieser Differenz hervorruft und daß dieser Unterschied von 15° an statistisch signifikant ist. Berger et al. (1982) hatten mit statischen Aufnahmen und bei einem vergleichbaren Experiment die Funktion dieses Ligaments nicht sichtbar machen können.

Es ist gegenwärtig schwierig, die einander überlagernden Aufnahmen zu deuten, die durch scherende Bewegungen erzeugt werden. Die eine Hand fixiert den Unterarm des zu untersuchen-

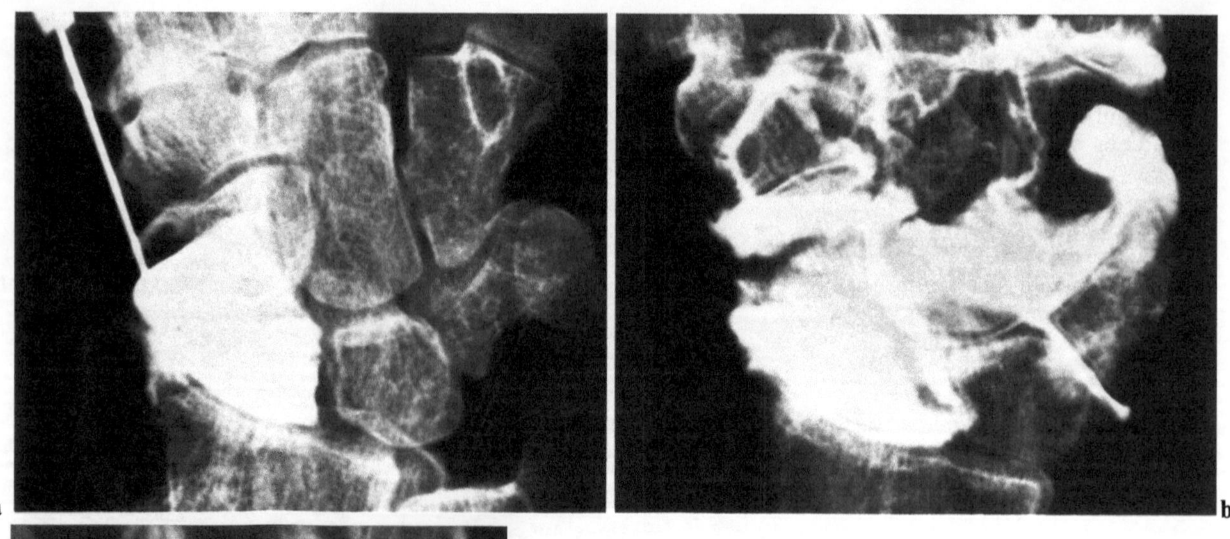

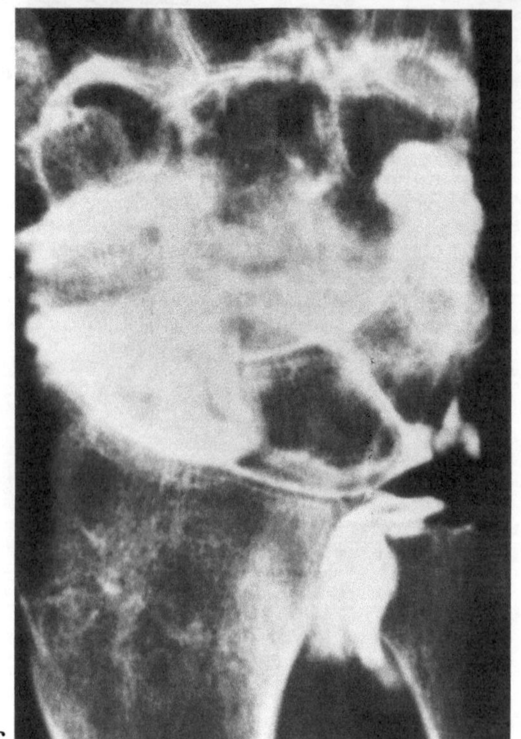

Abb. II.14. a 1. Injektion: Synechien im Bereich des RSL-Ligaments – das Kontrastmittel stellt nur das radiale Kompartiment dar. **b** 2. Injektion: Darstellung des Mediokarpalgelenks. Das Ligament zwischen Scaphoid und Lunatum und das Ligament zwischen Triquetrum und Lunatum sind undurchlässig. **c** 3. Injektion: Infiltration des distalen Radioulnargelenks – Darstellung einer Insuffizienz des Faserknorpels

den Handgelenks, während die andere einen palmaren oder einen dorsalen Druck auf den Metacarpus ausübt. Diese Untersuchung ist schmerzhaft, wenn pathologische Veränderungen vorliegen, und die notwendige Muskelerschlaffung ist nicht garantiert. Die Stellung der Hand ist schwierig beizubehalten, und Gérard et al. (1984) zufolge sind dorsale Winkelbildungen von 25° und palmare von 45° normal. Wir haben zwar nicht darauf verzichtet, die „Schublade" des Handgelenks unter dem Brillanzverstärker zu untersuchen, tun es aber nur noch im Rahmen einer Arthrographie. Diese erweist sich als unerläßlich, wenn die statischen und dynamischen Aufnahmen keine Erklärungen für die Klagen des Patienten liefern.

Arthrographie

Die Injektion des trijodierten, wasserlöslichen Kontrastmittels in das Radiokarpalgelenk ist ein normierter Vorgang.

Im Normalfall gibt es keine Verbindung zwischen dem distalen Radioulnar- und Radiokarpalgelenk (Mikic 1978); das gleiche gilt für das Radiokarpalgelenk und das Interkarpalgelenk. Vom Alter von 30 Jahren an, manchmal auch früher im Falle einer langen Ulna (Palmer et al. (1983), erscheint eine Verbindung zwischen dem radiokarpalen und dem distalen radioulnaren Gelenk. Dieses Phänomen ist an die Abnutzung des Faserknorpels gebunden, der unablässig als Puffer zwischen der Handwurzel und der Elle in Anspruch genommen wird. Eine Verbindung zwischen dem Pisotriquetalegelenk und dem Radiokarpalgelenk ist, im Gegensatz dazu, üblich: Nach Mansat et al. (1983) kommt sie in 80% vor, nach den Daten von Palmer et al. (1983) in 73%. Eine Verbindung zwischen dem Radiokarpalgelenk und dem Interkarpalgelenk ist immer pathologisch.

Technik

Die Technik ist relativ einfach. In den meisten Fällen ist die Injektion des Kontrastmittels in das Radiokarpalgelenk, nach dem Vorgehen von Palmer, ausreichend. Das Handgelenk wird in gebeugter Stellung auf einen prismenförmigen Block aus Schaumstoff gelegt. Unter dem Brillanzverstärker wird der Abstand zwischen dem Radius und dem Gelenk zwischen Scaphoid und Lunatum aufgesucht. Sobald die Injektionsstelle festgelegt ist (in der Regel zwischen Radius und Scaphoid) wird – nach Lokalanästhesie – das Kontrastmittel injiziert. Die Injektionsgeschwindigkeit ist niedrig und die Diffusion des Präparats wird fortlaufend kontrolliert. Seine Verteilung gibt nützliche Auskünfte über das Vorhandensein von Synechien oder über die Verbindungswege zwischen den einzelnen Gelenken und über deren Größe. Die röntgenologischen Auswirkungen beruhen auf den pathologischen Veränderungen, die durch den Brillanzverstärker sichtbar gemacht werden.

Abbildung II.12a–c zeigt eine arthrographische Normalaufnahme. Das Gelenk zwischen Triquetrum und Hamatum ist sichtbar, der dreieckige Faserknorpel vollkommen abgegrenzt, der Recessus praestyloideus ist klar sichtbar. Im Gegensatz dazu erscheinen deutlich weder der Recessus praescaphoideus noch der Recessus radialis.

Besondere Probleme

Für die meisten Fälle leistet die Standardtechnik ausgezeichnete Dienste. Manchmal tut man aber besser daran, das Kontrastmittel in die Interkarpalgelenke oder in das distale Radioulnargelenk zu injizieren. Zwei Beispiele mögen dies erläutern:

a) Abb. II.13a–e: Fall G.E., 27 Jahre alt. Trauma und klinische Erscheinungen lassen eine kombinierte Verletzung des Faserknorpels und des TL-Bandes vermuten, da der röntgenologische Abstand zwischen dem Lunatum und dem Triquetrum 2 mm übersteigt. Durch Injektion des Kontrastmittels in das distale Interkarpalgelenk kann man die Diffusion der Flüssigkeit besser beobachten und die Verteilung der Läsionen und ihr Ausmaß messen.

Die Insuffizienz des Ligaments zwischen Scaphoid und Lunatum tritt schon vom Beginn der Injektion an in Erscheinung. Infolge des langsamen Fortschreitens des Kontrastmittels kann man nacheinander das Opakwerden des radialen Recessus (a), des Recessus praescaphoideus (b) und schließlich der ulnaren Abteilung analysieren: der Faserknorpel ist intakt, trotz des Abrisses des ulnaren Processus styloideus; im Gegensatz dazu tritt die Insuffizienz Triquetrum-Lunatum deutlich hervor. Die Abb. II.13e läßt keinen Zweifel über die Verletzung bestehen.

b) Abb. II.14a–c: Fall. Y.Y., 35 Jahre alt. Schmerzen im Handgelenk nach Radiusfraktur. Differentialdiagnose: Bänderläsion in der proximalen Reihe oder Beteiligung des Faserknorpels.

Mit der bisher üblichen Injektion gelingt es nur, das radiale Kompartiment opak zu machen. Die Synechien verhindern jede Diffusion im ulnaren Kompartiment.

Mit der 2. Injektion, in die Interkarpalreihe, läßt sich die Unversehrtheit der interossären Ligamente überprüfen.

Die 3. Injektion, in das distale Radioulnargelenk, zeigt die Mitbeteiligung des Faserknorpels. Somit ist auch das Ulnokarpalgelenk zur Darstellung gekommen.

Dieses Arthrogramm gibt einen noch wenig bekannten pathologischen Zustand wider: die Mobilitätsstörungen der 1. Reihe, die durch Blockierung des Mondbeins durch Synechien bedingt sind. Von Palmer und Mansat werden analoge Verletzungen oder Störungen nicht erwähnt.

Bemerkung. Die Tomographie von Arthrographien kann sich als notwendig erweisen, wenn es um die genaue Ortsbestimmung von Läsionen geht. Dies ersetzt nicht die dynamische Untersuchung und genaueste Beobachtung der Bewegungen der Handwurzelknochen, die vor und nach dem Arthrogramm auszuführen sind. Die pathologische, abnorme Bewegung, nach der man fahndet, wird manchmal durch das Arthrogramm verdeutlicht.

Scanner

Mino et al. (1983) haben den Wert dieser Untersuchung beim Aufspüren einer Subluxation des distalen Radioulnargelenks an der Leiche nachgewiesen.

Weeks et al. (1985) haben versucht, dreidimensionale Bilder der Handwurzelknochen zu erhalten. Diese Arbeiten sind noch im Experimentalstadium. Immerhin berechtigen die raschen Fortschritte der Elektronik zu jeder Hoffnung, sogar zu der, gleichzeitig auch die Ligamente sichtbar machen zu können.

Xerographie

Mit dieser Technik gelingt es, die Details besser hervortreten zu lassen, auch wenn die Kontraste schwach sind. Wir benutzen sie nicht, denn die Stellung bzw. die Beziehungen der einzelnen Handwurzelknochen zueinander sind ja das Schlüsselelement der Diagnose.

Isotopenszintigraphie

Diese Technik ermöglicht es, entzündliche, infektiöse oder traumatische Läsionen zu lokalisieren, auch die Natur von Zufallsbefunden bei der Standardröntgenaufnahme genau festzustellen, wie z.B. eine interossäre Zyste.

Probleme der Kosten und der zeitlichen Folge der Untersuchungen

Es kann übertrieben erscheinen, und dies ist auch unsere Meinung, im Falle einer Fraktur des Kahnbeins oder des Radius eine derartige Testbatterie routinemäßig auszuführen. Daher ist es wesentlich, die einzelnen Untersuchungen in einer logischen Reihenfolge vorzunehmen. Es wäre wünschenswert, wenn die dorsopalmare Röntgenaufnahme, unter Einbeziehung der Metacarpaliaköpfe, zu den Routineaufnahmen gehören würde. Sie erlaubt nämlich, auf Anhieb die Lage der einzelnen Handwurzelknochen zueinander zu beurteilen und den weiteren Verlauf des Falles kritisch zu verfolgen.

Die mit einer Stütze ausgeführte Profilaufnahme ist grundlegend: Sie müßte ebenfalls zur Routine gehören. Von ihr vor allem hängen die weiteren Untersuchungen ab. Tatsächlich geben die Winkel Radius-Lunatum und Scaphoid-Lunatum wesentliche Auskünfte über den Zustand der Ligamente, die das Lunatum, den Schlüsselknochen der Handwurzel, stabilisieren. Auf dynamische Aufnahmen braucht man nur in alten Fällen zurückzugreifen und wenn weiterbestehende Beschwerden die Zweifel an der Diagnose nicht ruhen lassen.

Die zusätzliche Ausführung zweier Routineaufnahmen ist kein überschießender finanzieller Aufwand im Hinblick auf die Vorteile, die eine frühzeitige Diagnose der Instabilität bringt. So kann man von vornherein adäquat behandeln: in frischen Fällen Reduktion und Bändernaht, bei instabilen Pseudarthrosen Operation nach Matti–Russe und Bänderplastik oder partielle Arthrodese des Carpus.

Literatur

Bellinghausen HW, Gilula LA, Young LY, Weeks PM (1983) Posttraumatic carpal subluxation. J Bone Joint Surg [Am] 65:998–1006

Berger RA, Bair WF, Crownischield RD, Flatt AE (1982) The scapholunate ligament. J Hand Surg 7:87–91

Dobyns JH, Linscheid RL, Chao EY, Weber ER, Swanson GE (1975) Traumatic instability of the wrist. AAOS instructional course lectures, Mosby, St Louis, 24:182

Gérard Y, Meyrueis JP, Schernberg F (1984) Techniques radiologiques du poignet. Bilan radiographique dans les instabilités du carpe. In: Tubiana R (ed) Traité de chirurgie de la main. Masson, Paris New York Barcelone Milan Mexico São Paulo, pp 482–496

Linscheid RL, Dobyns JH, Boabout JW, Bryan RS (1972) Traumatic instability of the wrist: diagnosis, classification and pathomechanics. J Bone Joint Surg [Am] 54:1612–1632

Mansat M, Mansat C, Martinez C (1983) L'exploration arthrographique du poignet. In: Razemon JP, Fiks GR (eds), Le poignet, Expansion Scientifique Française, Paris, pp 196–203

Meyrueis JP (1984) Instabilité du carpe, circonstances de diagnostic et étude clinique. Ann Chir Main 3:313–316

Mikic ZD (1978) Age changes in the triangular fibrocartilage of the wrist joint. J Anat 126:367–384

Mino DE, Palmer AK, Levinsohn Me (1983) The role of radiography and computerized tomography in the diagnosis of subluxation and dislocation of the distal-radio-ulnar joint. J Hand Surg 8:23–31
Moneim MS (1981) The tangential postero-anteroanterior radiograph to demonstrate scapho-lunate dissociation. J Bone Joint Surg [Am] 63:1324–1326
Palmer AK, Levinsohn EM, Kuzma GR (1983) Arthrography of the wrist. J Hand Surg 8:15–23
Sarrafian SK, Melamed JL, Gosgarian GM (1977) Study of the wrist motion in flexion and extension. Clin Orthop 126:153
Schuhl JF, Leroy B, Comtet JJ (1985) Etude radiologique de la mobilité relative du scaphoïde et du semi-lunaire. Ann Chir Main 4:143–148
Weeks PM, Vannier MW, Stevens WG, Gayou D, Gilula LA (1985) Three-dimensional imaging of the wrist. J Hand Surg 10A:32–39

KAPITEL III

Die Hyperextension des Handgelenks, Pathomechanik aus klinischer Sicht

A. Pathomechanik

Einleitung

Frykmann (1967), Mayfield et al. (1980) und Weber u. Chao (1978) haben sich um die Pathophysiologie der Hyperextension bemüht, deren Folgen sie analysiert haben, jeder in einer anderen Sehweise. Frykmann hat sich im wesentlichen mit der Radiusfraktur beschäftigt; es sieht nicht so aus, als ob sie das Problem der begleitenden intrakarpalen Bänderläsionen voll realisiert hätte. Mayfield et al. sprachen als erste von Verletzungszonen, sie schlugen vor, die Reihenfolge des Auftretens der Verletzungen in 4 Stadien einzuteilen:

- Im Stadium I liegt eine *Verletzung* des Kahnbeins oder des (äquivalenten) Ligaments zwischen Scaphoid und Lunatum vor, mit oder ohne Fraktur des radialen Processus styloideus.
- Im Stadium II ergibt sich eine Verlängerung der Risse in den Bändern zwischen Lunatum und Capitatum.
- Das Stadium III ist überdies durch eine Ruptur der Bänderstrukturen gekennzeichnet, die Lunatum und Triquetrum zusammenhalten.
- Das Stadium IV bringt, infolge der Ruptur der letzten Bänder des Mondbeins, die Sequenz der Läsionen zum Abschluß.

Obwohl man diese Verletzungsequenz zur Kenntnis nehmen sollte, zweifeln wir doch an ihrer Realität. Diese ist nämlich komplexer und vielgestaltiger, und wir werden uns anhand unserer klinischen Beispiele bemühen, dies nachzuweisen.

Die experimentelle Untersuchung von Weber u. Chao (1978) zeigt die Bedeutung, die der Winkel der Dorsalflexion des Handgelenks hat: Unter 95° erzielten diese Autoren nur Radiusfrakturen, ganz gleich, wie groß die angewandte Kraft war; sobald aber die Dorsalflexion diese Schwelle überschritt, entstanden Kahnbeinbrüche.

Pathophysiologie der Verletzungen

Die Aufklärung der pathophysiologischen Vorgänge ist sehr schwierig, denn die Lage des Handgelenks kann sicherlich die Art der Verletzung entscheidend beeinflussen, in der Praxis aber kennt man diese Lage gar nicht. Übrigens geht es nicht nur um die Position. Auch andere, sehr wichtige Faktoren müssen in Betracht gezogen werden, wie etwa:

- die Gewalt des Traumas,
- die Stoßrichtung der traumatisierenden Kräfte,
- die Zone des (radialen, ulnaren, zentralen) Auftreffens und die resultierenden Torsionen,
- die Mineralisation des Knochens,
- die Muskelkraft und die Reflexe,
- die Dämpfungszone.

Nehmen wir zum Beispiel diesen letzten Faktor. Die Dämpfung ist bei einem Sturz nach vorn deutlich wirksamer; beim Sturz rückwärts ist die Hand bereits in maximaler Dorsalflexion, und die Muskeln sind nicht mehr in der Lage, einen Teil der kinetischen Energie zu absorbieren. Bis heute sind die Einflüsse der einzelnen Faktoren nicht geklärt. Man weiß, daß mit steigendem Alter die Häufigkeit der Kahnbeinfrakturen abnimmt. Die genauen Ursachen dafür sind nicht klar: Verändern eine größere Vorsicht des Mannes, die Demineralisation oder beide Faktoren gemeinsam die Folgen des Traumas? Die Absorption an Energie durch den brechenden Knochen schützt theoretisch die Ligamente. Demnach müßten die Radiusfrakturen der Frau mit dem Alter und der Schwere der Gewalteinwirkung mit einer abnehmenden Häufigkeit an Bänderverletzungen einhergehen. Um diese Hypothese statistisch erhärten zu können, wäre es nötig, daß die Aufnahmetechniken für das Handgelenk bereits standardisiert seien. Die Standardisierung ist eines der Ziele dieser Arbeit; ohne sie bleiben diese Fragen weiterhin offen.

Auch die Reflexe und die Muskelkraft haben eine wichtige Funktion: Dank rascher Reflexe und beträchtlicher Muskelkraft läßt sich der Stoß abfangen, bevor als letztes das Handgelenk beansprucht wird. Nur in diesem Augenblick stehen die Ligamente bzw. die Knochen auf der Palmarseite unter Spannung und auf der Dorsalseite unter Kompression. Nach den Versuchen von Weber müßten somit die Kahnbeinbrüche mit höherem Alter häufiger werden, da Kraft und Reflexe abnehmen und die Dorsalflexion nach einem Sturz zunimmt. Das Gegenteil ist aber der Fall.

Das Erlebnis des traumatischen Ereignisses durch den Patienten ist im allgemeinen so summarisch, daß der Arzt daraus keine nützlichen Schlüsse ziehen kann. Er muß also das ganze Spektrum der denkbaren Verletzungen kennen und muß vor allem wissen, wie man sie nachweist. Tatsächlich, und das stimmt besonders für das Handgelenk, muß er sich in eine Art Detektiv verwandeln und nach biologischen, mechanischen und v.a. röntgenologischen Indizien suchen. Besonders hervorzuheben sind:

- die Bedeutung der Röntgenologie,
- die Notwendigkeit, die den Carpus stabilisierenden Prinzipien zu kennen,
- die pathologisch-anatomische radio-carpale Einheit,
- die verschiedenen Etappen, die zu der Luxationsfraktur nach De Quervain (perilunare Luxation) führen können.

Mit diesen Themen befaßt sich die folgende klinische Übersicht.

Klinische Analyse

Fall 1. B.B., 60 Jahre alt, weiblich (Abb. III.1a–c).
Üblicher Sturz mit Hyperextension des Handgelenks. Ganz geringgradige Schmerzen und funktionelle Ausfälle. Die marginale, nicht verschobene Radiusfraktur ist auf der Frontalaufnahme sofort sichtbar, gibt aber zu keinen Besorgnissen Anlaß. Trotz inadäquater Aufnahmetechnik wird eine scapholunare (SL-) Dissoziation vermutet. Die von uns verlangte Profilaufnahme

Abb. III.1. **a** Frontal: marginale Radiusfraktur. **b** Schematisch: Die Bruchlinie entspricht dem Röntgenbild. Die Verletzung betrifft: den Knochen, das scapholunare (SL-)Ligament, einen Teil des proximalen V. Eine Verletzung des Ulnarkomplexes ist möglich, obwohl unsicher. **c** Profil: DISI, sehr deutlich, für eine SL-Verletzung sprechend

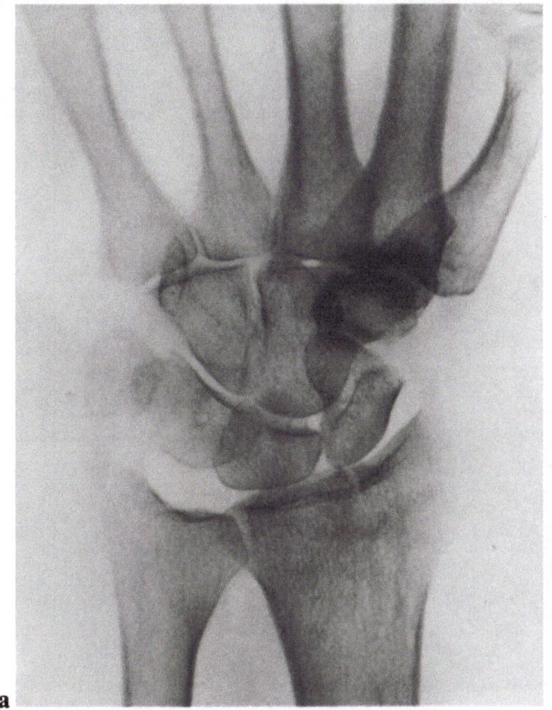

a

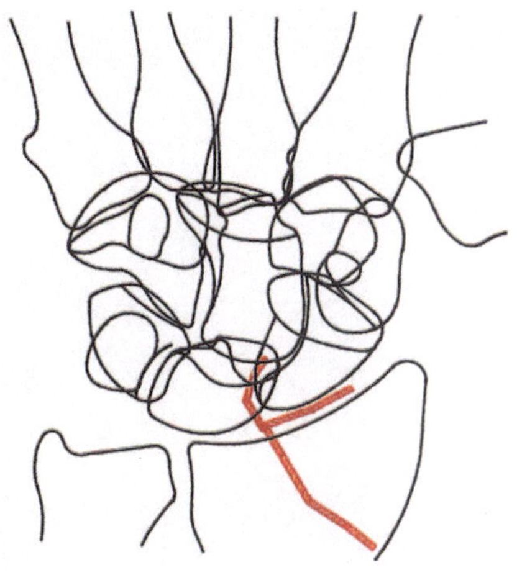

b

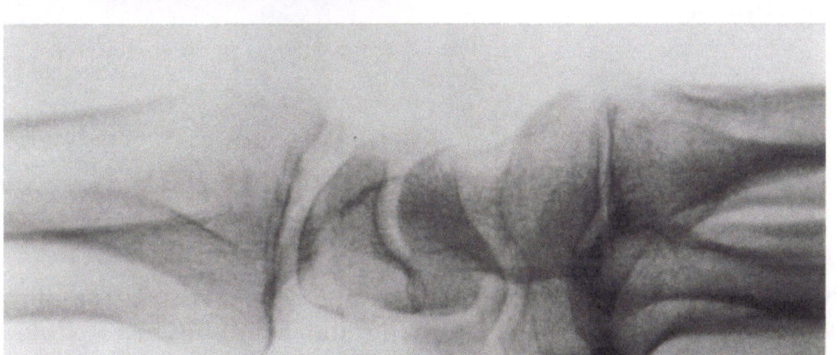

c

mit Stütze bestätigte, daß eine Bänderverletzung vorlag. Die DISI[1] war eindeutig: 18° etwa.

Diskussion. Obwohl es zunächst nicht danach aussah, handelte es sich hier nicht nur um eine einfache, marginale Fraktur, sondern vielmehr um eine Instabilität des Carpus in Kombination mit einer Radiusfraktur. Ein geübtes Auge kann zwar die anomale Stellung des Kahnbeins wahrnehmen, aber nur in der Profilansicht läßt sich wirklich der Umfang der Bänderverletzung ermessen.

Aufgrund dieser Röntgenaufnahmen können wir folgern, daß die Verletzung den Knochen betrifft, ferner das SL-Band und einen Teil des proximalen V. In schematischer Weise zeigt die Abb. III.1b die Abrißlinie. Diese entspricht einer Verletzung des Typs I von Mayfield.

[1] DISI = dorsal intercalated segmental instability.

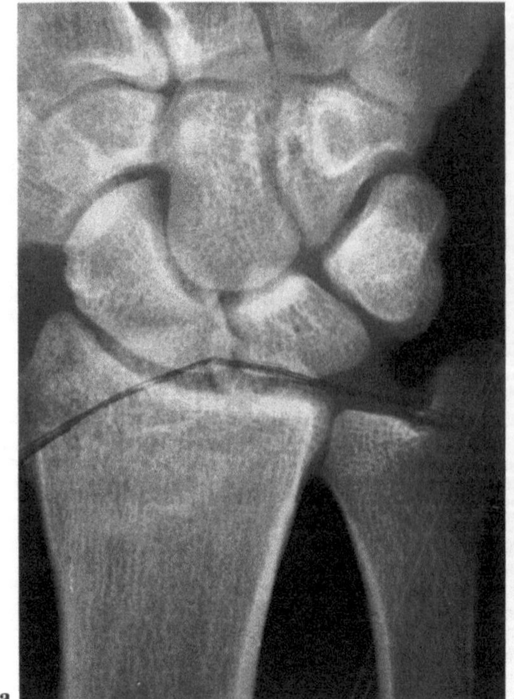
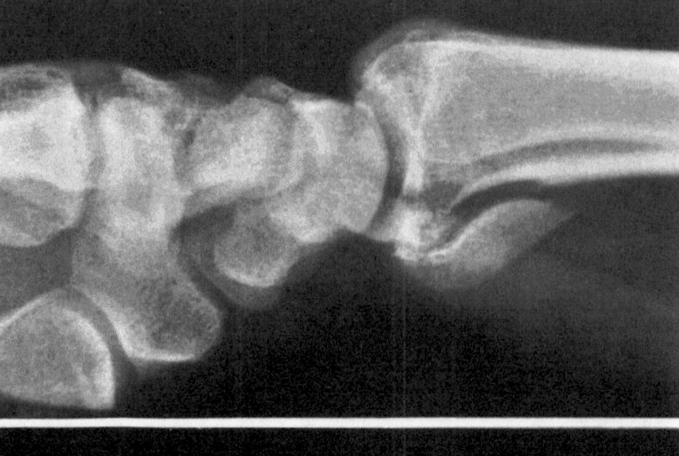
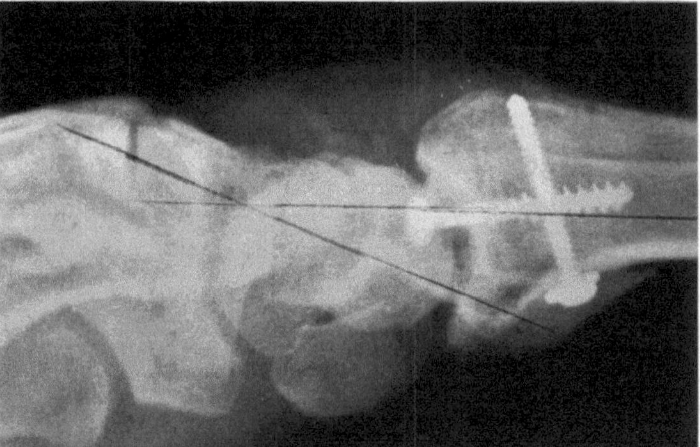

Abb. III.2a–c

Fall 2. G.R., 24 Jahre alt, männlich (Abb. III.2a–c). Marginale Radiusfraktur (palmares Fragment mit radialer Komponente). Nach Verschraubung und anatomischer Reduktion besteht die DISI-Lage des Mondbeins weiter.

Diskussion. Die Linie der anatomischen Läsion ist klar ersichtlich: partieller Abriß des proximalen V und Abriß des ulnaren Processus styloideus. Die physiologische Folge ist klar: Das Lunatum ist nicht mehr korrekt umgürtet, es gleitet palmarwärts ab und stellt sich in DISI-Lage. Eine „Adaptations"-Deformation ist nicht anzunehmen, da die Reduktion anatomisch ist. Damit ist erwiesen, daß die Radiusfraktur mit schwereren intrakarpalen Bänderläsionen kombiniert sein kann. Die Verletzungslinie entspricht nicht dem von Mayfield vorgeschlagenen Schema.

Fall 3. N.E., 65 Jahre alt, weiblich (Abb. III.3a) Monoblockradiusfraktur, demineralisierter Knochen, massive Gewalteinwirkung. Dennoch ist die DISI-Deformation des Mondbeins schwerwiegender, als die anguläre Deformation des Radius es voraussehen ließ.

Diskussion. Die radiale Kippung bringt eine Verlängerung mit sich, evtl. eine mehr oder weniger ausgedehnte Ruptur des proxi-

Abb. III.2. a, b Marginale Radiusfraktur. Der *Strich* auf Röntgenbild (**a**) bezeichnet die Läsionslinie: teilweise Desinsertion des proximalen V und Fraktur des ulnaren Processus styloideus. **c** Osteosynthese und perfekte Reduktion des Knochens. Restliche Kippbewegung des Mondbeins, die für begleitende Bänderläsionen spricht

Abb. III.3a, b. Zwei Radiusfrakturen vom Typ Monoblock: Im einen Fall mit DISI (**a**), im anderen mit SL-Dissoziation (**b**). Im Fall **a** scheint der Ulnarkomplex ebenso stark betroffen zu sein wie im Fall **b**, trotz des intakten Processus styloideus. Die starke Kippung des Mondbeins spricht für die Insuffizienz des Haltebandes ▷

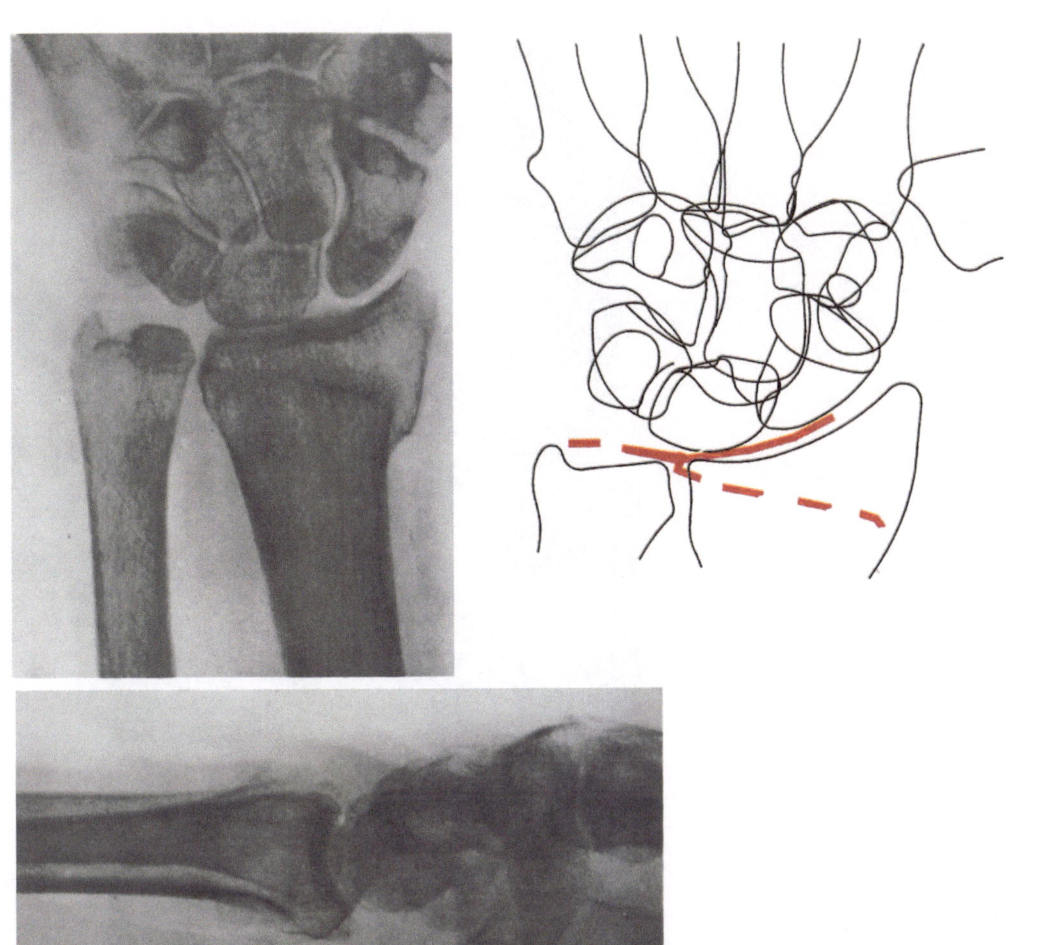

a

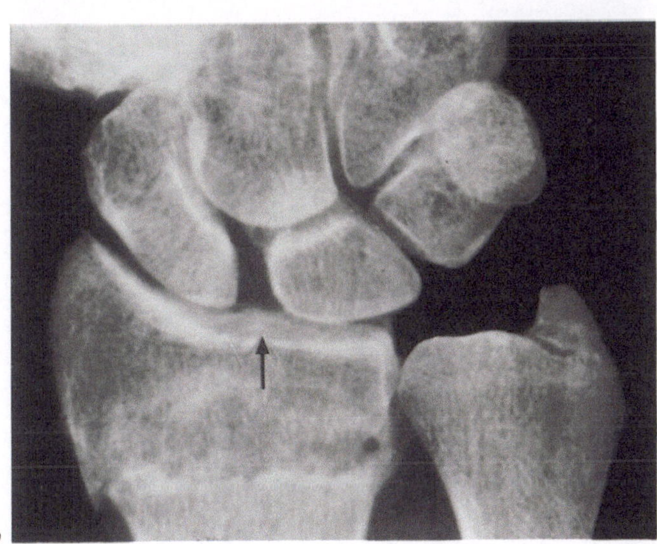

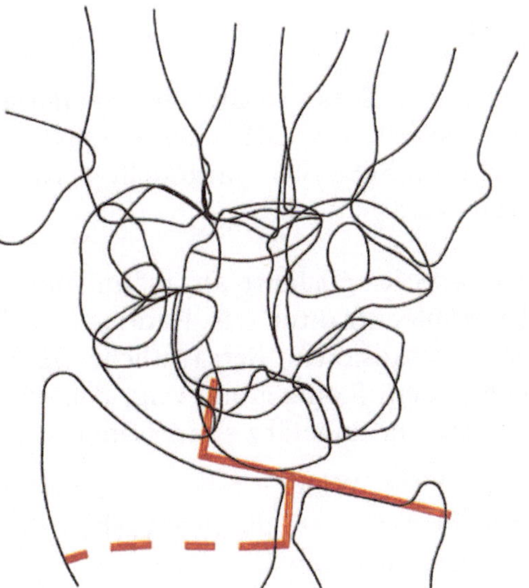

b

Abb. III.3a, b

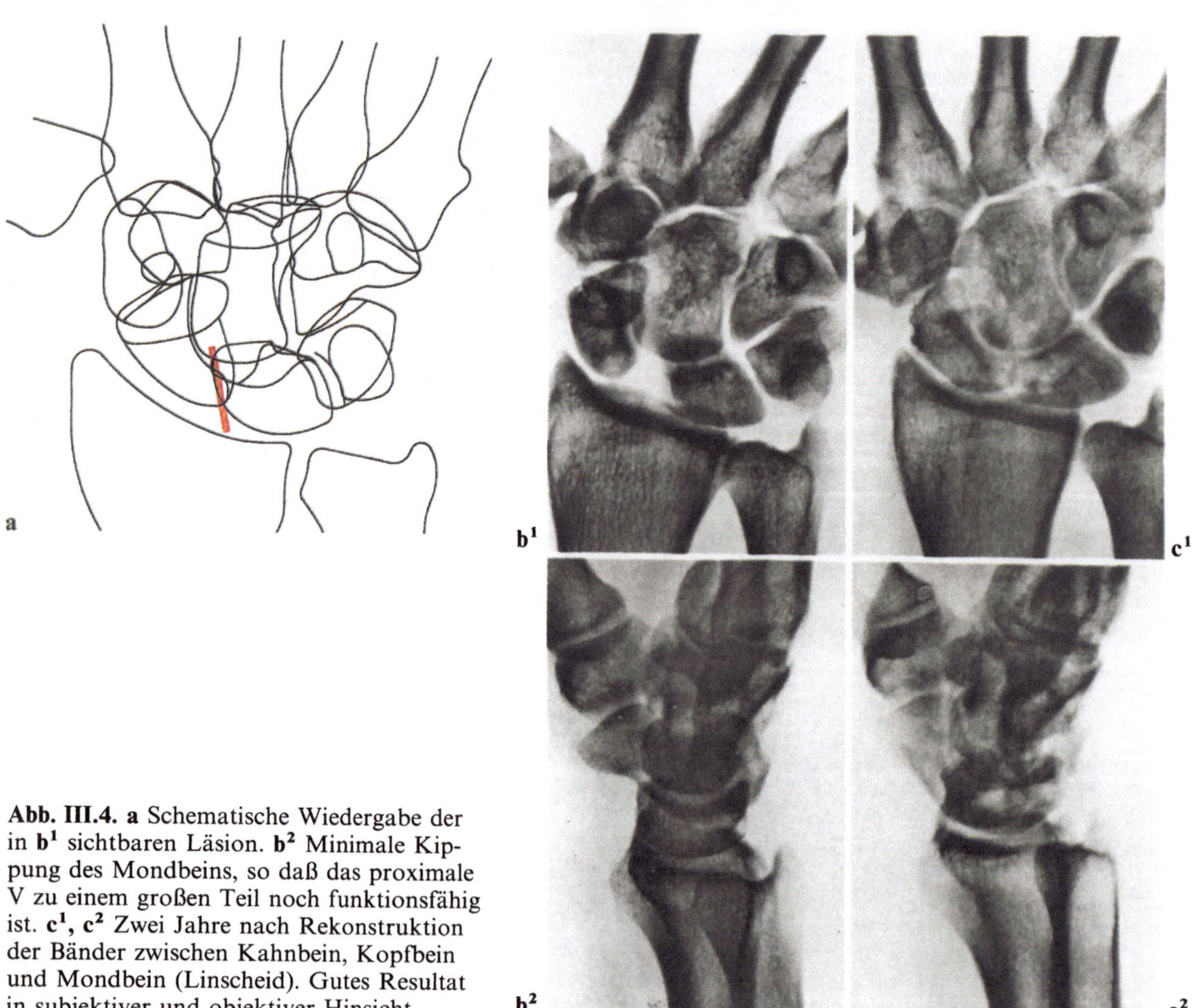

Abb. III.4. a Schematische Wiedergabe der in **b**^{1} sichtbaren Läsion. **b**^{2} Minimale Kippung des Mondbeins, so daß das proximale V zu einem großen Teil noch funktionsfähig ist. **c**^{1}, **c**^{2} Zwei Jahre nach Rekonstruktion der Bänder zwischen Kahnbein, Kopfbein und Mondbein (Linscheid). Gutes Resultat in subjektiver und objektiver Hinsicht

malen V. Diese zusätzliche Bänderläsion erklärt das Ausmaß der festgestellten DISI. Das vorgeschlagene Läsionsschema kann nicht mit Sicherheit dargestellt werden, auch wenn die Bänderläsion offensichtlich ist.

Fall 4. S.R., 60 Jahre alt, männlich (Abb. III.3b). Monoblockfraktur des Radius; der Knochen beginnt, sich zu entmineralisieren. Beträchtliche SL-Dissoziation. Das Schema neben dem Röntgenbild zeigt den vermutlichen Verlauf der Läsionen, der ungefähr sternförmig ist.

Diskussion. Während des Traumas kommt es nämlich zu Torsionsbewegungen, die den Verlauf der Läsionslinie modifizieren und komplizieren können.

Fall 5. S.F., 30 Jahre alt, männlich (Abb. III.4a–c) Hyperextension des Handgelenks vor 7 Monaten, die ein ständiges Unbehagen in Verbindung mit einem Phänomen des Vorspringens zur Folge hatte. Klinisch ist dieses Vorspringen leicht

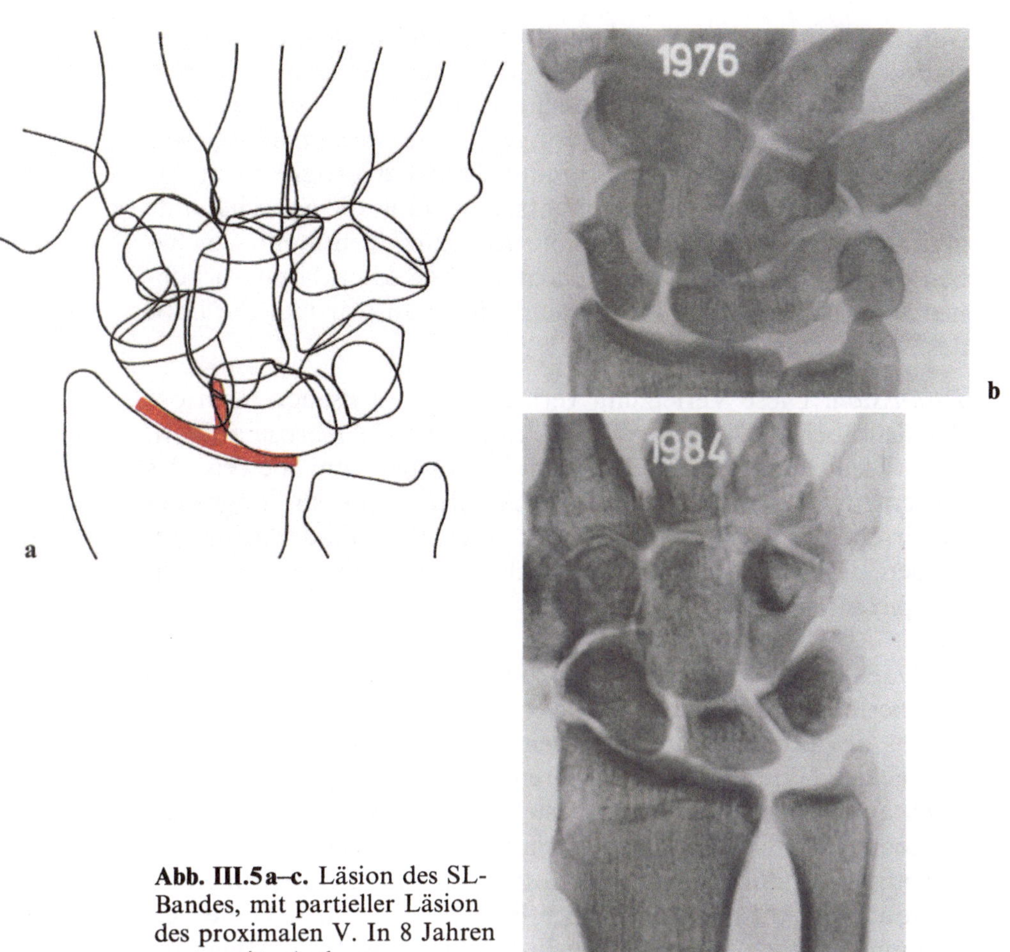

Abb. III.5a–c. Läsion des SL-Bandes, mit partieller Läsion des proximalen V. In 8 Jahren progressive Arthrose

zu reproduzieren. Die Diagnose einer SL-Dissoziation ist sicher. Dennoch hat das Mondbein eine röntgenologisch normale Stellung. Diese Stabilität zeigt an, daß das proximale V funktionsfähig und daher zu einem großen Teil unverletzt ist. Folglich läßt sich mit einer Bandplastik nach Linscheid die Einheit der proximalen Reihe wieder herstellen. Drei Jahre nach dem Eingriff war das Handgelenk schmerzfrei und die Funktion normal.

Diskussion. Es handelt sich um eine Verletzung, die einer reinen Scaphoidfraktur gleichzusetzen ist, d.h. die das proximale oder das distale V nicht tangiert. Das Scaphoid, das nicht mehr durch das Lunatum geleitet wird, bewegt sich ruckweise bei radialen oder ulnaren Abweichbewegungen. Daher kommt es zu dem Phänomen des Vorspringens, wenn das Scaphoid infolge des Spiels der Druckeinwirkungen gezwungen ist, seine Stellung zu ändern. Die Arthrose erscheint mit Sicherheit, aber in einem außerordentlich variablen zeitlichen Abstand. Manchmal vergehen 15 Jahre und mehr, bevor man nennenswerte degenerative Veränderungen beobachten kann.

Fall 6. E.O. 41 Jahre alt, männlich (Abb. III.5a–c).
Mit 30 Jahren Verletzung durch Hypextension. Die Diagnose

wurde nicht gestellt, obwohl die Röntgenaufnahmen eine Dissoziation zwischen Kahnbein und Mondbein zeigten. Obschon diese Verletzung der vorhergehenden ähnlich ist, so hat doch der Patient niemals ein Vorspringen wahrgenommen. Es war vielmehr der Schmerz, in Verbindung mit der progressiven Arthrose des radialen Kompartiments, der ihn in die Sprechstunde geführt hat. Die Dekompensation tritt ganz abrupt ein; wir haben dieses Phänomen oft beobachtet, ohne es erklären zu können. Im Gegensatz zum vorhergehenden Fall war hier die DISI des Mondbeins offensichtlich.

Diskussion. Diese Verletzung verläuft wie die Pseudodarthrose des Kahnbeins. Die Schnelligkeit, mit der die Arthrose auftritt, bleibt sehr unterschiedlich. Man kann, bis zum Beweis des Gegenteils, einräumen, daß die Arthrose um so langsamer in Erscheinung treten wird, je kleiner die Bänderläsion ist. Andere Faktoren, wie die natürliche Schlaffheit der Ligamente, spielen ebenfalls eine Rolle, die noch genauer zu bestimmen ist.

Daß kein Vorspringen vorhanden ist, läßt sich durch das Fortbestehen von Elementen des radio-scapho-lunären Kapselanteils des proximalen V erklären. Es ist nicht realistisch, alle möglichen Hypothesen anzuführen, um so weniger, als immer noch anatomische Varianten bestehen können, welche die Ausnahmen oder die atypischen Verläufe ausreichend erklären. Im schematischen Sinne kann man bestätigen, daß die ursprüngliche Läsion zum Auftreten abnormer Belastungen führt. Diese verschlimmern nach und nach die Instabilität und begünstigen die Arthrose.

Die Läsion ist etwas ausgedehnter als im vorhergehenden Falle; es ist unmöglich, retrospektiv einen Beweis dafür zu liefern. Das zeigt, in welchem Maße unsere gegenwärtigen Kenntnisse begrenzt sind.

Fall 7. D.L., 17 Jahre alt, männlich (Abb. III.6a, b).
Kahnbeinfraktur (Abb. III.6a). Im Gips (Abb. III.6b) ist das Handgelenk ausgerichtet, wie man es auf der ersten Aufnahme schon gern gesehen hätte; die Kippung des Mondbeins ist offensichtlich. Die Bruchstücke sind nicht verschoben, es besteht keine Knocheninstabilität. Die palmare Subluxation des Mondbeins spricht für eine Instabilität der Bänder. Folglich kann eine für stabil gehaltene Knochenfraktur mit einer ausgedehnten Bänderläsion einhergehen. Für die Prognose scheint die genaue Diagnose wichtig zu sein, da trotz einer Behandlung nach den Prinzipien von Verdan die Fraktur nicht ausheilt.

Diskussion. Diese Kahnbeinfraktur geht mit einer Verletzung des radialen Anteils des proximalen V einher. Die Insuffizienz der Schlaufe führt zur DISI. Diese Instabilität und die daraus resultierenden Zwangshaltungen sind die Ursache der Pseudarthrose, die trotz korrekter Behandlung erscheint. Die Größe des Bruchstücks ist normal, Gefäßstörungen sind nicht erkennbar,

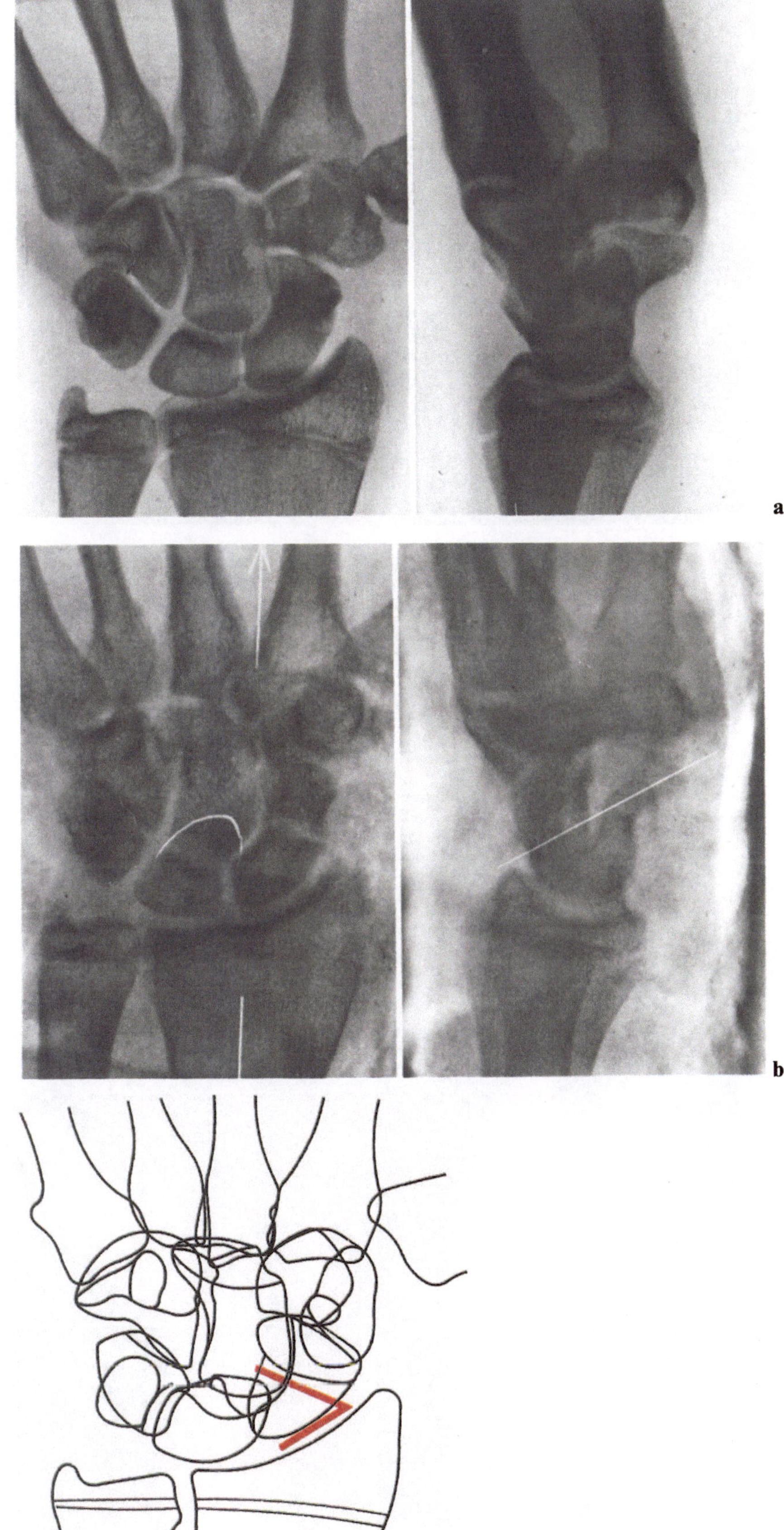

Abb. III.6. a Kahnbeinfraktur; unvollständige röntgenologische Untersuchung bei Spitaleintritt. **b** Ausrichtung im Gipsverband und Auftreten von DISI. Entstehen einer Pseudarthrose, trotz eines Gipsverbandes von 16 Wochen Dauer (oberhalb des Ellenbogens: 8 Wochen). *Schemazeichnung:* Läsion des proximalen V

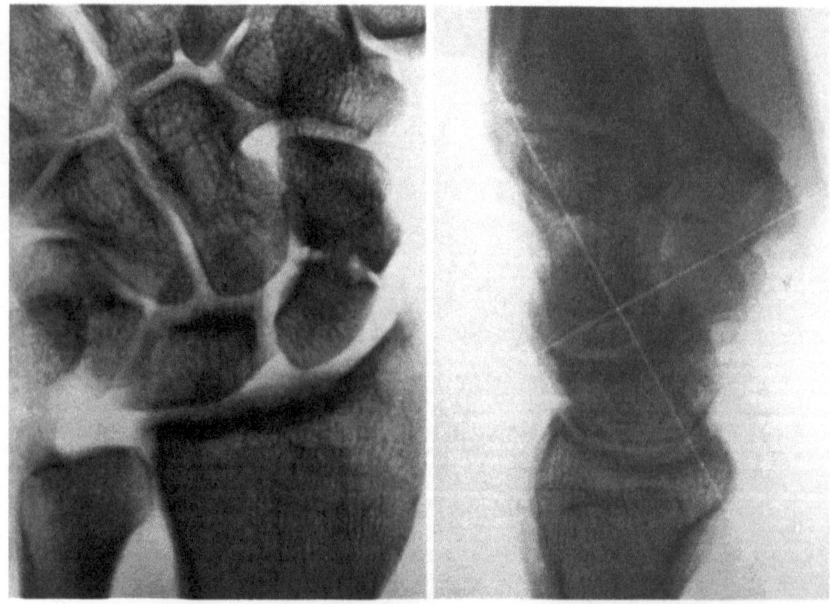

a

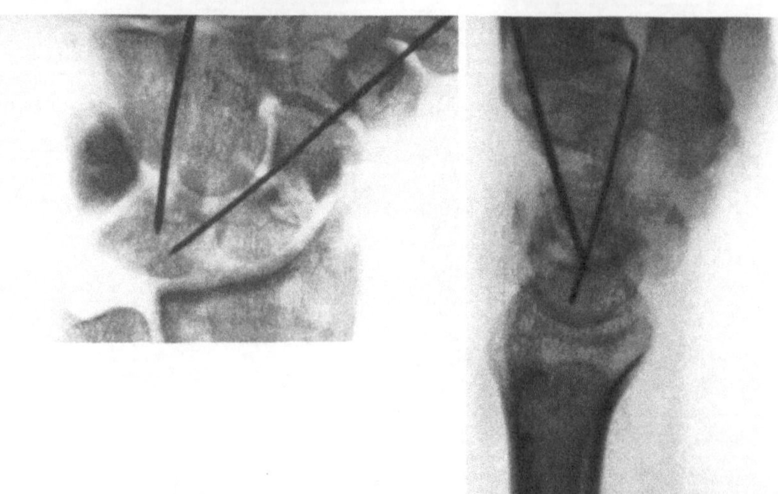

b

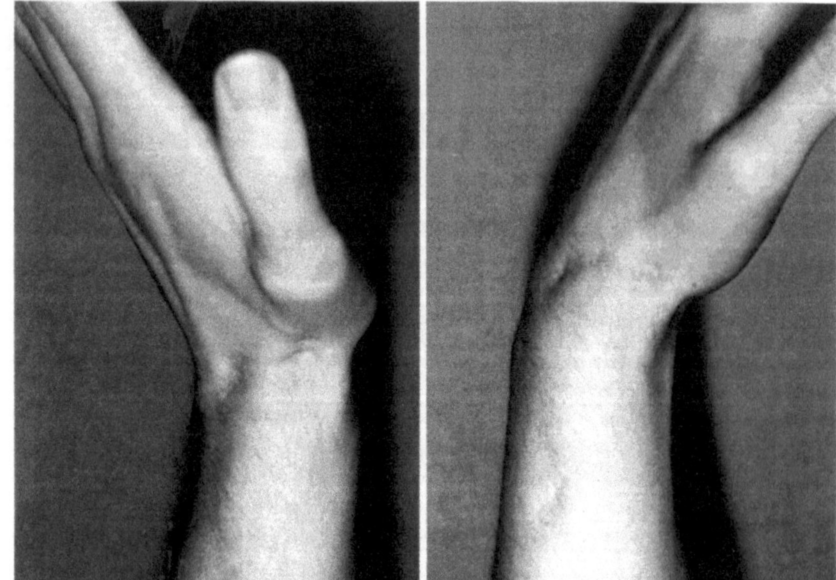

c

Abb. III.7 a–c. Kahnbeinfraktur und übersehene Instabilität des Mondbeins. Keine Heilung. Behandlung durch Matti-Russe-Operation und dorsale Bänderplastik vom Typus Linscheid

eine Winkelbildung der Knochen ist nicht vorhanden. Wie es scheint, ist der Mißerfolg nur der Instabilität zuzuschreiben.

Fall 8. S.M. 21 Jahre alt, männlich (Abb. III.7a–d).
Der Karatesportler kann den Hergang des Unfalls nicht genau erklären. Die diagnostizierte Kahnbeinfraktur heilt nicht, trotz einer Behandlung in der Art des vorhergehenden Falles. Acht Monate nach dem Trauma eindeutige Pseudarthrose des Kahnbeins, ohne Verschiebung, aber mit einer ausgedehnten DISI kombiniert (RL-Winkel: +22°). Matti-Russe-Operation und Bänderplastik nach Linscheid: Die KD, die gleichzeitig das Kahnbein und das Mondbein stabilisierten, wurden nach 10 Wochen entfernt; in der 12. Woche wurde das Handgelenk freigemacht. Zwei Jahre nach dem Eingriff ist das Handgelenk schmerzfrei und der Patient hat das Karate wieder aufgenommen. Wie die Aufnahme zeigt, sind Flexion und Extension zufriedenstellend.

Diskussion. Diese beiden letzten Fälle sind vergleichbar, sowohl was die Verletzung als auch den Verlauf anbetrifft. Diese Beobachtungen bestätigen die Thesen von Weber (1980), nämlich, daß die Bänderinstabilität im Zusammehang mit einer Kahnbeinfraktur häufig die Ursache einer Pseudarthrose ist, trotz korrekter Behandlung. Die Erkennung dieser Verletzungen ist für eine korrekte Therapie wesentlich: Reduktion und Anbringung

Abb. III.8a–c. Nur die Arthrographie ermöglicht es, die Diagnose einer Insuffizienz des Bandes zwischen Triquetrum und Lunatum zu stellen

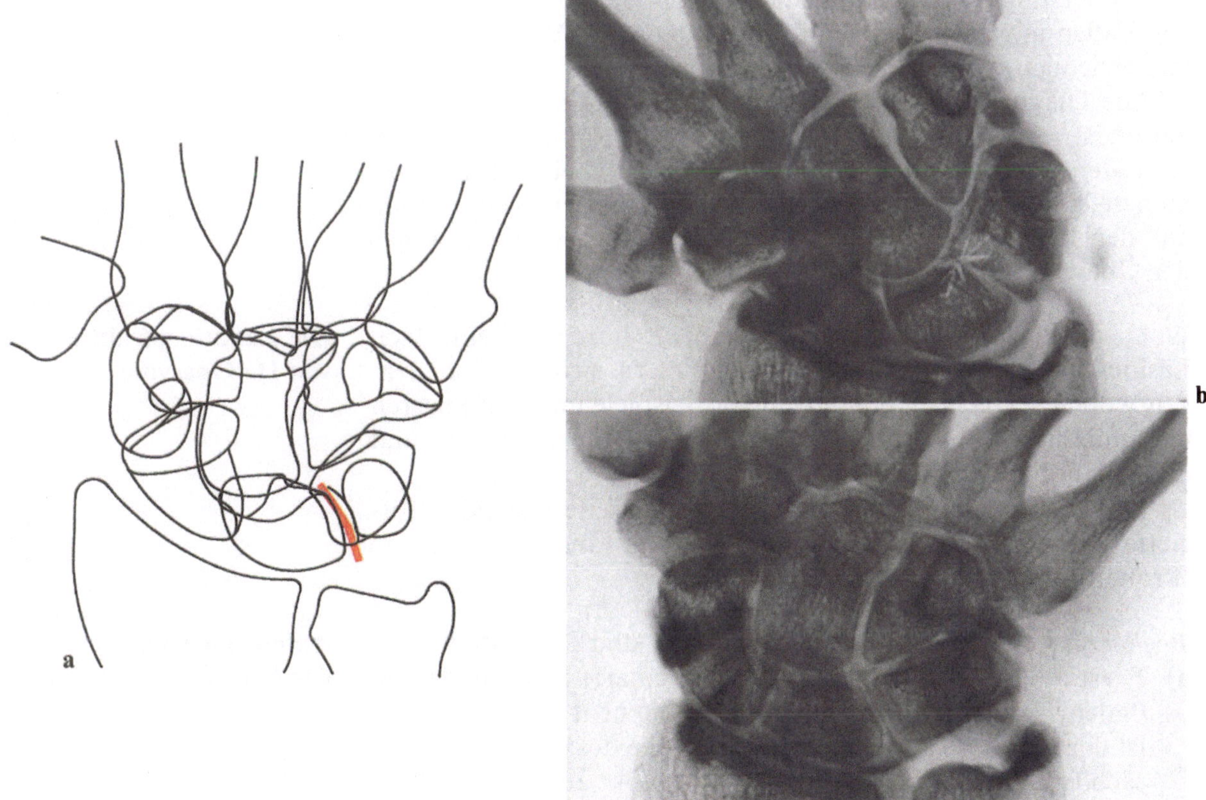

von Kirschner-Drähten, evtl. Revision und Bändernaht. Die Aufspürung setzt aber auch eine Adaptation der Röntgenologie an die gegenwärtigen Kenntnisse voraus.

Fall 9. V.F., 27 Jahre alt, männlich (Abb. III.8a–c).
Er kann den Sturz nicht genau beschreiben, empfindet aber seitdem bei Anstrengungen undefinierbare Schmerzen. Die klinische Untersuchung erbringt keine neuen Erkenntnisse. Aufgrund der funktionellen Aufnahmen kann man die Verletzung nicht ausfindig machen. Vielleicht besteht in radialer Abweichung eine ganz leichte Verformung der Kreuzung Hamatum-Triquetrum-Lunatum, aber dabei kann es sich auch um einen Projektionseffekt handeln. Die Bänderinsuffizienz zwischen Triquetrum und Lunatum ist allein im Arthrogramm nachweisbar.

Diskussion. Die Läsionen zwischen dem Lunatum und dem Triquetrum erzeugen vagere Störungen als die des Ligaments zwischen Scaphoid und Lunatum. Die klinische Untersuchung zeigt deutlich, daß Schmerzen der Perilunargegend und des ulnaren Kompartiments bestehen, eine sichtbare funktionelle Störung ist jedoch nicht zu finden. Die Wiederherstellung der funktionellen anatomischen Einheit hat die Funktion normalisiert: 2 Jahre nach dem Eingriff ist das Handgelenk schmerzfrei bei voller Arbeitsfähigkeit.

In diesem Falle bildet der Verlauf der Bänderrisse das Spiegelbild des Verlaufs in den zuvor analysierten Verletzungen zwischen Scaphoid und Lunatum. So kann man einräumen, daß der Verletzungsmechanismus im Vergleich zu den vorhergehenden Fällen umgekehrt ist, da die pathologischen Veränderungen ausschließlich die Ulnarseite betreffen.

Die Diagnose der Instabilität zwischen Triquetrum und Lunatum ist schwierig. Aufgrund der Anamnese kann man sie nicht vermuten, und die Röntgenologie gibt anscheinend nur begrenzte Hinweise. Man müßte den Winkel Triquetrum-Lunatum auf der Profilaufnahme messen können; dies ist aber, wegen der Überlagerungen, im allgemeinen unmöglich.

Die Luxationsfraktur von De Quervain

Wenn die traumatisierenden Kräfte nicht durch die einzelnen Läsionen absorbiert werden, verschlimmern sich die Schäden. Wir wollen versuchen, anhand einiger Beispiele und von unseren anatomischen Kenntnissen ausgehend, den Mechanismus und die Behandlung deutlich zu machen.

Die Läsion kann entweder an der Radialseite beginnen (forcierte Supination und Hyperextension) oder an der Ulnarseite (Pronation und Hyperextension).

Aufeinanderfolge der Läsionen

Beginn an der Radialseite: Hyperextension und Supination

a) Diese Phase ist fakultativ: eine (marginale) Fraktur des radialen Processus styloideus. Ein Äquivalent dieser Fraktur ist der Abriß der radialen Insertionsstelle des distalen V. Tatsächlich kann das Trauma sich auch direkt auf das Scaphoid oder das SL-Ligament auswirken, indem es zwischen den

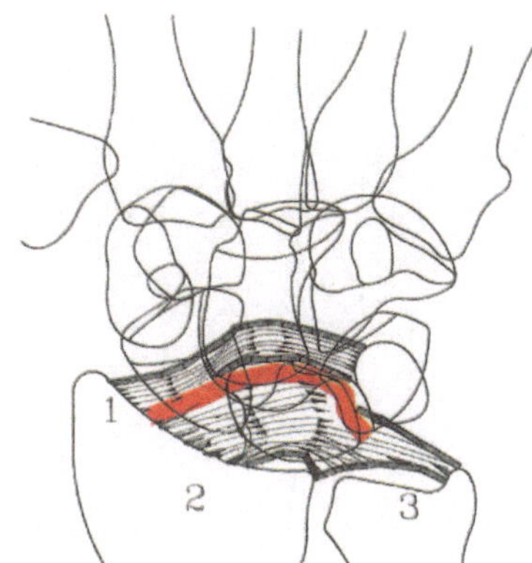

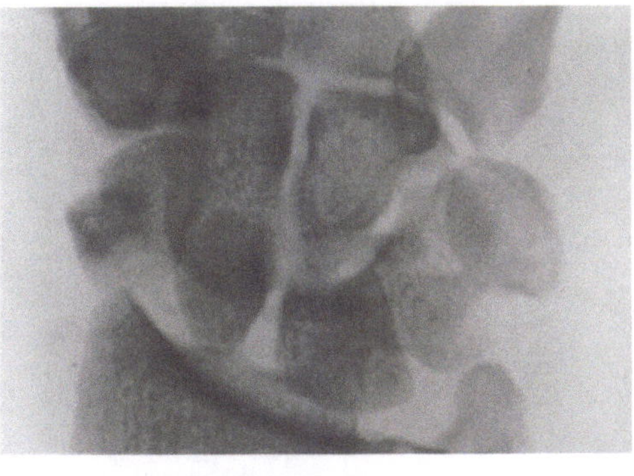
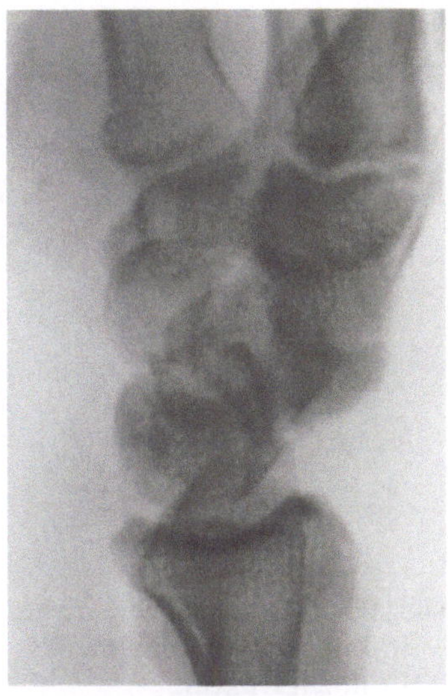
a
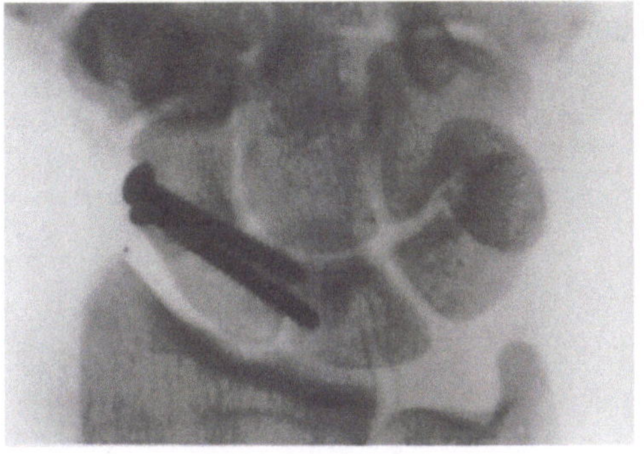
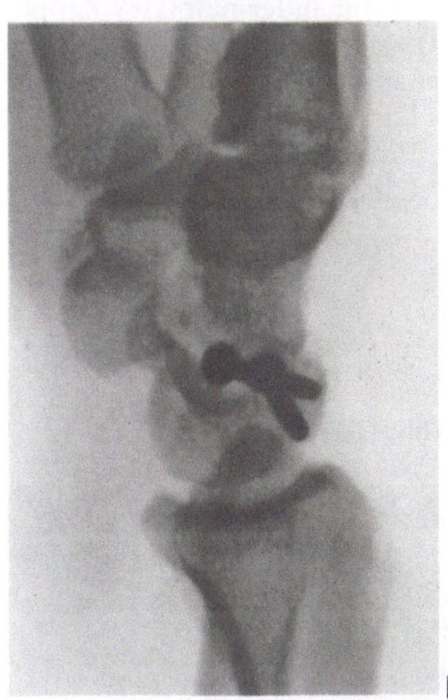
b

Abb. III.9. a Luxationsfraktur von De Quervain mit:
- intaktem Capitatum, luxiert,
- frakturiertem Scaphoid,
- Lunatum an üblicher Stelle, ohne Kippung.

Schemazeichnung des Läsionsverlaufs: Zwischen den beiden V, zwischen Lunatum und Triquetrum, mit ulnarer Komponente.
1 distales V
2 proximales V
3 Ulnarkomplex
b Postoperatives Bild: Nach Reduktion und Osteosynthese des Scaphoids steht das Lunatum regelrecht

beiden V-Bändern, ohne den Radius einzubeziehen, hindurchgeht.

b) Fraktur des Scaphoid oder Ruptur des Ligaments zwischen Scaphoid und Lunatum.
c) Auseinanderweichen der lockeren Strukturen, die Lunatum und Capitatum miteinander verbinden (bei einer SL-Dissoziation ist dies die Regel), oder Bruch des Kopfbeins (der leicht mit einer Fraktur des Kahnbeins einhergeht).
d) Riß des Ligaments zwischen Triquetrum und Lunatum oder Fraktur des Triquetrumkörpers.
e) Abriß des ulnaren Processus styloideus oder Abtrennung des ulnaren Anteils des proximalen V (analog zu den Vorgängen auf der Radialseite).
f) Fortschreitende Dislokation des Os capitatum vom Lunatum. Das distale V bleibt teilweise intakt: Seine tiefen Verankerungen am Scaphoid müssen nämlich erst zerreißen, bevor es zu einer vollständigen Luxation des Os capitatum kommen kann. Die oberflächlichen Verbindungsfasern zwischen Ra-

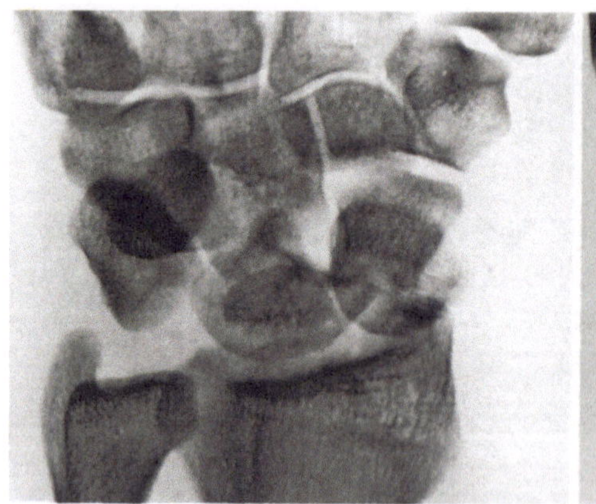
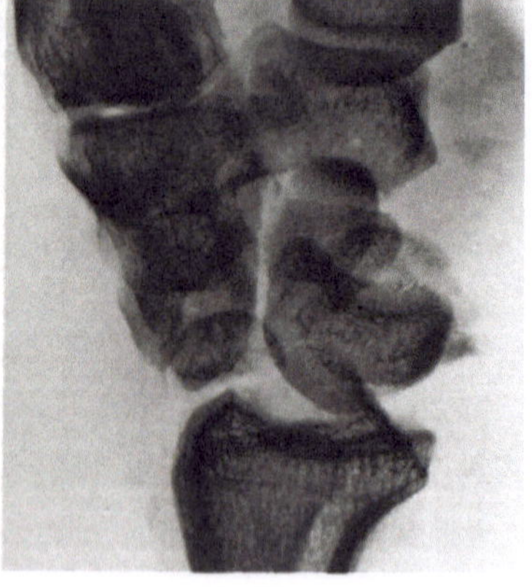
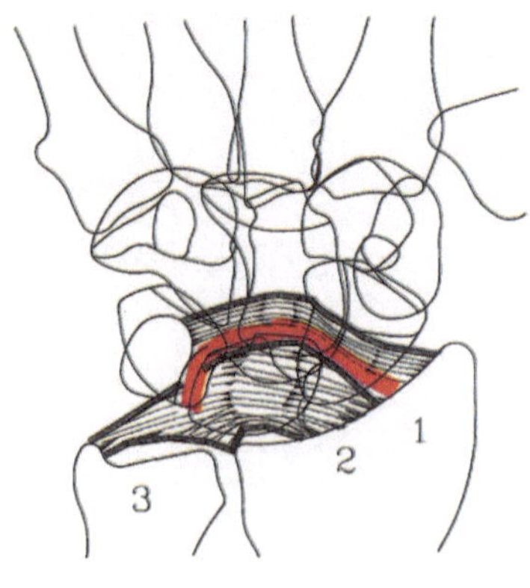

a b c

Abb. III.10a–c Luxationsfraktur von De Quervain, mit:
- Fraktur des proximalen Pols des Kopfbeins, um 180° gewendet;
- Kahnbeinfraktur;
- beginnender palmarer Kippung des Mondbeins.

c Läsionsverlauf: Scaphoid, proximaler Pol des Kopfbeins, Ligament zwischen Lunatum und Triquetrum.
1 Distales V
2 Proximales V
3 Ulnarkomplex

Abb. III.11a, b

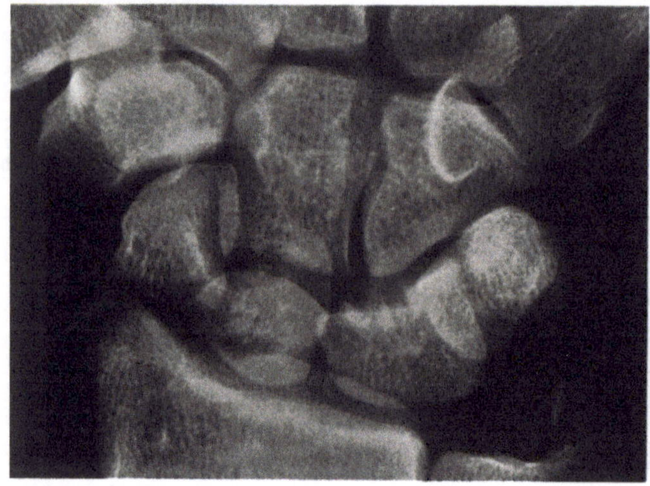
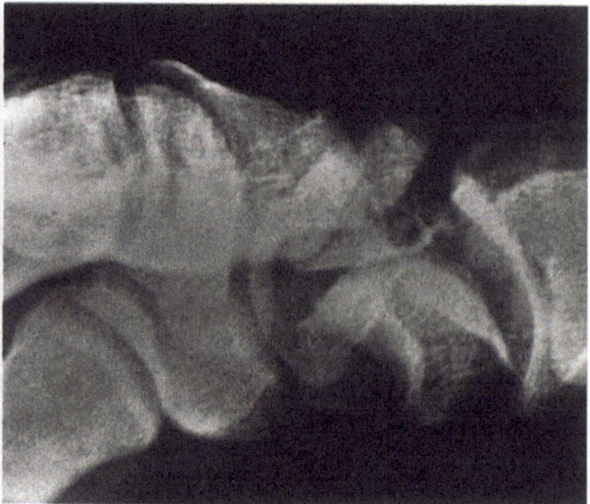

a b

dius und Capitatum ziehen durch die Lücke, die zwischen Lunatum und Scaphoid entstanden ist oder die durch das frakturierte Scaphoid verläuft; in diesem Moment reißen die tiefen Ansätze am Scaphoid. Auf der Ulnarseite zieht das Capitatum das Triquetrum mit sich, da dieser zuletzt genannte Knochen, sei es durch Bänderriß, sei es durch Fraktur, vom Lunatum frei geworden ist. Schließlich verlagert sich das Capitatum auf den dorsalen Pol des Os lunatum

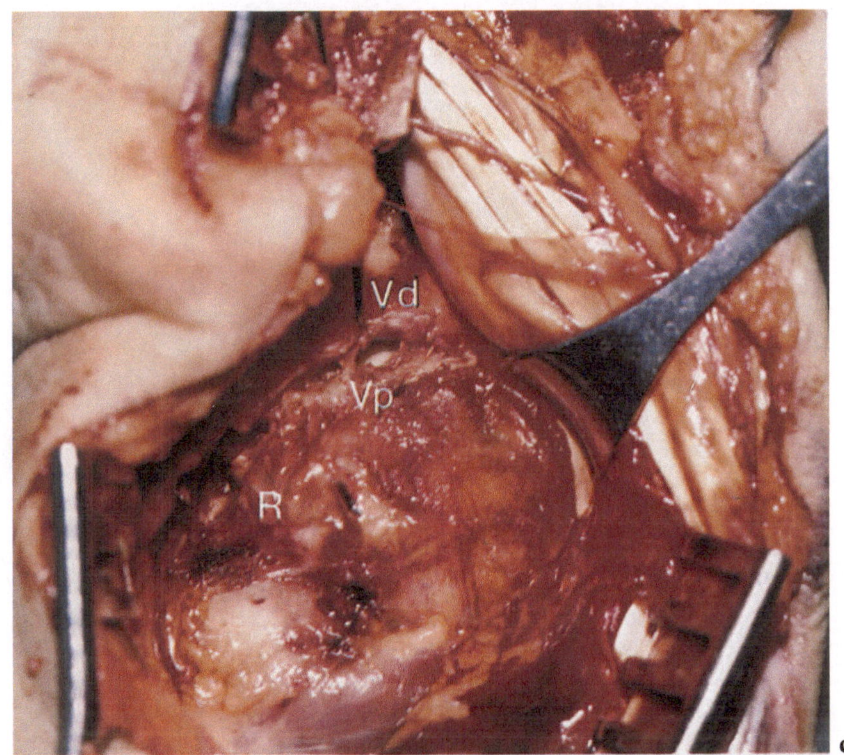

c

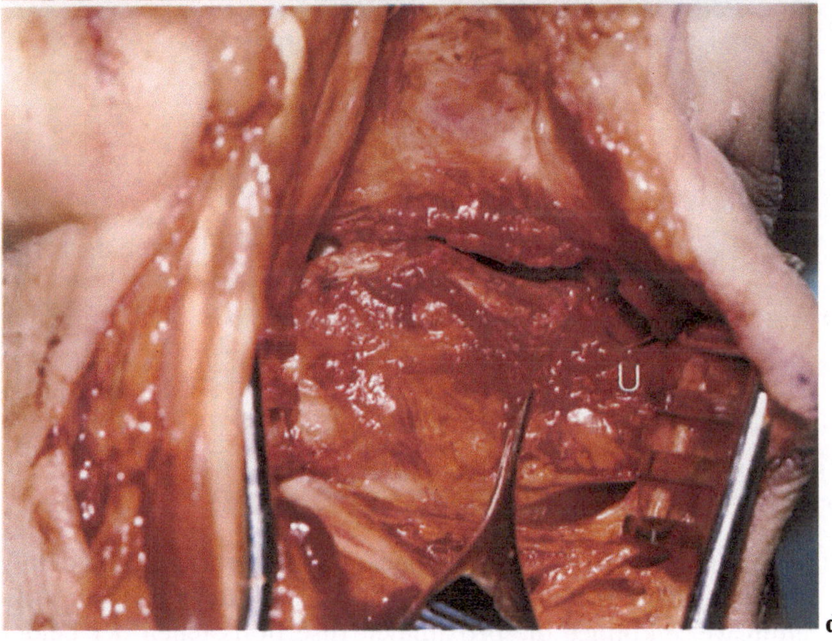

d

Abb. III.11. a, b De-Quervain-Luxationsfraktur, gleiche Läsion wie im vorhergehenden Falle, die Kippung des Mondbeins ist jedoch deutlich stärker ausgeprägt. **c, d** Zustand der beiden V nach der Reduktion. Keine größere Verletzung sichtbar
Vd Distales V
Vp Proximales V
R Radius
U Ulna

(Abb. III.9a, b), bei dem es eine Kippung induzieren kann (Abb. III.10b und Abb. III.11b): Das Lunatum dreht sich um das proximale V, an das es fixiert bleibt und das ihm als Angelpunkt dient, es kann sogar um 180° schwenken. In diesem Falle verlegt es einen Teil des Karpaltunnels (Abb. III.12d) und kann eine akute Kompression des N. medianus verursachen.

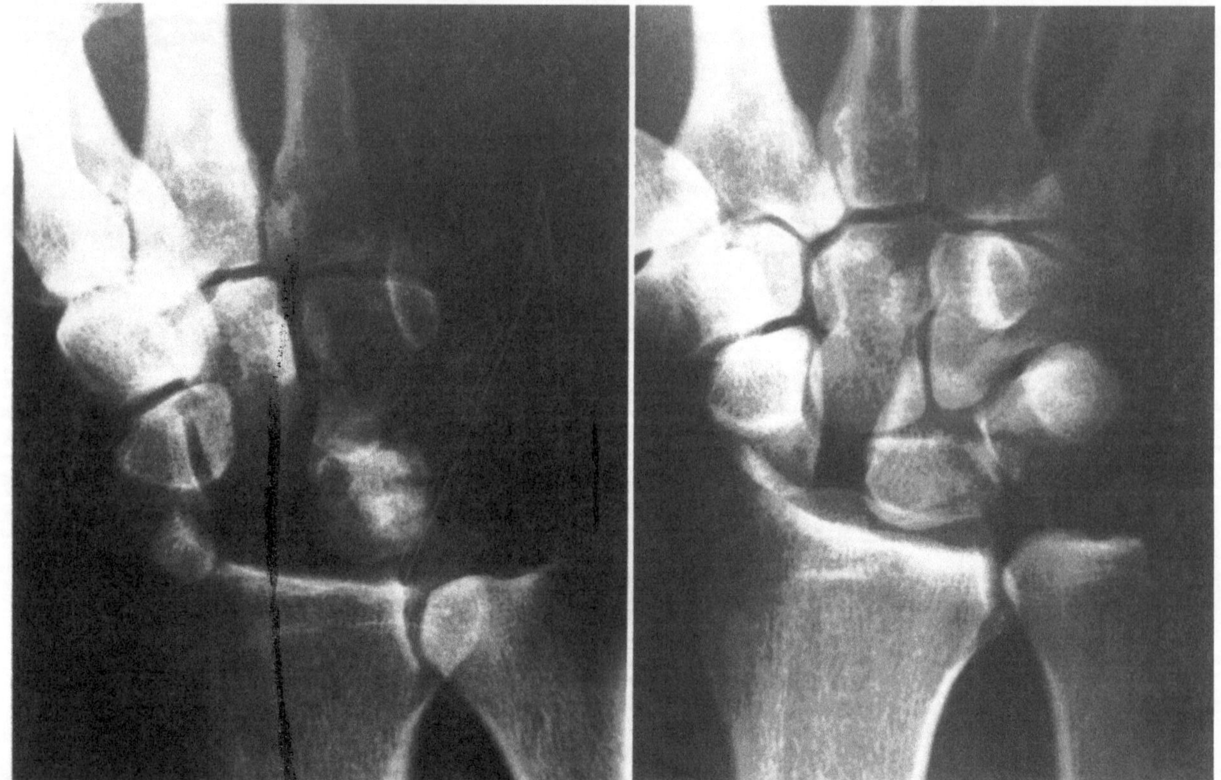

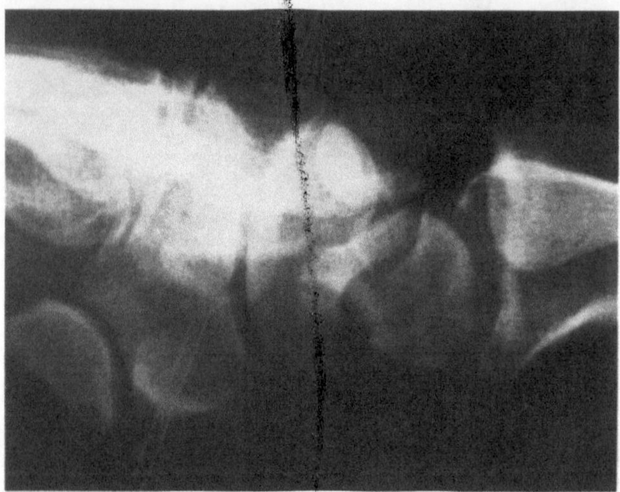

Abb. III.12. a–c Auf der Röntgenaufnahme verläuft die Läsionslinie zwischen dem Scaphoid und dem Lunatum. **d** Die Exploration von der Palmarseite her zeigt die Läsion: Die Aufnahme während der Operation läßt den Halbkreis aus Ligamenten um das Mondbein klar erkennen. **e** Nach der Reduktion sind beide V intakt
Vd Distales V
Vp Proximales V
R Radius
L Lunatum

Bilanz der Verletzungen. Im allgemeinen bleiben die beiden V erhalten, die Verletzung ist tatsächlich perilunär gelegen. Ausnahmsweise können die proximalen Insertionsstellen der beiden V am Radius abgerissen werden. Infolgedessen klafft bei der ulnaren Abweichung zwischen Radius und Scaphoid eine Lücke, wie auf Abb. III.13 zu sehen ist. Daß das proximale V unverletzt ist, kann man durch die Profilaufnahme nach Reduktion nachweisen: Auf dieser Aufnahme ist das Lunatum in der Regel in Normalstellung. Dies erscheint logisch, da die „Frontlinie" zwischen den beiden V verläuft. *Jedoch:*

- die Kohäsion, d.h. die Einheit der 1. Reihe, ist an 2 Stellen unterbrochen;
- der Abschnitt des proximalen V zwischen Radius und Scaphoid muß zerreißen, die Folgen dieses Risses sind schwierig zu bewerten.

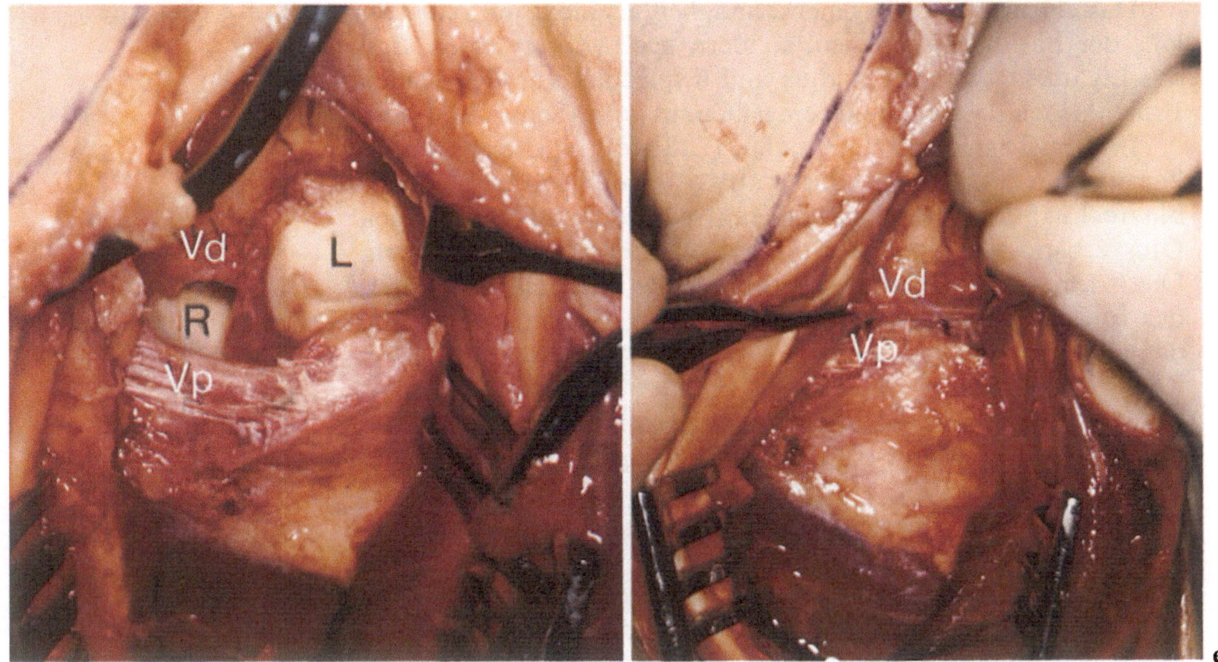

Abb. III.12d, e

Diskussion. Die Heilung eines Ligaments ist nur dann gesichert, wenn die Rißflächen genau aneinandergepaßt werden und wenn diese Reposition mindestens 6 Wochen lang aufrecht erhalten wird. Nun ist aber die 1. Reihe definitionsgemäß instabil und die apparative Reposition des interossären ligamentären Halbbogens besonders schwierig zu bewerkstelligen. Nur die offene Reduktion und die Stabilisierung durch KD sichern die Heilung.

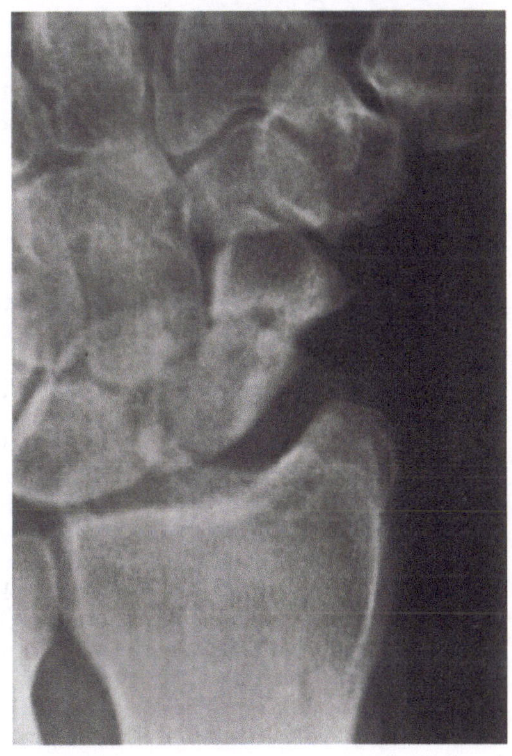

Abb. III.13. Subluxation des Carpus nach Abriß der beiden V. Zustand 6 Monate nach De-Quervain-Luxationsfraktur und Reduktion durch transkutane Verdrahtung

Das chirurgische Vorgehen ermöglicht es nicht nur, eine Bilanz der Läsionen zu ziehen, sondern auch zu vermeiden, daß das Ligament zwischen Radius und Capitatum von den beiden Bruchflächen des Scaphoids eingeklemmt wird (Scharizer 1985).

In dem Beispiel auf S. 59 (Abb. II.13a–c) trat diese Komplikation nicht ein, obwohl konservativ behandelt wurde. Die perilunare Luxation wurde mittels Zug reduziert und durch einen Gipsverband von 6wöchiger Dauer in ihrer Stellung erhalten. Die Arthrographie zeigt die Insuffizienz der interossären Bänder, das funktionelle Defizit kommt besonders in der Dysfunktion der 1. Reihe zum Ausdruck.

Beginn an der Ulnarseite; erzwungene Pronation und Hyperextension. Zum gleichen Endresultat führt die Sequenz in umgekehrter Reihenfolge, wenn die beiden proximalen interossären Bänder gerissen sind. Wir müssen diese Sequenz nicht weiter beschrieben, da sie der vorhergehenden analog ist, außer, daß der Riß in der Ulnarseite beginnt, in Höhe des Processus styloideus der Ulna oder zwischen dem Lunatum und dem Triquetrum. Es kann nicht entschieden werden, ob die Art oder das Ausmaß der Läsionen unterschiedlich ist.

Schlußfolgerung

Nach konservativer Behandlung kann man weder die Ausdehnung der Verletzungen erkennen noch die Qualität der Reduktion messen. Das Ziel der Behandlung der Luxation bzw. der Luxationsfraktur von De Quervain ist die Wiederherstellung der Funktion. Nur auf chirurgischem Wege kann man die Rißfragmente vollkommen zusammenfügen. Dazu muß man vor allem 2 Zugangswege wählen, einen dorsalen und einen palmaren: Nur sie ermöglichen die Erstellung einer genauen Bilanz und eine vollständige und präzise chirurgische Wiederherstellung.

Ein Kahnbeinbruch wird mit Vorteil mit Kirschner-Drähten behandelt, oder, wie in dem Beispiel der Abb. III.9b, durch Osteosynthese.

Literatur

Frykmann G (1967) Fracture of the distal radius including sequelae of the shoulder-hand-finger syndrome, disturbance in the distal radio-ulnar joint and impairment of nerve function. Acta Orthop Scand 108 [Suppl]: 5–143

Matti H (1936) Technik und Resultate meiner Pseudoarthrosenoperation. Zentralbl Chir 63: 1442–1453

Mayfield JK, Johnson RP, Kilcoyne RK (1980) Carpal dislocation Pathomechanics and progressive perilunar instability. J Hand Surg 5: 226–241

Russe O (1952) Behandlungsergebnisse der Spongiosaauffüllung der Kahnbein-Pseudarthrosen. Z Orthop 81: 466–473

Scharizer E (1985) Diskussionsbeitrag zum Thema: Anatomische Läsion bei der De Quervainschen Luxationsfraktur. Frühjahrssymposium des Arbeitskreises für Handchirurgie der DGOT, Wengen: 31.3–3.4.85

Weber ER (1980) Biomechanical implications of scaphoid waist fractures. Clin Orthop 149: 83–89

Weber ER, Chao EY (1978) An experimental approach to the mechanism of scaphoid waist fracture. J Hand Surg 3: 142–147

B. Klinische Aspekte

1. Instabilität des Carpus und Pseudarthrose des Scaphoids

Linscheid et al. vermuteten 1972, daß die Heilungsrate der Frakturen oder der Pseudarthrosen des Kahnbeins, niedriger sei als normalerweise bei Vorhandensein einer Bänderinstabilität. Zwölf Jahre später stellten Brahin u. Allieu (1984) fest, daß nur 5 von 10 Patienten nach einer Matti-Russe-Operation geheilt waren, wenn eine Achsenverschiebung des Mondbeins vorlag. Weber (1980) schlug eine neue Klassifikation der Kahnbeinfrakturen vor, bei der er nicht mehr, wie Trojan u. Mourgues (1959), die Bruchlinie zugrunde legte, sondern die Verschiebung der Bruchstücke. Er setzte dabei voraus, daß die Bänderläsionen um so erheblicher sind, je stärker die Bruchstücke verschoben sind; damit verkleinern sich auch die Heilungschancen.

Gestützt auf diese Angaben haben wir 154 Patienten nachuntersucht, die wegen einer Pseudarthrose des Kahnbeins in unserer Abteilung behandelt worden waren. Wir wollten die Faktoren bestimmen, von denen die Heilungsquote beeinflußt wird. Von jeher werden die Chancen der Heilung einer Pseudarthrose durch folgende Faktoren modifiziert: Osteosynthese, zeitlicher Abstand von über 1 Jahr, Kleinheit der Bruchstücke, fortgeschrittenes Alter und Instabilität. An diese Tatsache wurde, u.a. durch Nigst (1982), in der Monographie *Frakturen, Luxationen und Dissoziation der Karpalknochen* erinnert.

Kasuistik

Die 154 nachuntersuchten Patienten zeigten insgesamt 156 Pseudarthrosen des Kahnbeins; 2 Patienten hatten eine doppelseitige Verletzung. Die Studie umfaßte den Zeitraum von Januar 1961 bis September 1984. Der durchschnittliche Zeitabstand zwischen der Operation und der röntgenologischen Nachkontrolle betrug $3^1/_2$ Jahre. Zwischen der Operation und der letzten Kontrolle mußten mindestens 12 Monate verstrichen sein. Außerdem durfte die Röntgenaufnahme keinen Zweifel an der erfolgten Heilung zulassen, andernfalls wurden die Patienten nochmals röntgenologisch kontrolliert. Drei Fälle haben wir aus den Augen verloren. Sie wurden nicht aus der Studie ausgeschlossen, wurden aber auch nicht als geheilt betrachtet. Diese 3 Patienten wurden mit einer Spanplastik nach Matti-Russe behandelt. Sie verschlechtern sicherlich die Statistik der Heilungen in dieser Gruppe von Operationen, aber sie aus der Statistik auszuschließen, würde deren Objektivität vermindern und könnte den Eindruck erwekken, daß wir die Resultate dieser Operation künstlich verbessern wollten.

Das Alter der Patienten lag zwischen 15 und 54 Jahren (im Mittel 25 Jahre). Die graphische Darstellung der Abb. III.14 faßt die Verteilung nach Altersklassen zusammen. Der Zeitabstand zwischen der Fraktur und der Operation der Pseudarthrose betrug 4 Monate bis 23 Jahre (Durchschnittswert 2,7

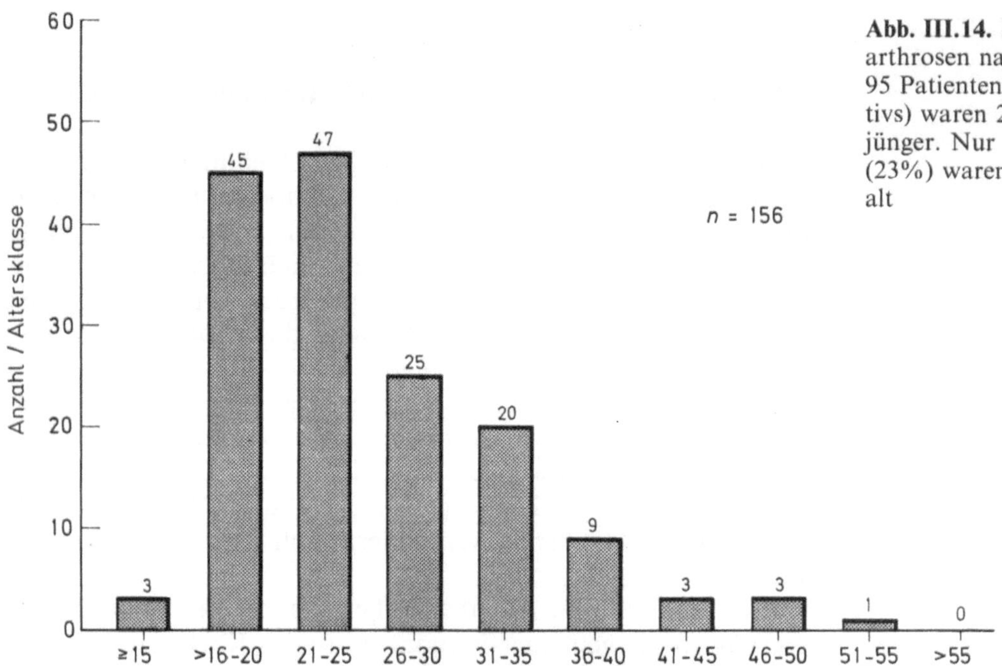

Abb. III.14. Kahnbeinpseudarthrosen nach Altersklassen: 95 Patienten (61% des Kollektivs) waren 25 Jahre alt oder jünger. Nur 36 Patienten (23%) waren über 30 Jahre alt

Jahre); bei 4 Fällen war der Zeitabstand unbekannt. Wir zählten 35 Patienten mit „kleinen" Bruchstücken (d.h. deren Größe weniger als $^1/_4$ der Gesamtlänge des Kahnbeins beträgt) und 19 Fälle mit Arthrose. Primär, nach der Technik von Matti-Russe, wurden 103 Scaphoide operiert, weitere 23 durch Osteosynthese und 30 nach der sog. Sandwichtechnik. Hinzu kamen noch 26 Fälle von Instabilität, so wie sie Linscheid definiert (RL-Winkel $\geq 15°$), von denen in 16 Fällen eine palmare Spanplastik nach Matti-Russe angeführt wurde. Alle Daten sind in den Tabellen III.1 und III.2 zusammengefaßt.

Auswertung der Heilungen pro Operationstyp

Die Nachoperationen sind ausgenommen von dieser Analyse, die sich ausschließlich mit den Fällen, die keine vorhergehende operative Behandlung erhalten hatten, befaßt.

Wir unterscheiden 3 Arten von Operationen: die nach Matti-Russe, die Osteosynthese oder die einfache Verschraubung der Pseudarthrose und schließlich die sog. Sandwichtechnik. Hierbei wird ein druckfester Knochenspan zwischen das proximale und das distale Bruchstück durch eine oder 2 Zugschrauben komprimiert.

Operation nach Matti-Russe

Bei den 103 Scaphoiden, die nach diesem Prinzip von operiert wurden, sind 4 Operationstechniken zu unterscheiden:

1. Die sog. einfache Matti-Russe-Plastik, d.h. mit Verspannung des Knochenspans, ohne ergänzende Maßnahmen: 79 Fälle;
2. die Matti-Russe-Operation mit Stabilisierung durch einen Kirschner-Draht, davon zählen wir 17 Fälle;
3. die Matti-Russe-Operation, ergänzt durch eine einfache Bänderplastik: 2 Fälle;
4. die Matti-Russe-Operation mit Bänderplastik und zusätzlicher Fixierung durch einen Kirschner-Draht: 5 Fälle.

Tabelle III.1. Kasuistik. *MR* Matti-Russe, *OS* Osteosynthese, *Inst.* Instabilität, *Sandwich* Sandwichtechnik Kahnbeinpseudarthrosen

	Total		Alter			Zeitlicher Abstand			Kleine Fragmente	Instabilität
			Durchschnitt	Minimum	Maximum	Durchschnitt	Minimum	Maximum		
	n	%							*n*	*n*
Alle Scaphoide	156		25,4	15	54	2,7	0,25	23 (4 × inc)	35	26
MR primär	103	66,03	25,7	15	54	3,2	0,25	23 (4 × inc)	34	16
OS (alle)	23	14,74	24,9	16	49	1,8	0,25	11	1	4
Sandwich	30	19,23	24,6	15	50	1,8	0,25	4	0	6
MR Inst.	16	10,26	25,0	17	37	4,3	0,50	16	4	
Inst. (alle)	26	16,67	27,0	15	50	3,2	0,25	16	5	
Arthrose	19	12,18	34,9	18	54	8,0	0,50	23	10	

Art der Operationen und Heilungsquote

	Total	Geheilt		Nicht geheilt	
	n	*n*	%	*n*	%
MR (alle)	103	85	82,5	18	17,5
MR (risikolos)	53	45	84,9	8	15,1
MR + Arthrose/kleine Bruchstücke	34	31	91,1	3	8,8
OS (klinisch)	19	12	63,1	7	36,8
Sandwich	30	21	70,0	9	30,0

Patienten	154
Scaphoide	156
Männer	135 (87,7%
Frauen	19 (12,3%)

Tabelle III.2. Die Operationen unter verschiedenen Risiken. *MR* Matti-Russe, *OS* Osteosynthese, *Sandwich* Sandwichtechnik, *KD* Kirschner-Draht, *Pl* Plastik

	1. Risikolos			2. Arthrose und/oder kleine Fragmente			3. Instabilität		
	Scaphoide	Primärheilung	Geheilt	Scaphoide	Primärheilung	Geheilt	Scaphoide	Primärheilung	Geheilt
OS (klinisch)	15	9					4	3	
Sandwich	22	15		2	1		6	5	
Nachoperationen									
OS, nach OS		1							
Matti-Russe primär									
MR	49	41		22	20		8	2	
MR + KD	4	4		12	11		1	1	
MR + Pl							2	2	
MR + KD + Pl							5	4	
MR sekundär									
MR nach OS ext.	4		4						
MR nach OS int.	1		1				1		1
MR nach Sandwich	7		6	1		1	1		1
MR nach OS + Sandwich	2		2						
MR nach MR	3		1	2		2	3		3

Von diesen Pseudarthrosen wurden 85 sofort nach dem ersten Eingriff nach Matti-Russe geheilt, 3 Fälle haben wir leider aus den Augen verloren. Wenn man diese Patienten als nicht geheilt betrachtet, ergibt sich eine Heilungsquote von 82,5% (85 von 103) in dieser Gruppe.

Osteosynthese (Abb. III.15a–c)

Bei 19 von 23 Kahnbeinen, bei denen eine primäre Osteosynthese ausgeführt wurde, fand die Operation von vornherein in der Klinik statt. Wir werden uns nur mit diesen 19 Pseudarthrosen befassen, die in unserer Abteilung behandelt worden sind, da sie eine homogene Gruppe bilden, in dem Sinne, daß nur 2 Operateure beteiligt waren. Dieser Umstand vereinheitlicht die Analyse und erlaubt es uns, über die Methode und ihre Risiken gültige Schlüsse zu ziehen. Nur 12 dieser Pseudarthrosen sind nach einfacher Verschraubung ausgeheilt, was einer Erfolgsrate von etwas unter 64% entspricht. Diese Zahl liegt eindeutig unter der zuvor genannten. Der Vorteil der Methode liegt in der kurzen Dauer der Ruhigstellung, die in der Regel nicht länger als 14 Tage währte.

Sandwichtechnik

Nach der sog. Sandwichoperationsmethode, die von Segmüller (1973) vor mehr als 10 Jahren eingeführt wurde, haben wir 30 Kahnbeine behandelt. Von diesen wurden 21, also 70% durch die Operation geheilt. Auch hier nur 14 Tage Ruhigstellung.

Diskussion. Die Operation nach Matti-Russe ist eine relativ sichere Operation, da sie bei allen Operateuren, auch bei denen mit geringer Erfahrung, und unabhängig von der Art der Indikation eine primäre Heilungschance von 83% erwarten läßt. Von der Osteosynthese und der Sandwichtechnik läßt sich solches nicht behaupten. Diese Operationsmethoden haben, selbst wenn sie dem erfahrenen Chirurgen vorbehalten bleiben, eine Heilungsrate, die deutlich unter dem Durchschnitt der Matti-Russe-Operation liegt (Abb. III.16).

Untersuchung der Risikofaktoren

Vergleich der Operation nach Matti-Russe unter Umständen ohne Risiko und unter solchen mit hohem Risiko (Tabelle III.3)

Ein derartiger Vergleich kann nur angestellt werden, wenn es sich um eine genügend große Fallzahl bei nur einer einzigen Operationsmethode handelt. Die sicherste Methode ist, wie wir soeben festgestellt haben, die sog. Operation nach Matti-Russe, gleich welcher Technik. Wir haben daher die 103 Patienten, die nach dieser Methode operiert wurden, in 3 Kategorien eingeteilt, die sich nicht überschneiden:

1. Instabilität (alle Formen): 16 Kahnbeine, davon 9 (56,3%) geheilt,
2. Arthrose und/oder kleine Fragmente 34 Kahnbeine, davon 31 (91,17%) geheilt,
3. „ohne Risiko“ 53 Kahnbeine, davon 45 (84,9%) geheilt.

Abb. III.15a–c. Beispiel einer einfachen Verschraubung. **a** Pseudarthrose mit Resorptionszone, keine Verschiebung der Bruchstücke. **b** Durch 2 Schrauben stabilisierte Bruchstücke (eine der Schrauben ist zu lang). **c** Heilung nach Entfernung des Osteosynthesematerials

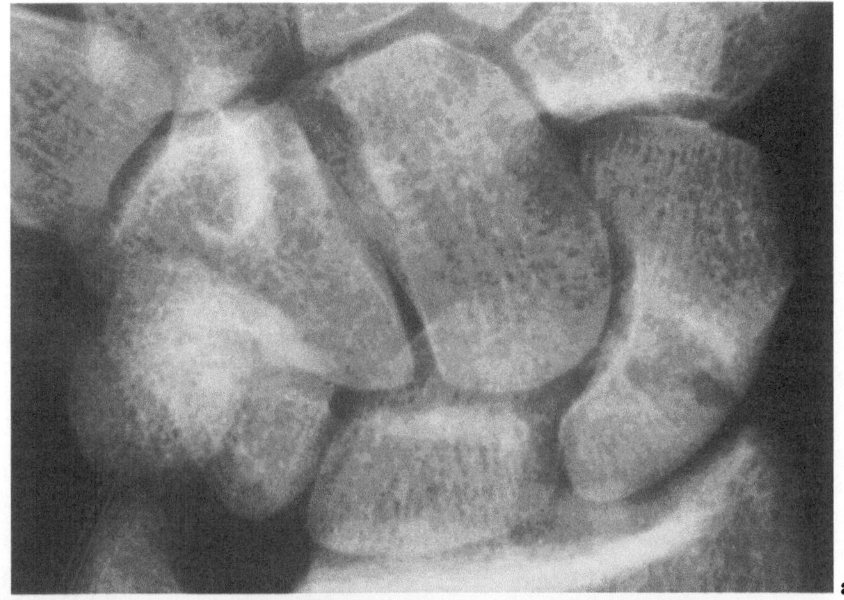

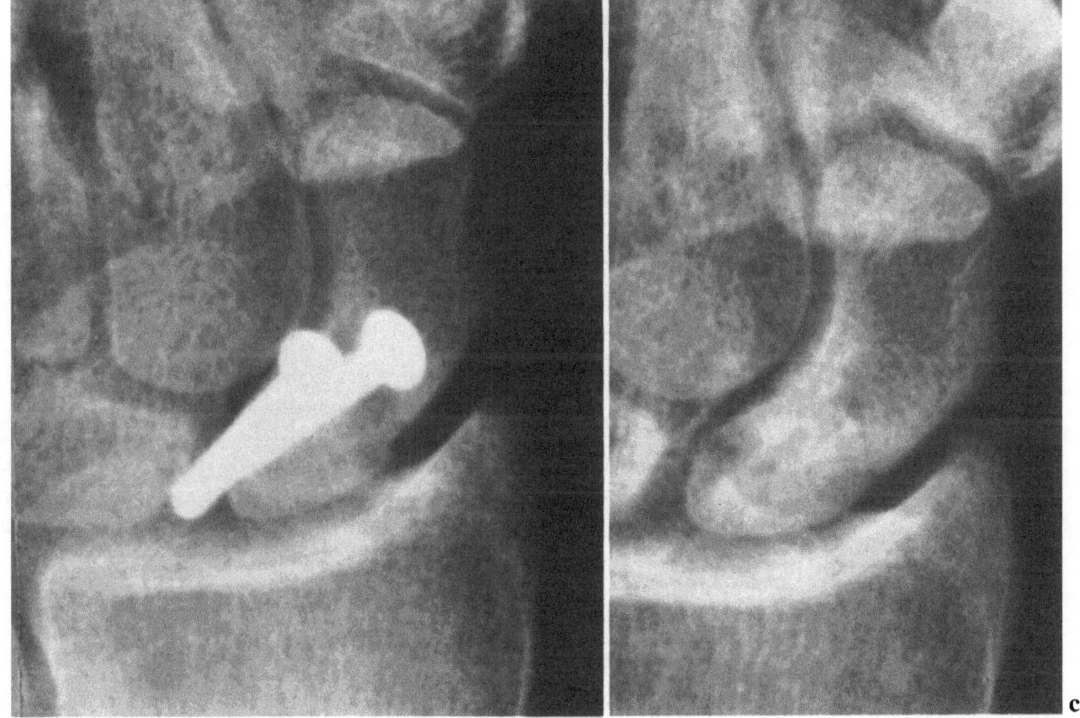

Diskussion. Aufgrund dieser ersten vergleichenden Auswertung kann man bestätigen, daß ein kleines Bruchstück (Abb. III.17a, b), allein oder in Verbindung mit einer Arthrose, kein bedeutender Risikofaktor ist. Es ist jedoch möglich, daß diese derart hohe Heilungsrate mit dem behandelnden Chirurgen zusammenhängt, da gerade diese Fälle den erfahrensten Operateuren anvertraut wurden. Hervorzuheben ist auch, daß die Heilungsrate in der Gruppe ohne ersichtliche größere Risiken im Vergleich zu den guten, in der Literatur verzeichneten Resultaten eher bescheiden war. Hierbei handelte es sich um ein Patientenkollek-

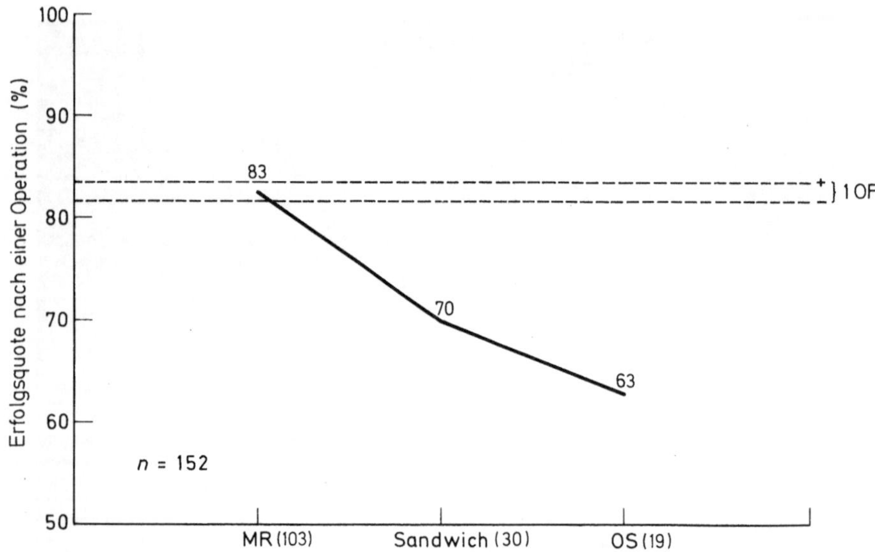

Abb. III.16. Kahnbeinpseudarthrose: Vergleich zwischen den Erfolgsraten der verschiedenen Operationsmethoden. Die sicherste, die Technik nach Matti-Russe, ergibt nach einer Operation 83% Heilungen

tiv, das durch eine inhomogene Gruppe von Chirurgen, darunter auch Anfängern, operiert worden war, eben weil die ersichtlichen Risiken als gering erschienen. Andererseits wird dieser Prozentsatz durch die 3 Patienten belastet, die wir aus den Augen verloren haben. Man darf also bestätigen, daß die Technik nach Matti-Russe in einem Kollektiv ohne offensichtliche Risiken eine Erfolgsquote von 85% ergibt. Wir wollen uns von jetzt an bei Vergleichen auf diesen Prozentsatz beziehen. Das Vorliegen einer Instabilität führt zu den ungünstigsten Ergebnissen (nur 56% Heilungsrate) nach dem ersten Eingriff. Die Daten der Tabelle III.3 sind in Abb. III.18 graphisch dargestellt.

Analyse der Heilungsquote in Abhängigkeit vom Zeitabstand zwischen der Fraktur und der Heilung

Bei 99 unserer 103 Fälle ist der Zeitabstand zwischen der Fraktur und der Operation nach Matti-Russe genau bekannt; in 4 Fällen kennen wir ihn nicht. Dies erlaubt uns, erneut 3 Gruppen von Patienten zu bilden:
- jene, die innerhalb eines Jahres nach dem Trauma operiert worden sind,
- jene, bei denen die Operation später als 1 Jahr, aber spätestens 2 Jahre nachher erfolgte und
- jene, die noch später behandelt worden sind.

Tabelle III.3. Risikofaktoren

	Kahnbeine insgesamt	Geheilt	
	n	*n*	%
Keine	53	45	85
Arthrose und/oder kleine Fragmente	34	31	91
Instabilität	16	9	56
Total	103	85	82,5

Abb. III.17. a Pseudarthrose und Resorptionszyste. Sehr kleines Bruchstück. **b** Heilung nach 20 Monaten. Knochenumbildung noch im Gange

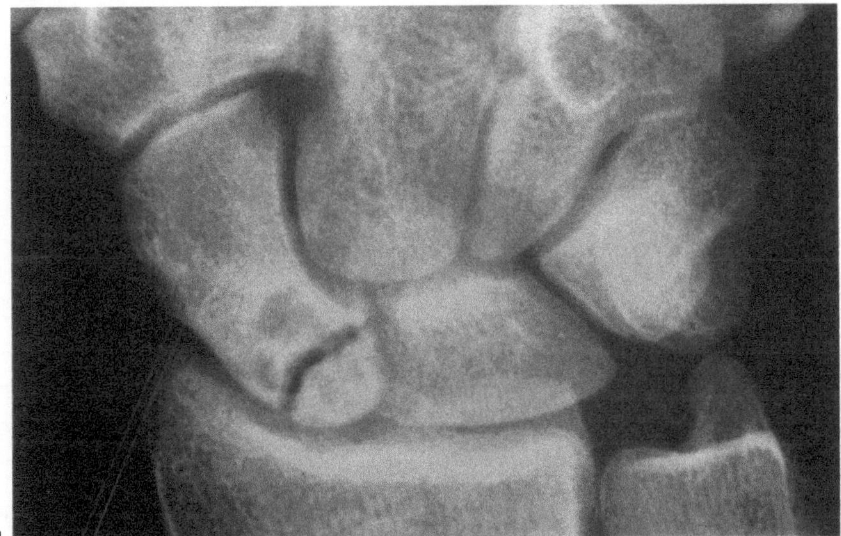

a

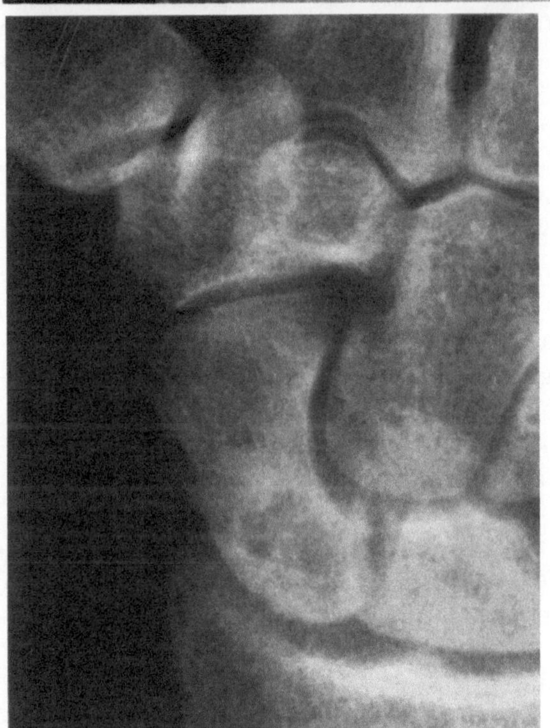

b

Die 16 Fälle von Instabilität bleiben von dieser Einteilung ausgeschlossen, da sie eine unterdurchschnittliche Heilungsquote haben. Wir erhalten infolgedessen eine Gruppe mit größerer Homogenität. Die verbleibenden 83 Patienten werden gemäß den genannten Kriterien aufgeteilt. Die Resultate sind in Tabelle III.4 zusammengefaßt.

Von den im 1. Jahr operierten 39 Patienten wurden 34 (=87,2%) sofort geheilt; von den 19 Patienten, die später als 1 Jahr, aber spätestens 2 Jahre nach der Fraktur operiert wurden, konsolidierten sich 18 (=95%) nach dem ersten Eingriff. Von den übrigen 25 Patienten sind 20 primär geheilt (80%).

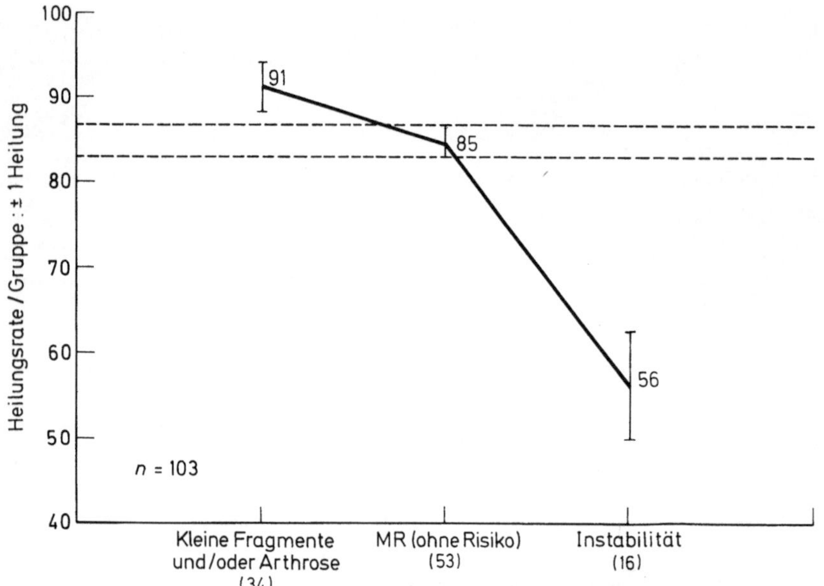

Abb. III.18. Graphische Darstellung der Zahlen von Tabelle III.3. Die Heilungsrate der instabilen Fälle liegt sehr deutlich unter dem Durchschnitt

Diskussion. Bei den Patienten, die nach mehr als 2 Jahren operiert wurden, lag die Heilungsrate leicht unter dem Durchschnitt. Wenn diese Differenz auch nicht signifikant erscheint, muß man doch hervorheben, daß der mittlere Zeitabstand zwischen dem Augenblick der Fraktur und dem des Eingriffs bei den 11 Patienten, bei denen die erste Operation nach Matti und Russe ein Mißerfolg war, 4,4 Jahre betrug. Somit kann man durchaus bestätigen, daß der vergrößerte Zeitabstand die Chancen der Heilung verringert, aber daß mehr als 5 Jahre vergehen müssen, bevor diese Bestätigung auf eine sekundäre progressive Instabilität bezogen werden kann.

Aufgliederung der Heilungsrate nach dem Alter der Patienten

In dieser Studie sind die instabilen Fälle von vornherein ausgeschlossen, so daß die Auswertung sich auf 87 Fälle (103–16) bezieht. Die Patienten sind in 3 Kategorien unterteilt:

Bis zu 25 Jahren:	49 Patienten (geheilt 87,8%)
über 25 bis zu 35 Jahren:	30 Patienten (geheilt 86,6%)
über 35 Jahre alt:	8 Patienten (geheilt 87,5%)

Tabelle III.4. Heilungsquoten in Abhängigkeit vom Zeitabstand zwischen der Fraktur und der Operation (instabile Fälle ausgeschlossen)

Zeitabstand	Operiert *n*	Geheilt	
		n	%
1 Jahr oder weniger	39	34	87,2
Zwischen 1 und 2 Jahre	19	18	94,7
Über 2 Jahre	25	20	80,0
Total	83	72	86,7

NB: In 2 Fällen war der Zeitabstand unbekannt

Diskussion. In Anbetracht dieser Zahlen erscheint das Alter als Risikofaktor ohne Gewicht, selbst wenn die Zahl der über 35 Jahre alten Patienten sehr klein ist (Abb. III.19).

Auswertung der Operationen nach Matti-Russe mit Stabilisierung durch Kirschner-Drähte

Die Verwendung einer solchen Methode während der Operation kann verschiedene Bedeutungen haben:

1. Es kann eine Bänderinstabilität in Verbindung mit einer Kippung des Mondbeins vorliegen, wobei der Operateur mittels der Drähte diese Kippung zu vermindern sucht;
2. möglicherweise stellt der Operateur fest, daß der Knochenspan allein nicht genügt, um die Bruchstücke zu stabilisieren, und will die Montage konsolidieren;
3. im Falle einer Reoperation möchte der Operateur eine maximale Stabilisierung erreichen.

Dreißig Scaphoide wurden durch Kirschner-Drähte (KD) stabilisiert (Tabelle III.5). In 17 Fällen konnte das Transplantat nicht anders fixiert werden (proximales Bruchstück zu klein oder instabil); bei 5 Patienten zwangen die Bänderinstabilität und die Kippung des Mondbeins zu einer ergänzenden Stabilisierung; die 8 restlichen Fälle waren Nachoperationen, so daß der Operateur ein Maximum an Stabilität sicherstellen wollte. Es ist hier ferner hervorzuheben, daß einer der 17 Fälle, die wegen Knocheninstabilität behandelt wurden, obendrein eine anfangs übersehene Bänderinstabilität hatte.

Diskussion. Die ergänzende Stabilisierung durch Drähte scheint eine ausgezeichnete Methode zu sein, denn 16 der 17 nach Matti-Russe Operierten wurden geheilt, somit 94%. Der Mißerfolg in dem Fall mit Bänderinstabilität, die zunächst als solche behandelt wurde, beruht sehr wahrscheinlich auf einem technischen

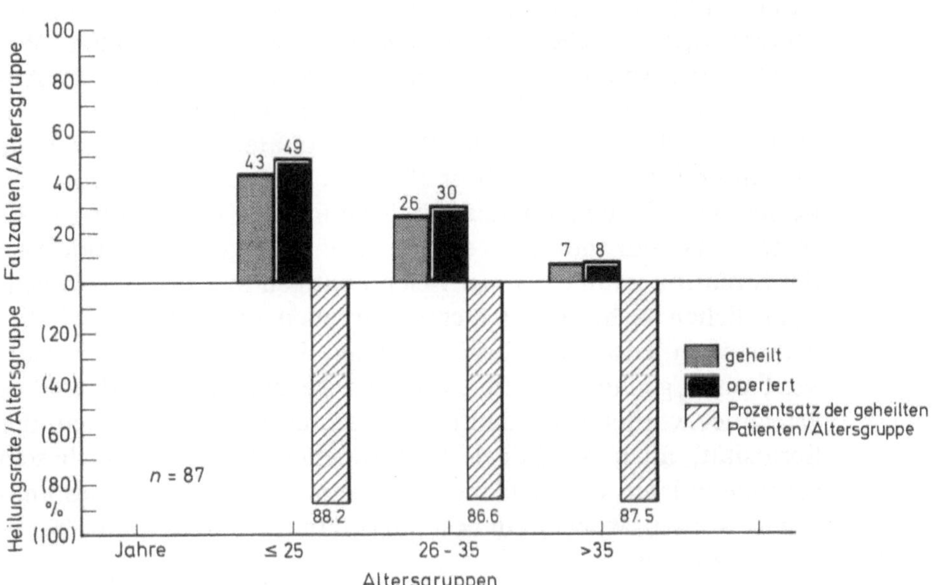

Abb. III.19. Heilung und Lebensalter. MR ohne Fälle mit Instabilität: $n = 87$. Das Lebensalter erscheint als Risikofaktor unbedeutsam.

Tabelle III.5. Matti-Russe und Kirschner-Drähte

Grund für die Verdrahtung	Operiert *n*	Geheilt	
		n	%
Knocheninstabilität	17	16	94
Bänderplastik	5	4	
Nachoperation	8	6	
Total	30	26	86

Fehler in Verbindung mit den Schwierigkeiten, die Bänderplastik und die Spongiosaplastik nebeneinander auszuführen. Bei den Nachoperationen war der Nutzen der ergänzenden Stabilisierung weniger deutlich, da wir unter den 8 operierten Patienten 2 Mißerfolge hatten. Es leuchtet aber ein, daß in einem Fall dieser Art es noch zahlreiche andere Faktoren gibt, die auch eine Rolle spielen, etwa die Art der der Nachoperation vorausgegangenen Operation und der zu jener Zeit gewählte Zugangsweg.

Nachoperationen nach der Technik von Matti-Russe

Von 25 Scaphoiden, nach dieser Technik nachoperiert, sind 22 geheilt (88%).

Diskussion. Das Risiko, daß eine Nachoperation keinen Erfolg hat, ist nicht größer als jenes bei der Erstoperation. So sollte man nicht wegen eines initialen Fehlschlags auf die Wahl der Matti-Russe-Technik verzichten. Kleinert et al. (1985) haben gezeigt, daß die Wahl eines Silastic-Implantats keineswegs die Kollapsneigung des Carpus verändert, die von Mack et al. (1984) beschrieben wurde: Das Silastic ist also unnötig und vielleicht sogar schädlich, wenn man an das Risiko einer Synovitis denkt, über das Smith et al. (1985) berichtet haben.

Das Problem der statistischen Auswertung

Bestehen beim Vergleich der Erfolgsraten statistisch signifikante Unterschiede zwischen den einzelnen Operationsmethoden? Wir werden uns bemühen, diese Frage zu erörtern, nicht in der Absicht, den Leser mit Zahlen zu langweilen, sondern um zu versuchen, die Schwierigkeiten der Wahl adäquater statistischer Tests und ihrer Interpretation begreiflich zu machen. Man muß sich dessen bewußt sein, daß der Vergleich und die Auswertung mehrerer Tests oder Indizes es erlauben, sich ein genaueres Bild von der Situation zu machen. In vielen heutigen medizinisch-wissenschaftlichen Arbeiten ist dieses Vorgehen nicht die Regel. Erwähnt man jedoch nur beiläufig einen Test und einen Prozentsatz, ohne genau zu definieren, was sie darstellen und wie sie errechnet worden sind, dann gibt man, unter dem Anschein der Seriosität, allen möglichen Mißbräuchen Raum. Aus diesem Grunde müssen verschiedene Tests definiert, diskutiert und analysiert werden, wobei man besonders danach trachtet, ihre Grenzen festzulegen.

Wir möchten die Richtigkeit zweier Hypothesen beweisen:

a) Die Osteosynthese („Sandwichoperation" und/oder einfache Verschraubung) ergibt eine Heilungsrate, die von der nach der Matti-Russe-Operation statistisch signifikant verschieden ist;
b) Die Instabilität ist ein sehr wichtiger prognostischer Faktor, wenn die Heilungsrate der stabilen Fälle von der der instabilen ebenfalls signifikant verschieden ist. Dies bedingt eine Änderung des diagnostischen und therapeutischen Verhaltens.

Die geprüften Parameter, die Heilung und die Nichtheilung der Fraktur, sind qualitative Parameter in dem Sinne, daß es sich nicht um Daten handelt, die man messen, sondern um solche, die man nur konstatieren kann. Andererseits hat die Wahl des Operatiosntyps (die Sandwichoperation zum Beispiel) keinerlei Einfluß auf die Wahl der folgenden Operation. Demnach sind die untersuchten Stichproben voneinander unabhängig. Das gleiche gilt für die Instabilität. In beiden Fällen sind die Stichproben unabhängig und qualitativ.

Unter den zahlreichen Tests oder Indizes, die für unsere Studie zur Verfügung standen, lassen 4 eine Antwort auf unsere Frage erwarten:

1. die Vertrauensgrenzen,
2. der Phi-Index,
3. der Chi-Quadrat-Test,
4. der T-Test von Student.

Die Vertrauensgrenzen

Der Vertrauensbereich zeigt die Grenzen möglicher Schwankungen eines Prozentsatzes innerhalb einer Stichprobe bei einer gegebenen Irrtumswahrscheinlichkeit. Tatsächlich kann der Zufall des Stichprobenverfahrens eine Heilungsrate von beliebiger Höhe ergeben. Aber wenn auch alle Ergebnisse möglich sind, so sind sie dennoch nicht alle gleich wahrscheinlich. Immerhin ist es wenig wahrscheinlich, daß zwischen dem beobachteten und dem wirklichen Prozentsatz ein sehr großer Abstand besteht. Die Berechnung eines solchen Bereichs geschieht mittels der folgenden Formel, wenn man eine Irrtumswahrscheinlichkeit von 5% zugrunde legt:

$$V = p \pm 1{,}96 \cdot \sqrt{(p \cdot q/n)}$$

V = Vertrauensbereich
p = beobachteter Prozentsatz
q = 1 − p
n = Anzahl Fälle

In Tabelle III.6 sind die Daten zusammengefaßt und die Vertrauensbereiche für alle untersuchten Gruppen wiedergegeben. Anhand der graphischen Darstellung stellen wir fest, daß die Heilungsquoten nach Sandwichoperation und nach Osteosynthese nicht mehr in den Vertrauensbereich der Matti-Russe-Operationen mit Stabilität fallen, bei einer Irrtumswahrscheinlichkeit von 5 und sogar von 1%, was auch für die instabilen Fälle gilt (Abb. III.20 und III.21).

Wir haben die Vertrauensbereiche bei den „stabilen" und den „instabilen" Matti-Russe-Operationen miteinander verglichen (Abb. III.22). Die Zahl der letzteren ist gering; folglich

Tabelle III.6. Vertrauensbereiche

	n	G	p	q	V		5%		1%			
			(%)	(%)	5%	1%	max.	min.	max.	min.	n·p	n·q
MR, alle	**103**	**85**	**83%**	**17%**	**± 7,3%**	**± 9,6%**	**90%**	**75%**	**92%**	**73%**	**85**	**18**
MR, stabile	**87**	**76**	**87%**	**13%**	**± 7,0%**	**± 9,2%**	**94%**	**80%**	**97%**	**78%**	**76**	**11**
MR, instabile	16	9	56%	44%	±24,3%	±31,9%	81%	32%	88%	24%	9	7
Sandwichoperation	30	21	70%	30%	±16,4%	±21,6%	86%	54%	92%	48%	21	9
Verschraubung	19	12	63%	37%	±21,7%	±28,5%	85%	41%	92%	35%	12	7
Sandwich und Verschraubung	**49**	**33**	**67%**	**33%**	**±13,1%**	**±17,3%**	**80%**	**54%**	**84%**	**50%**	**33**	**16**

MR Matti-Russe-Operation
n Anzahl der untersuchten Ossa scaphoidea
G Anzahl der nach Operation geheilten Ossa scaphoidea
p Heilungsquote (=G/n)
q Prozentsatz der nicht geheilten Patienten: (n–G)/n

V Vertrauensbereiche
Formel:
$V = p \pm a\sqrt{(pq/n)}$
und
a = 1,960 bei einer Irrtumswahrscheinlichkeit von 5%
a = 2,576 bei einer Irrtumswahrscheinlichkeit von 1%
Gültigkeitsbedingungen: np oder $nq \geq 10$

wächst der Vertrauensbereich. Es scheint indessen, daß diese Überschneidung der Vertrauensbereiche begrenzt ist, was vermuten läßt, daß die beiden Gruppen unterschiedlich sind. Dieser Unterschied tritt weniger hervor, wenn man die Osteosynthesen mit den „stabilen" Matti-Russe-Operationen vergleicht. Um einen möglichst zutreffenden Eindruck von der Wirklichkeit zu bekommen, müssen wir die Untersuchung ergänzen, v.a. wenn es sich um eine kleine Anzahl von Fällen handelt. Genau genommen sind nur die fettgedruckten Gruppenangaben statistisch von Bedeutung (siehe Gültigkeitsbedingungen in Tabelle III.6).

Der Phi-Index

Dieser Koeffizient ist dem Vergleich zweier binomer Stichproben besonders angemessen. Er erlaubt eine Aussage über den Verwandtschaftsgrad von geprüften dichotomen Gruppen. Je mehr der Koeffizient sich dem Nullwert nähert, desto ausgeprägter ist die Ungleichheit der Gruppen. Im Gegensatz dazu besagt ein Wert von +1 oder −1 eine fast völlige Verwandtschaft der geprüften Stichproben. Dieser Test entspricht der allgemeinen Formel, die in Tabelle III.7 wiedergegeben ist.

Der Chi-Quadrat-Test

Mit Hilfe dieses Tests kann man die Ungleichheit von 2 oder mehr Stichproben mit einer genauen Irrtumswahrscheinlichkeit bestimmen. Handelt es sich um binome und dichotome Stichproben wie in unserem Fall, muß dieser Test, um gültig zu sein, den folgenden Bedingungen entsprechen:
- ni·p1 und ni·q1 müssen gleich oder größer als 10 sein,
- nur eine Gruppe darf einen Bestand von weniger als 5 haben,
- kein Bestand darf den Wert 0 haben.

In unserem Falle ergibt Phi im Quadrat, multipliziert mit der Zahl der beobachteten Fälle (n1 + n2), den Wert Chi. Die Zahl der Freiheitsgrade ist gleich 1, da wir eine Vergleichstabelle von

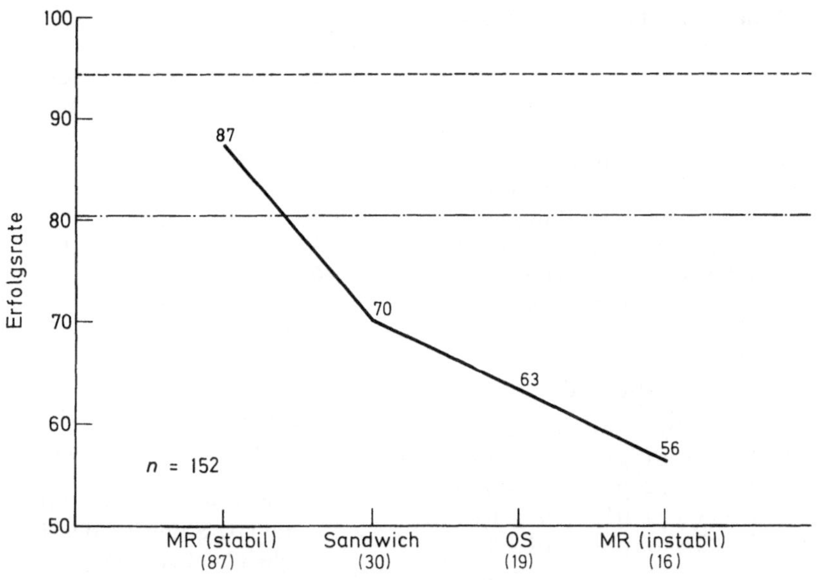

Abb. III.20. Vertrauensbereich von 5%

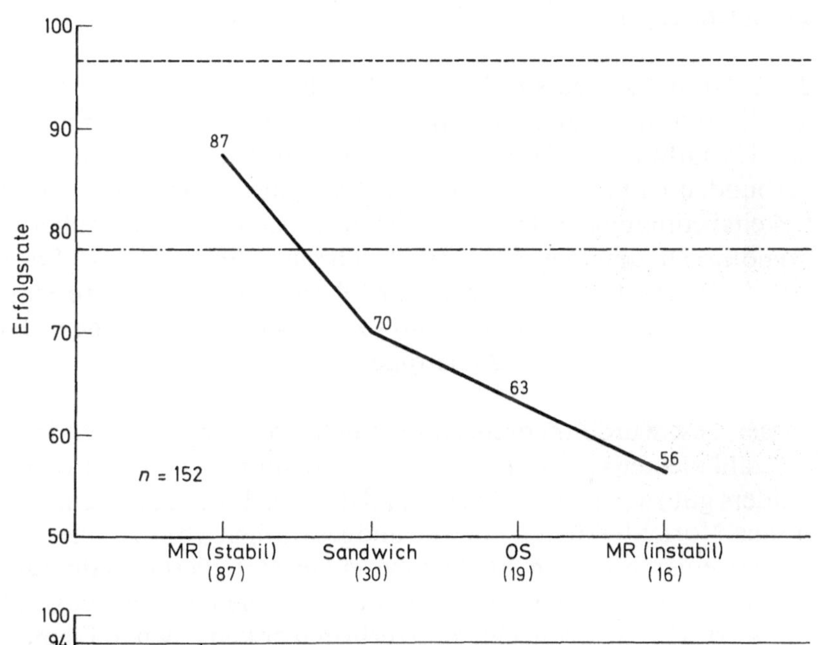

Abb. III.21. Vertrauensbereich von 1%.
MR Matti-Russe Operationen,
OS Osteosynthese

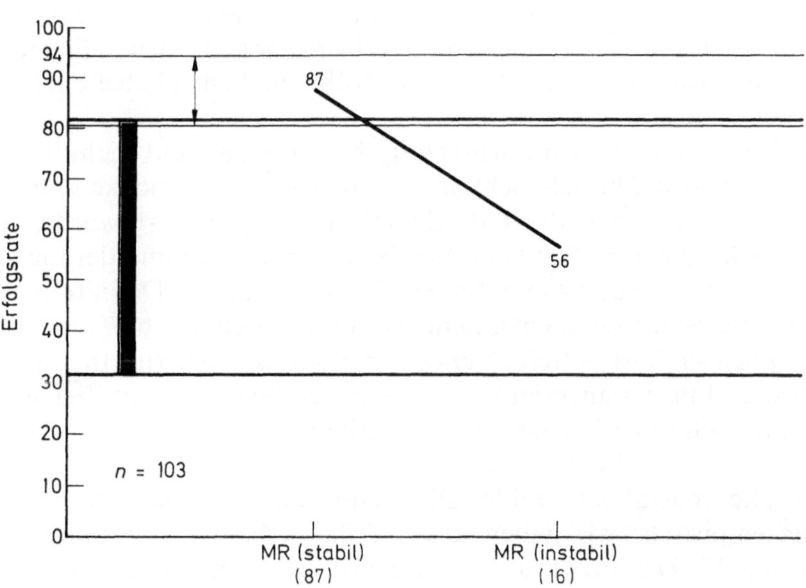

Abb. III.22. Vergleich der Vertrauensgrenzen von 5% bei stabilen und instabilen Matti-Russe(MR-)Operationen: Die schwache Überschneidung der Vertrauensbereiche der stabilen und der instabilen Matti-Russe-Operationen läßt vermuten, daß diese beiden Gruppen statistisch unterschiedlich sind

Tabelle III.7. Phi- und Chi-Quadrat

	n1	n2	k1 n1·p1	k2 n2·p2	n1−k1 n1·q1	n2−k2 n2·q2	Phi	Chi
MR (stabil)/MR (instabil)	87	16	76	9	11	7	−0,29	9,0
MR (stabil)/Sandwichoperation	87	30	76	21	11	9	−0,20	4,7
MR (stabil)/Verschraubung	87	19	76	12	11	7	−0,24	6,5
MR (stabil)/Sandwich + Verschraubung	**87**	**49**	**76**	**33**	**11**	**16**	**−0,24**	**7,9**
MR (alle)/Sandwich + Verschraubung	**103**	**49**	**85**	**33**	**18**	**16**	**−0,17**	**4,4**
MR (unstabil)/Sandwich + Verschraubung	16	49	9	33	7	16	0,10	0,6

Definitionen:

$$Phi = \frac{bc - ad}{\sqrt{(a+b)(c+d)(a+c)(b+d)}}$$

$a = k1 \quad = n1 \cdot p1 \qquad n1 = a + c$
$b = k2 \quad = n2 \cdot p2 \qquad n2 = b + d$
$c = n1 - k1 = n1 \cdot q1 \qquad n = n1 + n2$
$d = n2 - k2 = n2 \cdot q2 \qquad p1 = k1/n1$
$p2 = k2/n2$

$X^2 = \Phi^2 \cdot (n1 + n2)$

Gültigkeitskriterien:
1. $n_1 \cdot q_1$ und $n_1 \cdot p_1 \geq 10$,
2. der Bestand nur einer Gruppe kann kleiner sein als 5,
3. kein Bestand kann den Wert 0 haben.

Bemerkungen: Die Zahl der Freiheitsgrade (2 × 2-Tafel) beträgt 1. Somit ist der Test signifikant mit einer Irrtumswahrscheinlichkeit von 5%, wenn $X^2 \geq 3{,}841$ ist.

2 × 2 Parametern haben. Man wird in den dazugehörigen Tabellen die Irrtumswahrscheinlichkeit finden, die mit der Annahme der Hypothese der Ungleichheit der untersuchten Stichproben verbunden ist (Tabelle III.7). Nur 2 Vergleiche erfüllen die Gültigkeitsbedingungen des Tests. Sie erlauben es, die formulierten Hypothesen anzunehmen. Zwar scheinen Schwartz u. Lazar (1964) diesem Test gegenüber sehr tolerant zu sein, andere Statistiker aber, wie Champion (1981) zum Beispiel, verlangen, daß n1 + n2 immer mehr als 25 betrage.

Der T-Test von Student

Dieser Test wurde theoretisch für Stichproben entworfen, deren Fallzahl kleiner als 30 ist. Er scheint also auf unsere Situation besonders gut zu passen. Indessen, und dies wird oft übersehen, setzt er eine Normalverteilung der Grundgesamtheit voraus. Die Verteilung einer binomen Stichprobe entspricht dieser Bedingung aber erst von 30 Personen an. Benützen wir den Test gleichwohl, wie Kurtz (1983) es vorschlägt, so erbringt er keine neuen Elemente und bestätigt nur die Werte der früheren Tests (Tabelle III.8).

Diskussion: Grenzen und Probleme der statistischen Auswertung

Mit der statistischen Auswertung binomischer und dichotomer Stichproben läßt sich nicht darstellen, wie die Wirklichkeit aussehen würde, wenn die Fallzahl mit 10 multipliziert würde, da der Chi-Quadrat-Test beim Vergleich der stabilen und der unstabilen Matti-Russe-Operationen der statistischen Definition im engeren Sinne nicht entspricht. Wenn so anschauliche Tests vorhanden sind, ist es freilich undenkbar, unsere bisherige therapeutische Haltung unverändert zu lassen, einfach mit dem Ziel, eine statistische Vorführung zu veranstalten!

a) Die „unstabilen" Fälle: Die Definition der Instabilität selber ist empirisch; wir haben uns auf die Arbeiten von Linscheid et al. (1972) gestützt, um sie zu definieren. Nun gibt es zwischen

Tabelle III.8. Der T-Test von Student

	n1	n2	k1 n1·p1	k2 n2·p2	n1−k1 n1·q1	n2−k2 n2·q2	*t*	Freiheits- grade
MR (stabil)/MR (unstabil	87	16	76	9	11	7	3,0	101
MR (stabil)/Sandwichoperation	87	30	76	21	11	9	2,2	115
MR (stabil)/Verschraubung	87	19	76	12	11	7	2,5	104
MR (stabil)/Sandwich + Verschraubung	**87**	**49**	**76**	**33**	**11**	**16**	**2,8**	**134**
MR (alle)/Sandwich + Verschraubung	**103**	**49**	**85**	**33**	**18**	**16**	**2,1**	**150**
MR (unstabil)/Sandwich + Verschraubung	16	49	9	33	7	16	0,8	63

$$t = \frac{\mathrm{p1} - \mathrm{p2}}{\mathrm{pe} \cdot \mathrm{qe}\left(\frac{\mathrm{n1} + \mathrm{n2}}{\mathrm{n1} \cdot \mathrm{n2}}\right)}$$

$pe = (\mathrm{k1} + \mathrm{k2})/(\mathrm{n1} + \mathrm{n2})$

Freiheitsgrade $= \mathrm{n1} + \mathrm{n2} - 2$

Der Test ist signifikant mit einer Irrtumswahrscheinlichkeit von 5%, wenn $t \geq 2{,}00$ und die Zahl der Freiheitsgrade größer als 60 ist.

der „normal“ genannten und der „unstabil“ genannten Stellung eine Menge von Zwischenstellungen, die ebensogut zum Typus der Instabilität gehören. So enthalten die sog. stabilen Stichproben sicherlich eine Anzahl unstabiler Fälle, deren Bedeutung noch zu klären bleibt. Unsere Untersuchung trägt zwar diesem Umstand nicht Rechnung, sie will aber dennoch zeigen, daß die von Linscheid stammende Definition der Instabilität einer therapeutischen Schwelle entspricht: Sobald die Kippung des Os lunatum 15° übersteigt, wird eine Bänderplastik notwendig, um die Heilung zu sichern. Von den 7 unstabilen Fällen, bei denen die plastische Operation stattfand, wurden 6 ohne weiteres geheilt. Diese Tatsache scheint die Bedeutung des Bänderproblems und seiner Behandlung zu bestätigen. Diese „unstabil“ genannte Gruppe ist jedoch sehr inhomogen; sie umfaßt auch Patienten, die von vornherein wegen ihrer Instabilität behandelt worden waren, was die Objektivität der Untersuchung verfälscht.

Außerdem enthält diese „unstabile“ Gruppe, obwohl sie nicht groß ist, noch Patienten, bei denen die Instabilität erst nach der Operation in Erscheinung getreten ist: Dies sind gewissermaßen die latenten instabilen Fälle. Die Resektion des Lig. radiocapitatum und oft die eines Teils des Lig. radiolunatum dürfte mit dieser Tatsache zusammenhängen. Die Wiederherstellung dieser Bänder ist geboten; genügt sie aber auch?

Anhand dieser Aufzählung kann man verstehen, mit welcher Vorsicht man die Zahlen statistischer Tabellen zu deuten hat. Sie macht uns klar, wie schwierig es ist, ganz besonders in der Medizin und v.a. bei retrospektiven Untersuchungen, eine vollkommene Strenge walten zu lassen.

b) Osteosynthesen (Sandwich oder Verschraubung): Die Faktoren, die die Ergebnisse dieser Eingriffe beeinflussen, sind mannigfaltig. Zu nennen wäre zunächst der Zugangsweg und seine Einflüsse auf die Gefäßversorgung, weiter die Größe des Bruchstücks, die Achse des Bruchs, die der Schrauben, ihre Anzahl und Verankerung, die erzielte Kompression, die Beschaffenheit des Knochens, seine Widerstandsfähigkeit, die Dauer der

Ruhigstellung, die Erfahrung des Chirurgen und vielleicht die Schwierigkeiten mit den Bändern. Diese Aufzählung ist beinahe länger als die Liste der Synthesefälle, womit auch gesagt ist, daß es schwierig ist, das statistische Gesamturteil ohne jede Abstufung zu übernehmen. Dieses Urteil enthält aber zweifellos einen großen Teil an Wahrheit: Es ist schwierig für den Chirurgen, die Gesamtheit der obengenannten Probleme zu bewältigen. Trotzdem behalten diese Methoden der Osteosynthese ihre Indikationen, die aber sorgfältig abgewogen werden müssen. Somit ist die statistische Auswertung von binomischen und dichotomen Stichproben weiterhin von begrenzter Tragweite. Dies gilt um so mehr, als das einmal erkannte Problem die therapeutische Haltung und infolgedessen die statistischen Daten verändert. Auch wenn wir die Hypothesen, die wir darstellen wollten, als richtig annehmen können, bleiben statistische Zweifel bestehen. Man darf nicht vergessen, daß die Zahl der Fälle von Kahnbeinpseudarthrosen pro Jahr zwar ohne Zweifel im Zunehmen begriffen, aber doch gering ist. Wir haben in 21 Jahren nur 156 Fälle gesehen, d.h. im Durchschnitt etwas weniger als 8 Fälle/Jahr.

Schlußfolgerungen und Auswirkungen

Zwei Faktoren scheinen die Prognose der Behandlung der Kahnbeinpseudarthrose zu beeinflussen:
- die Osteosynthese (Sandwichoperation oder Verschraubung)
- die Bänderinstabilität.

Es ist wesentlich, an dieser Stelle zu betonen, daß im Gegensatz zu allgemeinen Annahmen das fortgeschrittene Alter des Patienten, die Dauer der Pseudarthrose (bis zu einer gewissen Grenze), die Kleinheit des proximalen Bruchstücks, die Arthrose oder sogar die Nachoperation keine Kontraindikationen für eine Matti-Russe-Operation darstellen.

Da die Instabilität heute im Vordergrund steht, ist es wichtig, sie zu erkennen. Sie ist relativ häufig (bei 16%). Eine Instabilität erkennen heißt, eine normale Heilungsquote sichern! Dies stimmt für die Pseudarthrose, aber auch für den frischen Bruch des Kahnbeins, wie Weber (1980) gezeigt hat. All dies bestärkt uns nur in unserer Auffassung: Es ist unerläßlich, die röntgenologische Diagnose zu verfeinern und zu vervollständigen.

Literatur

Brahin B, Allieu Y (1984) Les désaxations carpiennes d'adaptation. Ann Chir Main 3:357–363

Champion Dean J (1981) Basic statistics for social research. Macmillan, New York, pp 224–226

Kleinert JM, Stern PJ, Lister GD, Kleinhans RJ (1985) Complications of scaphoid silicone arthroplasty. J Bone Joint Surg [Am] 67:422–427

Kurtz NR (1983) Introduction to social statistics. International student edition. McGraw-Hill, New York

Linscheid RL, Dobyns JH, Boabout JW, Bryan RS (1972) Traumatic instability of the wrist: Diagnosis, classification and pathomechanics. J Bone Joint Surg [Am] 54:1612–1632

Mack GR, Bosse MJ, Gelberman RH, Yu E (1984) The natural history of scaphoid non-union. J Bone Joint Surg [Am] 66:504–509

Nigst H (1982) Pseudarthrosen des Scaphoids. In: Buck-Gramcko D, Nigst H (Hrsg), Frakturen, Luxationen und Dissoziationen der Karpalknochen. Hippokrates, Stuttgart, S 53–62

Schwartz D, Lazar P (1964) Eléments de statistique médicale et biologique. Editions Médicales Flammarion, Paris

Segmüller G (1973) Operative Stabilisierung am Handskelett. Huber, Bern. S 99–104

Smith RJ, Atkinson RE, Jupiter JB (1985) Silicone synovitis of the wrist. J Hand Surg 10A:47–60

Trojan E, de Mourgues S (1959) Fractures et pseudarthroses du scaphoïde carpien. Etude thérapeutique. Rev Chir Orthop 45:614–677

Weber ER (1980) Biomechanical implications of scaphoid waist fractures. Clin Orthop 149:83–89

2. Therapeutisches Konzept der Instabilität des Carpus

Partielle Bänderplastiken und Arthrodesen

Bei den posttraumatischen Fällen bleibt die Methode, infolge der schlechten Resultate der Plastiken, zu diskutieren (Palmer et al. 1978). Dieses Vorgehen wird durch die fortschreitende Insuffizienz des Transplantats unsicher. Dennoch wissen wir von jetzt an, daß eine Bänderplastik die Matti-Russe-Operation in vorteilhafter Weise ergänzen kann, wenn die Pseudarthrose mit einer Bänderinstabilität kombiniert ist (Abb. III.7a–c). Diese Plastik scheint auch am Platze zu sein, wenn sie zwischen dem Lunatum und dem Triquetrum ausgeführt wird, und sie ist die Behandlung der Wahl bei der kongenitalen Bänderschlaffheit. Über die Hälfte der Patienten unseres Kollektivs, die eine Bänderplastik erhielten, waren weniger als 30 Jahre alt (Tabelle III.9). Von 30 Jahren an kommt die partielle Arthrodese voll zur Geltung: Sie ermöglicht es, eine nützliche Beweglichkeit zu erhalten und garantiert dazu noch ein dauerhaftes Resultat.

Gegenwärtig werden die partiellen Arthrodesen immer gebräuchlicher. Dennoch existiert kein genaues Konzept, daß die Wahl der bestmöglichen Fusion erlauben würde. Basierend auf der Beobachtung von 41 Handgelenken mit partieller Arthrodese, auf unserem Stabilitätskonzept (s. S. 41) und auf unseren anatomischen Studien (s. S. 16) wollen wir nun unsere therapeutischen Prinzipien erörtern.

Anatomische Rekapitulation

Es gibt 3 Arten von Ligamenten, die „Haltebänder“, die „Stabilisierungsbänder“, und die „Leitbänder“:

- Die „Haltebänder verbinden fest die Knochen der distalen Reihe untereinander. Diese sind gegeneinander praktisch nicht beweglich. Es ist somit bequem, daraus zu schließen, daß eine Arthrodese, welche diese Gruppe von Knochen untereinander verbindet, sozusagen keine mißlichen Folgen haben wird.
- Die „Stabilisierungsbänder“: Die stabilisierende Funktion wird vom proximalen V ausgeübt sowie von den interossären Ligamenten, der 1. Carpal-Knochenreihe. Das proximale V beherrscht Stellung und Beweglichkeit des Os lunatum und dadurch die Beweglichkeit der gesamten proximalen Reihe.

Tabelle III.9. Kasuistik: Teilarthrodesen, Bänderplastiken

		Teil-arthrodesen			Bänder-plastiken	Gelenk-plastiken
Handgelenke, n		41			15	5
Männer, n		26			8	2
Frauen, n		11			6	3
Patienten, n		37			14	5
Durchschnittsalter		46 Jahre			19 Jahre	
unter 30		8			9	1
über 30		33			2	4
Ätiologie						
Scaphoidpseudarthrose		7			0	
Traumatisch bedingte Instabilitität		12			10	
Kongenitale Instabilität		0			5	
Idiopathische Arthrose		11			0	2
Luxationsfraktur		3			0	
Lunatummalazie		4			0	3
Polyarthritis (cP)		3			0	
Lähmung (Erb)		1			0	
Zusammen:		41			15	
Operationen						
Arthrodesen zwischen	SCL	4	Plastiken	Linscheid	8	
	RL	6		RSL	3	
	STT	6		LR	3	
	LC	9		TH	1	
	RSL	10	Resektion	Lu		3
Andere Arthrodesen		6	Prothese	Lu		2
Zusammen:		41			15	5

Legende: *SCL*, Scaphoid-Capitatum-Lunatum; *RL*, Radius-Lunatum; *STT*, Scaphoid-Trapezium-Trapezoideum; *RSL*, Radius-Scaphoid-Lunatum; *LR*, Radius-Lunatum; *TH*, Triquetrum-Hamatum.

NB: In dieser Tabelle sind die Bänderplastiken bei Matti-Russe-Operationen nicht enthalten.

Die proximalen interossären Bänder machen dank dem Ausmaß an Bewegungsfreiheit, die sie gewähren, aus der 1. Reihe eine subtile und differenzierte funktionelle anatomische Einheit.

- Die „Leitbänder" sind im wesentlichen die oberflächlichen Fasern des distalen V, welche die Zentrierung des Carpus sichern, indem sie den Abstand zwischen dem Radius und dem Kopf des Os capitatum konstant erhalten.

Greift man durch eine inadäquate Fusion in dieses subtile System von Ligamenten ein, so kann dies zu schmerzhaften und in funktioneller Hinsicht schädlichen Zwangshaltungen führen. Allein eine systematische Analyse, die auf der Erfahrung, der Anatomie und auf der Mechanik beruht, gestattet es, über die adäquatesten Fusionen zu entscheiden.

Systematische Analyse

Proximale Reihe

Zwischen dem Scaphoid und dem Lunatum ist die interossäre Beweglichkeit am größten; zwischen dem Lunatum und dem Triquetrum ist sie nur schwach. Die Kippung des Kahnbeins bzw. seine Beuge- und Streckbewegungen sind viel beträchtlicher als die des Mondbeins. Wie Kauer (1980) gezeigt hat, ist diese Bewegung nur dank der besonderen Verteilung der Bänderfasern möglich, welche diese beiden Knochen verbinden. Aufgrund dieser anatomischen und mechanischen Gegebenheit kann man von einer Fusion zwischen Scaphoid und Lunatum abraten. Es gibt auch noch andere Argumente, die gegen einen Eingriff dieser Art sprechen:

- Bei der SL-Dissoziation ist es selten, daß das proximale V nicht teilweise verletzt ist, was durch eine typische DISI-Haltung zum Ausdruck kommt (Abb. III.23a, b). Die scapholunare Fusion wird aber diese Bänderinstabilität nicht korrigieren können.
- Die scapholunare Kreuzung fängt den größten Teil der axialen Druckwirkungen auf, die durch den Kopf des Os capitatum übertragen werden. Dies letztere hat die gleichbleibende Tendenz, zwischen jene beiden Knochen vorzudringen. Wenn das Lunatum instabil ist, würde eine Fusion diese Instabilität nur akzentuieren und fixieren. Im Röntgenbild erkennen wir dann eine palmare Subluxation der beiden Knochen (Abb. III.24a, b). Damit ist, beinahe unter experimentellen Bedingungen, die Theorie von Gilford et al. (1943) entkräftet

Im Gegensatz dazu scheint die Fusion zwischen Lunatum und Triquetrum, wie sie Taleisnik (1984) vorschlägt, in mechanischer Hinsicht erwägenswert zu sein. Das Triquetrum vollführt praktisch nur Translationsbewegungen, deren Amplitude mit jener des Os lunatum vergleichbar ist. Somit scheinen rotatorische Belastungen nur von geringerer Bedeutung zu sein.

Wir haben mit der Arthrodese Triquetrum-Lunatum wenig Erfahrung, einerseits, weil diese Verletzung selten ist, andererseits ziehen wir ihr die Bänderplastik vor, die an diesem Ort völlig gerechtfertigt erscheint. Die Belastungen sind dort relativ schwach und die Bänderplastik muß lediglich die Kontinuität der 1. Reihe und deren Kontrolle durch das Lunatum wieder herstellen. Die Risiken einer Insuffizienz sind auf ein Minimum reduziert. Es sei an den Fall von V.F., eines 27jährigen Mannes erinnert, eines Handarbeiters, der durch diesen Eingriff geheilt wurde (s.S. 76).

Schlußfolgerungen. Eine Arthrodese zwischen Scaphoid und Lunatum ist nicht wünschenswert, zunächst aus mechanischen, ferner aber auch aus pathophysiologischen Gründen. Diese Verbindung unterliegt extremen mechanischen Beanspruchungen ohne der Pathologie Rechnung zu tragen, d.h. der Insuffizienz des proximalen V. Als DISI-Korrektur ist sie damit nicht geeignet. Somit existiert keine spezifische, direkte Behandlung der scapholunaren Dissoziation. Nach Palmer et al. (1978) liefert die Bänderplastik im radialen Kompartiment keine genügenden Garantien.

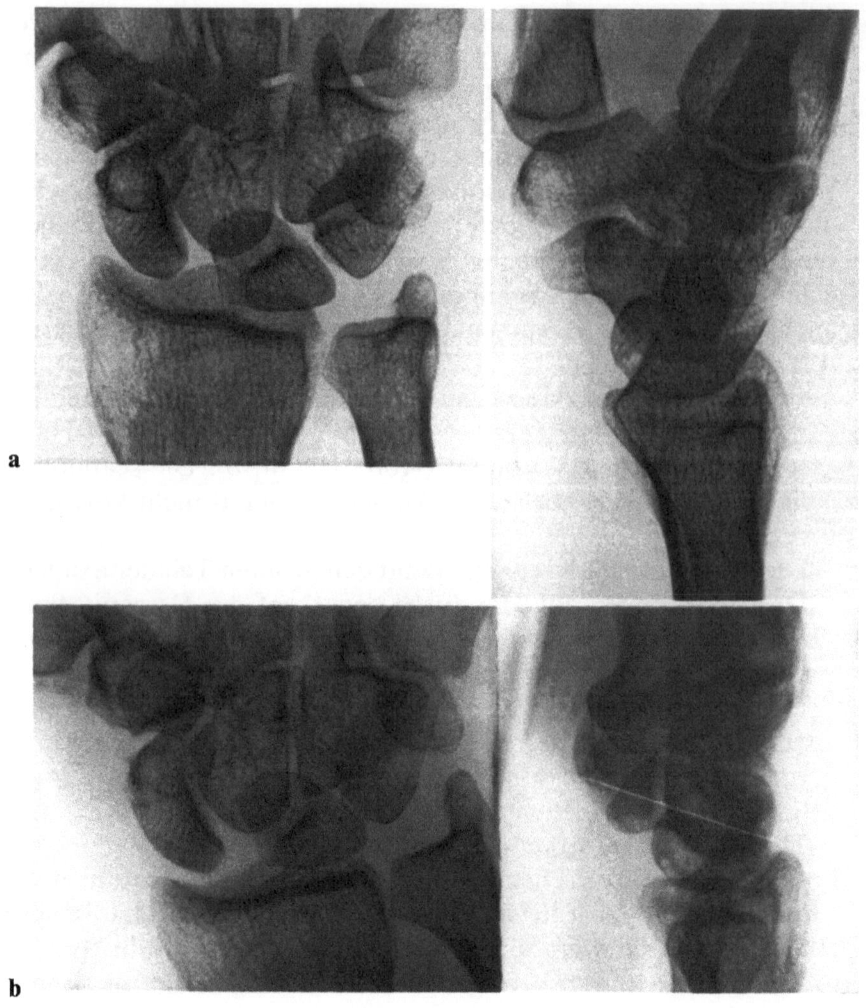

Abb. III.23a, b. SL-Dissoziation. **a** Aufgrund der Profilansicht ohne Stütze kann man den Umfang der Läsionen nicht genau bestimmen. **b** Die Verwendung der Stütze zeigt
- die Subluxation des Os lunatum (DISI),
- die Subluxation des Os capitatum,
- den pathologischen scapholunaren Winkel (90°)

Im Gegensatz dazu ist die Fusion Triquetrum-Lunatum – wünschenswert. Wir ziehen ihr jedoch die Ligamentplastik vor. Soweit man sicher sein kann, daß keine anderen, kombinierten Bänderläsionen vorliegen, erlauben die relativ schwachen mechanischen Belastungen an dieser Stelle einen solchen therapeutischen Kompromiß.

Proximale Reihe – Radius

Man kann hier 3 Arten der Fusion in Erwägung ziehen:
- zwischen dem Radius und dem Scaphoid (Abb. III.25),
- zwischen dem Lunatum und dem Radius (Abb. III.26),
- zwischen diesen 3 Knochen.

Arthrodese Scaphoid-Radius. Diese Methode blockiert den beweglichsten Knochen der proximalen Reihe. Sie interferiert nicht mit der „Leitfunktion" des distalen V, da das Scaphoid, das von jetzt an immobil ist, dazu beiträgt, den Abstand zwischen dem Radius und dem Kopf des Os capitatum konstant zu erhalten. Der letztere bleibt von nun an fixiert. Da die Seitenbewegungen durch die Immobilisierung des Kahnbeins begrenzt sind, sind auch die resultierenden axialen Belastungen des Mondbeins

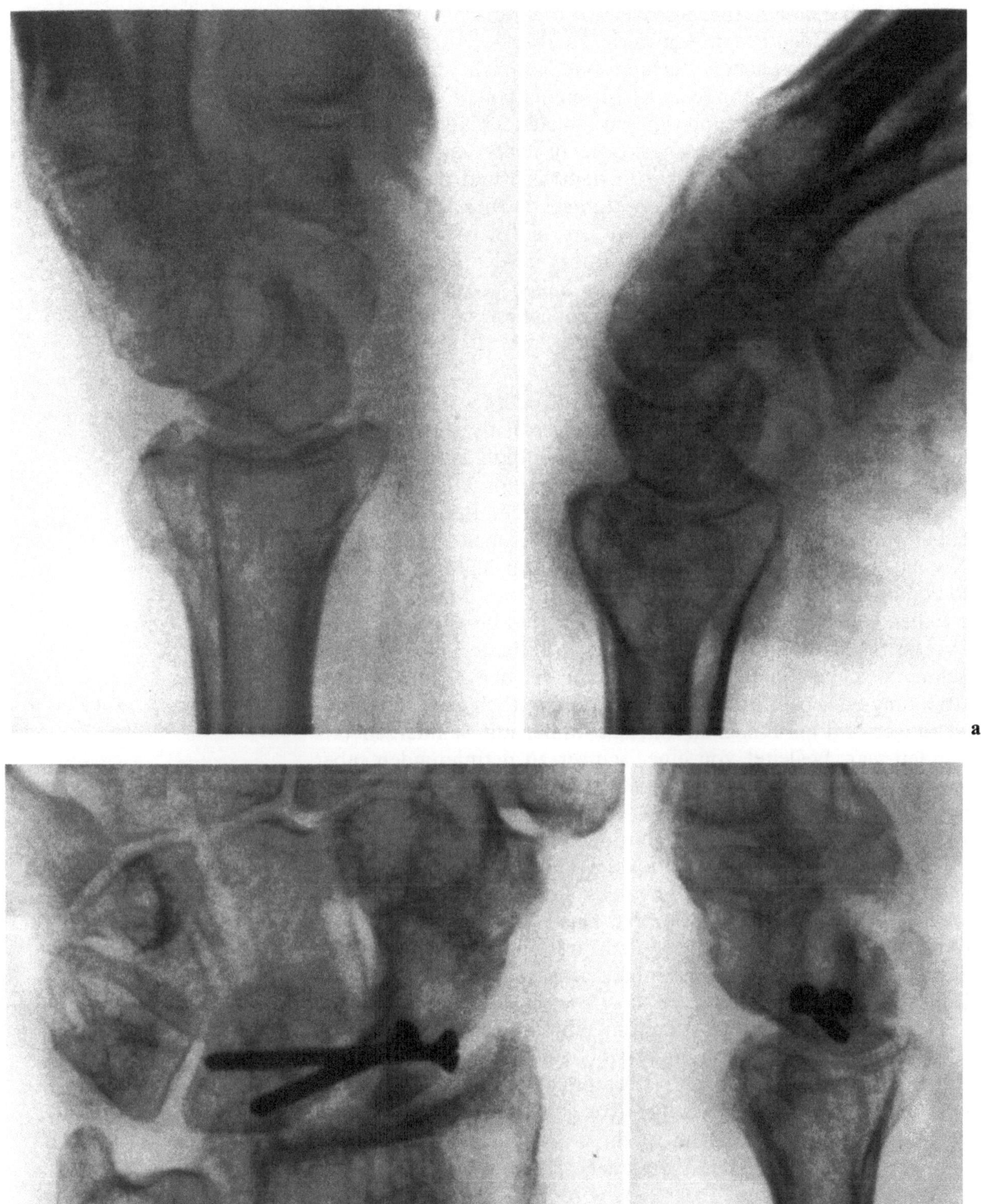

Abb. III.24. a Röntgenaufnahmen vor der Operation in Flexion-Extension: massive und permanente Subluxation des Os capitatum, DISI in Dorsalflexion maximal, keine Palmarflexion des Os lunatum.
b Scapholunare Arthrodese:
- DISI nicht korrigiert,
- Theorie von Gilford entkräftet.

NB: Die Patientin hat zwar weniger Schmerzen, ist aber nicht schmerzfrei

nur schwach. Diese Arthrodese ist zwar theoretisch befriedigend, sie ist aber in der Praxis schwierig zu realisieren. Die für die Arthrodese vorgesehenen Flächen sind nämlich klein und die schräge Achse des Kahnbeins ist für eine stabile Osteosynthese schlecht geeignet. Es ist unter diesen Umständen äußerst schwierig, die einwirkenden Scherungskräfte zu neutralisieren. Außerdem ist es nicht einfach, sich zu orientieren und dem radialen Kompartiment seine adäquate Länge zurückzugeben. Die Wiederherstellung dieser Länge ist jedoch für die Normalisierung der Belastungen der anderen intrakarpalen Gelenke unerläßlich. Nach 2 fruchtlosen Versuchen haben wir diese Methode aufgegeben, zugunsten der RSL-Arthrodese (Abb. III.29c) oder der Rekonstruktion der zentralen Säule (Abb. III.32c).

Arthrodese Lunatum – Radius. Diese Arthrodese wurde von Chamay et al. (1983) bei der rheumatoiden Arthritis vorgeschlagen, bei welcher Indikation sie ihm gute Resultate erbracht hatte. Die Methode hat uns allerdings bei posttraumatischen Fällen enttäuscht. Die 3 Fälle, die wir nach diesem Prinzip operiert haben, mußten nachoperiert werden: der 1. nach 3 Jahren, der 2. nach 9 Monaten und der letzte schon im 3. Monat. Alle 3 Patienten litten an einer DISI-Instabilität des Mondbeins; in 2 Fällen war das scapholunare Ligament funktionstüchtig.

Die Beschwerden waren bei allen 3 Patienten die gleichen: Schmerzlosigkeit in Ruhestellung, aber bei der geringsten Anstrengung oder bei Zirkumduktions- oder seitlich gerichteten Bewegungen trat ein Knacken auf, das immer mit Schmerzen verbunden war, begleitet von einer schwer zu definierenden, aber sehr unangenehmen, intrakarpalen Spannung. Diese Symptome besserten sich nicht mit der Zeit, sondern nahmen im Gegenteil zu: Dies war bei allen 3 Beobachtungen auffällig.

Bei den traumabedingten Fällen ist nur das proximale V verletzt. Das distale V, das die Lage des Kopfes des Os capitatum aufrechterhalten muß, bleibt intakt. Das Lunatum zu blockieren (Abb. III.27a–c), ist gleichbedeutend mit einer Blockierung des Zentrums der funktionellen Einheit, also mit einer Störung der Funktion:

- Normalerweise führt das Lunatum eine Translationsbewegung aus (Kauer (1980), kombiniert mit einer Kippbewegung bei Abduktion-Adduktion. Diese ermöglicht es dem Capitatumkopf, eine mehr oder weniger fixe geometrische Stellung im Raum beizubehalten. Nun ist diese Stellung des Capitatumkopfes durch das distale V gesichert.
- Sobald das Lunatum fixiert ist, wird das normale Spiel unmöglich, und bei der ulnaren Abweichung treten folgende Phänomene in Erscheinung:

  Der radiale Teil des distalen V wird unter Spannung gesetzt.

  Zug des Capitatumkopfes mit der Tendenz, diesen eine Lateralbewegung nach radialwärts ausführen zu lassen, in der Richtung der Resultierenden der Kräfte.

  Belastung der Gelenke von Capitatum, Hamatum und Tri-

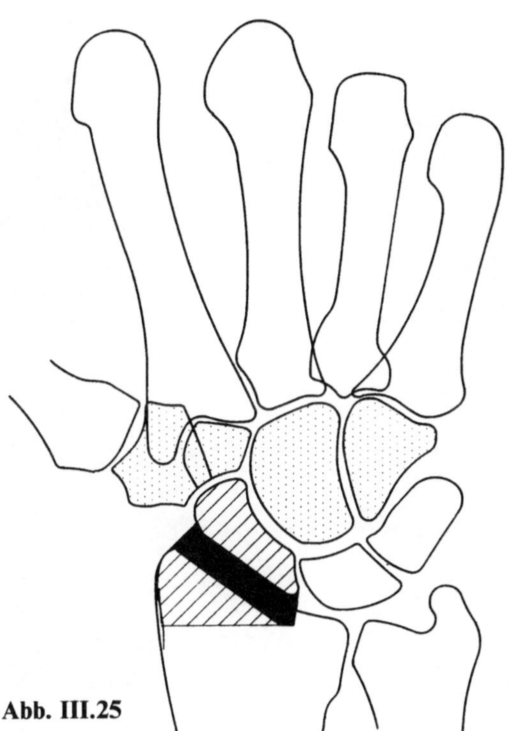

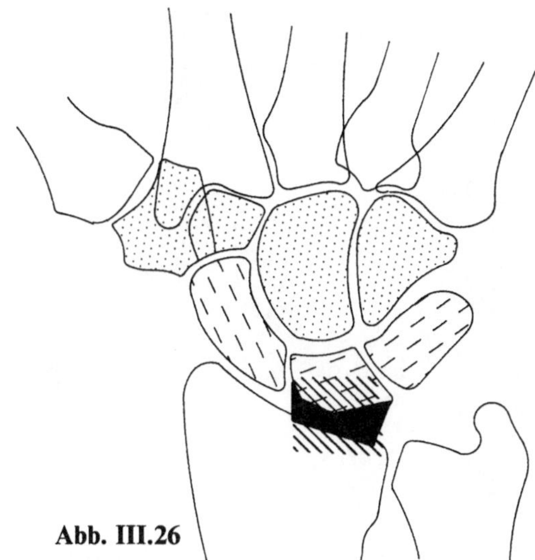

Abb. III.25. Arthrodese Radius-Scaphoid. Schwache Kontaktfläche, schiefe Ebene, Fixierung schwierig, Indikationen zur Operation: selten

Abb. III.26. Arthrodese Radius-Lunatum

quetrum infolge der Spannungseinwirkung auf den distalen Teil des distalen V. Diese Belastungen kommen dann durch Schmerzen und knackende Geräusche zum Ausdruck.
Für das Scaphoid steht nur noch ein kleineres Volumen zur Verfügung. Dieser Knochen ist somit einem erhöhten Druck ausgesetzt. Er kann sich nicht mehr normal bewegen. Wenn die scapholunaren Verbindungen zerrissen sind, trachtet der Capitatumkopf danach, sich zwischen Lunatum und Scaphoid einzudrängen.

Die oben beschriebenen Phänomene treten nur dann in Erscheinung, wenn das distale V intakt ist. Dies ist nun bei der Polyarthritis rheumatica eben nicht der Fall, wodurch wahrscheinlich der anscheinende Widerspruch in den Resultaten seine Erklärung findet. Die 3 Patienten, bei denen wegen einer rheumatoiden Arthritis die gleiche Arthrodese ausgeführt worden war, haben nämlich postoperativ eine befriedigende Funktion und sind fast schmerzfrei.

Schlußfolgerung. Die Fusion Lunatum – Radius ist indiziert, wenn die Ligamente, im allgemeinen als Folge eines Rheumatismus, zerstört sind; diese Operation ermöglicht es, das ulnare Abgleiten des Carpus zu vermeiden. Folglich darf sie bei posttraumatischen Fällen nicht in Betracht gezogen werden, bei denen die Anatomie der noch gesunden Ligamente sich der harmonischen Funktion der benachbarten Knochen widersetzt.

Arthrodese Scaphoid – Lunatum – Radius. Einziges freies Element bleibt das Triquetrum. Die kombinierte Stabilisierung des Paares Scaphoid – Lunatum beseitigt und vermeidet jede unphysiologische Belastung der Ligamente, da der größte Teil der beiden

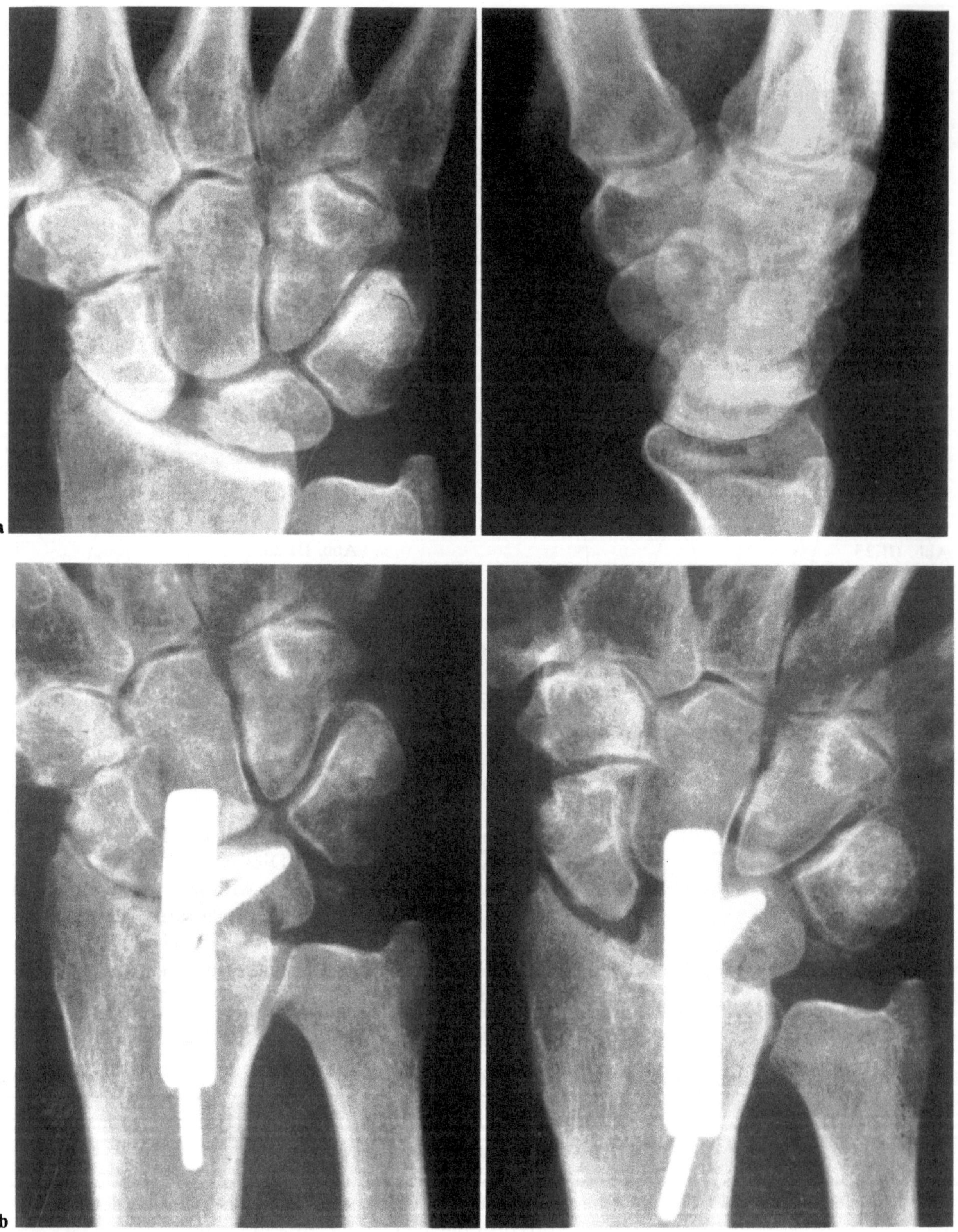

Abb. III.27a, b

Abb. III.27a–c. Radiolunare Arthrodese. **a** Präoperative Aufnahme: SL-Dissoziation, DISI.
b Arthrodese Lunatum-Radius: postoperative Aufnahme in radialer und ulnarer Abweichung.
- Blockierung des Bogenschlusses der 1. Reihe,
- Weiterbestehen der SL-Insuffizienz,
- zwischen dem Lunatum und dem Scaphoid ist ein Eindringen des Kopfes des Os capitatum möglich,
- anormale Beanspruchungen des Os scaphoideum, da das distale V intakt ist.

c Schematische Wiedergabe der anomalen Beanspruchungen. Distales V intakt, anomale Belastungen, Schmerzen

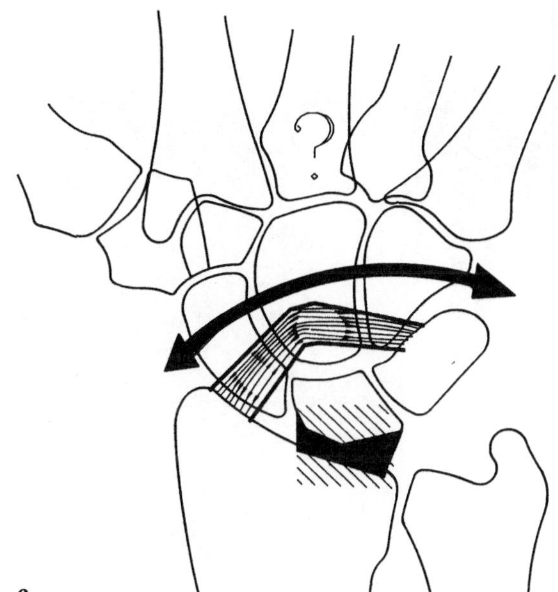

V immobilisiert ist. Der Grad der noch verbleibenden Beweglichkeit ist gering (zwischen 10 und 30°) weniger als die theoretische Berechnung würde vermuten lassen (Beispiele Abb. III.28a, b und Abb. III.29a–c). Die 10 Patienten, die nach dieser Methode behandelt wurden, sind zufrieden, trotz der eingeschränkten Beweglichkeit.

Diskussion. Diese Arthrodese kommt bei der Arthrose des radialen Kompartiments in Betracht, gleich welcher Entstehungsursache. Dennoch ziehen wir es vor, i. allg. und im Rahmen des Möglichen, eine Fusion zwischen der distalen und der proximalen Reihe auszuführen, weil sie die Beweglichkeit des Handgelenks besser schützt, was schließlich das Ziel einer partiellen, eher als einer kompletten, Arthrodese ist.

Proximale Reihe – distale Reihe

Arthrodese Scaphoid – Trapezium (mit oder ohne Trapezoideum) (STT). Watson (1980, 1985) rät zu ihr bei der Behandlung der scaphotrapezo-trapezoidalen Arthrose, bei der rotatorischen Instabilität des Kahnbeins und bei der Kienböck-Krankheit.

Bisher haben wir bei 6 Fällen diese Arthrodese ausgeführt, jedoch mit verschiedenen Operationstechniken (Abb. III.30a–c). Die Indikationsstellung war auf die Arthrose beschränkt. Der Vorschlag, diese Arthrodese auch beim Morbus Kienböck zu verwenden, verdient Beachtung. Es bleibt aber noch zu zeigen, daß der Druck, der auf das Lunatum einwirkt, durch diese Methode ebenfalls verringert wird, wie durch die Verkürzung des Radius bzw. die Verlängerung der Ulna. Für diese Beurteilung braucht man allerdings einen Verlauf von mehr als 15 Jahren. Die Verlängerung der Ulna überlastet die ulnare Partie des Carpus, die Blockierung des Kahnbeins überlastet die radiale Seite. Eine Kombination der beiden Methoden könnte vielleicht die jeweiligen Vorteile vergrößern helfen.

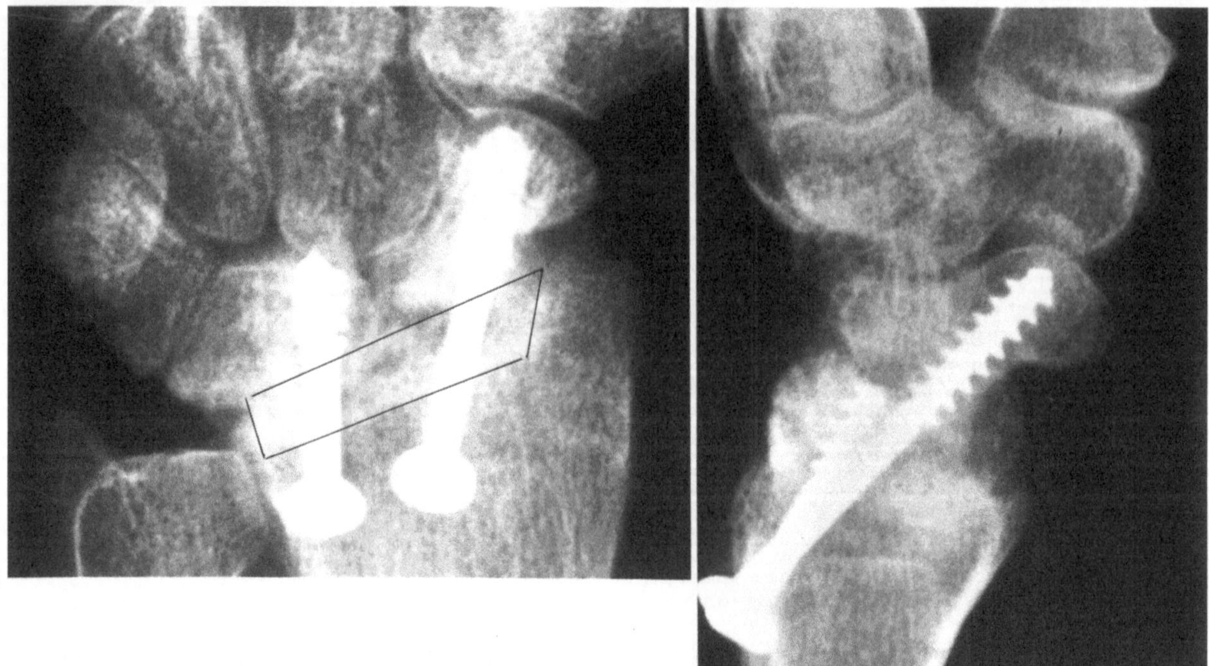

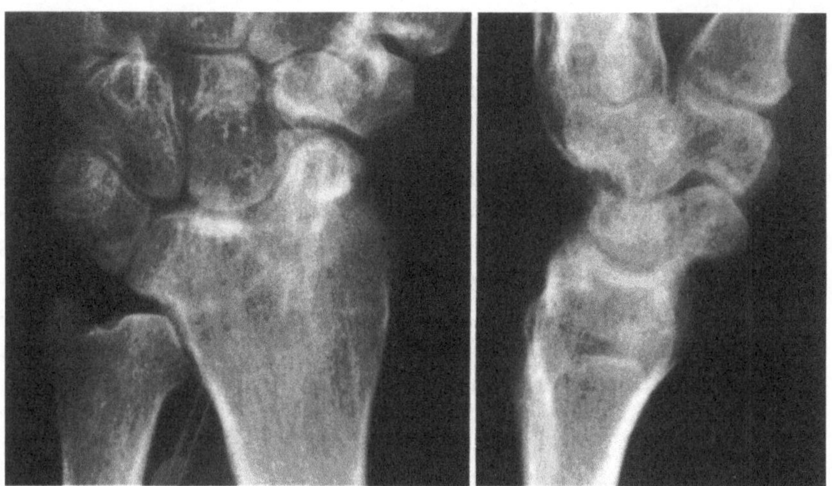

Abb. III.28a, b. Radioscapholunare Arthrodese. **a** Zugschraube und Knochenspan: Die Scheibe sichert die Kompression des Spans. Die Achse des Scaphoids steht sehr vertikal, das Ideal von 45° ist sehr schwer zu verwirklichen. Auf der Aufnahme ist die Lage des Transplantats mit Tinte eingezeichnet. **b** Nach Entfernung des Osteosynthesematerials:
- vollkommene Schmerzlosigkeit;
- restliche Beweglichkeit von 30° bei Flexion und Extension

Bei der scapholunaren Dissoziation verbleiben berechtigte Zweifel. Diese Instabilität tritt oft in Verbindung mit einer Verletzung des proximalen V auf, mit einer daraus folgenden palmaren Subluxation des Mondbeins. Nach der Fixierung des Kahnbeins mit der distalen Reihe des Carpus werden über ihn – da das Lunatum seine Funktion nicht mehr erfüllt – alle axialen Kräfte übertragen. Die DISI wird teilweise reduziert, da die axialen Druckwirkungen durch das Scaphoid überbrückt werden. Die Zukunft wird ein Urteil über den langfristigen Wert dieser Operation bei dieser Art von Verletzung möglich machen. Unserer Meinung nach ist das Hauptproblem bei dieser Operation, die Stellung des Kahnbeins zu bestimmen: Liegt es zu horizontal, dann besteht die Gefahr, daß es durch dauernden Überdruck im radialen Kompartiment eine Arthrose hervorruft; liegt es

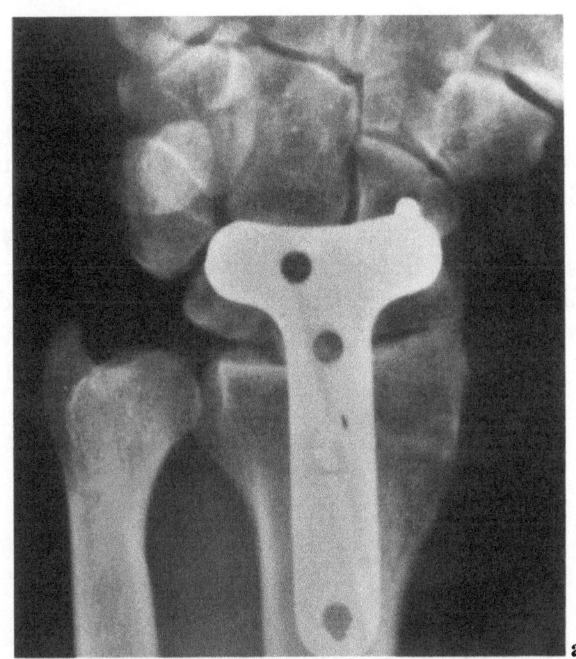

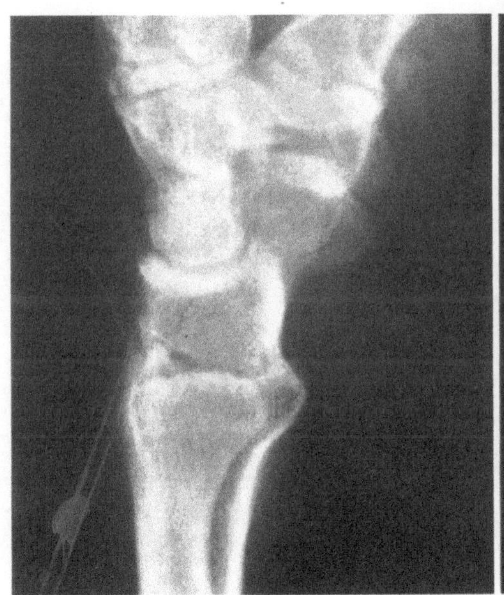

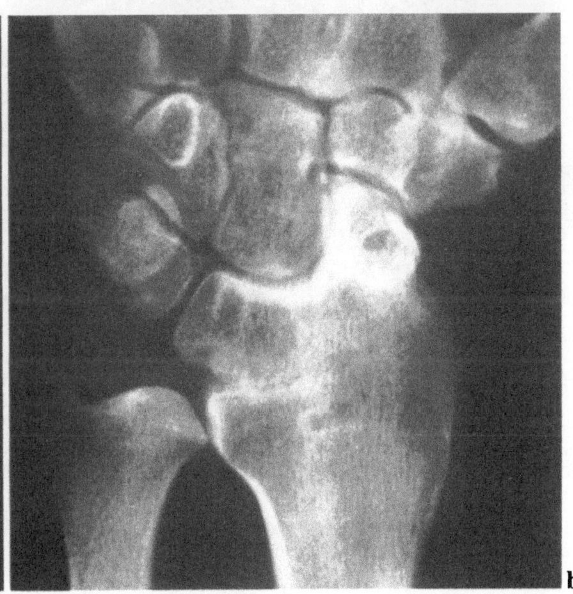

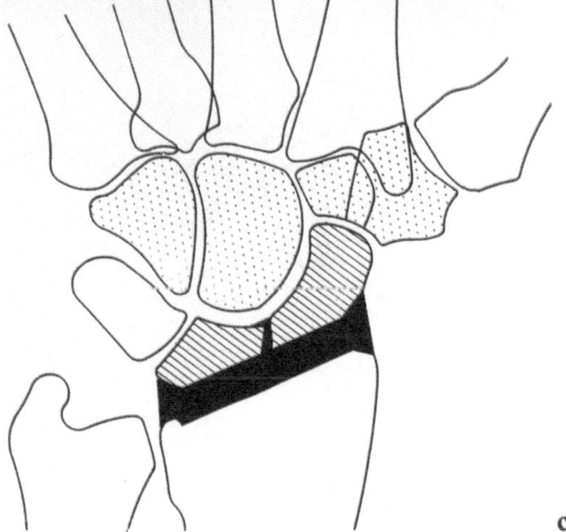

Abb. III.29 a–c. Radioscapholunare Arthrodese. **a** Platte und Knochenspan: leichtere Stabilisierung und Montage, Material umfangreich. **b** Nach Entfernung des Materials: gleiches röntgenologisches Aussehen wie in Abb. III.28b. **c** Schematische Wiedergabe der Operation: *Schwarz:* Lage des Spans; Ziel: Dekompression des ulnaren Kompartiments

zu vertikal, kann es nur teilweise die Folgen des Kollapses einschränken. Von den 13 Fällen, die Watson publizierte, hatten nur 4 eine rotatorische Instabilität.

Der Hauptvorteil dieser Technik ist die gute Restmobilität. Watson schlägt vor, die Methode in bestimmten Fällen mit einer Silastic-Prothese des Mondbeins zu kombinieren. Der Hauptnachteil bleibt die Abrasion des prothetischen Materials. Nachstehend ein Beispiel: Drei Monate nach der Implantation läßt die Zustandsveränderung der Prothese die Bedeutung dieses Problems erkennen (s. Abb. III.31)! Die Prothese kann die Träger-

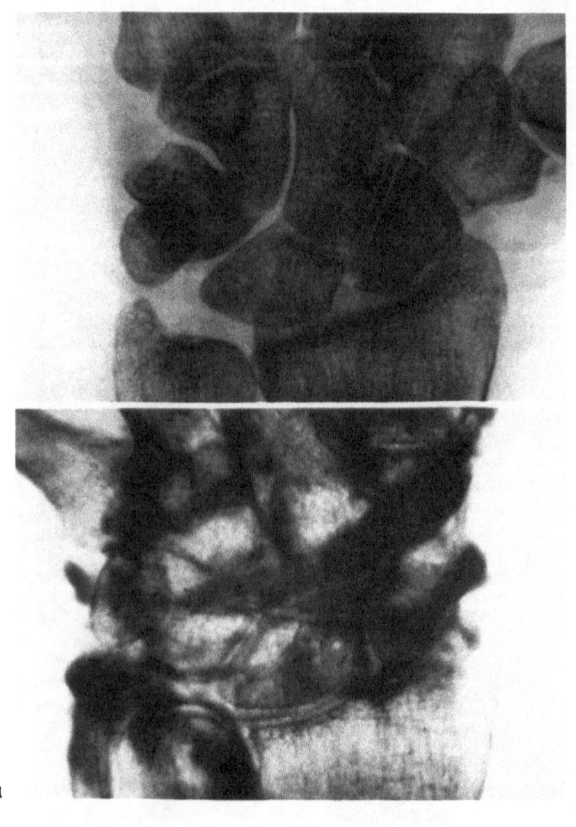

a

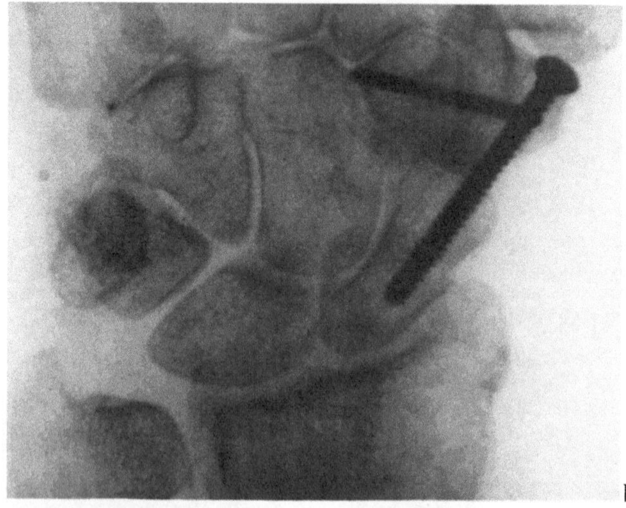

b

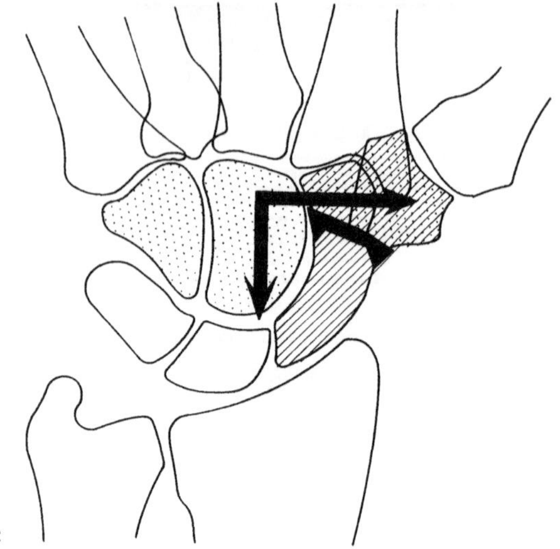

c

Abb. III.30 a–c. STT-Arthrodesen. **a** Scapholunare Instabilität, im Arthrogramm sichtbare Bänderruptur. **b** Technik: Zugschraube Trapezium-Scaphoid, Stabilisation Trapezium-Trapezoideum durch Nagelung. **c** *Schematisch:* Diese Arthrodese läßt einen radialen Block entstehen (*Pfeil*), unter Mitwirkung der distalen interossären Ligamente. Äquivalent wäre wahrscheinlich eine Arthrodese Scaphoid-Capitatum

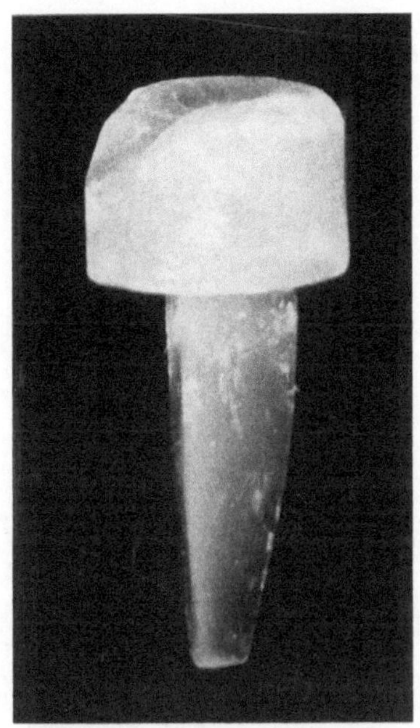

Abb. III.31. Zustand einer Prothese 3 Monate nach der Implantation. Extreme Abnutzung in Verbindung mit einer Subluxation. Folgerung: Silastic leistet der Reibung keinen Widerstand und spielt auch nicht die Rolle eines Trägers. Es hat lediglich die Funktion eines Füllmaterials

rolle des fehlenden Knochens nicht ersetzen. In funktioneller Hinsicht scheinen die Belastungen des distalen V, die durch die erzwungene Immobilisierung des Kahnbeins zustande kommen, durch die Restmobilität der 1. Reihe kompensiert zu sein. Diese kann offensichtlich problemlos die Flexions- und Extensionsbewegungen absorbieren, die für die Beibehaltung der Lage des Capitatumkopfes nötig sind.

Diskussion. Diese Technik ist bei der scaphotrapezotrapezoidalen Arthrose am ehesten indiziert. Beim Morbus Kienböck bleibt ein Zweifel bestehen sowie auch bei der scapholunaren Dissoziation. Indessen sprechen die ausgezeichnete Restmobilität und die relative Einfachheit der Operation zugunsten dieses Eingriffs, insofern das radiale Kompartiment frei von Arthrose ist.

Arthrodese Scaphoid – Capitatum. Diese außergewöhnliche Fusion ist gleichwertig mit der Ausführung einer STT-Arthrodese. Wir haben sie einmal ausgeführt, und zwar 10 Jahre nach einer Lunatumresektion wegen fortgeschrittener aseptischer Nekrose. Diese SC-Fusion wurde mit einer Lunatumprothese kombiniert. Der Patient, von Beruf Mechaniker, hat seine Arbeit wieder aufnehmen können.

Arthrodese Capitatum – Lunatum (s. Abb. III.32 und III.33). Wir haben 13 Fusionen dieser Art ausgeführt, und bis heute mußte keiner der Patienten nachoperiert werden. Die Fusion der zentralen Säule des Carpus läßt das freie Spiel der Ligamente ungestört (gleiche Überlegung wie bei der STT-Fusion) und eine gute Mobilität. Sie ist sogar bei einem fortgeschrittenen Kollaps des Carpus möglich. Hierzu 2 Beispiele: der eine Fall mit einer schon über 20 Jahre bestehenden Pseudarthrose und fortgeschrittenem Kollaps (Abb. III.32a–c), der andere mit Prothese und Resektion des radialen Processus styloideus (Abb. III.33). Im allgemeinen wird der Patient nach 6 Monaten schmerzfrei.

Das Problem der Stabilisierung ist noch nicht gelöst. Die Platte, die wir verwenden (AO 2,7 T-Platte) stößt gegen die Gelenkpfanne, was einen leichten Schmerz, eine gewisse Funktionseinschränkung und eine synoviale Reizung verursacht. Eine frühzeitige Readaptation wird dadurch gestört, das Unbehagen verschwindet jedoch nach Metall-Entfernung.

Diskussion. Es ist bemerkenswert, daß die 20 Jahre alte Scaphoid-Pseudarthrose das radiale Kompartiment und die capitatolunaren Gelenke zerstört, aber in der Regel das Gelenk zwischen Lunatum und Radius unversehrt läßt. Aus diesem Grunde bevorzugen wir die Arthrodese der Zentralsäule: Sie beseitigt die Schmerzen, läßt aber dabei die Beweglichkeit bestehen, die für die laufenden alltäglichen Bewegungen notwendig ist. Die Kombination mit einer Prothese bleibt eine Ausnahme. Die Erfahrung hat nämlich gezeigt, daß ein Scaphoid, sogar wenn es von Arthrose befallen ist, seine Funktion vollkommen erfüllen

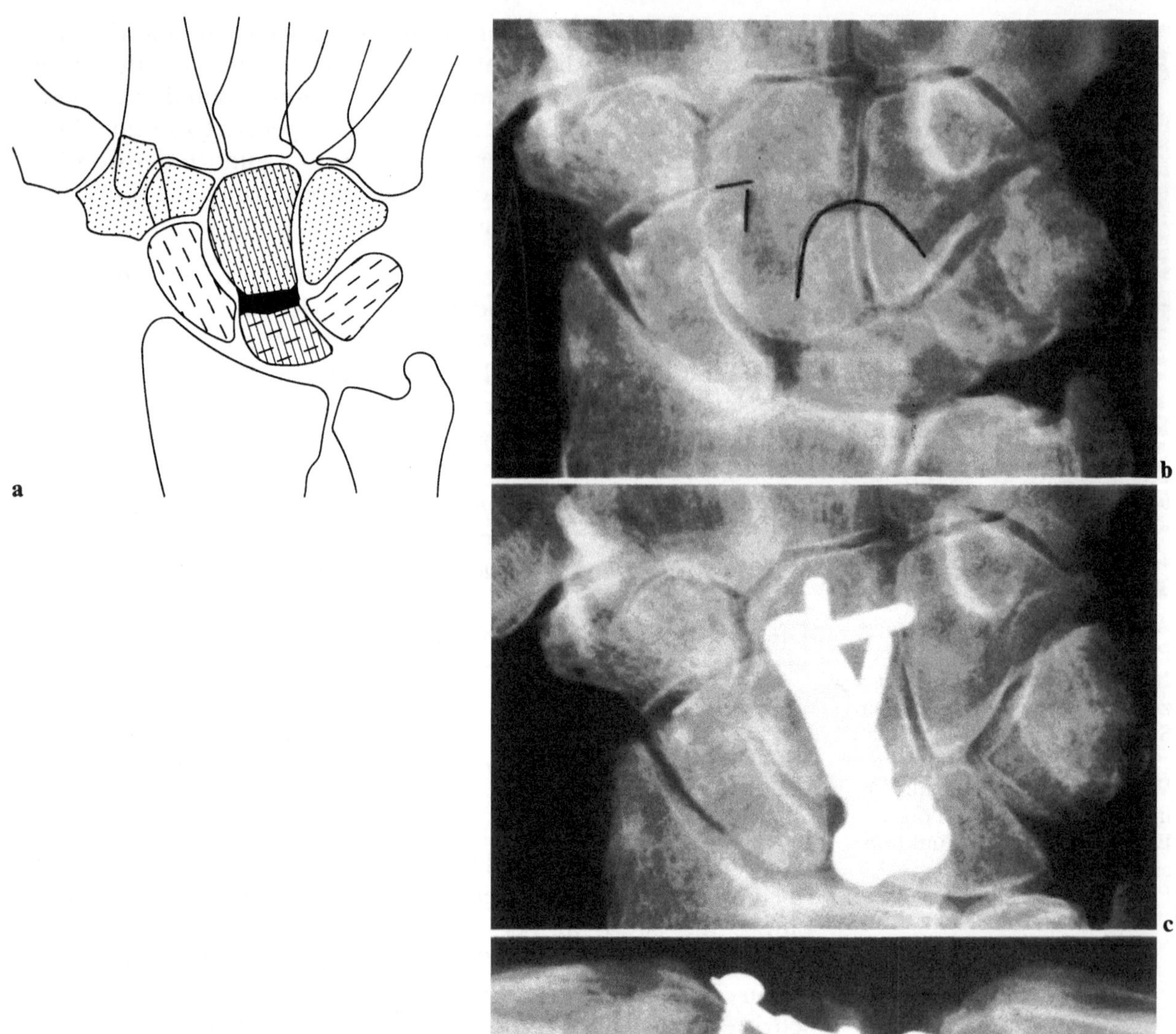

Abb. III.32 a–c. Arthrodese Capitatum-Lunatum. **a** *Schematisch:* Schaffung zweier Drehungssäulen, entsprechend der Theorie von Taleisnik. **b** Massiver Kollaps, SL-Dissoziation. **c** Rekonstruktion einer Mittelsäule (von vorn und im Profil)

kann, sobald die zentrale Säule wieder hergestellt ist und die Zukunft der Prothesen bleibt ungewiß.

Arthrodese Triquetrum – Hamatum. Theoretisch dürfte diese Arthrodese das gute Funktionieren des distalen V nicht stören. Dennoch hat die Indikation für diesen Fusionstyp ihre Grenzen. Wenn die intrakarpale Bänderplastik überhaupt noch in Frage

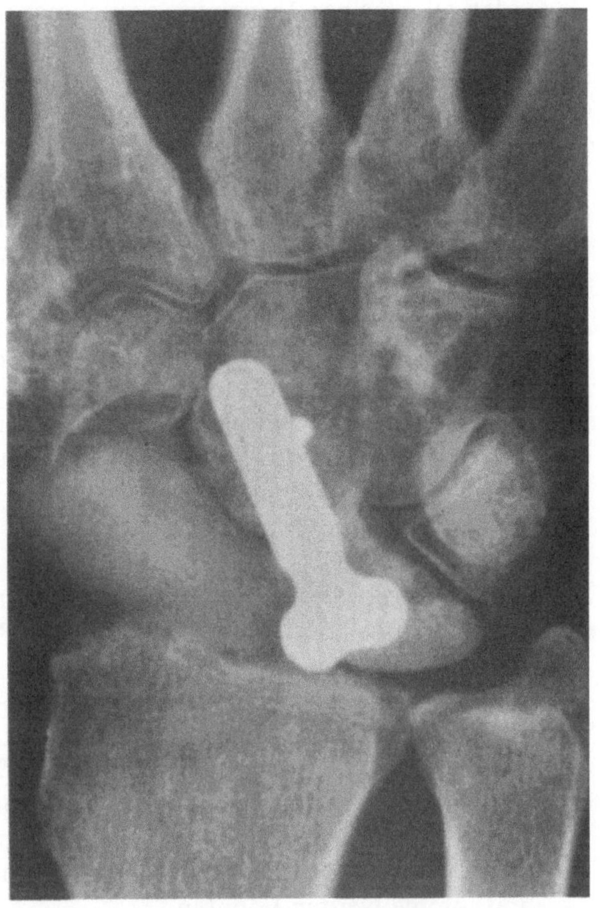

Abb. III.33. Rekonstruktion der zentralen Säule unter Ersetzung des Kahnbeins durch eine Silastic-Prothese: Sie hat keinerlei statische Funktion.
NB: Die Resektion des Processus styloideus kann das distale V beschädigen – Gefahr der ulnaren Subluxation des Carpus

kommt, dann gilt dies für uns bei den ulnaren intrakarpalen Instabilitäten, bei denen die mechanischen Beanspruchungen geringfügig sind, im Vergleich zu jenen der Radialseite.

Intrakarpale Gesamtfusion (einschließlich der Operation nach Graner). Die Indikationen dieser Fusion sind selten. Meistens dürfte ein schweres Trauma, zum Beispiel eine Luxationsfraktur nach De Quervain, die den proximalen Pol des Kopfbeins wegreißt, die Indikation der Wahl sein. Anscheinend wird ein im Ganzen fusionierter Carpus gut vertragen (s.S. 5)

Von der Operation nach Graner et al. (1966) raten wir ab: Sie wird zwar bei der fortgeschrittenen Mondbeinmalazie gerühmt, sie ist aber schwierig und geht aus vaskulären Ursachen gern mit einer Nekrose des proximalen Pols des osteotomierten Kopfbeins einher. Wenn eine Verkürzung des Radius nicht mehr möglich ist, scheinen uns eine SST- oder eine RSL-Arthrodese den Vorzug zu verdienen. Dabei hängt die Wahl des Vorgehens vom Stadium der Zermalmung des Mondbeins und vom Zustand des radialen Kompartiments ab.

Diskussion

Das Ziel der partiellen Arthrodese ist es, die bestmögliche Funktion zu erhalten und gleichzeitig den Patienten von Schmerzen zu befreien. Aus dieser klinischen Übersicht können wir die folgenden allgemeinen Prinzipien entnehmen:

1. Die Arthrodesen zwischen der 1. und der 2. Reihe des Carpus erhalten die Beweglichkeit besser als die Arthrodesen zwischen dem Radius und der 1. Reihe und schaden praktisch niemals der Funktion der Ligamente.
2. Die Arthrodese zwischen dem Scaphoid und dem Lunatum hat in mechanischer und funktioneller Hinsicht keinen Sinn.
3. Die Arthrodese zwischen dem Lunatum und dem Radius muß eine Ausnahme bleiben.
4. Eine Bänderplastik kann die Arthrodese im ulnaren Kompartiment ersetzen, wo weniger große Beanspruchungen bestehen als auf der radialen Seite.
5. Der präoperative Status muß genau sein:
   a) die Arthrose und die ligamentäre Insuffizienz lokalisieren, b) die Kippvorgänge analysieren, c) den Kollaps und das Abgleiten berechnen.

Schlußfolgerungen

Der Chirurg darf nur dann eine partielle Arthrodese des Carpus ins Auge fassen, wenn er glaubt, den Patienten von seinen Schmerzen befreien zu können:

- indem er die Höhe des Carpus wieder herstellt, entweder durch Rekonstruktion der zentralen Säule o. durch ein Äquivalent,
- durch Schutz der noch verbliebenen Bänderfunktion und/oder durch Ergänzung ungenügender Funktionen,
- indem er es vermeidet, durch seinen Eingriff neue Belastungen zu schaffen, die zum Ausgangspunkt einer neuen, iatrogenen Pathologie werden könnten.

Wie man sieht, bedarf es einer vertieften Kenntnis der funktionellen Anatomie, um diese heiklen Lösungen wählen zu können. Die komplette Arthrodese des Handgelenks hat immer noch ihren Vorzugsplatz, besonders beim Schwerarbeiter.

Literatur

Chamay A, Della Santa D, Vilaseva A (1983) L'arthrodèse radio-lunaire facteur de stabilité du poignet rhumatoïde. Ann Chir Main 2:5–17

Gilford WW, Bolton RH, Lambrinudi C (1943) The mechanism of the wrist joint with special reference to fractures of the scaphoid. Guy's Hosp Rep 92:52–59

Graner O, Lopes EI, Carvalho BC, Atlas S (1966) Arthrodesis of the carpal bones in the treatment of Kienböck's disease, painful ununited fractures of the navicular and lunate bones with avascular necrosis, and old fracture-dislocations of carpal bones. J Bone Joint Surg [Am] 48:767–774

Kauer JMG (1980) Functional anatomy of the wrist. Clin Orthop 149:9–20

Palmer AK, Dobyns JH, Linscheid RL (1978) Management of post traumatic instability of the wrist secondary to ligament rupture. J Hand Surg 6:507–532

Taleisnik J (1984) Triquetrohamate and triquetrolunate instabilities (medial carpal instability). Ann Chir Main 3:331–343

Watson HK (1980) Limited wrist arthrodesis I. The triscaphoid joint. J Hand Surg 5:320–327

Watson HK, Ryu J, DiBella A (1985) An approach to Kienböck's disease: triscaphoid arthrodesis. J Hand Surg 10A:179–187

KAPITEL IV

Radiusfrakturen

A. Die spezifischen Probleme der Radiusfraktur

Es handelt sich um eine banale, häufig vorkommende Fraktur, die anscheinend einfach zu behandeln ist, da diese Behandlung in aller Regel dem Assistenten anvertraut wird! Tatsächlich aber ist dieser Bruch wenig bekannt, und die therapeutischen Kriterien sind unscharf, weil

- die morphologischen analytischen Grundlagen fehlen,
- die konservative Behandlung gute Resultate zu liefern scheint und die Fehlstellung anscheinend gut vertragen wird,
- die betroffene Bevölkerungsgruppe, oft ältere Personen und von weiblichem Geschlecht, kein besonderes Interesse hervorruft.

In Wirklichkeit und trotz zahlreicher Arbeiten (Castaing 1964; Chamay 1977; Chamay et al. 1983; Clancey 1984; Cooney et al. 1979) glaubt niemand an die Probleme der Fehlstellung, und dies um so weniger, als eine Korrelation zwischen dem Schweregrad der Fehlstellung und den Beschwerden des Patienten niemals nachgewiesen worden ist (Fourrier et al. 1981).

An dieser Stelle wollen wir uns befassen mit

- der von diesem Verletzungstyp betroffenen Patientengruppe,
- den Folgen der Fehlstellung bei einem anscheinend wenig schmerzempfindlichen Kollektiv, den Bejahrten,
- den Möglichkeiten der konservativen Behandlung,
- den praktischen Konsequenzen, dank einer Klassifikation mit therapeutischem Ziel,
- den Grundlagen einer rationalen Behandlung.

Verteilung der Radiusfrakturen nach Alter und Geschlecht

Von Anfang 1980 bis Ende 1982, in 3 Jahren also, wurden in der orthopädischen Klinik von St. Gallen 653 distale Radiusfrakturen behandelt. Von diesen Patienten waren 200 30 oder weniger Jahre alt, 102 Patienten zwischen 31 und 51 Jahre, während die übrigen 351 Patienten 51 Jahre alt oder älter waren. Aufgrund der Graphiken (Abb. IV.1 und IV.2) konstatieren wir 3 interessante Tatsachen:

1. Unterhalb von 30 Altersjahren kommt diese Fraktur im wesentlichen bei Männern vor (69%).
2. Zwischen 30 und 51 Jahren sind Männer und Frauen in gleichem Ausmaß betroffen.
3. Vom 51. Lebensjahr an betrifft diese Fraktur vor allem Frauen (86,6%).

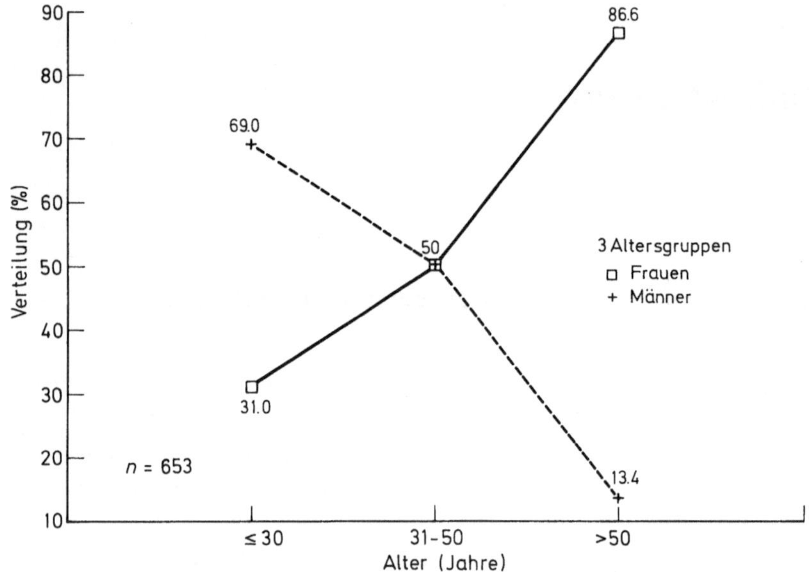

Abb. IV.1. Die distale Radiusfraktur. Verteilung (in %) nach Alter und Geschlecht (1980–1982). Diese Fraktur kommt v.a. beim Manne unter 30 Jahren und bei der Frau über 50 Jahren vor

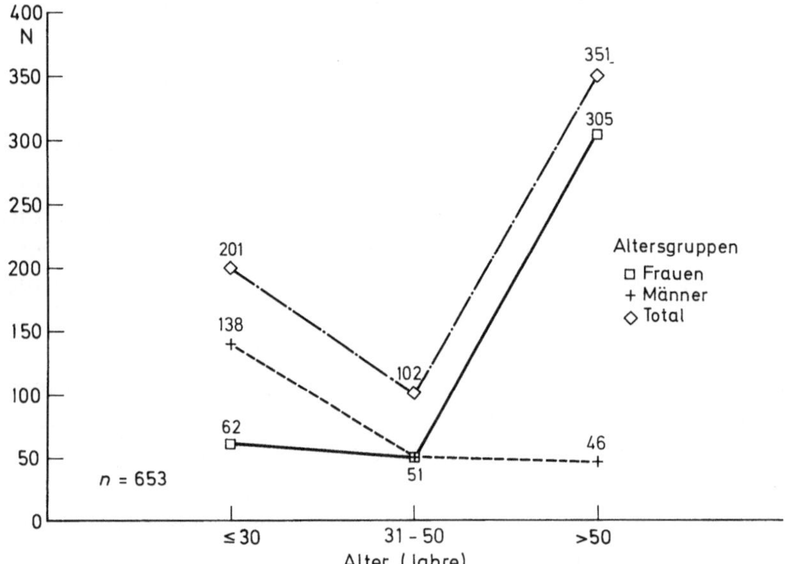

Abb. IV.2. Verteilung der Stichprobe in absoluten Zahlen. Man erkennt eine externe Häufigkeitszunahme der Radiusfrakturen bei Frauen im Alter von mehr als 50 Jahren

Die gegenwärtige Behandlung der Radiusfraktur

Während dieser 3 Jahre wurden nur 54 der 653 Frakturen operiert, somit 8,3%. In 41 Fällen handelte es sich um Fixateur Externe, 13mal wurde eine stabile Osteosynthese ausgeführt. Wenn wir uns jetzt mit den 41 Patienten befassen, die Fixateur Externe erhielten, (Abb. IV.3), dann stellen wir fest, daß

- diese Methode bei 25 Männern und 16 Frauen angewandt wurde,
- sie bei über 50 Jahre alten Patienten nur 13mal vorkam,
- und Frauen bei den unter 50jährigen nur 7mal, in der Gruppe der mehr als 50jährigen 9mal vertreten waren.

In Prozentzahlen ausgedrückt, spiegeln diese Zahlen die allgemeine Einstellung gut wider: die Indifferenz gegenüber den Folgeerscheinungen, v.a. bei Frauen. Von 305 über 50 Jahre alten Frauen erhielten nur 9 Fixateur Externe, somit 2,6% der betroffenen weiblichen Population. Bei den unter 50jährigen ist der

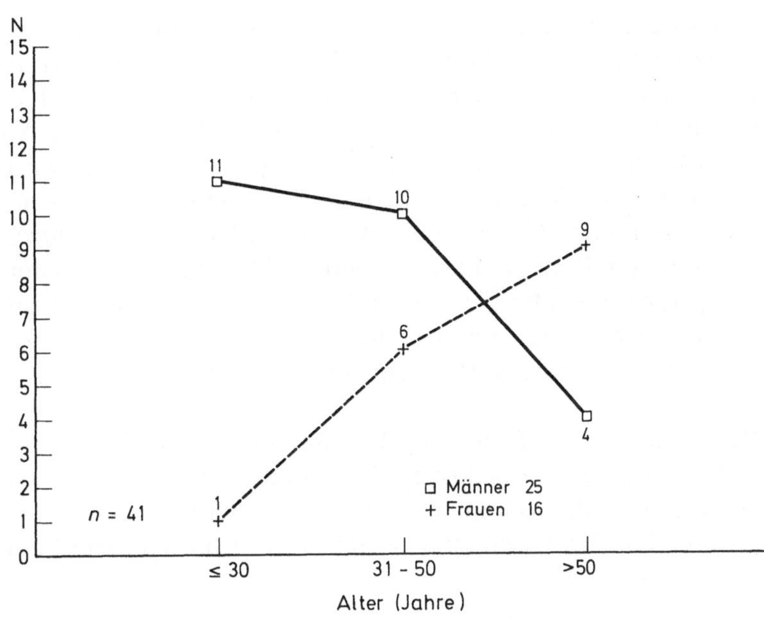

Abb. IV.3. Behandlung mit dem Fixateur Externe (1980–1982). Verteilung in absoluten Zahlen, nach Alter und Geschlecht

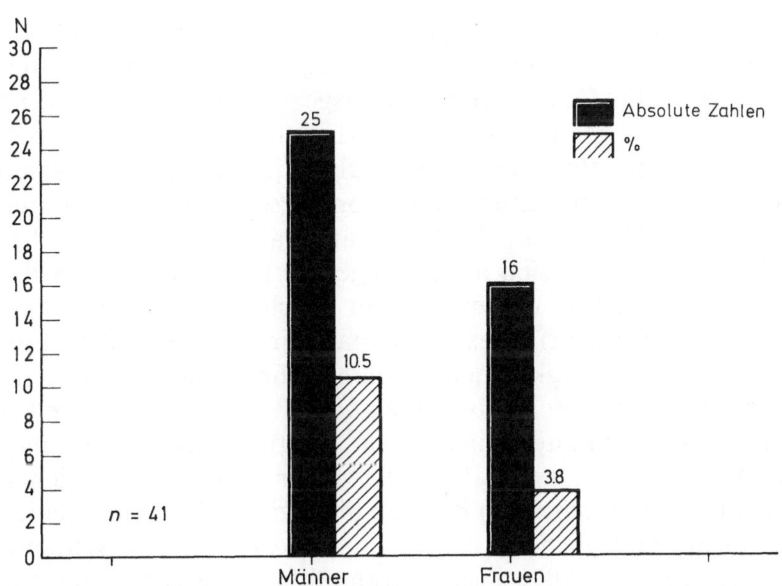

Abb. IV.4. Distale Radiusfrakturen 1980–1982. Männer werden eher mit Fixateur Externe behandelt als Frauen. Patienten $n = 653$, Fixateur Externe $n = 41$

Anteil günstiger, da es sich hier um 7 von 113 Frauen handelt, folglich um 6,2%. Die Männer kommen besser weg: Bei den weniger als 50 Jahre alten waren es 21 Fixationen auf 290 Frakturen, also 11%, und bei den über 50jährigen 4 und 47, also 8,5%. Insgesamt wurden 10,5% der Männer und nur 3,8% der Frauen (Abb. IV.4) mit Fixateur Externe behandelt. Werden etwa Frauen schlechter behandelt? Die Optimisten bewahren ihr ruhiges Gemüt, denn gibt nicht die konservative Behandlung jede Garantie? Unsere nächste Teilstrecke besteht darin, die Ergebnisse unserer heutigen Behandlungsweisen kennen zu lernen.

Verträglichkeit der Fehlstellung

Wir haben 43 dem Zufall entsprechend ausgewählte Frakturen nach klinischen, radiologischen und subjektiven Gesichtspunkten analysiert, was uns erlauben wird, diese Frage zu beantworten. Die Patienten waren alle 60 und mehr Jahre alt und sollten im Prinzip die Fehlstellung vertragen können. Die Primärbehandlung war in allen Fällen orthopädisch, also ohne Verdrahtung, Fixateur Externe oder stabile Osteosynthese. Dieses Kollektiv umfaßte 39 Patienten, 5 Männer und 34 Frauen. Der Anteil der Männer (5:39 oder 12,8%) gleicht jenem, den wir in 3 Jahren bei dieser Altersklasse beobachten konnten: 46 Männer auf ein Total von 351 Frakturen, oder 13,1%. Das Durchschnittsalter der Patientengruppe betrug 71,7 Jahre (höchstens 88, wenigstens 60). Der Zeitabstand zwischen der Fraktur und der Nachkontrolle war immer mehr als 1 Jahr, maximal 24 Monate; der Durchschnittswert betrug 13,6 Monate.

Auswertung der Resultate

Die Resultate sind in Tabelle IV.1 zusammengefaßt. Wir haben unsere Patienten in 5 subjektive Klassen und 4 röntgenologische Gruppen eingeteilt. Sodann haben wir versucht, eine Relation „Anatomie-Schmerz" und eine zweite „Funktion-Schmerz" herauszuarbeiten.

Subjektive Resultate

In Tabelle IV.2 sind die subjektiven Klassen, basierend auf den Beschwerden der Patienten, zusammengefaßt und ihre Verteilung dargestellt. Der Prozentsatz ausgezeichneter Resultate ist gering: 20,9%. Man müßte schon die „mäßige Behinderung" als ein günstiges Resultat ansehen, also die Zahlen der Klassen I und II addieren, um einen Anteil von 50% an guten Resultaten zu erreichen. Die Klasse III besteht aus Patienten, die über ihre Unfähigkeit klagen, sich anzustrengen (z.B. nicht mehr in der Lage zu sein, einen wassergefüllten Kochtopf oder eine Einkaufstasche zu heben). Dies kann, manchmal ohne größere Folgen, je nach der Tätigkeit der Patienten sehr invalidisierend sein. Wir können also kaum von guten Resultaten sprechen, selbst wenn sie in bestimmter Hinsicht als akzeptabel erscheinen mögen. Wenn man indessen die Fälle dieser Klasse III zu denen der beiden vorhergehenden Klassen hinzuzählt, findet man einen Prozentsatz erträglicher Resultate nach konservativer Behandlung, der bei etwa 70% liegt. Daraus folgt, daß 30% schlechte Resultate sind, also bei etwa einem Patienten von dreien! Unsere Zahlen sind mit denen von Castaing (1964) völlig vergleichbar, dessen Ergebnisse bei 433 Frakturen in der rechten Spalte der Tabelle aufgeführt sind. Muß man daraus schließen, daß wir uns 20 Jahre später immer noch im gleichen Stadium befinden?

Die Beziehung zwischen der Morphologie und subjektiven Beschwerden

Der Morphologie nach, auf der Grundlage der Analyse der Röntgenaufnahmen, unterscheiden wir 4 röntgenologische Gruppen (Tabelle IV.3). Man kann tatsächlich mit 4 Deformationen rechnen: Der distale Radiusanteil kann in der Frontal- und/oder Sagittalebene kippen, und/oder eine Verkürzung zeigen. Infolgedessen kann die Röntgenaufnahme entweder Frakturen ohne Dislokation zeigen oder Frakturen mit 1, 2 oder 3 Deformationen.

Die röntgenologische Gruppe 0 entspricht einer fast vollkommenen anatomischen Wiederherstellung (wobei ± 2 mm Verkürzung und $\pm 5°$ Kippung in einer der beiden Raumebenen toleriert werden). Ist nur eine Deformation isoliert vorhanden (Kippung in nur einer Ebene oder alleinige Verkürzung), so handelt es sich um die röntgenologische Gruppe 1. Eine Kippung und eine Verkürzung oder die Kombination einer Kippung in den 2 Raumebenen gehört zur röntgenologischen Gruppe 2. Die Gruppe 3 schließlich ist durch das Zusammentreffen der 3 Faktoren gekennzeichnet.

In der Tabelle IV.4 untersuchten wir Korrelationen zwischen den Röntgengruppen und den subjektiven Klassen. Die Auswertung dieser Tabelle ist jedoch schwierig, da die Fallzahl/Gruppe nicht groß ist. Zwei anatomische Wiederherstellungen fallen uns von vornherein auf. Dies ist ein bescheidenes Ergebnis, es zwingt uns zu einem ersten Schluß: Die konservative Behandlung ist bei älteren Personen kaum überzeugend. Da die Anzahl Frakturen der Gruppe 0 zu klein ist, analysieren wir die Gruppen 0 und 1 gemeinsam und verbuchen damit 17 Frakturen, die in 5 Klassen aufgeteilt sind. Die Lektüre der Tabelle IV.4 führt uns zu den folgenden Feststellungen:

1. Die Mehrheit der guten röntgenologischen Resultate enspricht den subjektiven Klassen I und II, somit 11; nur 6 entsprechen den Klassen III und IV. In der Klasse V kommt kein günstiges Röntgenbild vor.
2. In dem Maße, in dem die anatomischen Deformationen zunehmen, erhält man immer seltener gute subjektive Resultate.
3. Von den 4 dürftigen subjektiven Resultaten trotz einer befriedigenden anatomischen Wiederherstellung ist eines die Folge einer Algodystrophie, beim zweiten Patienten lag ein Caput-ulnae-Syndrom vor und bei den beiden übrigen war der morphologische Zusammehang nur unzureichend wiederhergestellt worden.
4. In graphischer Hinsicht zeichnen sich die subjektiven Klassen I und II aus durch einen höheren Anteil an befriedigenden röntgenologischen Resultaten (Abb. IV.5): 55%. In den benachteiligteren Klassen erreicht dieser Anteil keine 30%. Diese graphische Darstellung macht die Beziehung sichtbar, die zwischen der Qualität der anatomischen Wiederherstellung und der Lebensqualität besteht. Aber ist dieser Unterschied statistisch signifikant? In der detaillierten statistischen Analyse der Resultate werden wir uns bemühen, dies nachzuweisen.

Die Beziehung „Beweglichkeit-subjektive Beschwerden“

In Tabelle IV.5 sind die Meßwerte der Beweglichkeit in Graden wiedergegeben, ausgedrückt durch die Unterschiede zwischen der sog. „normalen“ Funktion der gesunden Seite und jener der verletzten Seite. Im Falle einer beidseitigen Fraktur wurde der Unterschied berechnet, bezogen auf den Durchschnittswert der „normalen“ Beweglichkeit der untersuchten Gruppe. Auf dieser Tabelle der detaillierten Daten beruht eine graphische Darstellung, in der die durchschnittlichen Mobilitätsverluste verglichen werden, für jeden Bewegungstyp im besonderen, sowie die globalen Verluste; dies in unseren 5 subjektiven Klassen. Die Unterschiede der Beweglichkeit erscheinen von einer subjek-

Tabelle IV.1. Radiusfrakturen bei älteren Leuten (>60 Jahre)

Patienten n=39 (5 Männer, 34 Frauen), Durchschnittsalter: 71 Jahre

Fall	Alter	Hand		Pronation		Supination		Flexion		Extension		Radiale Abweichung		Ulnare Abweichung	
		re.	li.	Ref.	Bruch	Ref.	Bruch	Ref.	Bruch	Ref.	Bruch	Ref.	Bruch	Ref.	Bruch
A.I.	74		×	90	0	90	0	65	−10	55	5	20	10	50	−20
B.A.	72		×	90	0	80	−10	65	−20	45	−15	50	−30	40	−10
B.A.	81		×	90	0	90	0	90	−20	65	− 5	25	10	45	−10
B.L.	79		×	80	0	90	−10	60	−30	60	30	30	−10	35	− 5
B.M.	62		×	88	0	87	0	64	0	61	0	32	0	40	0
B.M.	62	×		88	0	87	0	64	0	61	0	32	0	40	0
D.A.	71		×	80	0	80	0	60	−10	60	0	35	−15	40	0
E.F.	65	×		90	0	90	0	80	0	70	−10	50	−10	40	−10
E.M.	65		×	88	0	87	0	64	0	61	0	32	0	40	0
E.M.	65	×		88	−10	87	−20	64	−15	61	−20	32	−20	40	−10
F.A.	64		×	88	−10	87	0	64	−10	61	−15	32	0	40	0
F.A.	64	×		88	0	87	0	64	20	61	0	32	0	40	0
F.K.	76	×		90	0	90	0	70	−15	65	−10	40	0	40	0
F.F.	97		×	90	0	90	0	65	−20	45	−30	15	− 5	40	−10
F.M.	72		×	90	0	80	10	55	−15	50	− 5	35	−10	50	−20
G.C.	61		×	80	0	80	0	60	−15	70	−10	30	− 5	50	−20
G.E.	65		×	90	0	90	−10	65	−20	70	−10	35	− 5	40	− 5
G.I.	67		×	90	0	70	0	60	−10	55	0	30	−10	40	− 5
G.L.	60	×		88	0	87	0	64	0	61	0	32	0	40	0
G.L.	60		×	88	0	87	0	64	0	61	0	32	0	40	0
H.M.	62	×		90	0	90	0	65	−15	70	20	30	0	40	−10
H.M.	78		×	90	0	90	0	55	− 5	50	− 5	30	0	30	0
M.M.	88	×		90	−10	90	−20	55	−25	55	− 5	40	25	40	−10
H.O.♂	75		×	90	0	90	0	55	−15	50	−10	30	−15	40	− 5
H.W.♂	72	×		80	0	90	−20	40	0	55	0	25	− 5	30	0
K.E.	65		×	90	0	90	0	80	−20	70	−10	40	5	40	− 5
K.H.♂	68	×		90	0	90	0	85	−10	70	−25	35	0	40	−10
L.G.	65		×	90	0	90	−10	60	−25	70	0	40	− 5	45	−15
M.B.	83		×	90	0	90	0	60	−10	50	0	30	0	40	−10
M.E.	74		×	90	0	90	0	70	−40	70	−15	35	−10	40	−10
M.F.	72		×	90	0	90	0	50	0	60	− 5	20	10	30	10
M.I.	81		×	90	0	80	0	40	−10	50	−15	25	0	35	0
M.M.	60		×	85	0	85	0	60	0	70	−10	25	5	25	10
R.I.	70	×		90	0	90	0	70	−20	65	− 5	25	− 5	40	−10
R.M.	80	×		90	−10	90	−20	60	−15	80	−30	40	−15	40	−15
S.C.	65		×	90	0	90	0	85	−15	75	−15	25	−20	45	−30
S.H.♂	69		×	90	0	90	0	70	−10	60	−10	20	0	45	0
S.I.♂	71		×	90	−45	90	−45	50	−20	50	−20	30	−10	40	−10
T.E.	69		×	90	0	90	−10	70	−25	50	−10	40	0	30	−15
W.A.	70		×	80	0	80	0	70	−15	60	−30	45	−25	35	− 5
W.A.	79	×		90	−30	90	−10	70	−40	50	0	30	−10	40	−10
W.E.	62		×	90	0	90	0	70	−15	65	−20	25	0	45	0
W.L.	62		×	80	0	80	0	60	0	50	0	30	0	40	− 5

Röntgenologisch: Kippungen in Ebene Frontal (Grade)	Sagittal	Verkürzung (mm)	Röntgengruppe 0	1	2	3	Klinik Subjekt. Klasse I	II	III	IV	V	Bemerkungen Andere Pathologie
14	0	2,00		×			×					Post-Sudeck, geringgradig
0	18	3,50			×				×			
2	2	3,50		×			×					
2	46	4,00			×			×				Schmerzhafte Schulter
0	12	4,50			×			×				Ulnare distale Instabilität
0	8	2,00		×				×				
3	10	0,00		×			×					
0	34	0,00		×						×		
10	5	3,00			×				×			
0	20	5,50			×						×	Caput-ulnae-Syndrom
0	10	0,00		×			×					Epicondylitis radialis
0	40	6,00			×				×			Sudeck mit Versteifung
0	0	0,00	×							×		
35	24	16,00				×			×			
11	32	2,00			×		×					
0	16	0,00		×					×			Caput-ulnae-Syndrom
0	46	3,00			×			×				
0	44	1,00		×					×			
0	18	3,00			×			×				Karpaltunnel
0	10	3,00			×				×			Caput-ulnae-Syndrom
5	34	3,50			×		×					
2	20	3,00			×			×				Karpaltunnel beidseitig, kann Töpfe nicht heben, keine Haushaltsführung
10	34	6,50				×			×			
0	15	3,50			×				×			
4	10	4,00			×				×			
7	23	0,00			×			×				Linkshänderin
13	0	4,00			×			×				
4	24	6,00			×					×		Karpaltunnel
17	22	5,50				×				×		Intraartikuläre Fraktur
4	14	3,00			×						×	Post-Sudeck: Abstand Fingerpulpa-Handteller = 3,5 cm
0	20	1,00		×						×		
0	8	0,00		×			×					Schmerzhafte Schulter: subkapitaler Bruch
0	21	0,00		×				×				
3	6	1,00		×			×					
17	10	3,00				×					×	Sudeck
25	10	2,50				×			×			
5	0	3,00		×				×				
10	4	5,50			×						×	Multiple Traumen
2	16	0,50		×						×		Caput-ulnae-Syndrome
5	23	1,00		×				×				
10	45	3,00			×			×				
9	4	3,00			×					×		Linkshänderin
0	4	0,00	×				×					

Tabelle IV.2. Subjektive Klassen

Klasse		*n*	Castaing
I	Resultat ausgezeichnet = keine Behinderung	9 (20,9%)	21,2%
II	Befriedigend = mäßige Behinderung	11 (25,6%)	24,9%
III	Ausreichend = erhebliche Behinderung	12 (27,9%)	25,6%
IV	Dürftig = Einige Bewegungen unmöglich	7 (16,3%)	18,9%
V	Schlecht = Aktivität stark reduziert	4 (9,3%)	9,4%
	Total:	43 (100%)	

NB: Gleiche Verteilung wie die von Castaing (1964) bei 433 Frakturen von Patienten jeden Alters.

Tabelle IV.3. Gruppen der Röntgenbefunde

Gruppe	*n*	
0	Keine Deformation	2 (4,7%)
1	Eine Deformation	15 (34,9%)
2	Zwei Deformationen	20 (46,5%)
3	Drei Deformationen	6 (13,9%)
	Total:	43 (100%)

Tabelle IV.4. Verteilung zwischen den Röntgengruppen und den subjektiven Klassen

Röntgengruppe	Subjektive Klasse					Total
	I Ausgezeichnet	II Befriedigend	III Ausreichend	IV Dürftig	V Schlecht	
0	1	0	0	1	0	2
1	6	4	2	3	0	15
2	2	7	6	2	3	20
3	0	0	4	1	1	6
Total	9	11	12	7	4	43

Tabelle IV.5. Beziehung zwischen der subjektiven Klasse und der Beweglichkeit

	Pronation	Supination	Flexion	Extension	Abweichung		Summe
					Radial	Ulnar	
I Ausgezeichnet	− 1,1	1,1	−12,2	2,2	− 1,1	− 8,3	− 23,8
II Befriedigend	0,0	− 1,8	−10,0	− 6,4	− 2,7	− 1,8	− 22,7
III Ausreichend	− 3,3	− 5,0	−15,0	− 7,1	−10,4	− 8,3	− 49,2
IV Dürftig	− 4,3	− 2,9	−12,5	− 7,9	− 0,7	− 5,7	− 34,3
V Schlecht	−16,3	−21,3	−22,5	−21,3	−13,8	−11,3	−106,3

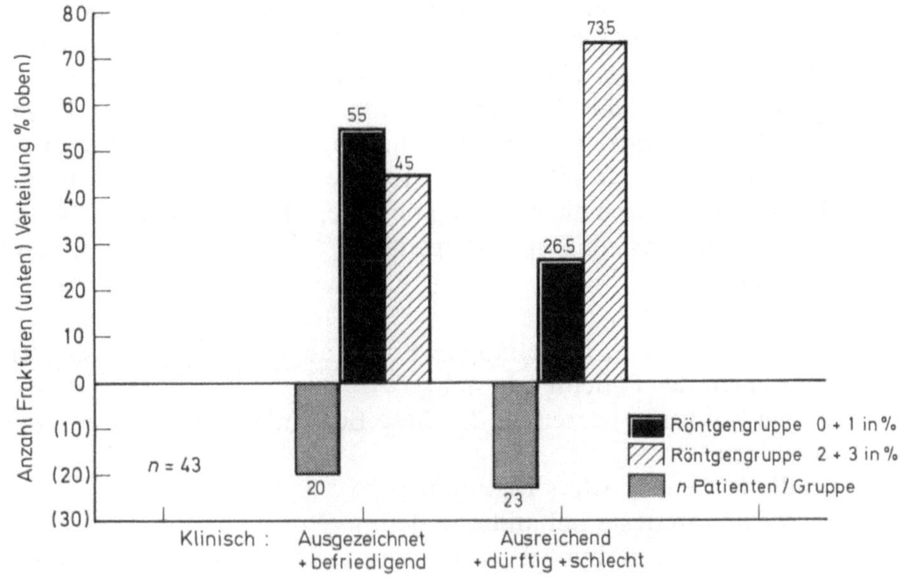

Abb. IV.5. Vergleich der klinischen und der röntgenologischen Resultate. In den Röntgengruppen mit den wenigsten Deformationen gibt es mehr zufriedenstellende Resultate

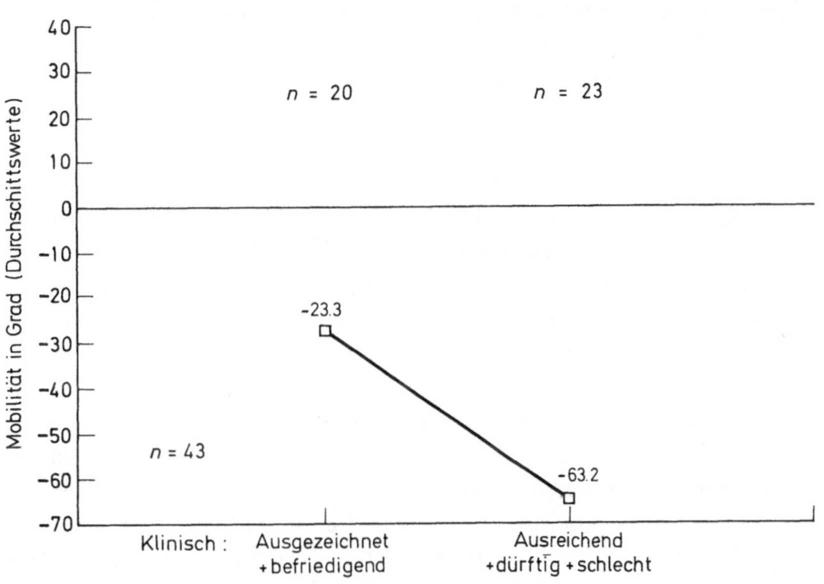

Abb. IV.6. Beziehung zwischen den subjektiven Klassen und der Gesamtbeweglichkeit. Die subjektive Zufriedenheit und Beweglichkeit scheinen zu korrelieren

tiven Klasse zur anderen wenig markant, mit Ausnahme der Klasse V, in der sie sich als sehr deutlich erweisen. Der Unterschied tritt ebenfalls hervor, wenn man die Klassifikation so vereinfacht, daß es nur noch 2 Kategorien von Patienten gibt: die Zufriedenen und die Unzufriedenen (Abb. IV.6).

Statistische Auswertung der Resultate

Eine solche Auswertung muß präzise und klar sein, der Leser muß die Einzelschritte der Darstellung laufend kontrollieren können, insbesondere die verwendeten Tests kontrollieren und die Resultate überprüfen können. Er muß auch selber andere Tests verwenden können. Es ist dies das einzige Mittel, um die geläufige, wohlbekannte Behauptung Lügen zu strafen: „... mit Statistiken kann man alles beweisen!“. Die Bedeutung eines P hängt nicht allein von der Wahl eines Tests ab, sondern auch vom Gefüge der Daten. Das Buch von Kurtz *Introduction to social statistics* (1983) kann dem Leser wertvolle Hilfe leisten.

Unseres Wissens ist noch nie statistisch nachgewiesen worden, daß eine Beziehung zwischen der Qualität des anatomischen Resultats und der Zufriedenheit des Patienten besteht. Im Gegenteil werden die Ausnahmen immer als Motto benutzt, um die Unschädlichkeit der Fehlstellung zu beweisen. Fourrier et al. (1981) haben mit diesem Verhalten einen Fehlschlag erlitten, indem sie dadurch die Meinung der Skeptiker stärkten; sie bestätigten übrigens, daß mit steigendem Alter auch die Toleranz zunimmt.

Ziel der statistischen Auswertung

- Prüfen, ob eine Beziehung zwischen der Morphologie und den Klagen des Patienten besteht,
- die Faktoren begreifen, die diese Beziehung beeinflussen oder stören,
- die Rolle des Alters bestimmen,
- die adäquateste Behandlung definieren.

Unsere Ausgangshypothese wird die der Majorität sein, nämlich, daß zwischen dem röntgenologischen oder anatomischen Resultat und dem subjektiven Resultat, oder dem Komfort des Patienten, keine Korrelation besteht.

Methode

Wir gehen in 2 Schritten vor:
- der 1. Schritt besteht darin, einen Index zu suchen, mit dessen Hilfe man den Grad der Korrelation bestimmen kann, der zwischen der Morphologie und der Klinik besteht,
- der 2. Schritt dient zur Bestimmung des Irrtumrisikos, das mit der Annahme oder Ablehnung der Ausgangshypothese verbunden ist, unter Kenntnis des Korrelationsgrades.

Auswahl der Tests

Die zu analysierenden Variablen sind Ordinalzahlen, da sie in Abhängigkeit von präzisen Kriterien geordnet sind; sie hängen gegenseitig voneinander ab, da das subjektive Resultat mit dem Röntgenbild verglichen wird, das die Morphologie wiedergibt. Die Morphologie ist das unabhängige Kriterium, anhand dessen man die Qualität des subjektiven Resultats beurteilt.

Der statistische Index Gamma ist für die Analyse dieser Art von Problemen am besten geeignet. Er entspricht der folgenden Formel:

$$\gamma = \frac{\text{N Korrelationen} - \text{N Inversionen}}{\text{N Korrelationen} + \text{N Inversionen}} = \frac{\text{fa} - \text{fi}}{\text{fa} + \text{fi}}$$

Unter „Korrelation von Stichprobenpaaren“ versteht man eine Fluktuation der Variablen in der gleichen Richtung: zum Beispiel ein Patient der Röntgengruppe 2 und der klinischen Kategorie III gegenüber einem Patienten der Röntgengruppe 3 und der klinischen Kategorie IV. Die Inversion bezeichnet den umgekehrten Fall, d.h. ein Patient der Gruppe 1 und der Klasse III verglichen mit einem Patienten der Gruppe 3 und der Klasse I. Die Zahl der Konkordanzen wir mit fa bezeichnet, die Zahl der Inversionen mit fi. Die Methode ist in dem Buch von Kurtz (1981) ausführlich beschrieben, so daß wir hier nicht darauf zu-

Tabelle IV.6. Der Gamma-Index und seine statistische Bedeutung. Definition: Mißt die Korrelation zwischen 2 Ordnungsvariablen, wobei die Ordnung der Beobachtungen durch die unabhängige Variable definiert wird: in unserem Falle durch die Röntgengruppen von 0 bis 3. Der Wert von Gamma reicht von +1,00 (positive Korrelation) bis −1,00 (negative Korrelation oder Inversion). 0 bedeutet „ungeordnet".

$$\gamma=\frac{\text{fa}-\text{fi}}{\text{fa}+\text{fi}}$$

In dieser Gleichung ist fa $=n$ Korrelation und fi $=n$ Inversion.

Für die Tabelle IV.4

Röntgenologische Gruppen	Subjektive Klassen					Total
	I Ausgezeichnet	II Befriedigend	III Ausreichend	IV Dürftig	V Schlecht	
0	1	0	0	1	0	2
1	6	4	2	3	0	15
2	2	7	6	2	3	20
3	0	0	4	1	1	6
Total	9	11	12	7	4	43

$$\left.\begin{array}{l}\text{fa}=343\\ \text{fi}=137\end{array}\right\}\text{ somit Gamma}=0{,}429$$

Der Gamma-Signifikanztest (Z).

Mit Hilfe des Wertes Z kann man bestimmen, ob der berechnete Koeffizient Gamma wirklich signifikant ist. Er ist nur dann verwendbar, wenn $N \geq 10$ ist.

$$Z=\gamma\sqrt{\frac{\text{fa}+\text{fi}}{n(1-\gamma^2)}}=1{,}58.$$

Die Signifikanz von Z findet sich in der Tabelle reduzierter Abweichungen. Unsere Hypothese umfaßt die Wahrscheinlichkeit einer einseitigen Signifikanz.
Voraussetzungen der Gültigkeit: $N \geq 10$.
Signifikant auf dem 5%-Niveau, wenn $Z \geq 1{,}64$ (einseitiger Test).

rückkommen müssen. Die Zahlen sind in Tabelle IV.6 zusammengefaßt.

Dieser Index ist für die Tabelle, die wir zum Ausgangspunkt gewählt hatten, gleich 0,43; mit 343 Konkordanzen und 137 Inversionen, demnach 480 verglichenen Paaren, während die Zahl möglicher Paare 903 beträgt.

Dieses positive Resultat läßt vermuten, daß zwischen der Qualität des anatomischen Resultats und der Lebensqualität eine Korrelation besteht, was unserer Arbeitshypothese widerspricht. Wir müssen nun die Irrtumsrisiken berechnen, die mit der Verwerfung unserer Hypothese verbunden sind. Auf unsere Frage antwortet die Formel

$$Z=\gamma\sqrt{\frac{\text{fa}+\text{fi}}{n(1-\gamma^2)}}$$

Tabelle IV.7. Gamma-Index der in 2 Kategorien aufgeteilten Patienten: **a** die Zufriedenen, **b** die Unzufriedenen

	Zufrieden	Unzufrieden	Total
Gruppe 0	1	1	2
Gruppe 1	10	5	15
Gruppe 2	9	11	20
Gruppe 3	0	6	6
Total	20	23	43

246 Korrelationen
64 Inversionen
310 von 904 möglichen Paaren.

$\gamma = 0{,}587$.
Entsprechendes $Z = 1{,}92$,
demnach $P = 0{,}024$. Einseitige Kurve.

In unserem Fall ist der Wert von Z gleich 1,58. Wir können aus den Tabellen den Wert des Alpha-Risikos oder P entnehmen. Dieses Risiko beträgt hier 0,057 oder 5,7% für einen einseitigen Test. Wir befinden uns damit an der Signifikanzgrenze. Muß man infolgedessen zugeben, daß es uns statistisch unmöglich ist, die Ausgangshypothese zu verwerfen, allein weil das Alpha-Risiko von 5% als Grenzwert festgelegt wurde?

Das Problem der zusätzlichen pathologischen Veränderungen

Die Radiusfraktur geht oft mit einer Algodystrophie, einem Karpaltunnelsyndrom, einer Epikondylitis oder mit Schulterschmerzen einher. Zu dieser Pathologie, die wir als „zusätzliche Veränderungen" betrachten, rechnen wir auch das „Caput-ulnae-Syndrom" hinzu; es zeigt oft eine unsichtbare Bänderläsion an und kann trotz einer perfekten anatomischen Wiederherstellung auftreten. So gesehen, handelt es sich ebenfalls um eine „zusätzliche" Veränderung.

Die Schmerzschwelle

Dieser Gamma-Test ist sehr subtil. Er umfaßt alle Faktoren, die einen Einfluß auf die Resultate haben. Diese Faktoren sind äußerst zahlreich; zu ihnen gehört zunächst einmal die Schwelle des Schmerzes.

Wenn wir unsere Patienten in 5 Klassen einteilen, dann kennzeichnen wir den Grad der Unzufriedenheit, der von einem Patienten zum anderen höchst variabel ist. In den Vordergrund stellen wir dabei das Problem der zusätzlichen pathologischen Veränderungen oder das Problem der lokalen Schmerzen, die keinen direkten Bezug auf das Röntgenbild haben. Um diese zu weit getriebene Differenzierung zu vereinfachen, unterscheiden wir nur noch 2 Kategorien von Patienten: die Zufriedenen und die Unzufriedenen, ohne jegliche Abstufung. Wir kommen so zu 4 Paaren von Zahlen (Tabelle IV.7).

Der Gamma-Index erreicht 0,58. Die mögliche Korrelation erscheint statistisch bewiesen, da Z, das diesem Wert entspricht, nämlich 1,92, ein P von 2,4% darstellt. Man kann also die Ausgangshypothese verwerfen. Es genügt, die Abstufungen der Unzufriedenheit zu tilgen, damit die so oft geleugnete Korrelation statistisch in Erscheinung tritt.

Tabelle IV.8a–c. Der Chi-Quadrat-Test. Definition: Der Test dient zur Prüfung der Unabhängigkeit zweier qualitativer Variablen. In unserem Falle ausgehend von einer Kontingenztafel 2×2 und mit einer Anzahl Freiheitsgrade gleich 1. Die Werte sind nominal (Sudeck/kein Sudeck).

Hypothese: Der Prozentsatz an Algodystrophie ist in den verschiedenen verglichenen Stichproben der gleiche.

Bedingungen:
- Kein Bestand einer Stichprobe kann gleich 0 sein,
- nicht mehr als 20% der Bestände dürfen weniger als 5 betragen,
- der Test ist immer zweiseitig.

Für die Zahl der Freiheitsgrade gleich 1 ist der Test auf folgenden Niveaus signifikant:

bei 5%, wenn er gleich oder größer ist als 3,85;
bei 2%, wenn er gleich oder größer ist als 5,42;
bei 1%, wenn er gleich oder größer ist als 6,64;
bei 1%, wenn er gleich oder größer ist als 10,83.

$\chi^2 = \frac{(Oi - Ei)}{Ei}$ Oi = beobachtete Bestände
Ei = errechnete Bestände

a Vergleich des Anteils an Dystrophie in der Stichprobe „operierte Patienten" ($n = 974$) und der Stichprobe „Radius" von Meine ($n = 549$)

$\chi^2 = 10,13$	Operierte der Klinik	Radius Meine
n mit Dystrophie	15	23
n ohne Dystrophie	959	526
Total	974	549

Schlußfolgerung: Zwischen diesen beiden Stichproben ist die Häufigkeit der Dystrophien signifikant ($P > 1\%$) verschieden, ihre Wahrscheinlichkeit ist größer bei den Patienten von Meine.

b Vergleich des Anteils an Dystrophie, in der Stichprobe „Radius" der Klinik ($n = 43$) und der Stichprobe „Operierte" der Klinik ($n = 974$)

$\chi^2 = 13,53$	Radius der Klinik	Operierte der Klinik
n mit Dystrophie	4	15
n ohne Dystrophie	39	959
Total	43	974

Schlußfolgerung: Die Häufigkeit der Dystrophien ist zwischen diesen beiden Stichproben signifikant ($P > 0,001$) verschieden.

c Vergleich des Anteils an Dystrophie, in der Stichprobe „Radius" der Klinik ($n = 43$) und der Stichprobe „Radius" von Meine ($n = 549$)

$\chi^2 = 2,39$	Radius der Klinik	Radius Meine
n mit Dystrophie	4	23
n ohne Dystrophie	39	526
Total	43	549

Schlußfolgerung: Die Häufigkeit der Dystrophien ist bei diesen beiden Stichproben nicht signifikant verschieden.

Tabelle IV.9 a, b.

a Alle Klassen wurden analysiert: $n=39$ (−4 Sudeck)

	Klasse					Total
	I	II	III	IV	V	
Gruppe 0	1	0	0	0	0	1
Gruppe 1	5	4	2	3	0	14
Gruppe 2	2	7	6	2	2	19
Gruppe 3	0	0	4	1	0	5
Total	8	11	12	6	2	39

$\gamma=0{,}453$ $Z=1{,}52$ und $P=0{,}064$
268 Korrelationen (Signifikanzgrenze unterhalb derer
101 Inversionen der kompletten Stichprobe).
741 mögliche Paare

b Aufteilung in 2 Kategorien, die Zufriedenen und die Unzufriedenen

	Zufriedene	Unzufriedene	Total
Gruppe 0	1	0	1
Gruppe 1	9	5	14
Gruppe 2	9	10	19
Gruppe 3	0	5	5
Total	19	20	39

200 Korrelationen $\gamma=0{,}633$.
45 Inversionen Entsprechendes $Z=2{,}00$, also $P=0{,}023$.
245 von 741 möglichen Paaren Einseitige Kurve. Statistisch signifikant.

Die Algodystrophie

Die Algodystrophie kann schwere funktionelle Folgeerscheinungen hinterlassen und eine Hand invalid machen. Ihre Häufigkeit erscheint in unserer Kasuistik besonders groß (4:43 oder 9,3%), sie variiert aber unter den einzelnen Autoren enorm. Castaing beobachtet 17% unter 433 Frakturen und Meine (zit. nach Coquoz 1982) nur 4,2% von 549 Fällen. Wahrscheinlich handelt es sich hier um ein Definitionsproblem. Dennoch, welche Definition man auch gewählt haben mag, erscheint die Häufigkeit dieser Komplikation ungewöhnlich hoch.

Um uns davon zu überzeugen, haben wir alle Dystrophiefälle überprüft, die bei der Gesamtheit der Operierten der Abteilung (posttraumatische Fälle eingeschlossen) zwischen dem 1.7.1984 und dem 30.4.1985 aufgetreten sind, d.h. bei 974 Patienten: Wir zählen 15 Dystrophiefälle, oder 1,5%. Ist dieser Prozentsatz signifikant verschieden von jenem, den wir bei Patienten beobachteten, die unter Folgeerscheinungen von Radiusfrakturen litten?

Um diese Frage beantworten zu können, haben wir einen Chi-Quadrat-Test ausgeführt. Wir haben tatsächlich voneinander unabhängige Stichproben, sie sind binom; wir können somit die beobachteten prozentualen Häufigkeiten anhand einer 2 × 2 Kontingenztafel miteinander vergleichen. Die Bedingungen der Validität des Tests und die Chi-Quadrat-Formel sind in Tabel-

Tabelle IV.10 a, b.
a Alle Klassen wurden analysiert: $n=33$ (-10: Sudeck, Karpaltunnelsyndrom, Schulter-Hand-Syndrom)

	Klasse					Total
	I	II	III	IV	V	
Gruppe 0	1	0	0	0	0	1
Gruppe 1	4	4	2	3	0	13
Gruppe 2	2	4	5	1	2	14
Gruppe 3	0	0	4	1	0	5
Total	7	8	11	5	2	33

$\gamma=0{,}423$
195 Korrelationen
79 Inversionen
528 mögliche Paare

$Z=1{,}32$ und $P=0{,}093$
(Signifikanzgrenze unterhalb derer der kompletten Stichprobe).

b Aufteilung in 2 Kategorien, die Zufriedenen und die Unzufriedenen

	Zufriedene	Unzufriedene	Total
Gruppe 0	1	0	1
Gruppe 1	8	5	13
Gruppe 2	6	8	14
Gruppe 3	0	5	5
Total	15	18	33

152 Korrelationen
30 Inversionen
182 von 528 möglichen Paaren

$\gamma=0{,}670$.
Entsprechendes $Z=2{,}02$, also $P=0{,}021$.
Einseitige Kurve. Statistisch signifikant.

le IV.8 in Erinnerung gebracht, in der man auch die Resultate findet. Man kann feststellen, daß der Anteil der Algodystrophie in der Vergleichsgruppe, nämlich den 974 Operierten der Abteilung, signifikant niedriger ist als in jeder der untersuchten Stichproben nach Fraktur (die 549 Fälle von Meine oder unsere 43 Fälle), und zwar mit einem Gewißheitsgrad, der nahe bei 1:1000 liegt. Mit Interesse heben wir hervor, daß zwischen den von uns selber und den von Meine beobachteten Prozentsätzen der Algodystrophie kein statistisch signifikanter Unterschied besteht. Wenn die Algodystrophie nach Radiusfraktur häufiger ist, dann ist es auch wahrscheinlich, daß sie das Verhältnis Morphologie/Lebensqualität stört. Um diese Hypothese nachzuprüfen, haben wir die 4 Algodystrophiefälle aus der Vergleichstabelle herausgenommen und die Gamma-Analyse wiederholt. In Tabelle IV.9 a und b sind die Daten zusammengefaßt. Die Resultate sind beachtenswert.

- Das Gamma der vollständigen Tabelle für die restlichen 39 Patienten zeigt einen besseren Korrelationsindex an, aber das Z nimmt ab, weil die Zahl der Beobachtungen abgenommen hat.

Tabelle IV.11 a, b.
a Alle Klassen wurden analysiert: $n=28$ (lediglich Patienten ohne besondere Klagen)

	Klasse					Total
	I	II	III	IV	V	
Gruppe 0	1	0	0	0	0	1
Gruppe 1	4	4	1	2	0	11
Gruppe 2	2	3	4	1	1	11
Gruppe 3	0	0	4	1	0	5
Total	7	7	9	4	1	28

$\gamma=0,527$.
155 Korrelationen
48 Inversionen
203 beobachtete Paare von
378 möglichen Paaren

$Z=164$ und $P=0,0505$.
Die Signifikanzgrenze ist beinahe erreicht.

b Aufteilung in 2 Kategorien, die Zufriedenen und die Unzufriedenen

	Zufriedene	Unzufriedene	Total
Gruppe 0	1	0	1
Gruppe 1	8	3	11
Gruppe 2	5	6	11
Gruppe 3	0	5	5
Total	14	14	28

127 Korrelationen
15 Inversionen
142 von 378
möglichen Paaren

$\gamma=0,789$.
Entsprechendes $Z=2,87$, somit $P=0,002$.
Einseitige Kurve. Statistisch hochsignifikant.
Korrelation nicht zu bezweifeln.

– Das Gamma der vereinfachten Tabelle, die nur 2 Gruppen enthält, entspricht unserer Erwartung: Gamma und Z steigen parallel an, aber derartig maßvoll, daß man an dem störenden Einfluß der Algodystrophie auf das Endresultat zweifeln kann.

Zusätzliche pathologische Veränderungen

Muß man infolgedessen alle Patienten mit fokalen Schmerzen von der Auswertung ausschließen, d.h. nicht allein die Dystrophie, sondern auch das Schulter-Hand-Syndrom im weiten Sinne des Ausdrucks, um die Beziehung zwischen der Morphologie und der Beeinträchtigung besser zu erfassen? Zweifellos! Deswegen haben wir aus unserer Tabelle die 10 Patienten mit Schulter-Hand-Syndrom ausgeschieden und unsere Berechnungen erneut angestellt. Die Patienten mit Caput-ulnae-Syndrom verbleiben dagegen in der Auswertung (s. Tabelle IV.10a und b).

Der Gamma-Index beträgt in der Tabelle zu 5 Spalten (Tabelle IV.10a) 0,423, das entsprechende Z 1,32. Bei nurmehr 2 Spalten (Tabelle IV.10b) ist Gamma$=0,670$ und $Z=2,02$. Die Korrelation zeigt sich erneut, sobald wir die Nuancen ausscheiden und nur noch 2 Klassen behalten. Muß das so sein!

Um darüber ins Reine zu kommen, haben wir aus der Auswertung alle Personen ausgeschlossen, die besondere Beschwerden gleich welcher Art hatten, einschließlich jener mit Caput-ulnae-Syndrom. Es verbleiben nur noch 28 Personen, die dieser Definition entsprechen.

Die in Tabelle IV.11a und b enthaltenen Ergebnisse sind äußerst interessant:

- Für die Gesamtheit der Klassen ist der Wert von Gamma = 0,527 und der des entsprechenden Z = 1,64; die Signifikanzgrenze von 5% ist fast erreicht.
- In der vereinfachten Tabelle erscheint die Korrelation gesichert, da P = 0,002 ist, bei einem Gamma von 0,789.

Schlußfolgerungen

Diese statistische Auswertung zeigt mehrere wichtige Punkte, die bis heute niemals klar definiert worden sind:

1. *Es gibt eine Beziehung zwischen der Qualität des anatomischen Resultats und der Zufriedenheit des Patienten, aber diese Beziehung ist nicht linear.* Die Schmerzschwelle ist tatsächlich bei jedem Patienten verschieden, somit auch die Intensität der Beschwerden beim Schulter-Hand-Syndrom oder bei herdförmigen Schmerzen. Dies macht die Auswertung besonders schwierig.
2. Dieses Fehlen einer linearen Beziehung erklärt die geläufigen, einander widersprechenden Meinungen. Es genügt, die Beurteilungskriterien in Richtung einer hohen Toleranz zu ändern, und schon werden die Korrelationen verwischt. Nichts ist aber subjektiver als die Beurteilung eines Kranken. Wir sind dennoch erstaunt zu sehen, daß unsere Studie, mit nur 43 Fällen, subjektive Resultate ergibt, die mit denen von Castaing übereinstimmen (Tabelle IV.12).

Tabelle IV.12. Subjektive Resultate von Castaing ($n = 433$), verglichen mit unserer Studie ($n = 43$)

	Klasse			
	I	II	III	IV+V
Castaing	21,2	24,9	25,6	28,3
St. Gallen	21,0	25,5	28,0	25,5

Aufgrund dieser Studie können wir den Einfluß der verschiedenen Kippungen von Knochen nicht beurteilen. Wir haben den Eindruck, daß die Protrusion der Ulna eine überwiegende Rolle spielt. Die Korrelation ist jedoch nicht signifikant. Wir bedauern in diesem Zusammenhang, daß die Analyse von Castaing nicht mit strengen statistischen Methoden ausgeführt worden ist. Man hätte die Resultate dann leichter vergleichen können.

3. Die Fehlstellung wird mit zunehmendem Alter nicht besser vertragen.

4. Allein die anatomische Wiederherstellung kann zu einem klinischen Resultat führen, das dauerhaft befriedigt. Dies aber ist definitionsgemäß das Ziel der Behandlung.

Diskussion

Im Lichte unserer Analyse ist es klar, daß die anatomische Wiederherstellung, und nur sie, die besten Heilungschancen bietet. Dieser Grundsatz ist in der Orthopädie wohlbekannt; er wird somit auch für die distale Radiusfraktur bestätigt.

Um die Ursache gewisser Mißerfolge klar zu erfassen, dürfte man nur die anatomisch perfekten Ergebnisse auswerten. Dies ist aber die Ausnahme. Damit es die Regel wird, muß man die Fraktur nebst ihrer Physiologie und Morphologie besser kennen: Dies wird die Basis einer Klassifikation mit therapeutischer Absicht sein. In Anbetracht unserer klinischen Resultate legen wir hier die rationalen Grundlagen der Behandlung der Radiusfraktur dar, indem wir sowohl die konservativen als auch die chirurgischen Behandlungen dazu heranziehen, insbesondere die durch Fixateur Externe.

B. Morphologie und Klassifikation der distalen Radiusfrakturen je nach Qualität des Knochens: therapeutische Konsequenzen

Die üblichen Klassifikationen, subtil und sorgfältig ausgearbeitet, haben oft eine rein deskriptive Grundlage, manchmal gehen sie auch aus experimentellen Untersuchungen hervor (Frykmann 1967), aber keine hat unseres Wissens primär ein therapeutisches Ziel. Aus diesem Grunde schlagen wir hier eine solche Klassifikation vor, die auf der Morphologie der Frakturen je nach Alter der Patienten beruht, d.h. in Abhängigkeit von der Qualität des Knochens.

Anatomie

Wie bei jedem Röhrenknochen unterscheidet man im distalen Bereich des Radius:
- die Epiphyse, einen knöchernen Block, der zwischen dem Radiokarpalgelenk und der Verbindungszone zwischen Diaphyse und Metaphyse liegt;
- die Metaphyse, eine Zone des Längenwachstums zwischen der Epiphyse und der Diaphyse, die beim Erwachsenen virtuell wird;
- die Diaphyse, einen intermediären Anteil, der den Markkanal, umgeben von einer Kortikalis aus dickem, kompaktem Knochen, umfaßt.

Physiologie

Bei Frauen erreicht der Gehalt des Knochens an Mineralsalzen um das 35. Lebensjahr sein Maximum, danach nimmt er pro Dekade um 10% ab (Karjalainen u. Alhava 1977; Mazess u. Cameron 1973; Moore et al. 1975).

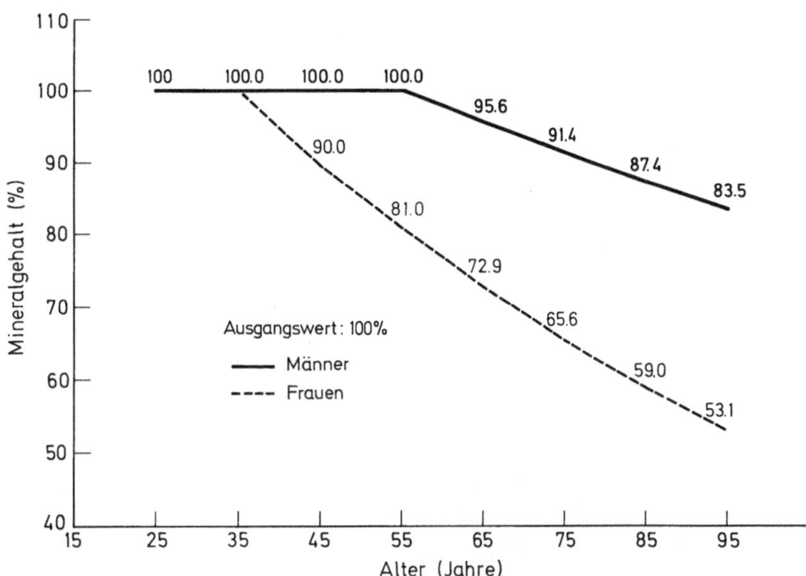

Abb. IV.7. Demineralisation des Skeletts. Vergleich zwischen Männern und Frauen in Abhängigkeit vom Alter. (Nach den Zahlen von Karjalainen u. Alhava 1977; Mazess u. Cameron 1973; und Moore et al. 1975). Der Mineralgehalt des Skeletts eines Mannes von 75 Jahren ist gleich jenem einer Frau von 45 Jahren

Bei Männern herrschen ganz andere physiologische Verhältnisse: Der Verlust an Mineralsalzen aus dem Knochen ist bis zu 55 Jahren gleich 0, danach beträgt er 4,4%/Dekade, somit etwas weniger als die Hälfte des Verlusts bei der Frau.

Die graphische Darstellung dieser Daten (Abb. IV.7) läßt das Problem klar erkennen: *Beim Manne ist mit 75 Jahren die Mineralisation des Knochens etwa gleich wie die der Frau von 45 Jahren.* Die Frau von 75 Jahren hat bereits 35% des Gehalts der Knochen an Mineralsalzen verloren. Man versteht daher, daß ein Sturz, unter sonst vergleichbaren Bedingungen, bei den beiden Geschlechtern nicht die gleichen Konsequenzen hat. Bei der Frau wird der stark demineralisierte Knochen ineinander geschoben; beim Manne ist die Fraktur noch derjenigen eines Jugendlichen ähnlich. Die morphologische Analyse der Fraktur muß also ganz am Anfang einer praktischen Klassifikation stehen.

Morphologie

Da die Knochenstruktur sich mit dem Alter ändert, unterscheidet man den normal mineralisierten Knochen während des Wachstums, den normal mineralisierten Knochen des Erwachsenen, und den Knochen, bei dem die Demineralisation im Gange ist.

Der normal mineralisierte Knochen während des Wachstums

Dieser Knochen ist im Gebiet der Metaphyse verletzlich, während die distale Epiphyse meistens intakt bleibt, gleichsam als Monolith. Möglich ist eine Bruchlinie, die einen Spalt anzeigt oder einen Stauchungsbruch, d.h. eine Verkeilung der Spongiosa mit Vermehrung der Knochendichte und folglich auch der röntgenologischen Dichte. Dies ergibt das klassische Bild der sog. „Wulstfraktur“ ohne Substanzverlust (s. Abb. IV.8a, b).

Der normal mineralisierte Knochen des Erwachsenen

Dieser Knochen zerbirst im allgemeinen. Die Fragmentierung im Bereich der Metaphyse, auch wenn das Knochenvolumen erhalten geblieben ist, führt hinsichtlich der Instabilität und somit der Behandlung, zu den gleichen Folgen wie ein Substanzver-

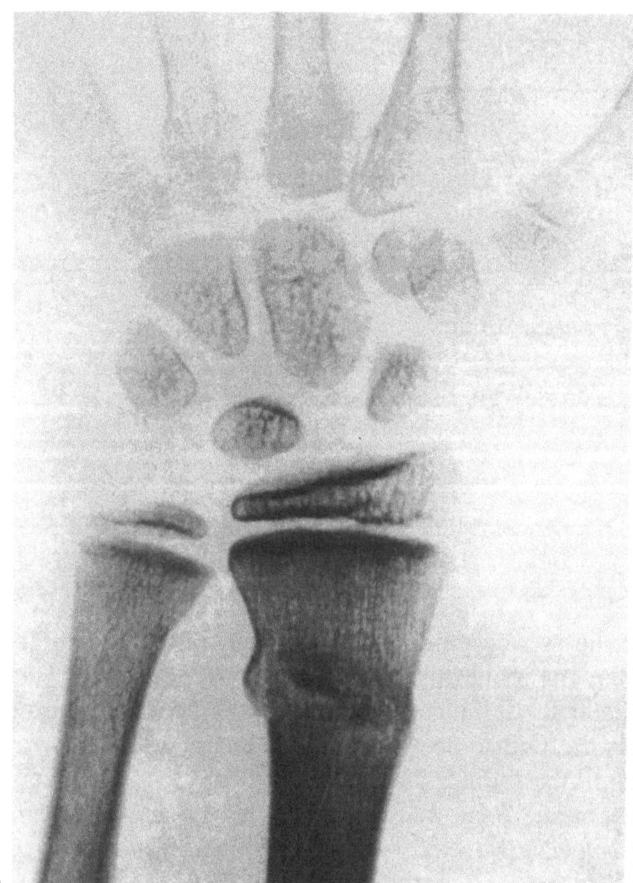
a

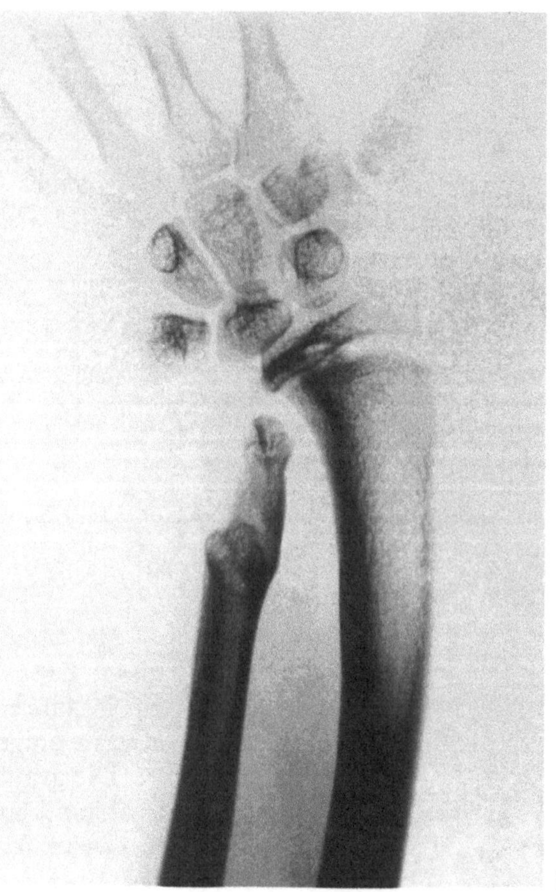
b

lust. Der distale Epiphysenblock befindet sich, falls er noch intakt ist, im instabilen Gleichgewicht auf der Diaphyse (Abb. IV.9b).

Abb. IV.8a, b. Typische „Wulstfraktur". Die Bruchlinie führt nicht ins Gelenk, sondern in die Wachstumszone der Ulna. Folge: Teilweiser Wachstumsstillstand mit Achsenverschiebung des Radius und des Carpus. Behandlung: Die Therapie besteht in erneuten Sitzungen zum Zwecke der Verlängerung der Ulna (mit Fixateur Externe, zum Beispiel)

Knochen während der Demineralisation

Dieser Knochentyp ist die Regel bei der Frau vom 5. Lebensjahrzehnt an (der Verlust beträgt bereits 15%) manchmal vom 4. Lebensjahrzehnt an. Dagegen kommt er beim Manne, sogar von mehr als 60 Jahren, nur ausnahmsweise vor. Die Fraktur erscheint bei diesem Knochentyp als ein Zusammensinken oder eine Zusammenschiebung. Die Knochenbalken zerstoßen sich gegenseitig. Daraus folgt eine Volumenminderung des Knochens, die einen Substanzverlust von wechselndem Ausmaß, je nach der Heftigkeit des Aufpralls, zur Folge hat. Dieses Zusammensinken absorbiert Energie und schützt auf diese Weise meistens die Epiphysenzone: Es ist das geläufige Bild der Fraktur nach Pouteau und Colles (Abb. IV.10).

NB. Ist die Epiphysenzone mitbetroffen, so zeigt dies eine intraartikuläre Fraktur an, eine Untergruppe, die man zu den 3 obengenannten Knochenkategorien in Betracht ziehen kann. Sie ist beim wachsenden Knochen höchst selten und auch beim demineralisierten Knochen nicht häufig. Beim Erwachsenen aber

Abb. IV.9 a, b. Splitterbruch, entweder nur der Metaphyse, wie in **a**, oder einschließlich der Epiphyse, wie in **b**. Konsequenz: Instabiler oder deformierbarer Block

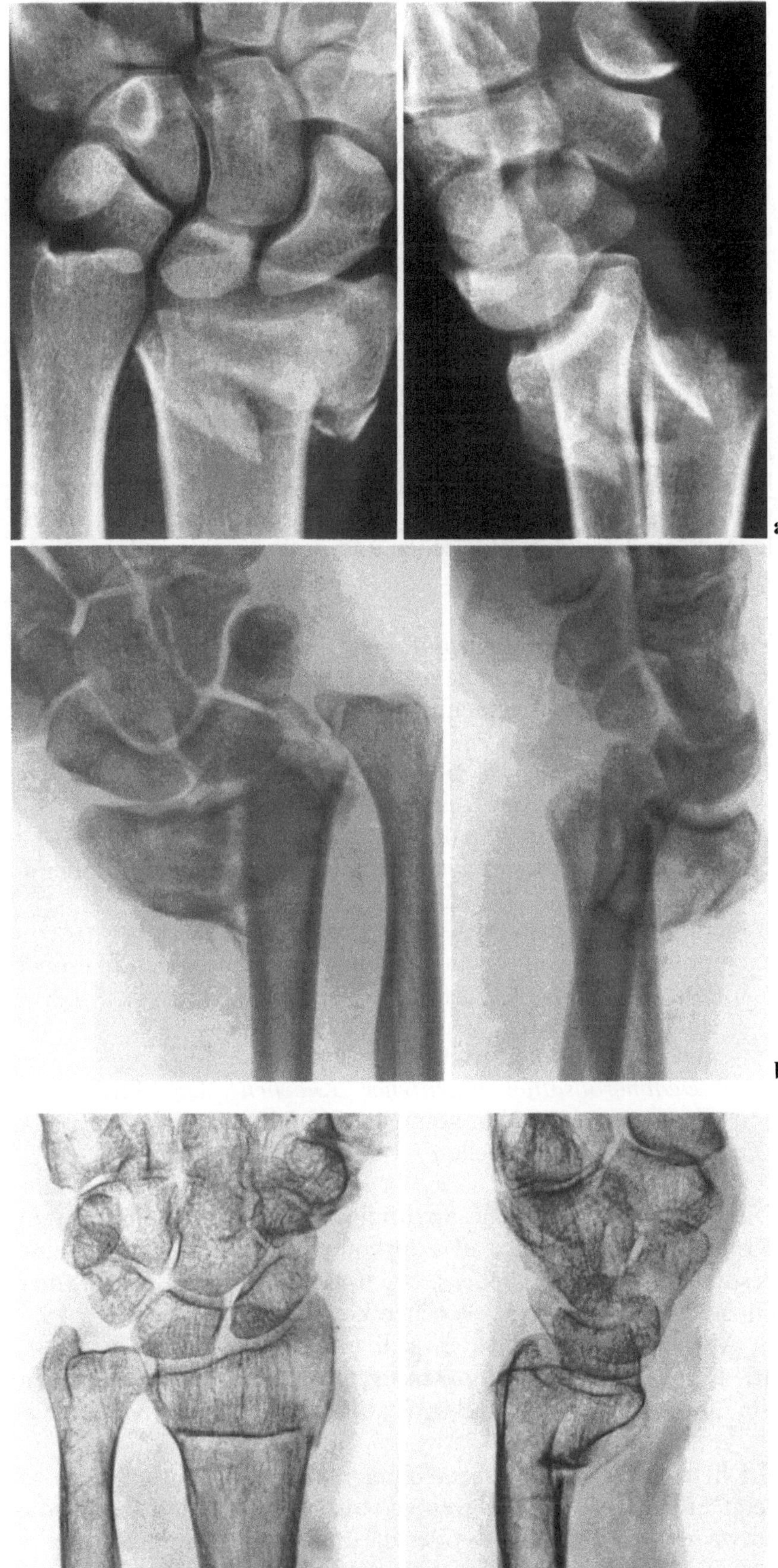

Abb. IV.10. Typische Fraktur des osteoporotischen Knochens, praktisch keine Bruchlinie. Der dichte Strich stammt von der Kortikalis, die in die Spongiosa eingebrochen ist. Dieser Bruch ist stabil. Konsequenz: Jede Reduktion erfordert eine Spongiosaplastik

kommt sie relativ oft vor. In diesem Falle kann die Fragmentierung das Gelenk insgesamt oder nur teilweise erreichen, womit die marginale Fraktur vom Typ Barton gegeben ist.

Pathomechanik

Die Form des Bruches hängt nicht allein von der Knochenstruktur ab, sondern auch von der Art der Krafteinwirkung auf den Knochen (Mayfield et al. 1980). Der Sturz auf die Hand in Hyperextension zum Beispiel wird auf der Palmarseite den distalen Radiusabschnitt unter Zugspannung setzen, während die Dorsalseite unter starke Druckeinwirkung gerät. Die Zone unter Zugwirkung wird eine klare Bruchlinie zeigen, jene unter Druckwirkung dagegen ein Einsinken, eine Verkeilung oder eine Zersplitterung, je nach dem Grad der Mineralisation des Knochens. In allen 3 Fällen ist dies *gleichbedeutend* mit einem *Substanzverlust*. Zwischen der Zone des Drucks und der Zone des Zugs befindet sich eine Intermediärzone, die schwer zu definieren ist und in der auch noch Scherungskräfte einwirken. In Tabelle IV.13 sind die physiologischen und pathomechanischen Daten zusammengefaßt.

Typologie der Frakturen und Behandlung

Wir haben diese Typologie auf anatomisch-physiologischen und auf mechanischen Grundlagen errichtet, im Hinblick auf die Wahl der Behandlung (Sennwald u. Segmüller 1984). Schematisch unterscheiden wir:

1. Normal *mineralisierter Knochen im Wachstum*, mit
   metaphysärer Läsion = distaler Monoblock oder mit
   epiphysärer Läsion = Spaltlinie; marginale Fraktur/Aitken.
2. Normal *mineralisierter Knochen beim Erwachsenen* (Männer < 60 Jahre, Frauen < 40 Jahre) mit
   metaphysärer Läsion = distaler Monoblock oder mit
   epiphysärer Läsion (Nichtmonoblock) = Spaltlinie, d.h. immer intraartikulär:
   - einfache (marginale vom Typ Barton) oder
   - multifragmentäre Fraktur.
3. In *Demineralisation begriffener Knochen:* Die Läsion ist i. allg. metaphysär, d.h. vom Monoblocktyp.

Diese Daten sind in Tabelle IV.14 zusammengefaßt.

Die Fraktur des normal mineralisierten Knochens im Wachstumsalter

Diese Fraktur zeigt keine Spaltlinie, selbst wenn sie durch ein Dislocatio ad latus oder ad axin kompliziert ist, bietet sie keine besonderen Schwierigkeiten: Nach Reduktion und wirksamer Gipsretention während 3 Wochen konsolidiert sie sich.

Mit Spaltlinie handelt es sich um eine marginale Fraktur, die anzeigt, daß die Epiphysenfuge in Mitleidenschaft gezogen ist: Eine perfekte, also blutige, Reduktion ist absolut notwendig.

Der normal mineralisierte Knochen beim Erwachsenen

Bricht ein solcher Knochen, ohne vorher erkrankt zu sein, so zeigt er eine mehr oder weniger ausgedehnte Splitterung, die entweder die Metaphysen- oder die Epiphysengegend betrifft.
– Die Metaphysenfraktur ist charakterisiert durch eine Splitterung unterschiedlichen Ausmaßes, die oft eine Instabilität bedeu-

Tabelle IV.13. Pathomechanik der distalen Unterarmfraktur

Qualität des Knochens	Wachsendes Skelett Normal mineralisiertes Skelett Skelett während der Demineralisation
Wirkungsmechanik der Kräfte	Druck Zug Scherung (gemischt)

Tabelle IV.14. Morphologie und Typologie der distalen Unterarmfraktur

Knochenqualität	Lokalisation	Typologie
Normal mineralisiert Wachstum	Metaphysär Epiphysär	Epiphysärer Monoblock Spaltlinie (Aitken = marginal)
Normal mineralisiert Erwachsene Männer ≤ 60 Jahre Frauen ≤ 40 Jahre	Metaphysär Epiphysär	Epiphysärer Monoblock Nichtmonoblock: – einfach (= marginale Fraktur) – multifragmentär
Knochen während der Demineralisation	Metaphysär	Epiphysärer Monoblock (Teleskopeffekt)

tet. Die Größe dieser Zone erlaubt selten eine wirksame Gipsretention (Abb. IV.11 a, b); im allgemeinen ist die stabile Osteosynthese die Methode der Wahl. Dank den Fortschritten auf dem Gebiet des Fixateur Externe ist seine Verwendung möglich, aber nur in den Händen des Erfahrenen. Er erlaubt das Hindernis des Zugangsweges durch das Handgelenk zu umgehen, seine Plazierung ist jedoch nach wie vor schwierig und verlangt genaue anatomische Kenntisse der Nervenäste und der Sehnenzüge. Wenn der distale Block massiv ist, kann der Fixateur angelegt werden, ohne das Radiokarpalgelenk (s. Abb. IV.12a, b) zu überbrücken, was für die Readaptation einen bemerkenswerten Vorteil bedeutet. Die dorsalen Bänder des Handgelenks bilden angesichts ihrer schwachen Entwicklung und ihres schrägen Verlaufs keine adäquate anatomische Struktur, um die dislozierten Fragmente zu reduzieren und in ihrer Lage festzuhalten. Diese Bänder dürfen nur im Falle einer absoluten Notwendigkeit in Anspruch genommen werden, wie bei Mehrfragmentfraktur.

– Die Epiphysenfraktur (weder Monoblock noch zersplittert) zwingt oft dazu, mehrere Behandlungsmethoden zu kombinieren: zum Beispiel, zunächst Reposition der Gelenkfraktur durch Schrauben oder Kirschner-Drähte reduzieren, dann, im 2. Schritt, Retention durch eine stabile Osteosynthese oder durch Fixateur Externe.

Auch die marginale Fraktur gehört zu dieser Gruppe. Sie wird in eleganter Weise mit dem Prinzip der Stützplatte behandelt, die auf die dorsale, radiale oder palmare Oberfläche plaziert wird, je nach der Lokalisation des Bruchs.

Die multifragmentäre epiphysäre Fraktur findet man beim jungen Mann, der Opfer eines Traumas von hoher Energie geworden ist (Moto-cross-Unfall zum Beispiel). Diese Fraktur ist charakterisiert durch eine extreme Zermalmung des Zentrums oder der Ränder des Gelenks (Abb. IV.13a–c).
– Im Falle der zentralen Einwirkung bietet nur ein Fixateur Externe eine brauchbare Lösung, der das Gelenk überkreuzt. Die Zersplitterung, die Devitalisierung der Fragmente, die Schwierigkeit, eine perfekte Reduktion zu erzielen (manche Fragmente kehren nicht an ihren Ort zurück), zwingen indessen zu einer Spongiosaplastik. Wie bei ihrer Verwendung zur Reduktion der Impressionsfrakturen des Tibia plateaus wird eine solche Plastik es ermöglichen, das Radiokarpalgelenk nachzubilden. Auch kann man dadurch vermeiden, daß der Carpus sich in die Radiusepiphyse einschiebt.
– Trifft das Trauma die Ränder des Gelenks, dann ist die Stützplatte in Kombination mit einer homologen oder autologen Spongiosaplastik eine Lösung. Durch die Verwendung des Fixateur Externe, wenn auch nur zeitweilig, lassen sich schwierige Manipulationen vermeiden, die außerdem weitere Traumen der Weichteile, besonders des N. medianus, zur Folge haben können.

Abb. IV.11. a Reduktion des Falles von Abb. IV.9a. Ein zufriedenstellendes Resultat, die Länge ist wiederhergestellt. **b** Schließlich jedoch Kippung in den beiden Raumebenen und Verkürzung: chronische Schmerzen ▷

Knochen während der Demineralisation

Solche Knochen sinken zusammen. Nur aufgrund präziser Argumente ist die Reduktion indiziert, da sie durch Trennung der Fragmente zur Instabilität führt. Gegenüber einem einzigen pathologischen Röntgenparameter muß man auf die Reduktion verzichten, vorausgesetzt, daß die Stauchung nicht mehr als

Tabelle IV.15. Klassifikation mit therapeutischem Ziel

Typus	Knochenqualität	Behandlung
Epiphysen-monoblock (extra-artikulär)	Kind	Orthopädisch: Reduktion und Gips
	Erwachsen, ohne Defekt Schwache Stauchung Index Radius-Ulna <3 mm Geringe Fragmentierung Kippung <8°	Orthopädisch: Reduktion und Gips
	Erwachsen, mit Defekt Index Radius-Ulna >3 mm Schwere Stauchung Starke Fragmentierung	Fixateur Externe (und/oder Osteosynthese)[a] Osteosynthese (und/ oder Fixateur Externe)
Kein Epiphysen-monoblock (intra-artikulär)	Marginal, Kind (Aitken)	Osteosynthese
	Marginal, Erwachsener (radial, palmar oder dorsal)	Osteosynthese
	Multifragmentär	Fixateur Externe[b] oder Osteosynthese

[a] Homologe oder autologe Spongiosa im Frakturhohlraum
[b] Reduktion und Gelenkformung mittels der Spongiosa

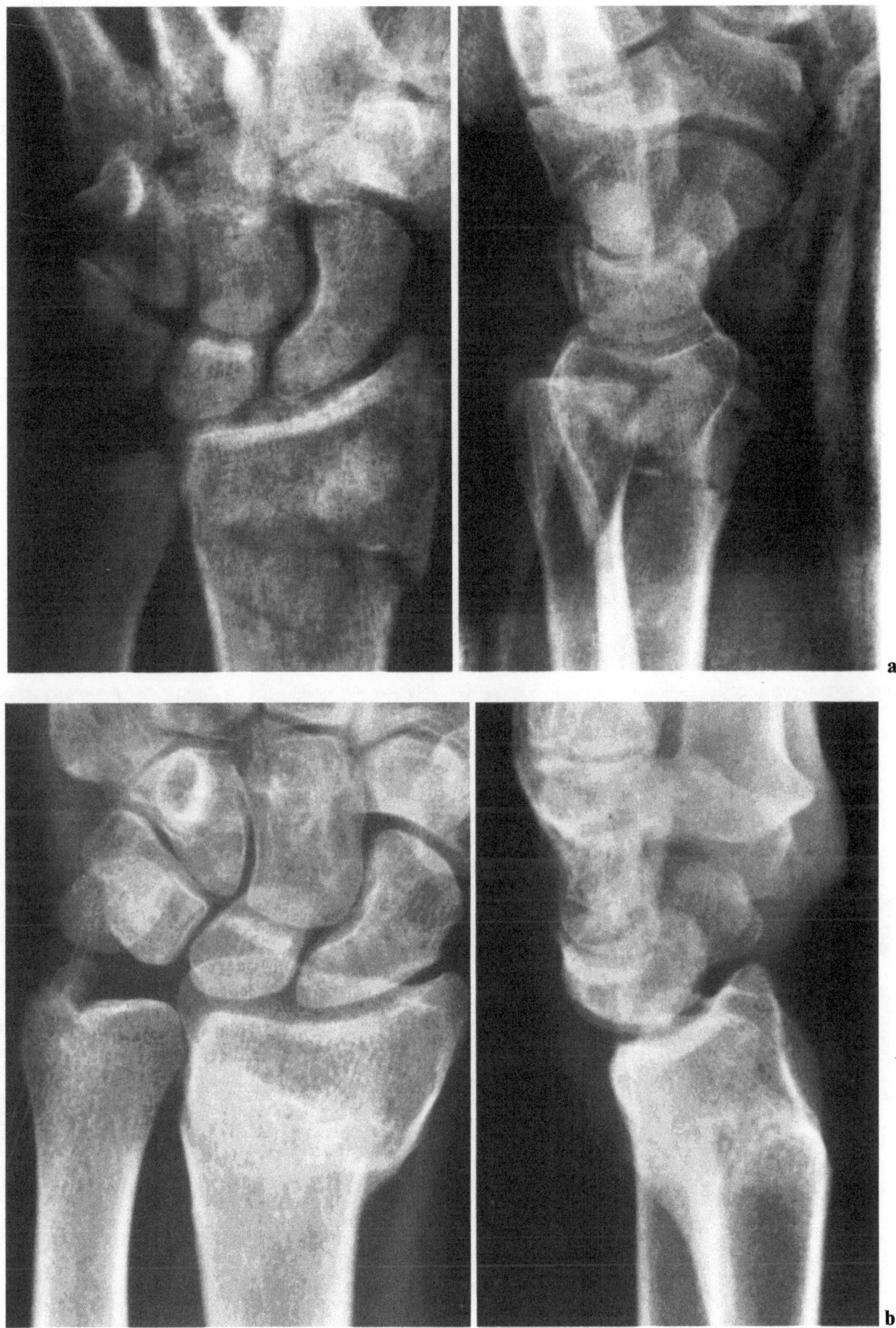

Abb. IV.11 a, b

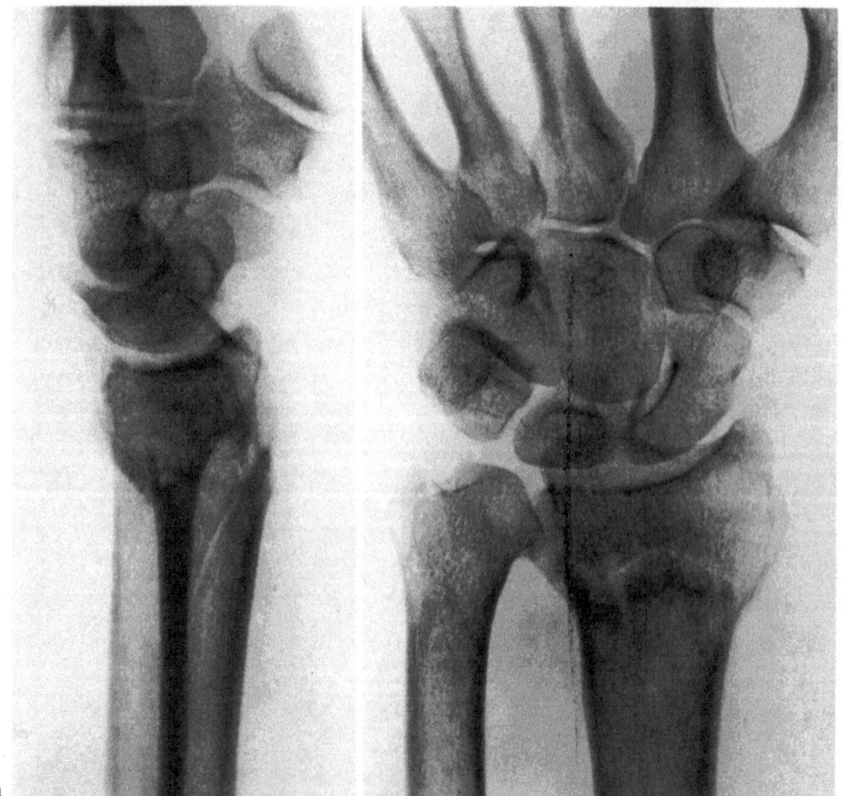

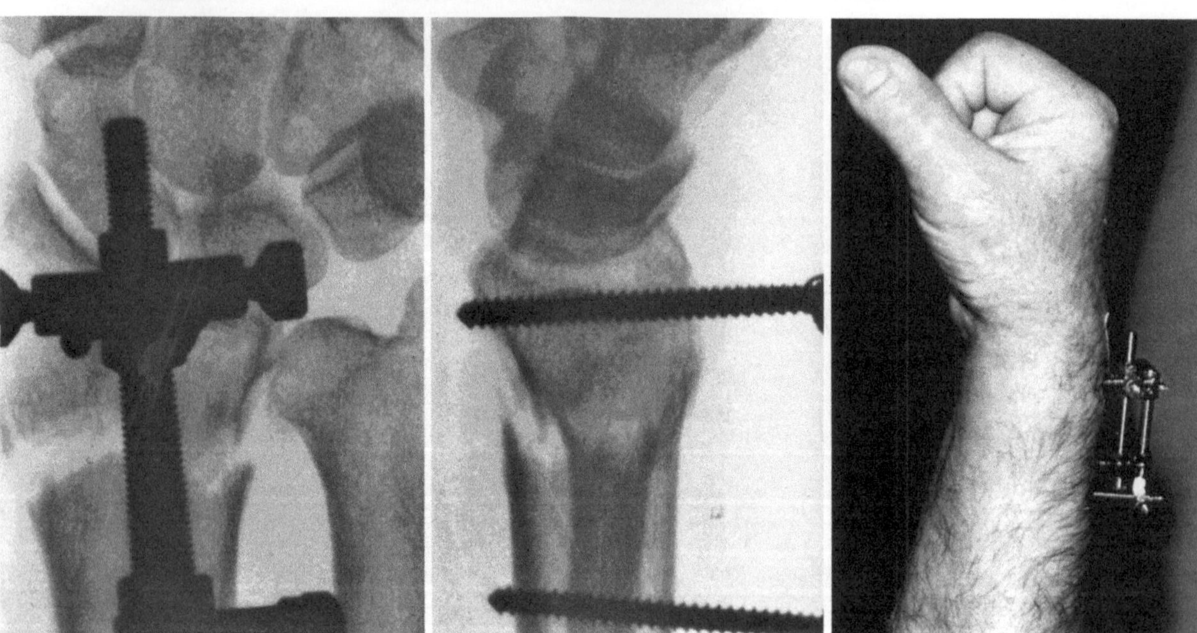

Abb. IV.12a, b. Monoblockfraktur, ähnlich wie im Falle der Abb. IV.9a. Beispiel einer möglichen Stabilisierung mit 3,5 mm-AO-Kortikalis-Schrauben und Mini-Fixateur.
– 2 distale, die die Querstange fixieren,
– 2 proximale, die die Längsstange fixieren.
Der Raumbedarf ist geringfügig

Abb. IV.13a–c. Multifragmentäre Epiphysenfraktur. Reduktion durch Fixateur Externe, keine Spongiosa. Entfernung des Materials nach 6 Wochen und sekundäre Abkippung. Folgerung: Der Fixateur muß wenigstens 8 Wochen an Ort und Stelle bleiben oder Verwendung von Spongiosa, um eine raschere Heilung zu erzielen, und, als möglichen zusätzlichen Vorteil, eine Gestaltung des Gelenks

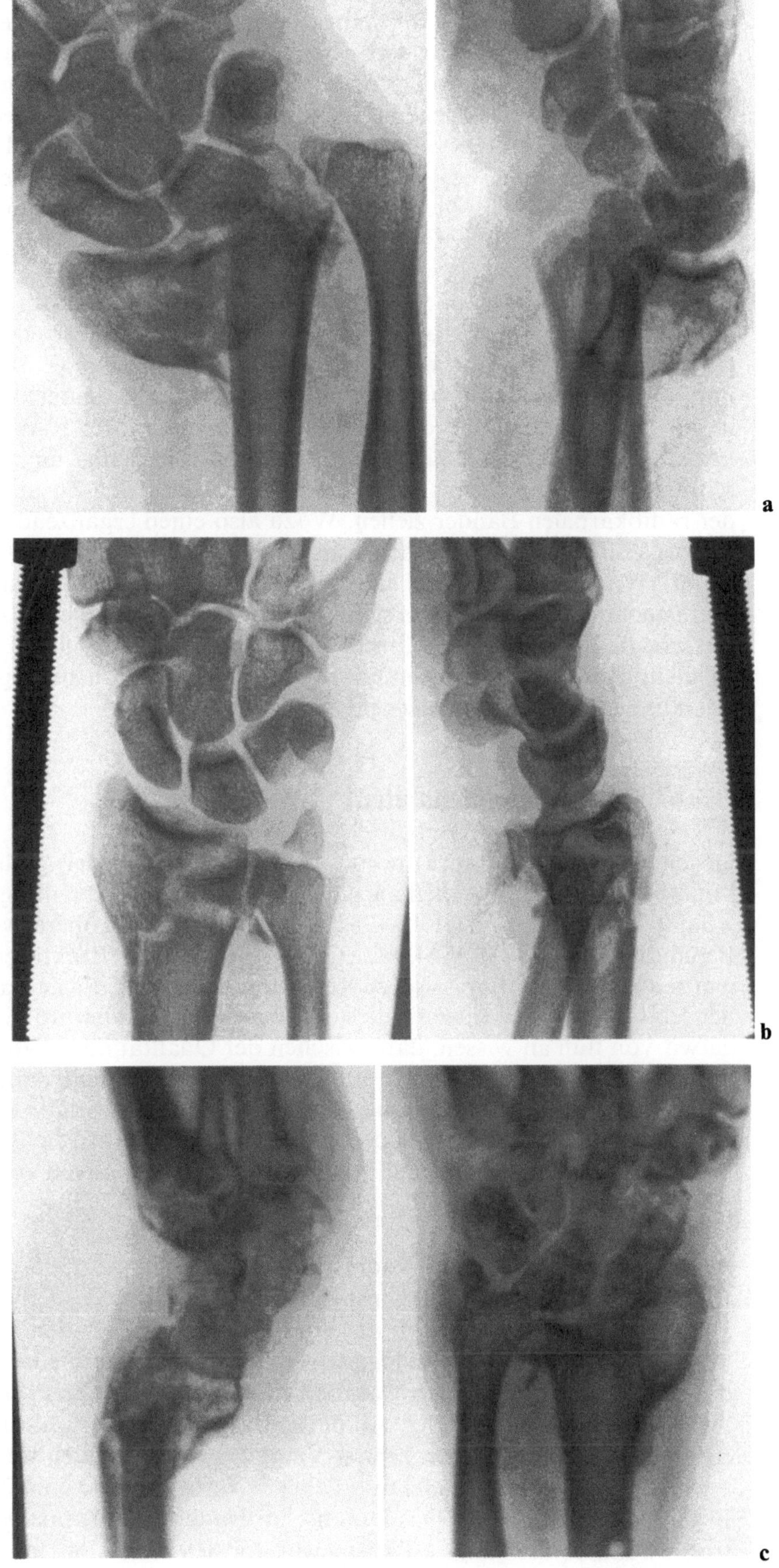

3 mm beträgt und die Abknickungen in einer der beiden Raumebenen nicht mehr als 8°. Wir haben festgestellt, daß man unter diesen Umständen ein günstiges Ergebnis erwarten darf. Andernfalls wird die Reduktion erforderlich und die unstabil gewordene Fraktur muß als solche behandelt werden. Wie wir gesehen haben, ist die Gipsretention nur selten wirkungsvoll. Dies bleibt aber noch zu beweisen, was im nächsten Abschnitt unserer Arbeit geschehen soll. Die Daten sind in Tabelle IV.15 zusammengefaßt.

Besondere Probleme

Unsere Klassifikation unterscheidet nicht zwischen Frakturen mit oder ohne Abriß des ulnaren Processus styloideus. Der Grund dafür ist, daß die therapeutischen Konsequenzen praktisch immer die gleichen sind. Liegt kein Abriß vor, so bedeutet das in gar keinem Falle, daß das ulnare Kompartiment des Radiokarpalgelenks und/oder des distalen Radioulnargelenks unversehrt ist; man kann daraus auch keine Schlüsse über den Zustand der radiokarpalen Bänder ziehen. Wozu also einen ergänzenden Begriff einführen, dessen therapeutische Tragweite man nicht kennt? Wir bezweifeln sogar, daß systematische arthroskopische Untersuchungen hier Klarheit schaffen könnten. Hingegen wissen wir, daß es kombinierte, intrakarpale Instabilitäten gibt. Es ist wichtig, diese zu erkennen und sie von den adaptationsbedingten Abknickungen zu unterscheiden.

C. Behandlungsmöglichkeiten

Gegenwärtig ist bei Radiusfrakturen die Behandlung der Wahl konservativ. Dafür sprechen auch die Zahlen unserer Abteilung: Vom 1.1.1980 bis zum 31.12.1982 zählen wir nur 54 operative Behandlungen auf 653 Frakturen; mehr als 90% der Frakturen wurden mit rein orthopädischer Retention behandelt. Es ist daher legitim, die Wirksamkeit dieser Behandlung zu überprüfen, da wir von nun an wissen, daß zwischen der Qualität der anatomischen und der Qualität der subjektiven Resultate eine statistisch bewiesene Korrelation besteht. Das Ziel dieser Studie ist es also, die Möglichkeiten und Grenzen der konservativen Behandlung kennenzulernen und, wenn möglich, Alternativen vorzuschlagen.

Auswahl der Patienten

Alle Patienten mit distaler Radiusfraktur, die vom 1.1.1985 bis zum 15.3.1985 den Notfalldienst des Kantonspitals St. Gallen aufgesucht haben, wurden in die Studie einbezogen. Patienten, bei denen das kontralaterale Handgelenk durch ein Trauma oder durch Krankheit deformiert war, oder die eine beidseitige Fraktur hatten, wurden aus der Studie herausgenommen, weil ein echter, auf Messungen beruhender Vergleich nicht möglich war.

Das ausgewertete Kollektiv (Tabelle IV.16) bestand aus 27 Frauen und 3 Männern. Das Durchschnittsalter der Gruppe betrug 64 Jahre; der jüngste Patient war 15, der älteste 88 Jahre

Tabelle IV.16. Zusammenfassung

	Konservative Behandlung	Fixateur Externe	Total
Männer (n)	1	2	3
Frauen (n)	22	5	27
Total	23 (76,7%)	7 (23,3%)	30
Durchschnittsalter (Jahre):	64,10		
Mindestalter (Jahre):	15		
Höchstalter (Jahre):	88		

alt. Einundzwanzig Patienten zeigten eine Metaphysenfraktur vom Monoblocktyp, 4 eine intraartikuläre Spaltlinie (marginale Fraktur) und 5 eine Mehrfragmentepiphysenfraktur. Diese 5 Patienten wurden alle mit Fixateur Externe behandelt.

Meßmethoden

Es gab bis heute keine Methode, mit deren Hilfe man den radioulnaren Index, die Verkeilung von Fragmenten und die verschiedenen frontalen Winkel in zufriedenstellender Weise hätte messen können. Die Resultate sind auch von der Stellung des Ober- und des Unterarms abhängig: Palmer et al. (1982) haben gezeigt, daß die relative Länge der Ulna, verglichen mit jener des Radius bei Pronation und Supination signifikant verschieden ist.

Infolgedessen sind alle Röntgenaufnahmen in *neutraler Haltung angefertigt worden*, d.h. in Position 0 des Handgelenks und in Pronation-Supination 0, wobei der Unterarm um 90° angewinkelt ist. Diese Haltung ist in dem Kapitel über die Röntgenologie genau beschrieben. Außerdem haben wir für die Messung der palmaren und dorsalen frontalen Winkel sowie des radioulnaren Index originale Meßmethoden entwickelt (Sprenger u. Sennwald 1985).

Messung der frontalen Winkel

Unter diesen Voraussetzungen kann man am Radius 2 frontale Winkel unterscheiden, die von den 3 folgenden Bezugspunkten ausgehen (Abb. IV.14):
- dem radialen Processus styloideus,
- dem Scheitelpunkt dorsal-ulnar
- dem Scheitelpunkt palmar-ulnar

Der dorsale Frontalwinkel ist definiert durch den Schnittpunkt der Geraden, die den dorsalen ulnaren Scheitelpunkt und die Spitze des radialen Processus styloideus verbindet, mit der Senkrechten zur Achse des Radius.

Der palmare Frontalwinkel ist definiert durch den Schnittpunkt der Geraden zwischen dem palmaren ulnaren Scheitelpunkt und dem radialen Processus styloideus mit der Senkrechten zur Achse des Radius.

Messung der Einstauchung

Die Ulna dient als fester Referenzpunkt. Man zieht durch ihre Mitte eine Gerade. Bei 3 cm proximal von der Gelenkfläche zeichnet man eine Senkrechte, die den Radius kreuzt. Ihr Schnittpunkt mit der Längsachse des Radius, in seinem geometrischen Zentrum aufgetragen, ergibt den Punkt, von dem aus man die Lage des hinteren oder vorderen Randes der radialen Gelenkpfanne mißt. Diese Messung geschieht immer auf der Geraden, die die Längsachse und das Zentrum des Radius angibt. Ausgehend von der festgestellten Länge der gesunden Seite kann man die verschiedenen Verkürzungen messen, im Augenblick des Unfalls sowie nach der Reposition und nach 8wöchiger Behandlung. Die Meßmethode ist in Abb. IV.15 schematisch dargestellt.

Aus Tabelle IV.17a–d sind alle erzielten Resultate ersichtlich. Sie ist in 2 Gruppen von Patienten eingeteilt, diejenigen, die einen Gipsverband erhielten (23 Patienten) und jene, die mit Fixateur Externe behandelt wurden (die 7 letzten Patienten in der Tabelle). Ganz am Tabellenschluß sind die verschiedenen Durchschnittswerte und Varianzen aufgeführt.

Auswertung der Resultate

Konservative Behandlung

Der Längenverlust. Die Radiusfraktur führt auf der Dorsalseite zu einer durchschnittlichen Verkürzung von 9,4 mm im Vergleich zur Norm. Infolge der Reduktion läßt sich diese Differenz auf nurmehr 1,66 mm verkleinern. Die Kontrolle nach 8 Wochen ergibt eine restliche, definitive Verkürzung von 8,09 mm. Zwischen der Reposition und der Kontrolle nach 8 Wochen beträgt also der Reduktionsverlust 6,42 mm gegenüber einem primären Gewinn von 7,74 mm, somit einen Verlust von 82,9%.

Auf der Palmarseite, wo immerhin die Zusammenschiebung der Knochenfächer minimal ist, stellt man ebenfalls nach 8 Wochen eine Verkürzung von 1,46 mm fest. Hängt dies mit der Instabilität der Epiphyse auf ihrem unterminierten Sockel zusammen oder ist es die Folge einer echten Zerquetschung? Die wahrscheinlichste Antwort ist die Instabilität.

Die Winkel. Die Analyse der Winkel bietet weitaus mehr Interpretationsschwierigkeiten. Es handelt sich ja um ein dreidimensionales System, in welchem alle Bezugspunkte, im Gegensatz zu dem, was bisher der Fall war, einander gegenüber beweglich

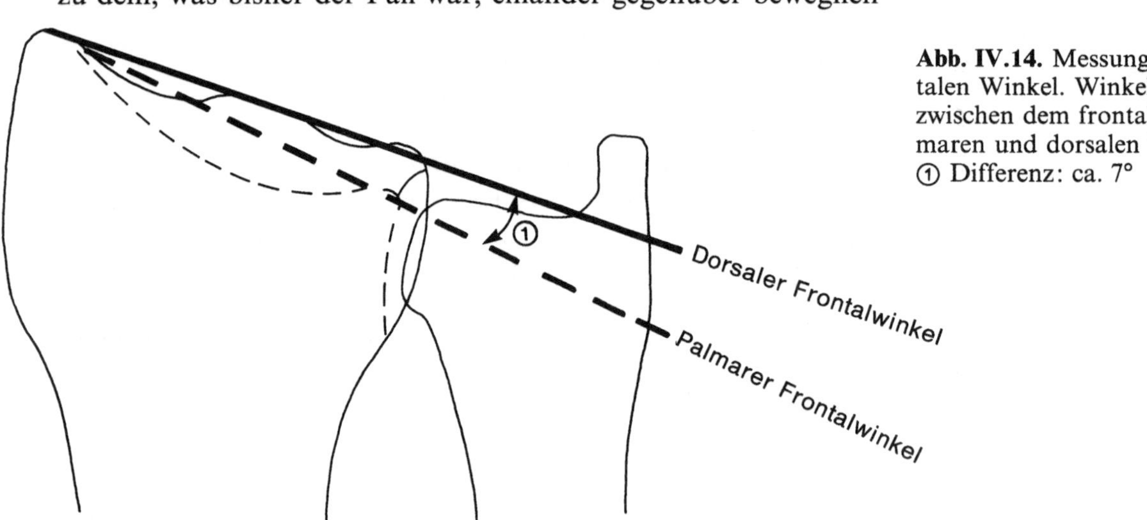

Abb. IV.14. Messung der frontalen Winkel. Winkeldifferenz zwischen dem frontalen palmaren und dorsalen Winkel. ① Differenz: ca. 7°

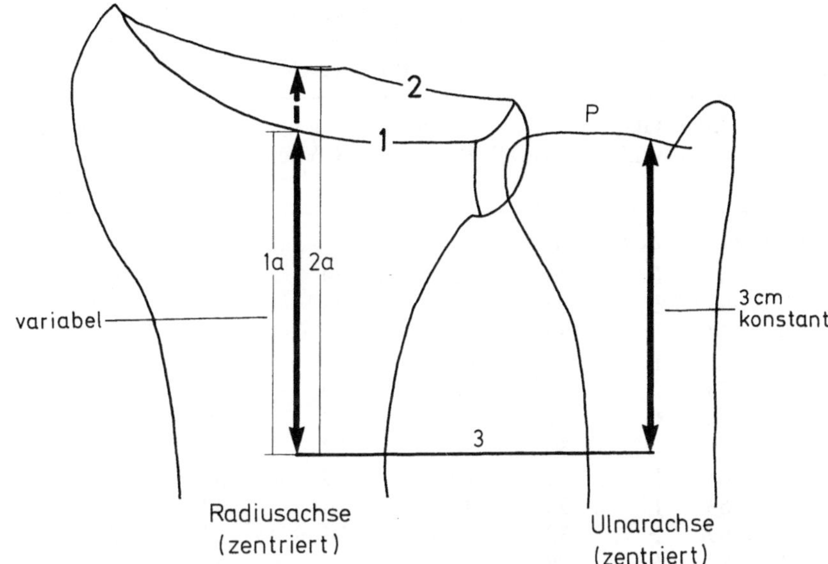

Abb. IV.15. Messung der Einstauchung.
P Fixpunkt: die ulnare Gelenkfläche
1 Palmarer Rand der Radiusgelenkpfanne
2 Dorsaler Rand der Radiusgelenkpfanne
1a Distanz zwischen dem Palmarrand und der Referenzlinie
2a Distanz zwischen dem Dorsalrand und der Referenzlinie
3 Referenzlinie

sind. Im Prinzip erwartet man, daß sich der dorsale Frontalwinkel am meisten verändert. Nun ist es aber gerade der palmare Frontalwinkel! Dies läßt sich auf folgende Weise erklären: Der radiale Processus styloideus wird in die dorsale Abknickung mit dem dorsoulnaren Scheitelpunkt des Radius hineingezogen. Diese beiden Punkte bewegen sich mehr oder weniger gemeinsam, da das ganze dorsale Massiv in sich selbst zusammengedrückt wird. Es liegt also eine gleichzeitige Verschiebung vor, ohne große Änderungen der Winkel. Der palmare ulnare Scheitelpunkt bleibt mehr oder weniger an Ort und Stelle; zwischen ihm und dem radialen Processus styloideus erscheint eine winklige Verschiebung. Der Winkel wird sich in Abhängigkeit von der Verschiebung des beweglichen Punktes hinsichtlich des Fixpunktes verändern. Dies kommt in der Wirklichkeit zum Ausdruck durch einen fast normalen dorsalen Frontalwinkel auf der Röntgenaufnahme bei Spitaleintritt und einen eindeutig pathologischen palmaren Winkel (−17°). Damit sind auch wir der Meinung, daß eine Korrelation zwischen der dorsalen Verkürzung und der Veränderung des palmaren Winkels bestehen muß. Mit einem Gamma-Test, der schon früher beschrieben wurde, und bei Annahme der dorsalen Verkürzung und der palmaren Winkelveränderung als abhängige Variable können wir unsere Hypothese mit einer Irrtumswahrscheinlichkeit von 1,2% statistisch bestätigen, da Gamma gleich 0,53 ist, mit einem entsprechenden Z gleich 2,26 (Tabelle IV.18).
Die folgenden Schlüsse sind also einfach zu ziehen:

Die konservative Behandlung ist der Behandlung der distalen Radiusfraktur nicht angemessen. Ein Verlust von $^3/_4$ der durch Reduktion erzielten Verlängerung ist eine unwiderrufliche Feststellung eines Fehlschlages.
Die dorsale Verkürzung und der palmare Frontalwinkel ändern sich parallel zueinander.

Tabelle IV.17 a. Messung des Teleskopeffekts (mm)

Fall			Referenzlinie: dorsaler Gelenkrand				
Name	Alter	Geschlecht	Als Notfall	Nach Reposition	Nach 8 Wochen	Norm	Enddifferenz zur Norm (8 Wochen)
Konservative Behandlung							
BH	63	F	31	36	29	39	10
BP	63	F	26	35,5	28	35,5	7,5
BV	74	F	30,5	38,5	30	39	9
CM	72	F	31,5	40	34	39,5	5,5
CM	53	F	26,5	36	30	35	5
EL	65	F	31	31,5	27,5	38	10,5
FH	66	F	30	38	27	39	12
FI	65	F	32	40	29	39,5	10,5
HW	63	F	33	40	34	40	6
KE	69	F	32	39,5	34	37	3
KE	82	F	28	37	31	39	8
KL	81	F	26	27	22	36	14
KB	82	F	29	32	29	34,5	5,5
LM	71	F	25	39	30	39	9
NM	15	♂	35,5	42	34	41	7
NH	73	F	26	38	29	35	6
PI	67	F	28	37	30	36,5	6,5
SE	61	F	29	35	33	38	5
SE	88	F	34	36	32,5	38	5,5
SH	64	F	30	37	27	37,5	10,5
SB	55	F	13	33	28	38	10
TI	78	F	24,5	30,5	27	41	14
ZJ	39	F	24	35	31	37	6
Fixateur Externe							
AM	56	F	26	35,5	31	38	7
GM	65	F	26	35,5	36	37	1
HC	70	F	24	35	32,5	36	3,5
LE	55	♂	33,5	36	36,5	39,5	3
SM	25	♂	27	40	39	37	− 2
VE	66	F	30,5	36,5	36	33,5	− 2,5
WB	77	F	28	33	31	36	5
Im Durchschnitt							
Alle Fälle (30)			28,35	36,17	30,93	37,63	6,70
Konservativ (23)			28,50	36,24	29,83	37,91	8,09
Fixat. Ext. (7)			27,86	35,93	34,57	36,71	2,14
Varianzen							
Konservativ			20,28	12,17	8,25	3,32	8,43
Fixat. Ext.			8,77	3,82	8,17	2,99	10,62

Tabelle IV.17 b. Messung des Teleskopeffekts (mm)

Fall			Referenzlinie: dorsaler Gelenkrand				
Name	Alter	Geschlecht	Als Notfall	Nach Reposition	Nach 8 Wochen	Norm	Enddifferenz zur Norm (8 Wochen)
Konservative Behandlung							
BH	63	F	37	39	34	34	0
BP	63	F	29	32	31	30	–1
BV	74	F	34,5	35	34	35	1
CM	72	F	35	34	30	35	5
CM	53	F	33	31	26	31	5
EL	65	F	31	34,5	33,5	33,5	0
FH	66	F	35	33	32	33	1
FI	65	F	37	34	30,5	34,5	4
HW	63	F	37	37	37	35	–2
KE	69	F	36	34	30	32	2
KE	82	F	34	34	28	34	6
KL	81	F	33	32,5	30	30	0
KB	82	F	34	36	32	29	–3
LM	71	F	32	35	33	34	1
NM	15	♂	39	39	37,5	35	–2,5
NH	73	F	24	32	35	31	–4
PI	67	F	34,45	33	32	32	0
SE	61	F	35	32	30	34	4
SE	88	F	30	31	29,5	31	1,5
SH	64	F	35	32	34	33	–1
SB	55	F	19,5	30	25	32	7
TI	78	F	30,5	33,5	33,5	35	1,5
ZJ	39	F	34	33	28	34	6
Fixateur Externe							
AM	56	F	34	33	35	33,5	–1,5
GM	65	F	29,5	31,5	30,5	32	1,5
HC	70	F	32	30	27	31,5	4,5
LE	55	♂	27,5	29	28	34,5	6,5
SM	25	♂	36	36	35	32	–3
VE	66	F	34	32	29	30	1
WB	77	F	32	31	29	31	2
Im Durchschnitt							
Alle Fälle (30)			32,80	33,30	31,30	32,72	1,42
Konservativ (23)			33,00	33,76	31,54	32,91	1,37
Fixat. Ext. (7)			32,14	31,79	30,50	32,07	1,57
Varianzen							
Konservativ			18,08	5,19	9,54	3,32	9,07
Fixat. Ext.			7,19	4,42	9,07	1,96	9,10

Tabelle IV.17c. Messung des Teleskopeffekts, dorsaler Frontalwinkel

Fall			Referenzlinie: dorsaler Gelenkrand				
Name	Alter	Geschlecht	Als Notfall	Nach Reposition	Nach 8 Wochen	Norm	Enddifferenz zur Norm (8 Wochen)
Konservative Behandlung							
BA	63	F	18	31	15	12	3
BP	63	F	13	14	16	11	5
BV	74	F	19,5	19	23	19	4
CM	72	F	30	20	17	22	–5
CM	53	F	13	12	11	15	–4
EL	65	F	–18	12	14	18	–4
FH	66	F	20	10	21	15	6
FI	65	F	29	20	23	20	3
HW	63	F	23	26	27	19	8
KE	69	F	22	15	15	14	1
KE	82	F	15	17	11	10	1
KL	81	F	15	17	20	12	8
KB	82	F	22	25	27	18	9
LM	71	F	19	12	21	17	4
NM	15	♂	18	18	15	16	–1
NH	73	F	13	18	19	14	5
PI	67	F	18	18	23	18	5
SE	61	F	15	8	10	15	–5
SE	88	F	14	12	12	14	–2
SH	64	F	26	16	19	19	0
SB	55	F	4	3	2	17	–5
TI	78	F	14	21,5	16	21	–5
ZJ	39	F	12	17	11	19	–8
Fixateur Externe							
AM	56	F	4	15	21	12	9
GM	65	F	12	21	17	17	0
HC	70	F	23	21	19	18	1
LE	55	♂	10	17	12	12	0
SM	25	♂	18	25	24	19	5
VE	66	F	21	13	18	18	0
WB	77	F	28	24	28	19	9
Im Durchschnitt							
Alle Fälle (30)			16,35	17,25	17,5	16,33	1,23
Konservativ (27)			16,28	16,59	16,8	16,30	0,57
Fixat. Ext. (3)			16,57	19,43	19,86	16,43	3,43
Varianzen							
Konservativ			86,41	35,75	34,20	10,12	24,08
Fixat. Ext.			59,39	17,67	22,69	8,24	14,45

Tabelle IV.17d. Messung des Teleskopeffekts, palmarer Frontalwinkel

Fall			Referenzlinie: dorsaler Gelenkrand				
Name	Alter	Geschlecht	Als Notfall	Nach Reposition	Nach 8 Wochen	Norm	Enddifferenz zur Norm (8 Wochen)
Konservative Behandlung							
BA	63	F	7	19	8	27	19
BP	63	F	29	17	6	21	15
BV	74	F	13	25	17	27,5	10,5
CM	72	F	25	32	24	31	7
CM	53	F	7	18	17	24	7
EL	65	F	–35	8	9	26	17
FH	66	F	13	21	11	24	13
FI	65	F	23	30	15	29	14
HW	63	F	16	29	21	26	5
KF	69	F	16	30	25	25	0
KE	82	F	10	22	20	22	2
KL	81	F	2	5	– 1	25	26
KB	82	F	11	19	19	27	8
LM	71	F	6	24	15	23	8
NM	15	♂	18	18	15	21	6
NH	73	F	4	28	12	25	13
PI	67	F	13	24	17	17	0
SE	61	F	– 2	16	18	26	8
SE	88	F	21	19	17	28	11
SH	64	F	16	24	– 2	23	25
SB	55	F	– 3	8	–13	29	42
TI	78	F	6	17	9,5	26	16,5
ZJ	39	F	– 7	21	18	22	4
Fixateur Externe							
AM	56	F	– 2	26	10	24	14
GM	65	F	7	27	29	28	– 1
HC	70	F	– 4	29	29	26	– 3
LE	55	♂	23	32	28	25	– 3
SM	25	♂	4	30	29	25	– 4
VE	66	F	14,5	15	17	23,5	6,5
WB	77	F	21	30	32	29	– 3
Im Durchschnitt							
Alle Fälle (30)			8,12	22,10	15,72	25,17	9,45
Konservativ (27)			7,83	20,61	12,93	24,98	12,04
Fixat. Ext. (3)			9,07	27,00	24,86	25,79	0,93
Varianzen							
Konservativ			151,45	48,59	75,83	9,53	87,50
Fixat. Ext.			98,46	27,43	56,41	3,56	39,46

Tabelle IV.18. *Gamma*-Test (s. Formeln in Tabelle IV.6 und statistische Auswertung der Resultate bei Radiusfraktur, S. 123)

Korrelation zwischen der dorsalen Verkürzung (mm) und dem palmaren Frontalwinkel (Grad)

mm	Grad	mm	Grad	mm	Grad	mm	Grad
3	9	7,5	6	9	11	12	26
4	7	7,5	7	9	21	12	30
5	9	8	6	9	28	13	29
5,5	3	8	8	9,5	21	14	17
5,5	16	8	20	10	21	16,5	20
6	2	8,5	4	10	23	25	32
7	10	8,5	14,5	11	12		
7	61	8,5	17	11	21		

$\gamma = 0{,}531$
300 Korrelationen
92 Inversionen
392 Paare bei 435 möglichen Paaren
Entsprechendes $Z = 2{,}26$
$P = 0{,}012$, einseitige Kurve

Tabelle IV.19. Vergleich zwischen der Wirksamkeit der konservativen Behandlung und der Wirksamkeit des Fixateur Externe.

Konservativ $n = 23$, Fixateur Externe $n = 7$.

Definitionen: Werte in mm für die Verkürzung, Werte in Graden für die Winkel

G/R Gewinn durch die Reduktion
E Einbuße nach 8 Wochen, bezogen auf die Reduktion
V Restverkürzung nach der Reduktion
V/8 Wo Definitive Verkürzung nach 8 Wochen
DGR Dorsaler Gelenkrand
PGR Palmarer Gelenkrand

Verkürzungen

	DGR Konservativ/Fix. Ext.	PGR Konservativ/Fix. Ext.
G/R	7,74/ 8,07	0,76/−0,36
E	−6,41/−1,36	−2,22/−1,29
V	1,67/ 0,79	−0,85/−0,29
V/8 Wo	8,09/ 2,14	1,37/ 1,57

Abwinkelung
GWD Gelenkwinkel mit dorsal-ulnarem Referenzpunkt
GWP Gelenkwinkel mit palmar-ulnarem Referenzpunkt

	GWD Konservativ/Fix. Ext.	GWP Konservativ/Fix. Ext.
G/R	0,30/ 2,28	12,78/ 17,93
E	0,28/ 0,43	− 7,67/−2,14
V	−0,28/−3,00	4,37/−1,21
V/8 Wo	−0,57/−3,43	12,04/ 0,93

Tabelle IV.20. T-Test für Durchschnittswerte unabhängiger Stichproben:

Vergleich zweier beobachteter Durchschnittswerte; darin sind:

n_a = Bestand von a
s_a^2 = Varianz von a
n_b = Bestand von b
s_b^2 = Varianz von b
X_a = beobachteter Durchschnittswert des Bestandes a
X_b = beobachteter Durchschnittswert des Bestandes b

Die Stichproben sind voneinander unabhängig, zeigen ungleiche Varianzen und sind normalverteilt.
Hypothese: Die Durchschnittswerte der untersuchten Stichproben sind gleich.

$$t = \frac{X_a - X_b}{\sqrt{(s_a^2/n_a - 1) + (s_b^2/n_b - 1)}}$$

Messung der Freiheitsgrade (*FG*):

$$FG = \frac{[(s_a^2/n_a - 1) + (s_b^2/n_b - 1)]^2}{(s_a^2/n_a - 1)^2\,(1/n_a = 1) + (s_b^2/n_b - 1)^2\,(1/n_b + 1)}$$

Bemerkungen: Wenn $n \geq 30$, folgen die Werte für T der Normalregel, und man kann die Tafel für reduzierte Abweichungen verwenden.
Wenn $n < 30$, gibt die T-Tafel die Wahrscheinlichkeit Alpha des Irrtumsrisikos, in Abhängigkeit von der Zahl der Freiheitsgrade (*FG*).
Die Durchschnittswerte und die Varianzen sind der zusammenfassenden Tabelle über die Maße zu entnehmen

Die Behandlung durch Fixateur Externe

Diese Behandlungsart analysieren wir im Vergleich mit der konservativen Behandlung (Tabelle IV.19). Wir nehmen an, und diese Hypothese wird im ganzen Verlauf unserer Auswertung die gleiche bleiben, daß die Läsionen, die Reduktion und das Behandlungsergebnis in den beiden betrachteten Stichproben gleich sind, d.h. bei den 23 Patienten, die konservativ, und bei den 7 Patienten, die mit Fixateur Externe behandelt wurden.

Wir mußten einen T-Test zu Hilfe nehmen, mit dem man die Durchschnittswerte von Stichproben vergleichen kann, die voneinander unabhängig sind, deren Varianz ungleich ist, die aber normalverteilt sind. Die Tabellen IV.20 und V.21 beschreiben den verwendeten Test und zeigen die Ergebnisse im einzelnen.

In statistischer Hinsicht unterscheiden sich die im Röntgenbild sichtbaren, frischen Läsionen der 7 Patienten mit Fixateur behandelt nicht von jenen der 23 Patienten, die einen Gipsverband erhielten.

Das Röntgenbild, d.h. die durch Reduktion erzielte Qualität der Morphologie, ist zwischen den beiden Gruppen nicht statistisch signifikant verschieden. Indessen lassen sich mit der Fixateur Externe Werte erzielen, die näher bei der Norm liegen. Dies bestätigt die allgemein anerkannte Meinung, daß die Reduktion dieser Fraktur, die im Prinzip leicht ist, nicht das Wesen des Problems ausmacht. Von daher könnte vielleicht die Verwechslung stammen, denn der Schlüssel zum Erfolg ist gerade die Beibehaltung der Reduktion! Das Resultat nach 8 Wochen beweist dies: Es ist bei den Patienten, die mit Fixateur Externe

Tabelle IV.21. Statistischer Vergleich der konservativen Behandlung mit jener durch Fixateur Externe (T-Test wurde in Tabelle IV.20 beschrieben). Hypothese: Die Stichproben sind vergleichbar, hinsichtlich ihrer Verletzungen, der Reduktion und der Resultate.
Stichprobe, mit Fixateur Externe behandelt ($n = 7$)
Stichprobe, konservativ (mit Gipsverband) behandelt ($n = 23$)
Insgesamt: 30

	Messung der Verkürzung		Messung des palmaren Frontalwinkels		Folgerungen
	Durchschnitt	Varianz	Durchschnitt	Varianz	
a) Bei frischem Bruch					
28,50 konservativ	28,50	20,283	7,83	151,448	Hypothese
27,86 Fix. Ext.	27,86	8,765	9,07	98,459	bestätigt
	T(mm) = 0,353		T(Winkel) = 0,244		
	FG = 17		FG = 13		
Signifikant auf dem 5-%-Niveau, wenn T > 2,11 (FG 17) oder > 2,16 (FG 13)					
b) Reposition					
konservativ	1,67	10,861	4,37	56,048	Hypothese
Fix. Ext.	0,79	6,347	−1,21	21,561	bestätigt
	T(mm) = 0,654		T(Winkel) = 1,85		
	FG = 14		FG = 18		
Signifikant auf dem 5-%-Niveau, wenn T > 2,145 (FG 14) oder 2,101 (FG 18)					
c) nach 8 Wochen					
konservativ	8,09	8,427	12,04	87,498	Hypothese
Fix. Ext.	2,14	10,622	0,93	39,459	verworfen
	T(mm) = 4,61		T(Winkel) = 2,93		
	FG = 10		FG = 16		

Gemäß den Tabellen zeigt der Test einen signifikanten Unterschied auf dem 1-‰-Niveau für das bei der Verkürzung erzielte Resultat, und auf dem 1-%-Niveau für das bei den Winkeln erzielte Resultat.

Schlußfolgerung: Die beiden Stichproben unterscheiden sich statistisch nicht voneinander in ihrer Ausgangsläsion, nach 8 Wochen hingegen ist der Unterschied statistisch signifikant. Damit ist die Wirksamkeit des Fixateur Externe nachgewiesen

behandelt wurden, signifikant besser. Die Ausgangshypothese wird verworfen mit einem $P < 0{,}001$ für die Verkürzung und einem $P = 0.01$ für die Winkel.

> *Die Qualität der morphologischen Resultate wird durch den Fixateur Externe signifikant verbessert.*

Fünf der sieben mit Fixateur Externe behandelten Patienten hatten Mehrfragmentfrakturen. Selbst wenn die röntgenologischen Messungen unmittelbar nach der Reduktion dieser Frakturen sich statistisch nicht von denen der anderen unterschieden, ist ihre Prognose definitionsgemäß schlechter, weil die Fragmentierung des Massivs der Epiphyse dessen völlige Verunstaltung zur Folge hat. Trotz dieser zusätzlichen Benachteiligung sind die Ergebnisse statistisch besser, und unsere Darstellung ist daher nur um so stichhaltiger.

Dennoch bleibt ein Zweifel. Die Wiederherstellung ist nämlich nicht voll garantiert, da nach 8 Wochen noch eine mittlere Verkürzung von 2,14 mm besteht im Vergleich zur Norm in Gestalt der kontralateralen Messungen. Dies ist zwar eine Fortschritt, aber genügt er auch? Diese Frage zu beantworten ist Sache der Klinik.

Diskussion

Offensichtlich kann die konservative Behandlung der Radiusfraktur die Reduktion nicht aufrechterhalten. Ein gutes Resultat kann sie ebensowenig garantieren lassen, außer für jene Fälle, deren Formveränderungen bei Spitaleintritt $\pm 5°$ Abknickung und 2 mm Einsenkung nicht überschreiten. Sobald diese Grenzen überschritten sind, wird eine chirurgische Behandlung nötig. Der Fixateur Externe ist in dieser Hinsicht ein entscheidender Fortschritt, da er eine anatomische Reduktion von etwa 2 mm garantiert, sogar bei multifragmentären Frakturen. Nach Entfernung des Apparats sind aber sekundäre Verformungen möglich (s. Abb. IV.13). Brunner et al. (1985) haben gleichartige Beobachtungen gemacht und schlagen vor, die Apparatur wenigstens 8 Wochen lang beizubehalten.

Tatsächlich geht das Problem von dem Knochendefekt aus. Diese Lücke zu füllen, ist die Kausalbehandlung. Die sofortige Spongiosaplastik ist die logische Folgerung daraus. Mit ihr ist es möglich, den Substanzverlust zu kompensieren, das Gelenk zu modellieren, wenn es verformt ist, die Zeitdauer zu verringern, während welcher der Fixateur Externe getragen werden muß, und sogar sich auf eine Gipsretention zu beschränken, während dank der Spongiosa die Fragmente an Ort und Stelle und die Reduktion erhalten bleiben.

Es ist klar, daß eine solche Analyse die begleitenden intrakarpalen Verletzungen nicht berücksichtigt. Castaing meint, sie seien selten. Wir dagegen sind der Meinung, daß sie nicht diagnostiziert worden sind. Ihre Häufigkeit kann dann erst mit Sicherheit festgestellt werden, wenn die röntgenologischen diagnostischen Methoden auf den pathologisch-anatomischen Grundlagen standardisiert worden sind, die wir uns bemüht haben, darzustellen.

Literatur

Brunner R, Regazzoni P, Pfeiffer KM (1985) Distale, intraartikuläre Radiusfrakturen: Indikation für den Fixateur Externe. Assemblée annuelle de la société suisse de Chirurgie de la Main, Interlaken, le 14.6.85

Castaing J (1964) Les fractures récentes de l'extrémité inférieure du radius. Rev Chir Orthop 50:581–696

Chamay A (1977) Considérations sur les limites de tolérances du traitement conservateur des fractures du poignet. Ann Chir 31:340–342

Chamay A, Meythiaz AM, Della Santa D (1983) Le traitement des fractures instables du poignet par fixateur externe de Hoffmann. Etude d'une série de 40 cas. Rev Chir Orthop 69:637–643

Clancey GJ (1984) Percutaneous Kirschner-Wire fixtion of Colles fractures. A prospective study of thirty cases. J Bone Joint Surg [Am] 66:1008–1014

Conney WP, Linscheid RL, Dobyns JH (1979) External pin fixation for unstable Colles fracture. J Bone Joint Surg [Am] 61:840–845

Coquoz M (1982) Assemblée annuelle de la section suisse du collège international des chirurgiens (CIC): les fractures de l'extrémité inférieure du radius. Méd Hyg 40:1550

Fourrier P, Bardy A, Roche G, Cisterne JP, Chambon A (1981) Approche d'une définition du cal vicieux du poignet. Int Orthop (SICOT) 4:299–305

Frykmann G (1967) Fracture of the distal radius including sequelae, shoulder-hand-finger syndrome, disturbance in the distal radio-ulnar joint and impairment of nerve function. Acta Orthop Scand 108 [Suppl]: 5–143

Karjalainen P, Alhava EM (1977) Bone mineral content of the forearm in a healthy population. Acta Radiol Ther Phys Biol 16:199–208

Kurtz NR (1983) Introduction to social statistics. McGraw-Hill, New York

Mayfield JK, Johnson RP, Kilcoyne RK (1980) Carpal dislocations: pathomecanics and progressive perilunar instability. J Hand Surg 5:226–241

Mazess RB, Cameron JR (1973) Bone mineral content in normal U.S whites. In: Intercontinental conference on bone mineral measurement. U.S. Departement, Chicago, Illinois, HEW, pp 228–238

Moore WT, Schapiro JR, Jorgensen H, Reid J, Epps CH, Whedon GD (1975) The evaluation of bone density findings in normal populations and osteoporosis. Trans Am Clin Assoc 86:128–138

Palmer AK, Glisson RR, Werner FW (1982) Ulnar variance determination. J Hand Surg 7:376–379

Sennwald G, Segmüller G (1984) De l'attitude du médecin praticien face à la fracture de Pouteau-Colles (fractures distales du radius). Méd Hyg 42:1500–1508

Sprenger FB, Sennwald G (1985) Der Teleskopeffekt der distalen Radiusfraktur. Assemblée annuelle de la société suisse de Chirurgie de la Main, Interlaken, le 14.6.85

KAPITEL V

Operationstechniken und -indikationen

„Es gibt zweierlei Arten, unwissend zu sein: nichts gelernt oder alles vergessen zu haben – und sie gleichen einander nicht."

G. Cesbron

(Un désespoir allègre, Laffont, Paris, 1983)

Einleitung

Dieses Problem zu behandeln, ist schwierig; es umfaßt mehrere Schritte:

- die bekannten Techniken in Erinnerung rufen,
- die bewährten Techniken analysieren,
- die Gründe für unsere Wahl erklären,
- neue Techniken vorschlagen.

Aufgrund der gegenwärtigen Kenntnisse, der bereits gesammelten Erfahrungen und unseres Stabilitätskonzeptes des Carpus konnten wir die großen Linien der Therapie skizzieren. Die beschriebenen chirurgischen Handlungsweisen werden zweifellos nicht alle dem Zahn der Zeit standhalten. Der Leser wird merken, daß wir über das Silastic eine ungünstige Meinung haben und daß wir zögern, es zu verwenden. Eine Kavität auszufüllen, weil man Angst vor der Leere hat, ist jedenfalls nur selten eine Lösung.

Wir legen hier die rationalen Grundlagen der Behandlung dar. Es gibt niemals nur eine Lösung, sondern Lösungen, aus denen die beste auszuwählen ist. Die Wahl muß der Operateur treffen, je nach den gestellten Problemen und seinem eigenen Temperament.

Manchmal werden wir den Leser auf schon ausgewählte Beispiele verweisen, entweder um Alternativen vorzustellen oder um die gewählte Technik genau darzustellen. Wir möchten nämlich, daß dieses Werk eher ein Arbeitsinstrument sei, eine Grundlage des therapeutischen Dialogs, als eine Sammlung von Kochrezepten. Die Rezepte sind von einem Land zum anderen zu unterschiedlich, und die fertigen Gerichte müssen nicht unbedingt dem Geschmack des Nachbarn entsprechen.

A. Die aseptischen Osteonekrosen

Morbus Kienböck

Nach Delcoulx et al. (1957) entwickelt sich die aseptische Osteonekrose des Os lunatum in 4 Stadien:

Stadium I:	gesamthafte Verdichtung, Form erhalten,
Stadium II:	Knochen gescheckt, Form erhalten (Abb. V.1a),
Stadium III:	Deformation, umschriebene Arthrose (Abb. V.1b),
Stadium IV:	Deformation, radiokarpale Arthrose.

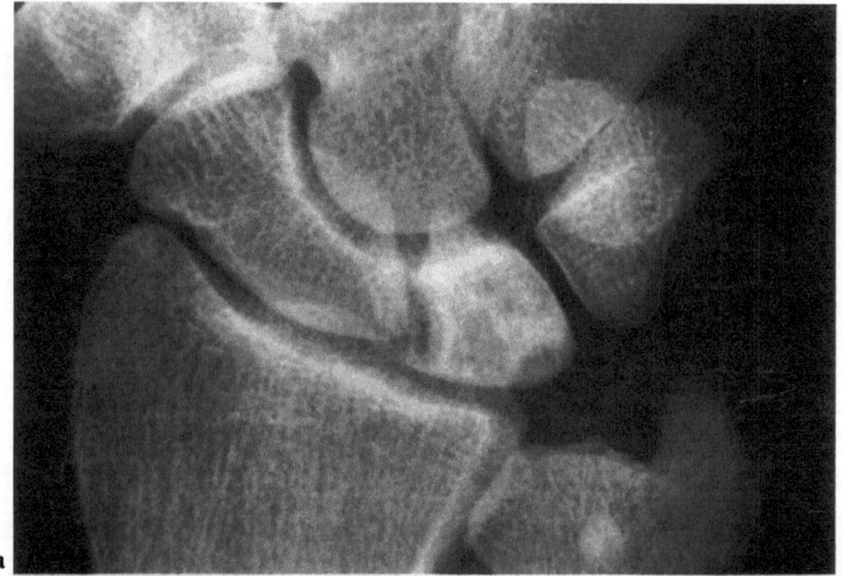

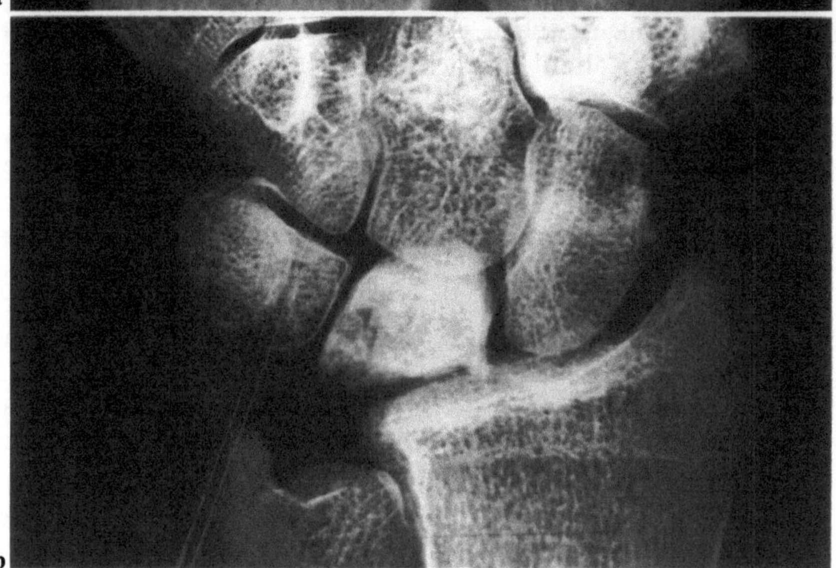

Abb. V.1. a Scheckiges Aussehen des Os lunatum bei erhaltener Form: Stadium II nach Delcoulx. **b** Deformiertes Lunatum und Sklerose des ulnaren Randes des Radius; beginnende lokale Arthrose: Stadium III nach Delcoulx

Vorgeschlagene Behandlungen

Die Therapiemöglichkeiten sind zahlreich, umstritten und richten sich oft nach dem Krankheitsstadium.

Die konservative Behandlung (Ruhigstellung des Handgelenks für 2–3 Monate) bietet keinerlei Garantie (Stähl 1947). Die Entlastung des Karpaltunnels (Codega u. Iselin 1967) ist eine unsichere und dem Zufall unterworfene Methode.

Die Denervierung, eine vorwiegend symptomatische Behandlung, ändert nichts am Ablauf der Krankheit. Sie ist somit keine echte therapeutische Alternative.

Die einfache Lunatumresektion erzeugt ein mechanisches Ungleichgewicht, das auf lange Sicht mit einem Kollaps des Carpus enden muß. Der Ersatz des Knochens durch eine Prothese oder durch eine Sehne kann die mechanischen Störungen im Gefolge einer Resektion nicht ausgleichen, da weder die Prothese (Abb. V.2) noch die Sehne eine Funktion ausüben. Außerdem bringt die Prothese das Risiko einer Synovialitis mit sich.

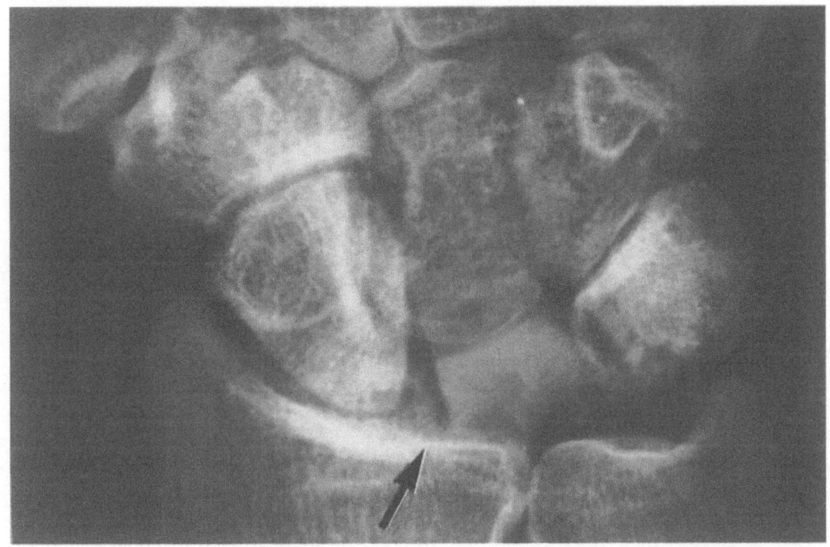

Abb. V.2. Silastic eignet sich nicht für die Wiederherstellung der anatomischen Verhältnisse: Vertikalstellung des Os scaphoideum, Lücke zwischen Prothese und Scaphoid. Beginnende Knochenzyste im Capitatum, Zeichen einer Synovialitis

Die Resektion der 1. Reihe (Clayton 1982; Inglis u. Jones 1977; Jorgensen 1969; Steinhäuser 1974) ist eine verstümmelnde Operation; ihre Ergebnisse sind umstritten.

Die Operation nach Graner et al. (1966) erscheint uns nicht physiologisch. Der proximale Pol des Os capitatum ist durch die Osteotomie devaskularisiert; infolgedessen entsteht dort eine Nekrose und eine Deformation.

Heutzutage werden neue Methoden geprüft: das vaskularisierte Transplantat (Kühlmann u. Guerin-Surville 1980), die STT-(Scaphoid-Trapezium-Trapezoideum-)Arthrodese (Watson 1982) mit oder ohne Prothese. Die Lunatum-Radius-(LR-)Arthrodese, die bei der rheumatoiden Arthritis gute Resultate ergibt, hat uns in der posttraumatischen Chirurgie enttäuscht.

Unsere Therapie

Die Lösung, die wir dem Patienten vorschlagen, muß sicher, einfach und zuverlässig sein. Sie muß auch befriedigende Ergebnisse liefern: die Schmerzen beheben, den Kollaps aufhalten und das Fortschreiten der Arthrose für wenigstens 15 Jahre hemmen.

Auch jetzt noch halten wir uns an die Operationen, die das Niveau des Radius gegenüber dem der Ulna verändern. Axelson u. Moberg (1983), Razemon (1983) und neuerdings Kübler u. Segmüller (1985) haben deren Wirksamkeit gezeigt. Kenesi et al. (1973) haben die mechanischen Beweise dafür geliefert, daß die Methode wohlfundiert ist.

Operationstechnik der Radiusverkürzung. Wir führen die Verkürzung des Radius vorzugsweise im Bereich der Spongiosa aus, von der Dorsalseite her und mittels einer stabilen Osteosynthese, denn

- die Spongiosa konsolidiert sich schnell,
- der dorsale Zugangsweg hilft, neurologische Schwierigkeiten zu vermeiden,

– die stabile Osteosynthese ermöglicht die Mobilisierung, sobald die chirurgische Wunde verheilt ist,
– die Operationstechnik ist einfach und schnell.

Beschreibung

1. Inzision. Richtpunkte (Abb. V.3):
   – der Processus styloideus des Radius,
   – der Kopf der Ulna,
   – die Muskelmasse des M. extensor pollicis brevis und des M. abductor pollicis longus.

   Die Inzision erfolgt in der Mitte zwischen dem Processus styloideus des Radius und dem Kopf der Ulna; sie folgt sodann dem Verlauf der Muskelmasse des M. abductor pollicis longus und des M. extensor pollicis brevis.
2. Subkutane Ebene (Abb. V.4a): Darstellung des proximalen und des distalen Randes des Retinaculum extensorum.
   Der M. extensor pollicis longus (Abb. V.4b) zieht in der 3. Loge über den ulnaren Abhang des Tuberculum Listeri. Eröffnung der Loge und Freilegung der Sehnen.
3. Die Sehne und den entsprechenden Muskel anheben. Der N. interosseus dorsalis wird aufgesucht und reseziert (Abb. V.5).
4. Von der 3. Loge aus das Tuberculum Listeri mit einem Meißel (dessen Klinge zur Dorsalfläche des Radius parallel steht) abtragen und das Periost und den Bänderapparat an der Radialseite und der Ulnarseite gesamthaft abheben (Abb. V.6).
5. Das Epiphysenmassiv liegt frei (Abb. V.7). Einbringung einer 2,7-mm- oder 3,5-mm-Kompressionsplatte in das Epiphysenmassiv: Die Stelle der Osteotomie festlegen und die Rotation mittels einer longitudinalen Kerbe markieren (Abb. V.8a, b). Wir haben auf Drähte verzichtet, da es schlechte Markierer sind: Sie verbiegen sich oder werden ausgerissen, manchmal verletzen sie den Operateur oder seinen Assistenten.
   Mit der Längsrille am Ort der Osteotomie läßt sich die Achsengleichheit garantieren, vorausgesetzt, daß diese Rille
   – während der ganzen Operation sichtbar ist,
   – an der Seite der künftigen Plazierung der Platte gelegen ist und
   – lang genug ist, um nicht mit der exzidierten Knochenscheibe zu verschwinden.
6. Platte und Schrauben entfernen und eine Knochenscheibe von ungefähr 4 mm Dicke exzidieren (Abb. V.9a, b). Danach die Platte in dem freibeweglichen Epiphysenmassiv wieder fixieren, und zwar in den dazu vorbereiteten Bohrlöchern und das Ganze unter Beachtung der Rotation an der Diaphyse befestigen (Abb. V.10a).
7. Schließung des Retinaculum extensorum, ohne die Sehne des M. extensor pollicis longus in ihre Loge wieder einzusetzen (Abb. V.10b). Man vermeidet damit den Konflikt zwischen Sehne und Platte und kommt dem Risiko zuvor, das in der Subluxation der Mm. extensores communes besteht, da diese niemals freigelegt worden sind. Trotz seiner neuen Lagerung

Abb. V.4a, b. Radius, distales ▷ Ende: Zugang von dorsal.
a Abgrenzung des Retinaculum extensorum. Erkennung des Tuberculum Listeri.
b 3. Fach eröffnet; Freilegung des M. extensor pollicis longus (Sehne und Muskelbauch).
1 Tuberculum Listeri, Radialseite
2 Retinaculum extensorum
3 Inzisionslinie (ulnarwärts vom Tuberculum)
4 M. extensor pollicis longus

Abb. V.3. Richtpunkte:
1 Processus styloideus des Radius
2 Kopf der Ulna
3 Muskelmasse des M. extensor pollicis brevis und des M. abductor pollicis longus

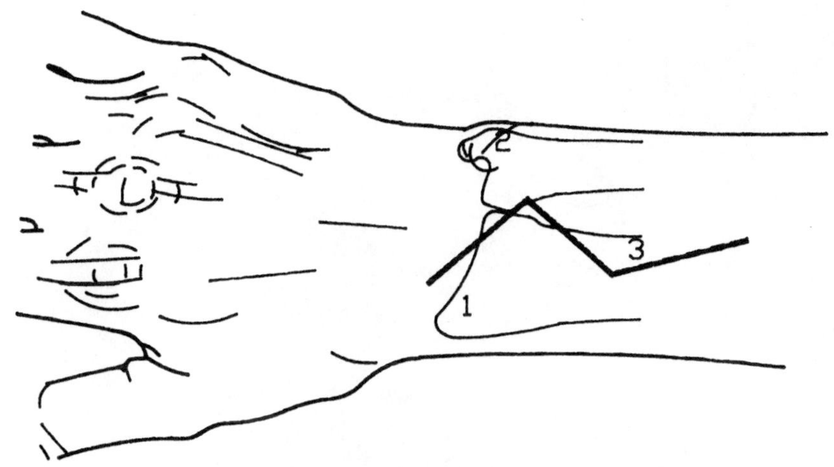

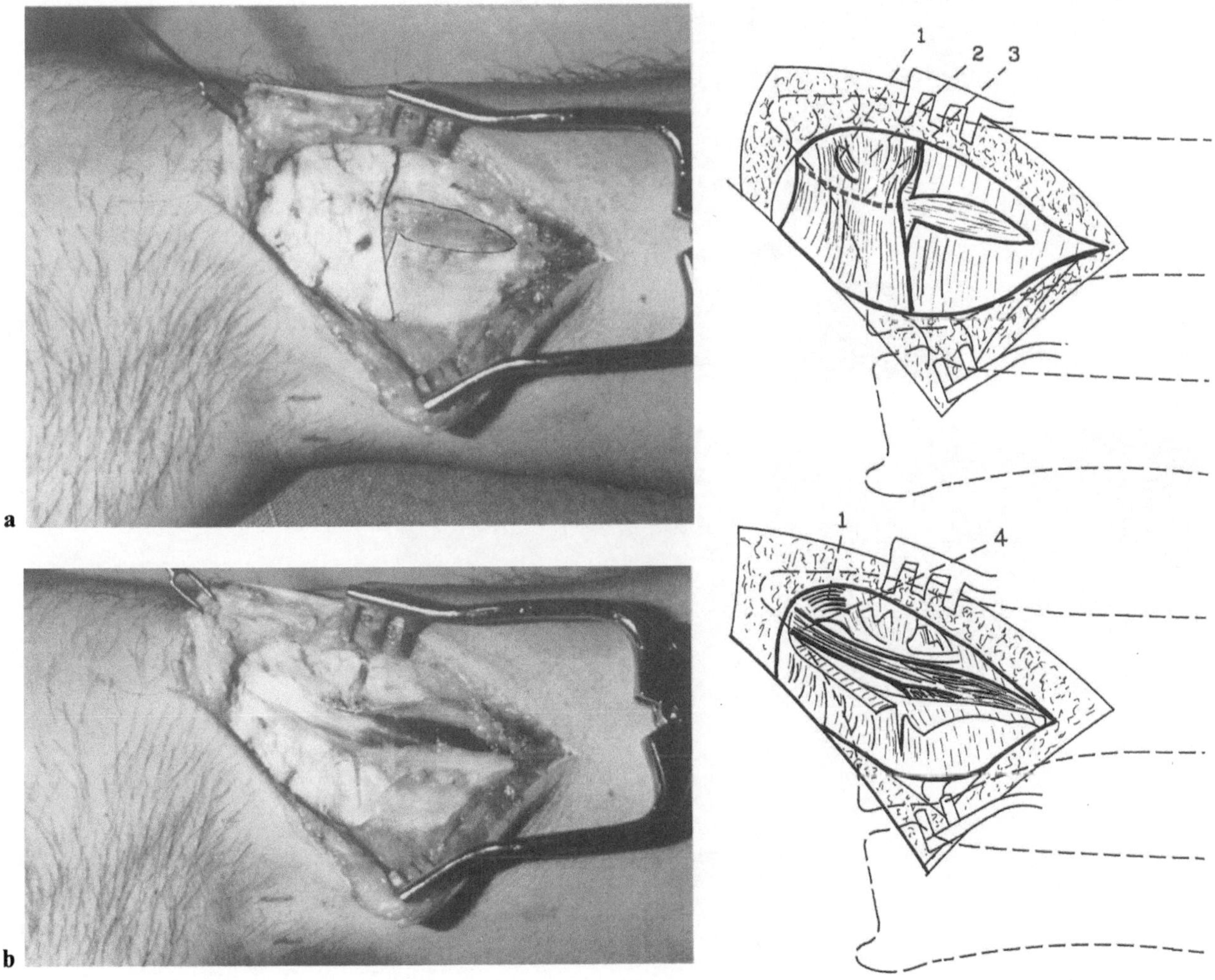

a

b

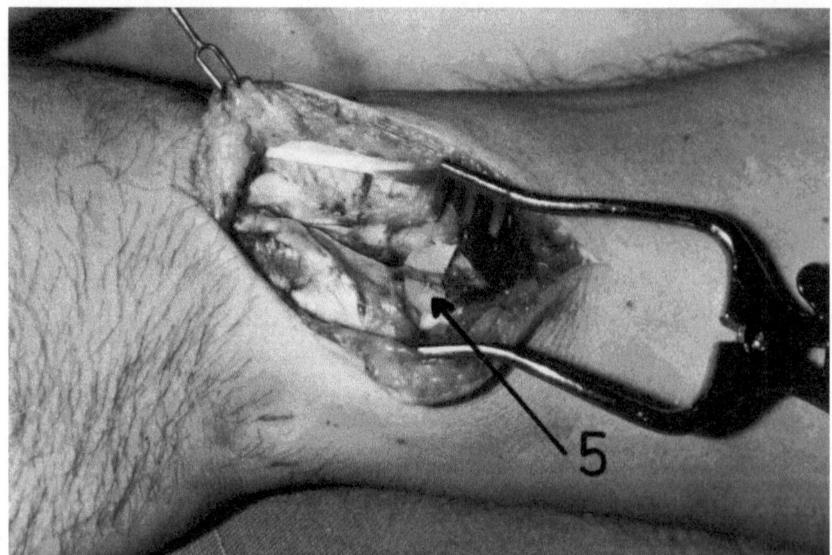

Abb. V.5. Darstellung des N. interosseus dorsalis und dessen Resektionsstelle (*5*)

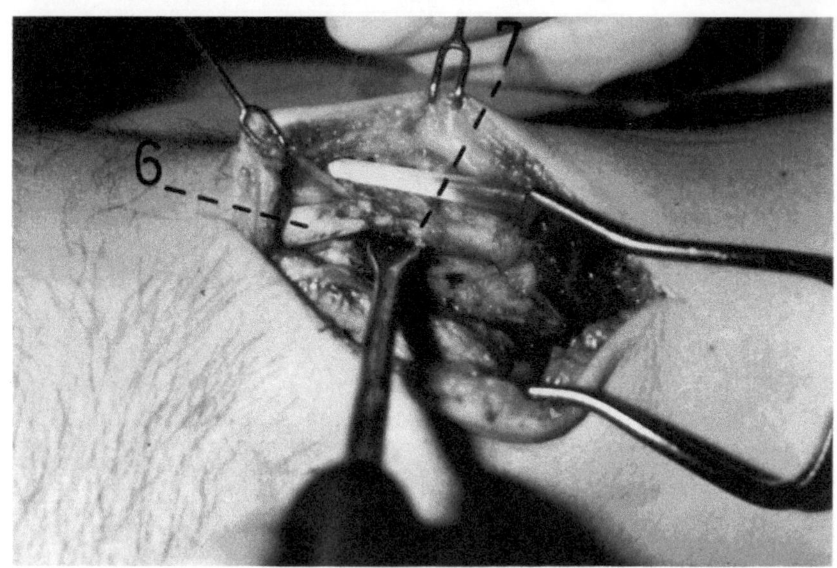

Abb. V.6. Abtragung des Tuberculum Listeri (*7*). Der M. extensor carpi radialis brevis ist leicht zu erkennen. (*6*) Die 3. Loge ist eröffnet, der M. extensor pollicis longus sichtbar

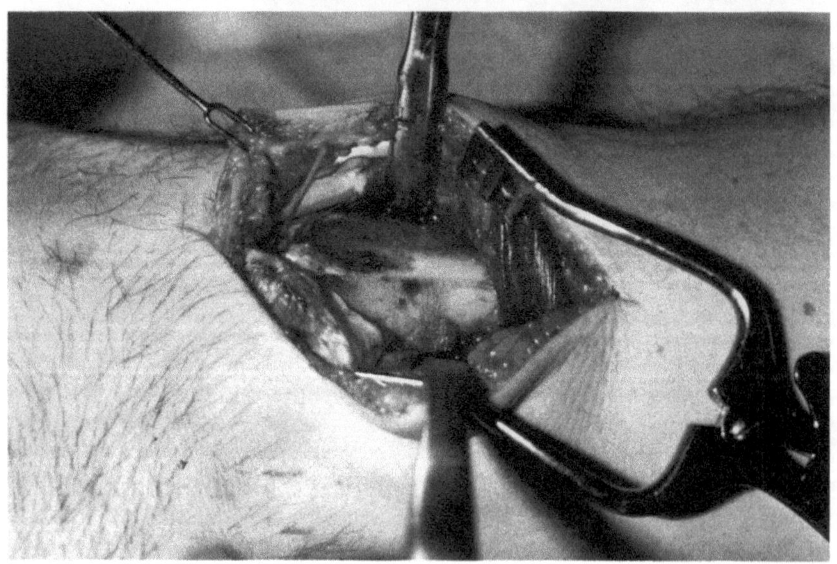

Abb. V.7. Das Epiphysenmassiv ist freigelegt. Einsetzen von 2 Wundhaken nach Hohmann

Abb. V.8 a, b. Die Löcher werden gebohrt und die Platte im distalen Epiphysenmassiv in Stellung gebracht. **a** Markierung der Rotation. **b** Schematisierte Situation in Profilansicht. Die *rote Linie* gibt die Lage der Osteotomie an

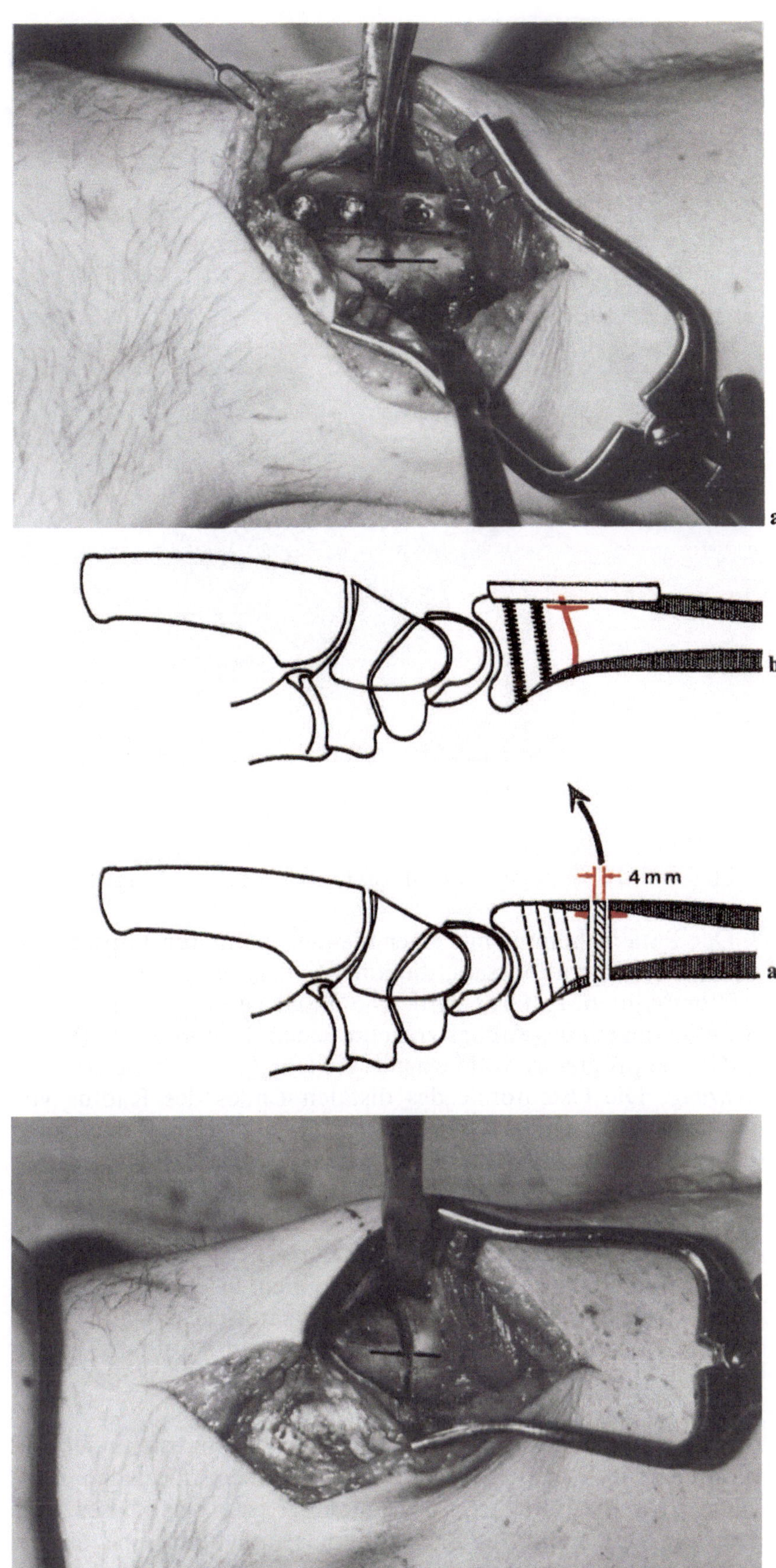

Abb. V.9. a Exzision einer Knochenscheibe von 4 mm Dicke. **b** Nach der Exzision ist eine Lücke sichtbar

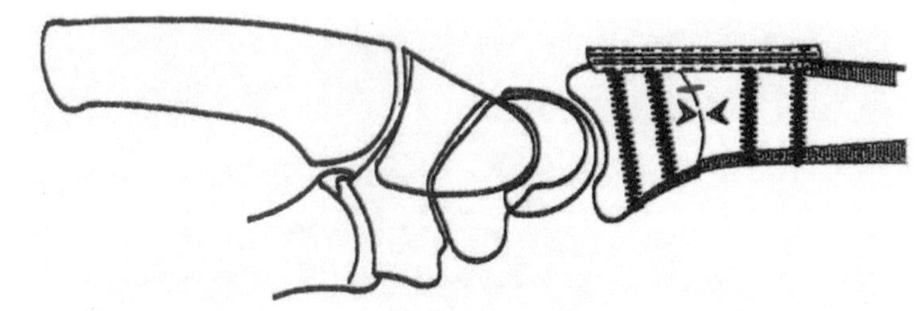

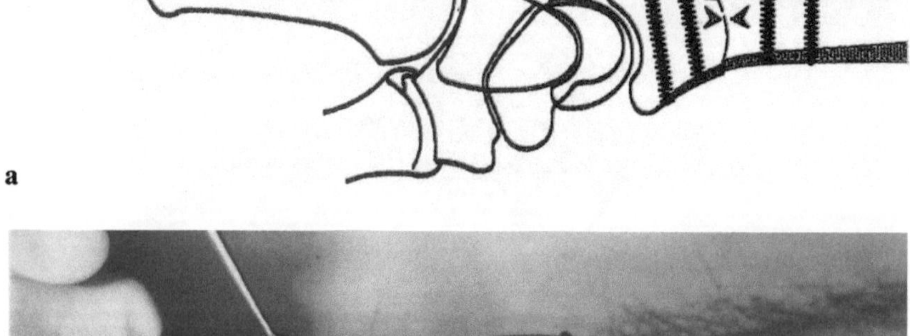

a

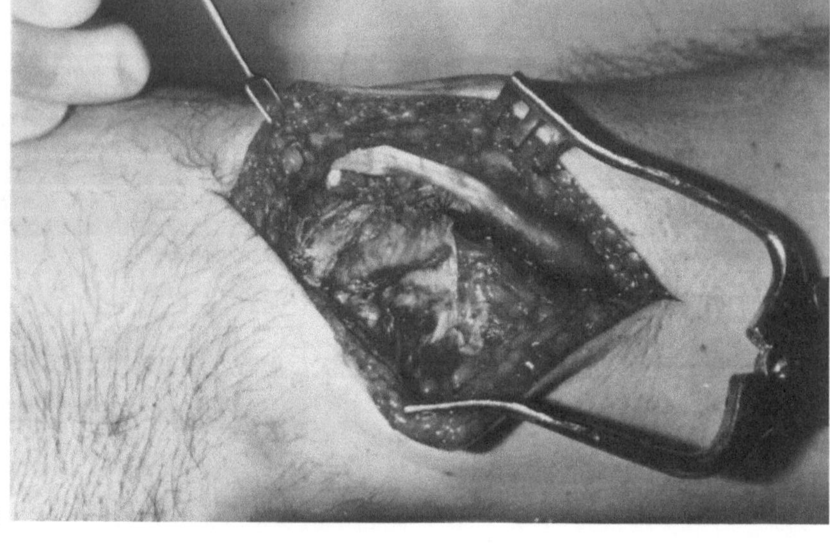

b

Abb. V.10a, b. Die Operation wird beendet, indem man die Platte zuerst distal, dann proximal befestigt: die Verkürzung ist leicht durchführbar. **a** Die Rotation beachten! **b** Schließung der 3. Loge, wobei man den M. extensor pollicis longus frei über das Retinaculum gleiten läßt

bleibt die Funktion des M. extensor pollicis longus ungeschmälert.

8. Der Patient kommt mit einer kleinen, palmaren Gipsschiene aus dem Operationssaal, die am 14. Tag, zusammen mit den Wundnähten, entfernt wird. Die Hand ist von da an für alle Betätigungen des Alltags zu gebrauchen. Erst in der 6. Woche darf sie progressiv voll belastet werden.

Achtung. Die Osteotomie des distalen Endes des Radius von der Dorsalseite her geschieht bis auf wenige Einzelheiten über den gleichen Zugang (s. entsprechendes Kapitel).

Bei frischen Nichtmonoblockfrakturen des Radius mit Zertrümmerung muß man sich unbedingt davor hüten, das Retinaculum extensorum in dieser Weise zu eröffnen.

Die Platte muß dem jeweiligen Patienten entsprechen. Bei einer grazilen Frau benützen wir die dynamische 2,7-mm-Kompressionsplatte; beim Manne ist eine 3,5-mm-AO-Platte vorzuziehen (s. Abb. V.12a, b).

Bemerkung. Der palmare Zugangsweg ist traumatisierender und verlangt eine T-förmige Platte, die in diesem speziellen Falle schwierig zu handhaben ist. Manchmal erfordert dieser Weg auch die Eröffnung des Karpaltunnels und kann eine direkte oder indirekte Verletzung des N. medianus hervorrufen, was das Risiko von Kausalgien vergrößert.

Abb. V.11a–c. Entwicklung ▷ einer Osteomalazie: **a** Fortschreitende Quetschung des Os lunatum und Kollaps des Carpus. **b** Weiterer Verlauf nach Verkürzung des Radius im distalen Drittel: progressive Umstrukturierung des Os lunatum; der Kollaps scheint sich nicht zu verschlimmern. **c** Günstiger Verlauf (Verschwinden der Schmerzen und Normalisierung der Funktion) trotz einer sehr proximalen Osteotomie

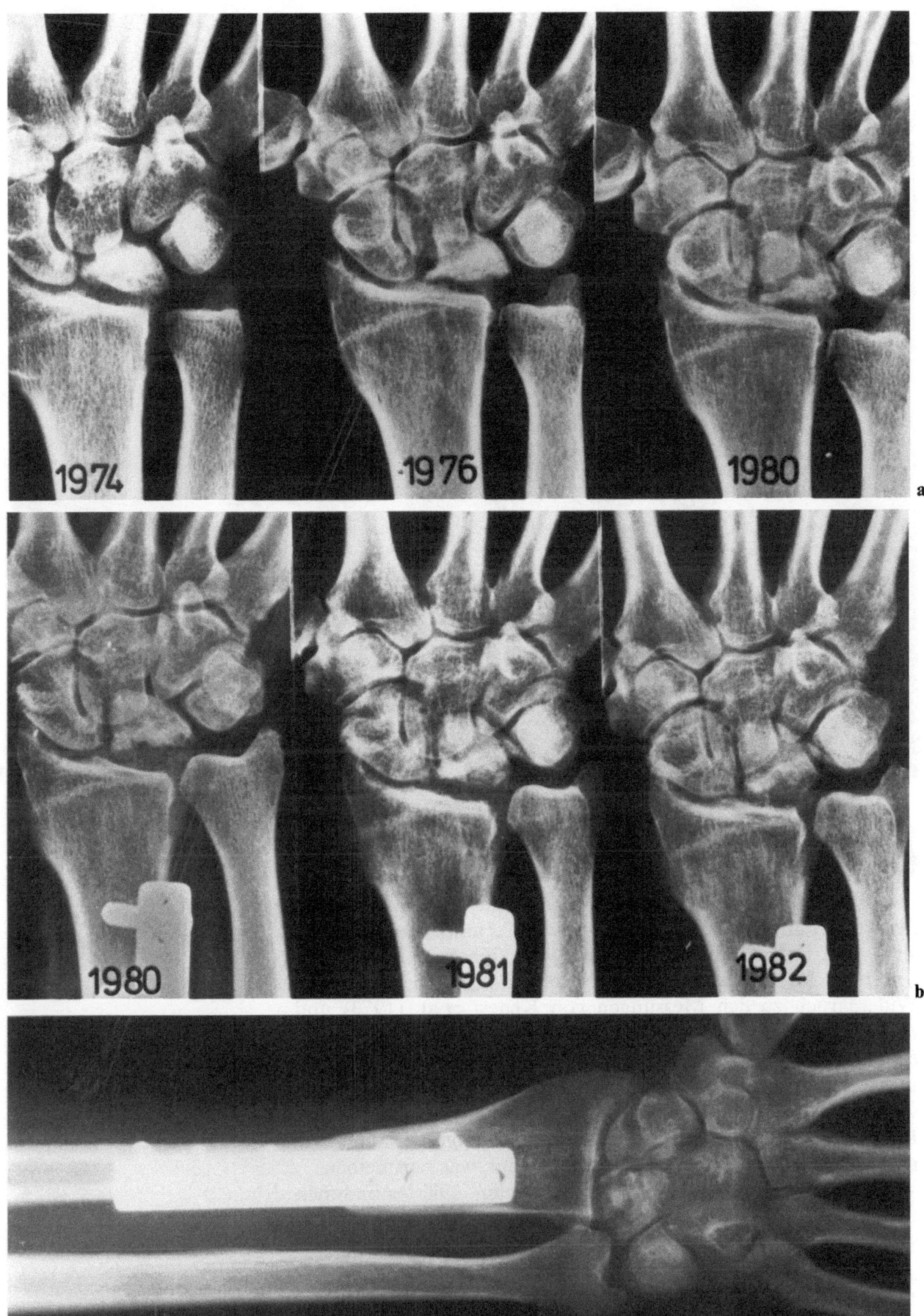
1974
1976
1980
a
1980
1981
1982
b
c

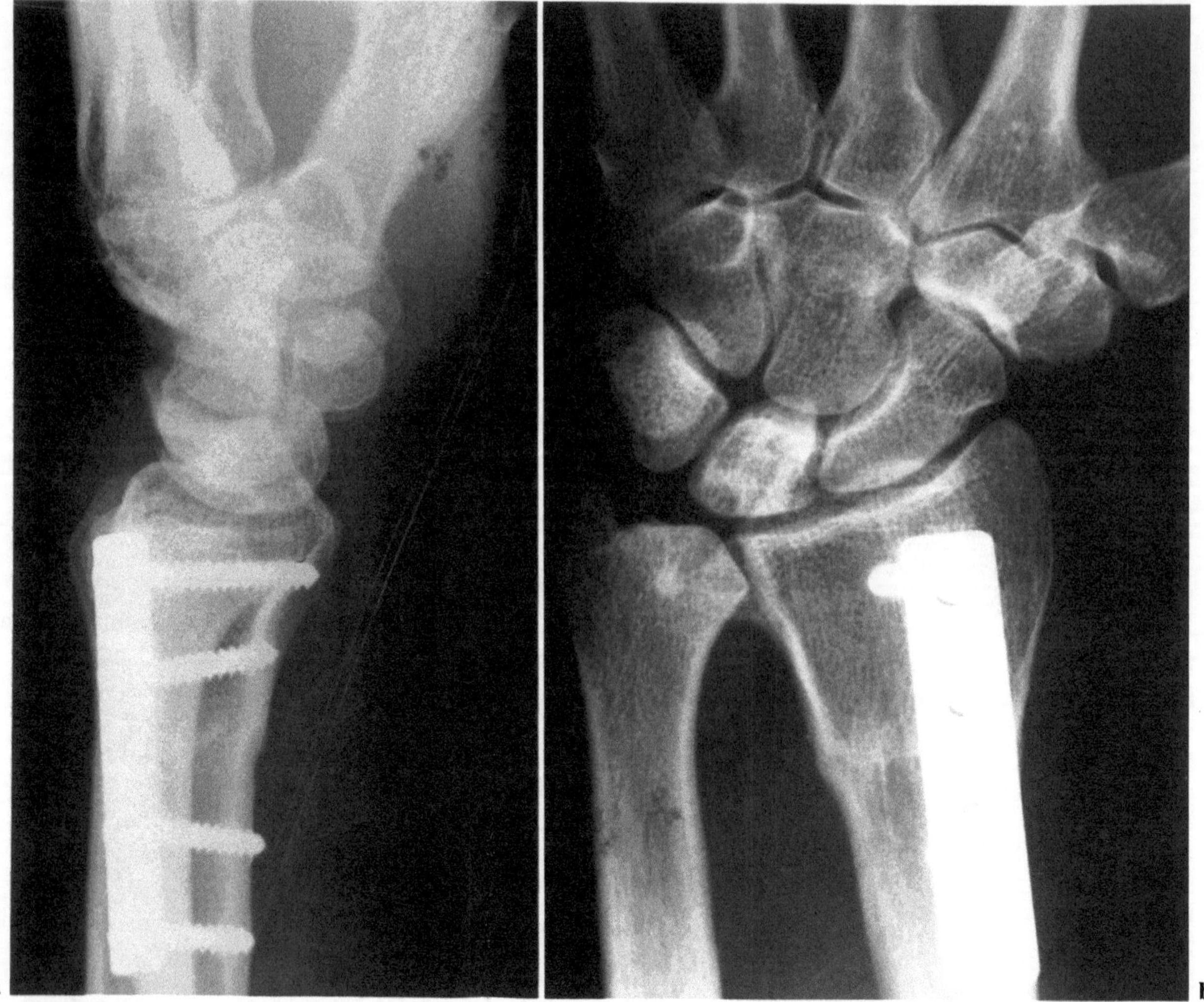

Abb. V.12 a, b. Rasche Heilung der Osteotomie in der Spongiosa. Röntgenbild p.-a. (**a**) und lateral (**b**) 3 Monate nach der Radiusverkürzung

Diskussion. Auf der Grundlage der Arbeiten von Axelson u. Moberg (1983) betonte Nigst (1981, 1982) die Bedeutung des „Radio-carpeum-Bandes", aber ohne genau die anatomischen Strukturen anzugeben, die unter diesem Terminus zu verstehen sind, und unterstrich die Notwendigkeit, die Osteotomie sehr distal am Radius auszuführen. Diese Feststellungen stehen im Widerspruch zu den Messungen von Kenesi et al. (1973) und zu den klinischen Resultaten, da die Verlängerung der Ulna ebenso gute Resultate ergibt wie die Verkürzung des Radius und weil wir in unserer eigenen Patientengruppe keinen subjektiven oder objektiven Unterschied gefunden haben, der mit der Lage der Osteotomie am Radius zusammenhängen könnte. Das nebenstehende Beispiel (Abb. V.11 a–c) zeigt, was wir meinen:

- Die Krankheit ist schon 1974 aufgetreten. Die Aufnahmen zeigen ihren Spontanverlauf: fortschreitende Quetschung des Os lunatum und gleichzeitiger Kollaps des Carpus (Abb. V.11 a).
- Nach Verkürzung des Radius an sehr proximaler Stelle gewinnt das Lunatum wieder zunehmend seine Struktur, der

Kollaps bleibt erkennbar, verschlimmert sich aber nicht mehr (Abb. V.11b).

Auch diese klinische Demonstration entkräftet die Ansichten von Nigst. Einerseits läßt sie die Wirkungen der Revaskularisation des Knochens erkennen, andererseits wirft sie ein weiteres Problem auf, da der Kollaps offensichtlich weiterbesteht. Wir führen die Operation aus rein anatomischen Gründen – weil sie leicht ausführbar ist – im distalen Anteil des Radius aus (Abb. V.12a, b).

Verlängerung der Ulna

Diese Technik verwenden wir nicht gewohnheitsmäßig; wir behalten sie jenen Patienten vor, die bereits relativ kurze Arme haben. Sie macht ein Transplantat aus Kortikalis und Spongiosa (Beckenknochen) notwendig, das dem Druck widersteht, und eine 3,5-mm-AO-Kompressionsplatte; hinzu kommt ein moderner Plattenspanner mit einem Gelenk.

Technik (Abb. V.13)

1. Zugangsweg: Der Kamm der Ulna, der zwischen dem M. extensor carpi ulnaris und dem M. flexor carpi ulnaris liegt, ist leicht tastbar. Die Inzision hat die Länge der zu verwendenden Platte (6 oder 7 Löcher) plus $^{1}/_{4}$ das den zur Handhabung des Spanners notwendigen Raum bietet.
2. Freilegung des Knochens: Wahl der Osteotomiestelle und Markierung der Rotation mit einer Rille (Abb. V.13a). Der Platz für die Platte wird ausgewählt, die Platte sodann mit den Schränkeisen an die Form des Knochens angepaßt. Das Modellieren der Platte ist praktisch nicht notwendig, wenn sie auf dem palmaren Ulnarabhang angebracht wird.
3. Distale Montage der Platte. Befestigung mit mindestens 2 Schrauben. Montage des Spanners proximal in der Verlängerung der Platte, wozu seine voraussichtliche Bewegungsspanne sorgfältig ausgemessen wird. Fixierung in der Längsachse der Platte (Abb. V.13b).
4. Das Osteosynthesematerial entfernen. Osteotomie genau lotrecht zur Achse des Knochens (Abb. V.13c).
5. Die Platte wird distal erneut befestigt. Den Spanner bis zur gewünschten Verlängerung öffnen: durchschnittlich +7 mm (Abb. V.13d). Einsetzen des Knochenspans, dessen Größe der berechneten Verlängerung entspricht. Die Stellung des Spannerhakens umkehren und den Spanner unter eine Spannung von 60 bis 70 kg setzen (Abb. V.13e). Die Schrauben mittels einer neutralen Bohrbüchse einsetzen, beginnend bei dem Loch, das der Osteotomie am nächsten liegt.
6. Die Pronation und Supination überprüfen. Eventuell Röntgenkontrolle während der Operation. Nach Wundverschluß eine kleine Gipsschiene anbringen, bis zur Entfernung der Fäden. Von da an ist der Gebrauch der Hand für alltägliche Bewegungen erlaubt. Die zunehmende Belastung beginnt in der 6. Woche.

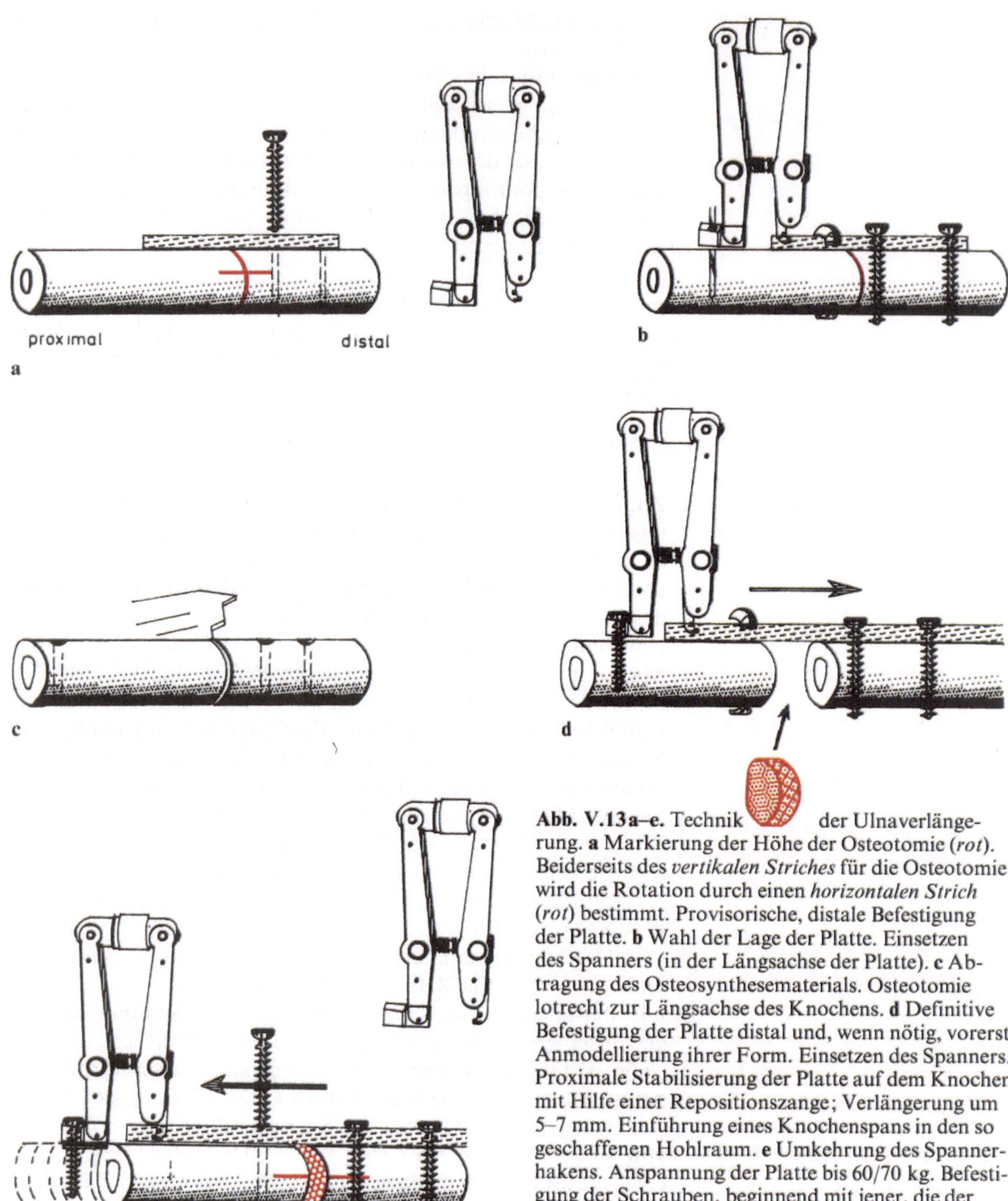

Abb. V.13a–e. Technik der Ulnaverlängerung. **a** Markierung der Höhe der Osteotomie (*rot*). Beiderseits des *vertikalen Striches* für die Osteotomie wird die Rotation durch einen *horizontalen Strich* (*rot*) bestimmt. Provisorische, distale Befestigung der Platte. **b** Wahl der Lage der Platte. Einsetzen des Spanners (in der Längsachse der Platte). **c** Abtragung des Osteosynthesematerials. Osteotomie lotrecht zur Längsachse des Knochens. **d** Definitive Befestigung der Platte distal und, wenn nötig, vorerst Anmodellierung ihrer Form. Einsetzen des Spanners. Proximale Stabilisierung der Platte auf dem Knochen mit Hilfe einer Repositionszange; Verlängerung um 5–7 mm. Einführung eines Knochenspans in den so geschaffenen Hohlraum. **e** Umkehrung des Spannerhakens. Anspannung der Platte bis 60/70 kg. Befestigung der Schrauben, beginnend mit jener, die der Osteotomiestelle am nächsten liegt

Andere Techniken

1. *Die Z-förmige Verlängerung* der Ulna bedingt eine schwierige Technik, die wir nicht empfehlen.
2. *Die hemiepiphysäre Verlängerung,* von Comtet et al. (1981) beschrieben, scheint eine interessante Technik zu sein, da sie in einer gut vaskularisierten Zone ausgeführt wird und das Niveau des ulnaren Processus styloideus nicht verändert. Es

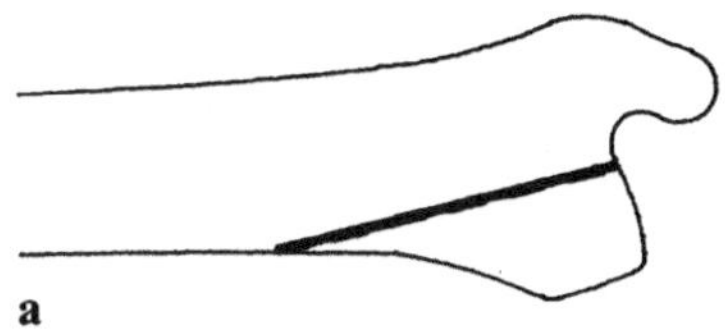

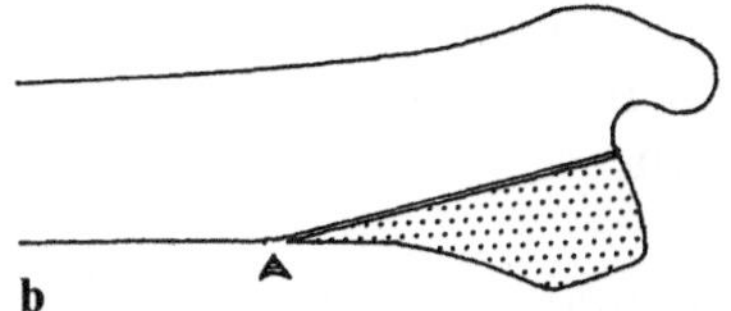

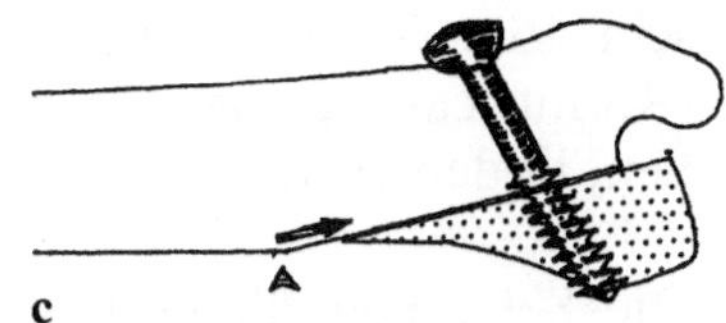

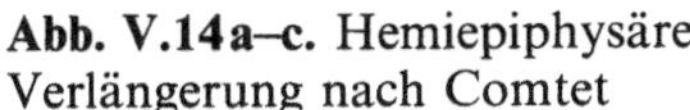

Abb. V.14a–c. Hemiepiphysäre Verlängerung nach Comtet

besteht jedoch das Risiko einer Fraktur oberhalb der Osteotomie, die übrigens in der Ausführung heikel ist (Abb. V.14a–c). Außerdem ist die Öffnung des Radioulnargelenks unumgänglich.

3. Die Scaphoid-Trapezium-Trapezoideum-(STT-)Arthrodese, die von Watson (1982) vorgeschlagen wurde, hat das gleiche Ziel wie die Verlängerung der Ulna: die Entlastung des Mondbeins. Was dafür in Kauf genommen werden muß, ist unbekannt. Die Entlastung geschieht auf Kosten des Scaphoids und des radialen Kompartiments, das schon durch den Kollaps in Anspruch genommen ist. Nach dieser Operation verläuft tatsächlich die gesamte Belastung über das Scaphoid und den Processus styloideus des Radius. Aufgrund dieser mechanischen Überlegungen verwenden wir diese Fusion nicht beim Morbus Kienböck. Messungen, analog jenen von Kenesi, wären nötig, um die realen Auswirkungen dieser neuen Technik kennen zu lernen.

Schlußfolgerungen

Wie man sieht, ist über die Technik der Behandlung der aseptischen Osteonekrose des Os lunatum das letzte Wort noch nicht gesprochen.

Es erscheint uns logisch, in Zukunft die Kombination einer alten, erprobten und einer neuen, vielversprechenden Methode in Betracht zu ziehen: die Kombination der Radiusverkürzung mit einem vaskularisierten Transplantat. Die Verkürzung gibt die mechanischen Garantien, die Vaskularisierung sorgt für eine schnelle Heilung und erlaubt es, eine Neugestaltung des zerstörten Mondbeins zu erwägen.

Aseptische Osteonekrose des Os scaphoideum

Nach Häuptli (1954) wurde diese Krankheit zuerst durch Preiser 1910 erkannt; deshalb spricht man auch von der Preiser-Krankheit. Diese Erkrankung ist selten; wir haben sie in unserer Abteilung noch nicht diagnostiziert. Nigst (1982) ist ihr nur einmal begegnet. Ihre Ätiologie ist ziemlich unklar.

Therapie

Die Behandlung ist schwierig. Nigst schlägt eine Prothese des Kahnbeins vor. Wir meinen, daß ein gestieltes Transplantat nach Kühlmann in allen Fällen versucht werden muß, bevor man sich zu so radikalen und irreversiblen Lösungen entschließt, wie zu einem prothetischen Ersatz oder zu einer Resektion der 1. Reihe. Wir haben wiederholt ein Transplantat dieser Art vorbereitet; die Erfolge hinsichtlich der Vaskularisation waren allerdings unterschiedlich. Die Arterie ist tatsächlich nicht leicht zu erhalten, und wenn einem dies gelungen ist, darf man das Transplantat nicht devaskularisieren. Außerdem muß der Stiel lang genug sein. Eine Sicherheit besteht: Die Stetigkeit dieses Arterienastes (Ramus carpeus palmaris), den wir in allen Fällen gefunden haben, in denen wir ihn gesucht haben.

Schlußfolgerung

Die Seltenheit dieser Erkrankung und der lange Zeitabstand, dessen es bedarf, um die Ergebnisse korrekt auswerten zu können, veranlassen uns zu einer abwartenden Haltung. Die Fortschritte der Mikrochirurgie jedoch lassen eine rationale und befriedigende Lösung erhoffen.

Literatur

Axelson R, Moberg E (1983) Le traitement de la maladie de Kienböck et le rôle des interventions de rééquilibration radio-cubitale. In: Razemon JP, Fisk GR (eds), Le poignet. Expansion Scientifique Française, Paris, pp 210–217

Clayton ML (1982) The caput ulnae syndrome: update. In: Strickland JW, Steichen JB (eds), Difficult problems in hand surgery. Mosby, St Louis Toronto London

Codega G et Iselin M (1967) Thérapeutique de la maladie de Kienböck. Mém Acad Chir 703–706

Comtet JJ, Moyen B, Machenaud A (1981) Allongement du cubitus et raccourcissement du radius dans le traitement de la maladie de Kienböck. In: Simon L, Allieu Y (eds), Poignet et médecine de rééducation, Masson, Paris, pp 150–155

Delcoulx P, Marchand M, Minet P, Razemon JP (1957) La maladie de Kienböck chez le mineur. Lille Chir 12:65–81

Graner O, Lopes EI, Carvalho BC, Atlas S (1966) Athrodesis of the carpal bones in the treatment of Kienböck's disease, painful ununited fractures of the navicular and lunate bones with avascular necrosis and old fracture-dislocations of carpal bones. J Bone Joint Surg [Am] 48:767–774

Häuptli O (1954) Die aseptischen Chondro-Osteonekrosen. De Gruyter, Berlin, S 95–101

Inglis AE, Jones EC (1977) Proximal row-carpectomy. J Bone Joint Surg [Am] 59:460–463

Jorgensen ED (1969) Proximal row carpectomy. An endresult study of twenty-two cases. J Bone Joint Surg [Am] 51:104–111

Kenesi C, Gastambide D, Lesage JP (1973) Le syndrome de Kienboeck, étude biomécanique. Rev Chir Orthop [Suppl] 1 59:126–131

Kübler JU, Segmüller G (1985) Niveau-Operation bei Lunatum-Malazie. 72ème assemblée annuelle de la Société suisse de médecine des accidents et des maladies professionnelles et de la Société suisse de chirurgie de la main. Interlaken, 14 juin 1985

Kühlmann JN, Guerin-Surville H (1980) Greffon osseux pédiculé sur l'artère transverse du carpe (ramus carpeus palmaris) Bull Assoc Anat 64:243–252

Nigst H (1981) Erkrankungen der Knochen. In: Nigst H, Buck-Gramcko D, Millesi H (Hrsg), Handchirurgie, Bd I. Thieme, Stuttgart, S 19.24–19.25

Nigst H (1982) Aseptische Nekrosen der Karpalknochen. In: Buck-Gramcko D, Nigst H (Hrsg) Frakturen, Luxationen und Dissoziationen der Karpalknochen. Hippokrates, Stuttgart, S 133–138

Razemon JP (1983) La maladie de Kienböck. Etude radiologique et thérapeutique à propos de 22 cas de raccourcissement du radius. In: Razemon JP, Fisk GR (eds), Le poignet. Expansion Scientifique Française, Paris, pp 204–209

Stähl F (1947) On lunatomalacia (Kienböcks disease). A clinical and röntgenological study, especially on its pathogenesis and the late results of immobilization treatment. Acta Chir Scand 95 [Suppl] 126

Steinhäuser J (1974) Langzeitergebnisse mit der transnaviculolunaeren Resektionsarthroplastik (Steinhäuser-Operation) bei fortgeschrittener Mondbeinnekrose. Arch Orthop Unfallchir 78:237–747

Watson HK (1982) Limited wrist arthrodesis. In: Strickland JW, Steichen JB (eds) Difficult problems in hand surgery. Mosby, St Louis Toronto London, p 337

B. Pseudarthrosen des Os scaphoideum

Einleitung

Die Scaphoidpseudarthrosen sind entweder stabil oder instabil. Die Instabilität ist

- ligamentär, infolge einer Insuffizienz des Bändergurtes (proximales V),
- ossär, infolge einer Volumeninsuffizienz, durch Abknickung oder durch Kombination beider Faktoren, bei gemeinsamem Auftreten ossärer und ligamentärer Probleme.

Die Behandlungsarten hängen ab vom Typ der Pseudarthrose und den zur Verfügung stehenden technischen Möglichkeiten. Wir werden nacheinander betrachten

- der eingepaßte kortikospongiöse Knochenspan, mit oder ohne Verdrahtung, mit und ohne Bänderplastik,
- die Osteosynthese,
- die Sandwichoperation.

Behandlung mit eingepaßtem kortikospongiösem Knochenspan

Die Pseudarthrose ohne ligamentäre Instabilität

Zugangswege. Radiopalmarer Zugang (Abb. V.15a–e gibt die Möglichkeiten schematisiert wieder). Für die Operation nach Matti-Russe wählen wir die Schnittführung der Abb. V.15b.

1. Richtpunkte: der Flexor carpi radialis und das Tuberculum ossis scaphoidei.
2. Inzision zickzackförmig. Vorteile: ausgezeichnete Beleuchtung, leichte Erkennung. Nachteile: Gefahr der Hautnekrose durch Devaskularisation; Gefahr einer Nervenverletzung (Ast des N. radialis, des N. musculocutaneus oder Verletzung des R. palmaris nervi mediani).
3. Darstellung der oberflächlichen Aponeurose (Abb. V.16a, b), darauf longitudinale Inzision dieser Aponeurose zwischen der Sehnenscheide des M. flexor carpi radialis und dem Gefäßbündel. (Oft ist das herkömmliche Vordringen durch die Sehnenscheide leichter, manchmal sogar unvermeidbar).
4. Darstellung des M. pronator quadratus (Abb. V.17), des distalen Radiusrandes und der V-Ligamente. Longitudinale Inzision der Ligamente.

Achtung. Es ist wichtig, die durchschnittenen Ligamente gut zu identifizieren, um sie nach dem Eingriff gehörig vernähen zu können, da anderenfalls das Risiko einer sekundären ligamentären Instabilität besteht (Abb. V.18).

Der proximale Pol des Kahnbeins oder das Mondbein sollten nicht freigelegt werden, weil damit das Risiko einer Verletzung des gefäßhaltigen RSL-Ligaments verbunden ist und somit auch die Gefahr einer Nekrose.

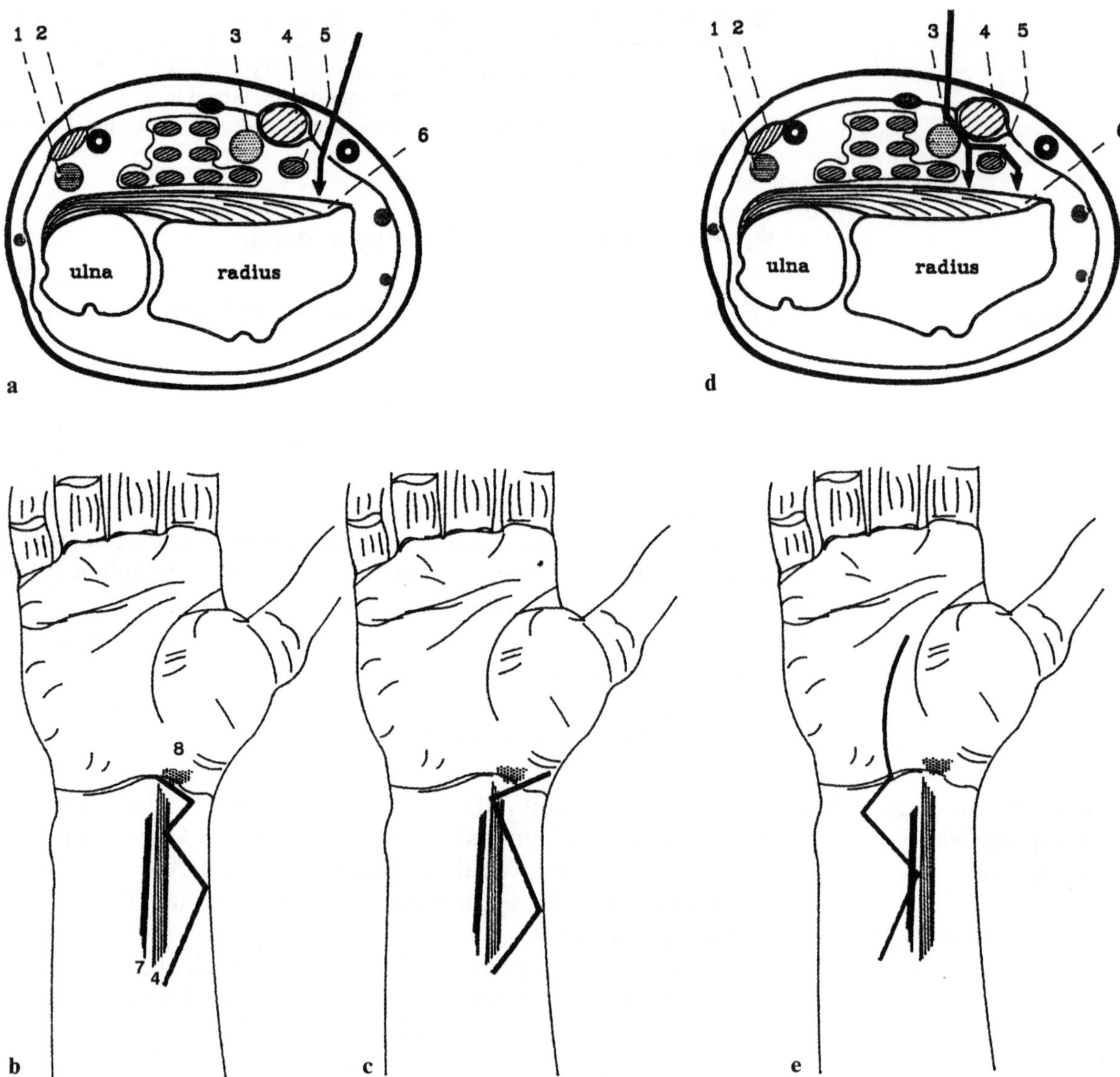

Abb. V.15a–e. Die palmaren Inzisionen: **a** Eindringen in die Tiefe zwischen dem M. flexor carpi ulnaris und der Arterie. **b** Üblicher Zugang für die Operation nach Matti-Russe. 3 Orientierungspunkte: der M. flexor carpi radialis, der M. palmaris longus, das Tuberculum ossis scaphoidei. **c** Erweiterter palmarer Zugang für die Sandwichoperation: Vordringen in die Tiefe, wie für die Operation nach Matti-Russe. Die Inzision wird aber längs des radialen Randes des Tuberculum ossis scaphoidei weitergeführt. **d, e** Vordringen zwischen dem M. flexor carpi radialis und dem N. medianus, wenn man ein vaskularisiertes Transplantat, eine korrigierende Osteotomie des Radius oder eine Bänderplastik des Carpus von der Palmarseite her plant

1 N. ulnaris
2 M. flexor carpi ulnaris
3 N. medianus
4 M. flexor carpi radialis
5 M. flexor pollicis longus
6 M. pronator quadratus
7 M. palmaris longus
8 Tuberculum ossis scaphoidei

Abb. V.16a, b. Oberflächliche Aponeurose, die sich zwischen Arterie und FCR erstreckt. Koagulation der Rr. perforantes
1 M. flexor carpi radialis (FCR)
2 A. radialis
3 Stelle des Tuberculum ossis scaphoidei
4 Aponeurose

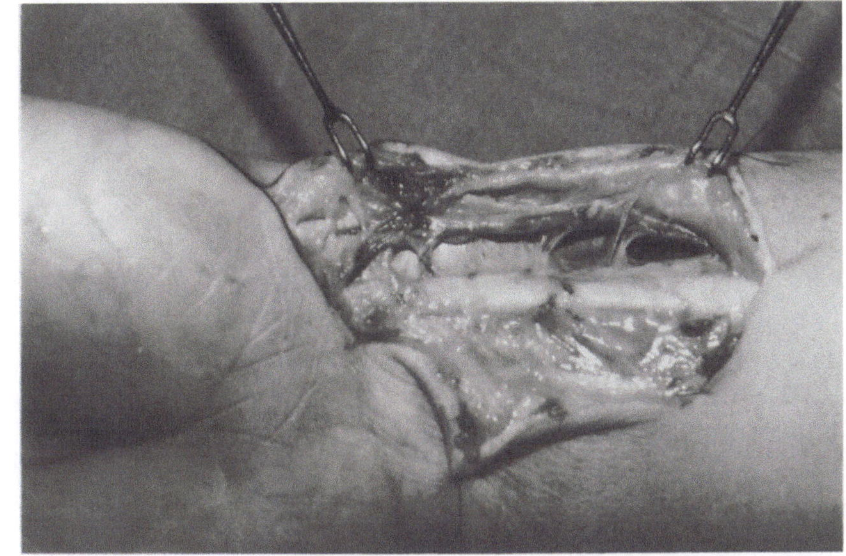

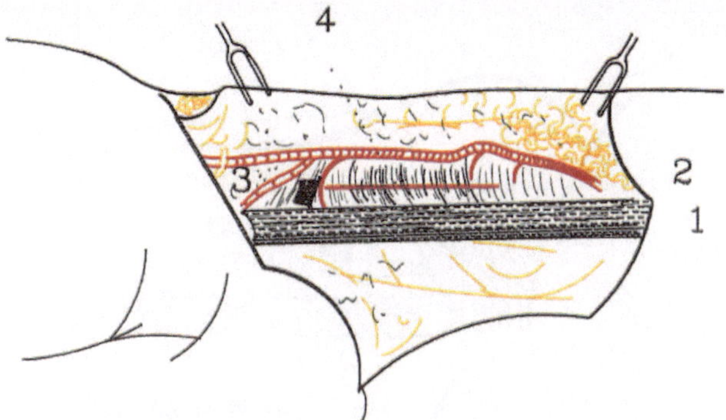

Operative Taktik. Analyse und Ortsbestimmung der Pseudarthrose bei überstrecktem Handgelenk. Bewertung der Knochenstabilität durch Bewegungen ulnarwärts und radialwärts. Es gibt 3 Möglichkeiten: gute Stabilität, zweifelhafte und mangelhafte Stabilität.

1. Gute Stabilität: Im Bereich der Pseudarthrose ist praktisch keine Bewegung nachzuweisen.

Vorgehen. Zunächst mit dem Meißel, dann mit einer Kürette oder einer Minifräse ein Zapfenloch anbringen (Abb. V.19a). Das kortikospongiöse Transplantat darin einlassen (Abb. V.19b).

Bemerkung. In diesen Fällen genügt eine einfache Spongiosaplastik, da das Ziel der Operation die Förderung der Revaskularisation und nicht der Stabilität ist, da die nicht gefährdet ist.

2. Zweifelhafte Stabilität: geringe Bewegungen der Fragmente gegeneinander; eine knorpelige Brücke ist aber noch vorhanden.

Vorgehen. Wie in dem vorhergehenden Fall bringt man das Zapfenloch an. Es ist aber unbedingt notwendig, ein kortikospongiöses Transplantat zu verwenden, da die Stabilität von der Kortikalis abhängt (Abb. V.20a, b). Dieses Transplantat wird aus

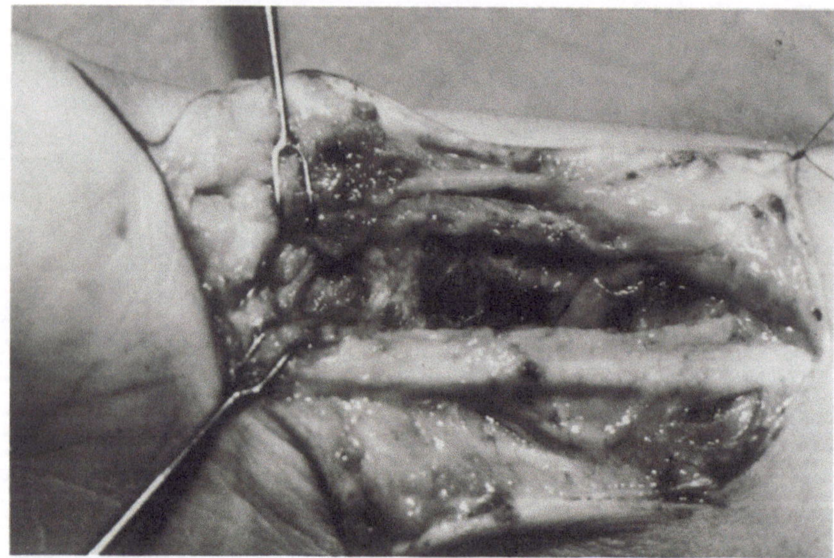

Abb. V.17. Inzidierte Aponeurose. Identifikation des Pronator quadratus, des distalen Radiusrandes, der Insertion der V-Ligamente. Longitudinaler Verlauf der Inzision der V-Ligamente (*rot*)
1 M. flexor carpi radialis (FCR)
2 M. flexor pollicis longus (FPL)
3 A. radialis
4 N. radialis
5 Os scaphoideum
6 M. pronator quadratus
7 proximales und distales V

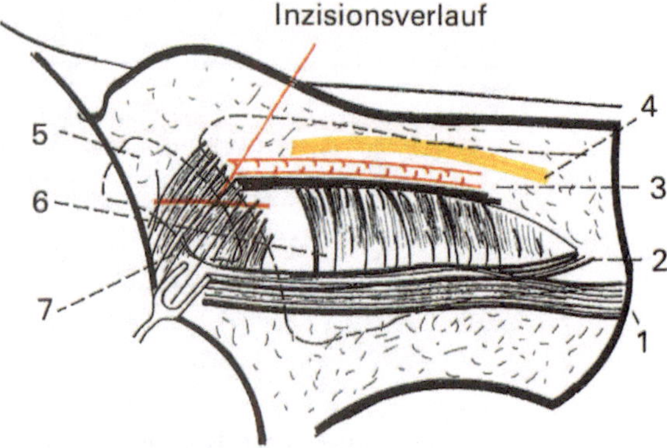

Abb. V.18. Die Ligamente des Carpus sind beiseite gehalten, das Handgelenk befindet sich in Hyperextension. Inspektion: Lokalisierung der Pseudarthrose, Beurteilung der Stabilität
1 Os scaphoideum
2 Radius
3 Substanzverlust

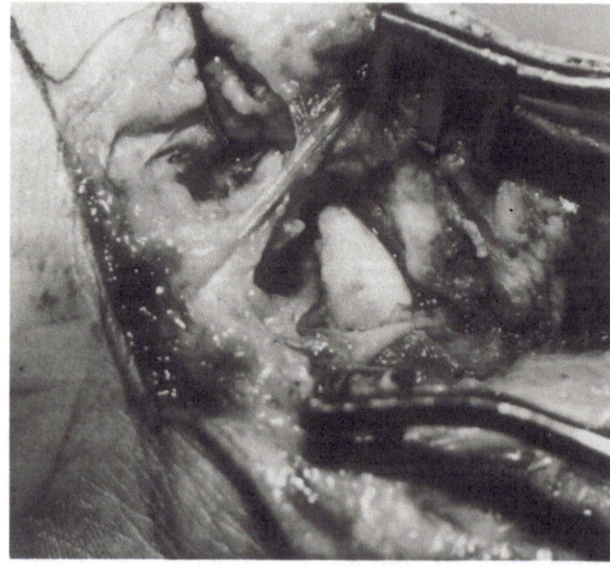

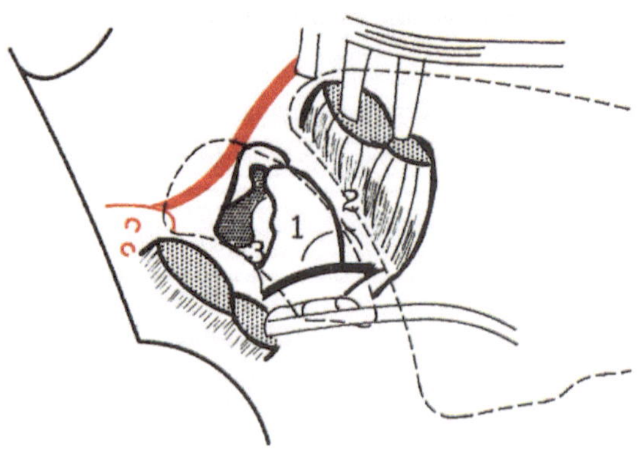

dem metaphysären Abschnitt des Radius entnommen, unterhalb des M. pronator quadratus und mit Hilfe einer oszillierenden Säge. Bei Verwendung eines Meißels besteht eine nicht zu unterschätzende Stauchungsgefahr.

Die Kortikalis des Radius ist zwar von guter Qualität, seine Spongiosa jedoch locker und zusammendrückbar. Das Einfügen des Transplantats muß daher erfolgen, ohne daß die Spongiosa unter Druck gerät. Das schon an Ort und Stelle befindliche Transplantat wird durch zusätzliche Spongiosaspäne verkeilt, die bei Bedarf an der Oberfläche durch Fibrinkleber zusammengehalten werden.

Unserer Meinung nach ist es gleichgültig, ob die Kortikalis an der Oberfläche oder in der Tiefe liegt. Ihre Funktion ist es, die Reduktion und die Fragmente zu stabilisieren.

3. Deutliche Instabilität: Beide Fragmente sind unabhängig und gegeneinander sehr beweglich. Die Abwinkelung ist eindeutig, sie ist aber korrigierbar.

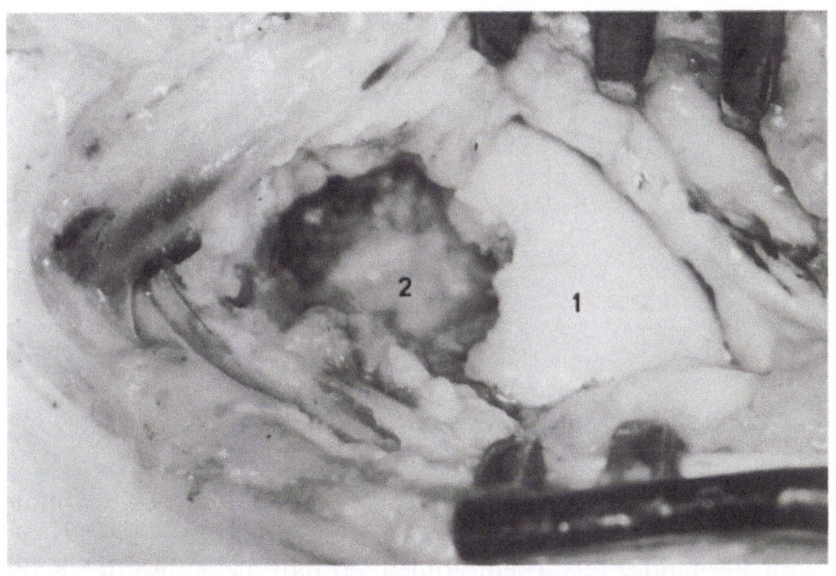

a[1]

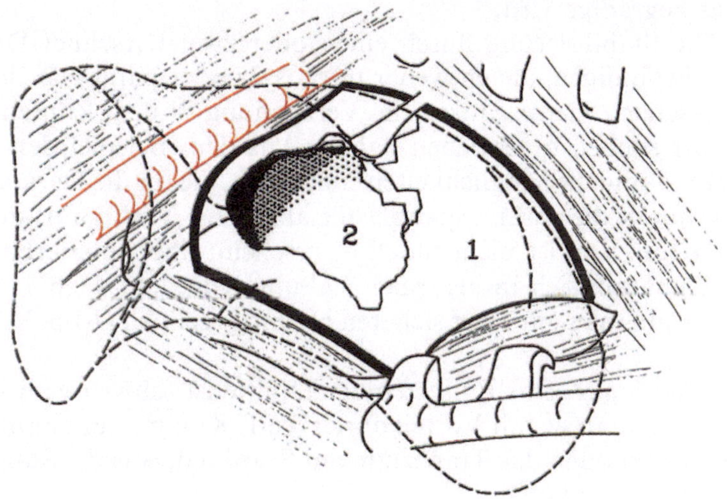

a[2]

Abb. V.19. a Schaffung eines Zapfenloches, um darin das Transplantat zu verankern.
1 Os scaphoideum
2 Zapfenloch

Abb. V.19b s. S. 174

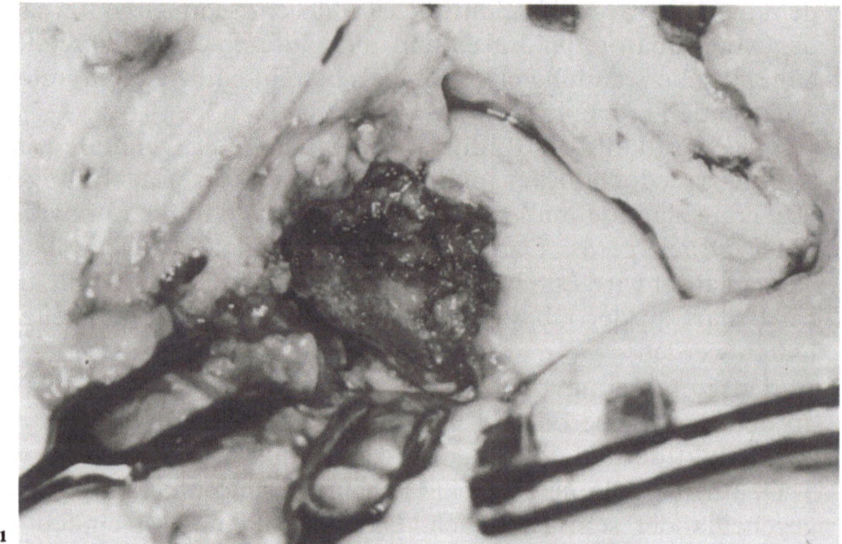

b¹

Abb. V.19. **b** Das eingefügte Transplantat
3 Kortikospongiöses Transplantat an Ort und Stelle

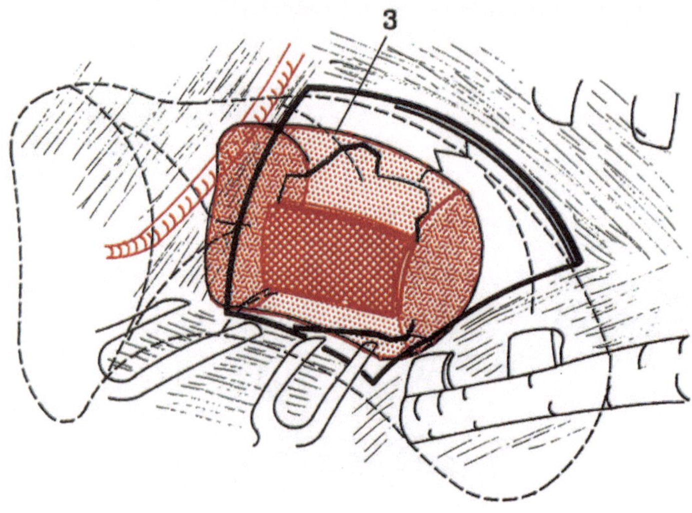

b²

Vorgehen. Die proximalen und distalen Ränder des Scaphoids anfrischen. Den Knochenspan trapezförmig zuschneiden, wie von Fernandez (1984) empfohlen, so daß die Achse des Kahnbeins begradigt wird.

Die Stabilisierung durch einen oder zwei Kirschner-Drähte vervollständigen, die entweder intraossär oder paraossär liegen: Sie ersetzen oder ergänzen die Verspanung in dem Zapfenloch, die wir soeben beschrieben haben. Aus dem Beispiel der Abb. V.21a–d sind die Möglichkeiten ersichtlich, die für die Geradestellung durch die ossäre Spanplastik allein zur Verfügung stehen. Die Reduktion ist nicht tadellos, erscheint aber tolerierbar, da das Lunatum sich in neutraler Stellung befindet. Nach 11 Wochen kann man mit einer sicheren Heilung rechnen (Abb. V.21d).

Zur Beachtung. Das Einsetzen der Drähte ist schwierig; manchmal kann man sie mit Vorteil durch die 1. Kommissur einführen: Sie fixieren dann das Trapezium am Scaphoid, was die Stabilität des Aufbaus erhöht.

Abb. V.20. a Die kortikospongiöse Transplantation ist noch gut erkennbar. **b** Das (beim Jugendlichen) inkorporierte Transplantat nach 1–2 Jahren

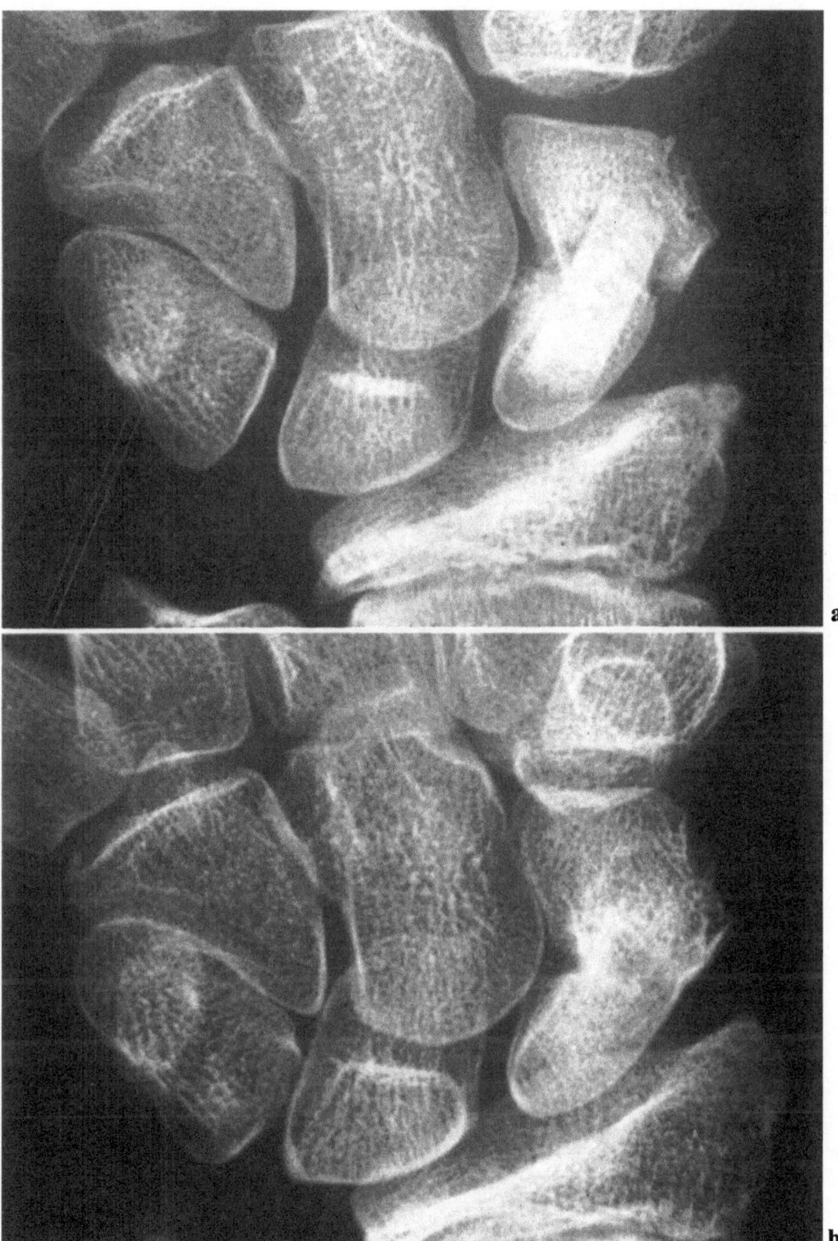

Im Rahmen des Möglichen sollte man vermeiden, in den Radius vorzudringen. Dabei besteht nämlich die Gefahr, daß ein Draht bricht oder daß Bewegungen des Radiokarpalgelenks auf das Transplantat weitergeleitet werden.

Die kleinen Fragmente können nicht ausgehöhlt werden. Aus diesem Grunde braucht man zu seiner Stabilisierung oft einen oder zwei paraossäre Drähte. Ein intraossärer Draht kann eine Abknickung oder eine unerwünschte Verschiebung des kleinen, proximalen Fragments hervorrufen.

Pseudarthrose, kombiniert mit Bänderinstabilität

Dieser Zustand erfordert 2 Eingriffe, eine ligamentäre Plastik und einen angepaßten Knochenspan.

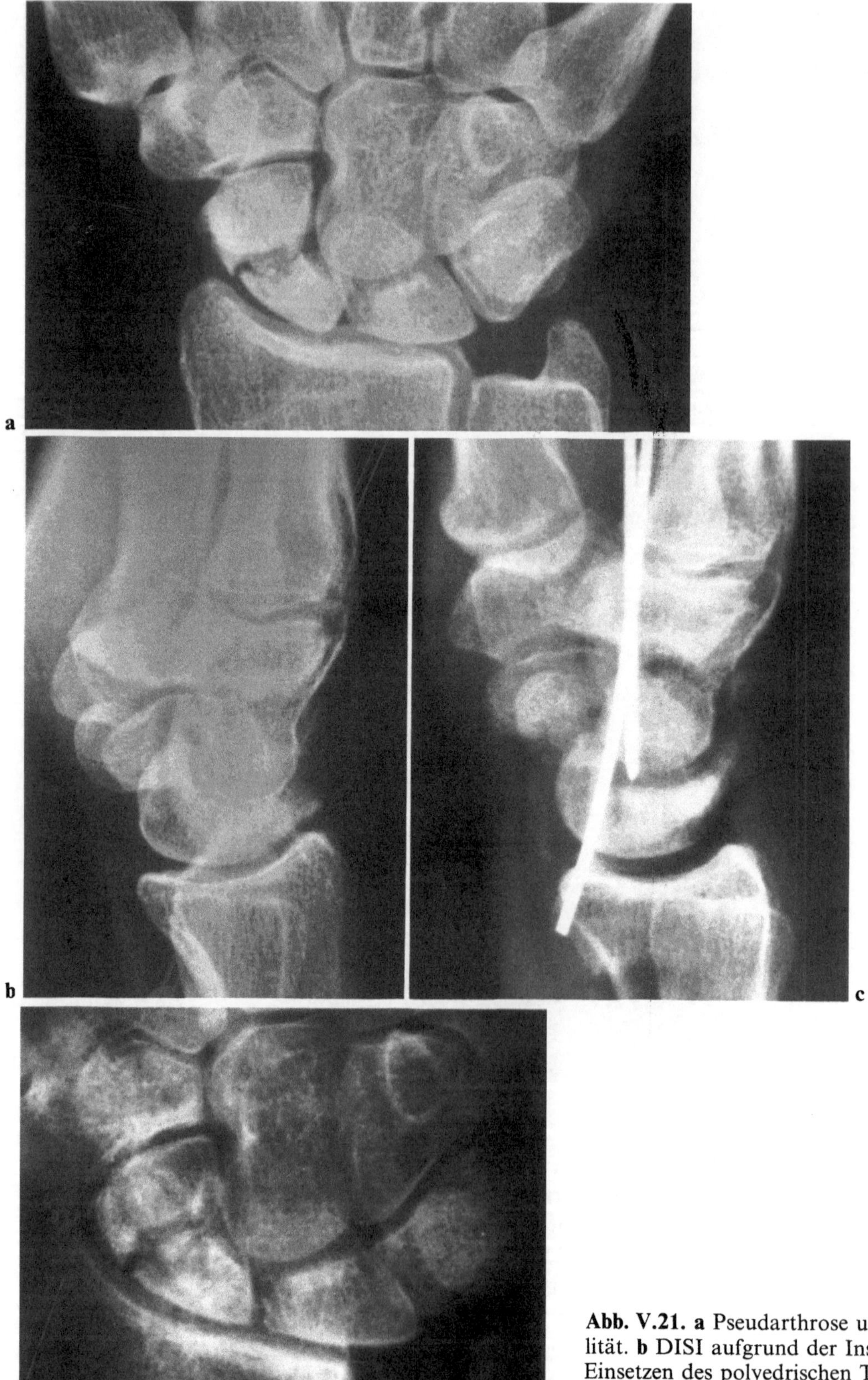

Abb. V.21. a Pseudarthrose und Knocheninstabilität. **b** DISI aufgrund der Instabilität. **c** Nach Einsetzen des polyedrischen Transplantats: Wiederaufrichtung des Scaphoids (die Drähte stabilisieren nur das Scaphoid, das Lunatum bleibt frei). **d** Nach 11 Wochen: Die knöcherne Brücke ist sichtbar, das Transplantat in der Umgestaltung begriffen

Für die Bänderplastik ist der dorsale Zugangsweg vorzuziehen: Er stellt die Vaskularisation des proximalen Fragments des Kahnbeins weniger in Frage, dessen Blutzufuhr im wesentlichen vom Ligament Radius-Scaphoideum-Lunatum (RSL) abhängt.

Die Plastik muß vor dem Spaneinbau erfolgen. Ist der Span schon in situ, dann ist es nicht mehr möglich, jene manchmal extremen Bewegungen auszuführen, die für die Wiederaufrichtung des palmarwärts subluxierten Mondbeins notwendig sind.

Die Bänderplastik hat zum Ziel, das Lunatum wieder aufzurichten und es gleichzeitig zu stabilisieren. Daraus ergibt sich eine Verlängerung der mittleren Säule des Carpus; die auf das Scaphoid einwirkenden Belastungen werden verringert und die Heilungschancen nehmen zu.

Bänderplastik mit dorsalem Zugangsweg (Abb. V.2–V.5)

1. Inzision in Zickzackform oder longitudinale Inzision, die am Handgelenk zurückversetzt wird.
2. Erkennung des Retinaculum extensorum.
3. Öffnung der 3. Loge und Freilegung des M. extensor pollicis longus.
4. Ablösung eines Teils des Retinaculum extensorum von der Ulnarseite.
5. Teilweise Ablösung des Ligaments zwischen Radius und Triquetrum von seiner Insertionsstelle.
6. Longitudinale Inzision des Fettgewebes in einer Achse, die in der Verlängerung der 2. Kommissur längs des M. extensor carpi radialis brevis liegt. Darstellung der Handwurzelknochen (s. Abb. V.39d).

Meistens wird das subluxierte Lunatum durch das fast im Kontakt mit dem Radius befindliche Capitatum verdeckt (Abb. V.22a). Durch eine maximale Beugung des Handgelenks erzeugt man eine dorsale Verschiebung und eine leichte Palmarflexion des Mondbeins (Abb. V.22b).

Das Lunatum wird in dieser Stellung durch einen Kirschner-Draht fixiert (Durchmesser 1,6 mm), der durch Radius und Lunatum hindurchreicht.

Man extendiert das Handgelenk in gewünschter Weise: Das blockierte Lunatum kann nicht mehr ausweichen. Mit einem 2. Kirschner-Draht (Durchmesser 1,6 mm), der von der 3. Kommissur herkommt, vereinigt man das Lunatum mit dem Capitatum. Man muß sich davor hüten, in den Radius vorzudringen, anderenfalls ist es nicht mehr möglich, das Handgelenk zu mobilisieren (Abb. V.22c, d).

Mit Hilfe der Sehne des M. palmaris longus (Abb. V.24a, b) oder des M. extensor carpi radialis brevis (Abb. V.24c) nach dem Vorgehen von Linscheid (Palmer et al. 1978) ist es möglich, das Lunatum am Capitatum zu befestigen (Abb. V.23b). Durch diesen Kunstgriff ersetzen wir das geschwächte proximale V, ohne ein Risiko vaskulärer Art einzugehen, weder beim Mondbein noch beim proximalen Pol des Kahnbeins (s. auch Abb. V.23a–c und V.24a–e).

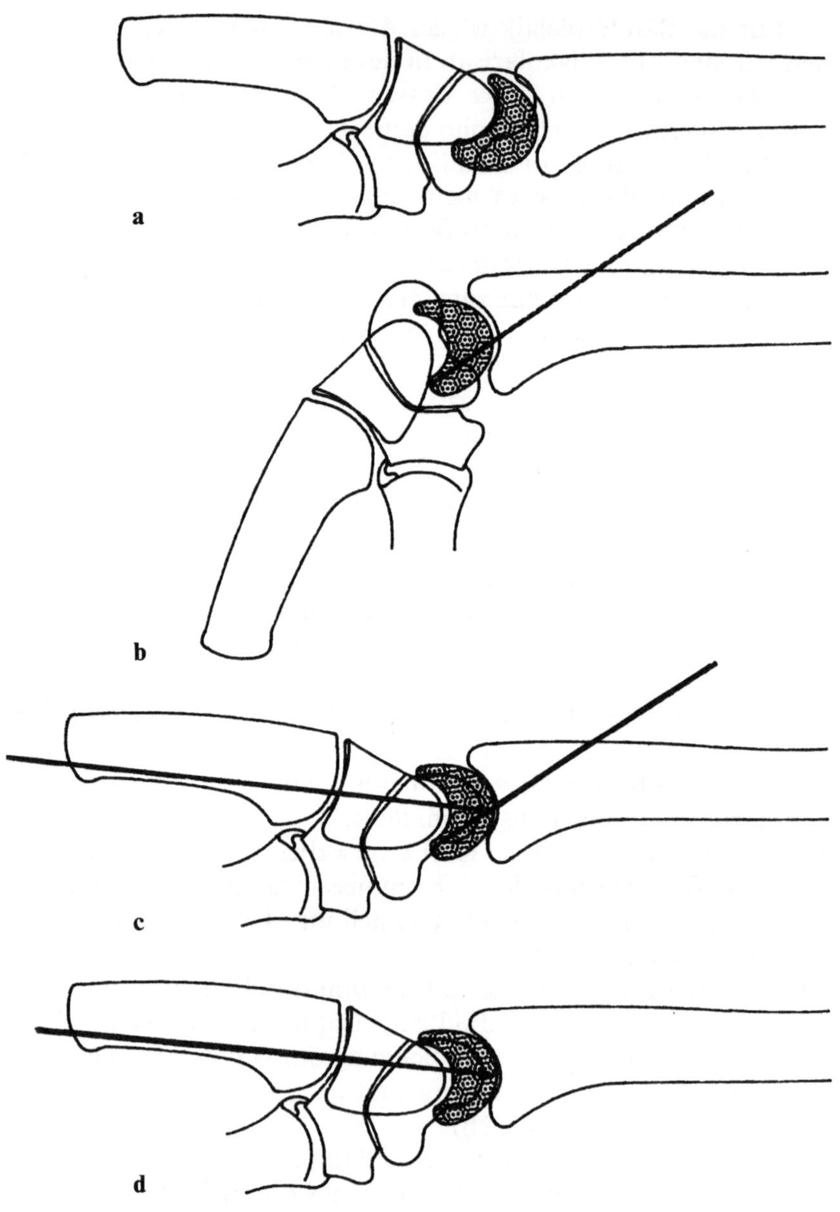

Abb. V.22a–d. Technik der Lunatumreduktion (DISI). **a** Ausgangssituation: Das Lunatum ist palmarwärts subluxiert, das Capitatum dorsalwärts. Es steht beinahe in Kontakt mit dem Radius. **b** Maximale Palmarflexion: mehr oder weniger befriedigende Reduktion des Mondbeins (i. allg. in neutraler Position). Bedeutung der präoperativen Röntgenaufnahmen! Fixierung der erzielten Reduktion mit einem Draht. **c** Aufrichtung des Os capitatum: Capitatum und Lunatum werden mittels eines Drahtes verbunden, der aus der 3. Kommissur stammt. **d** Herausziehen des ersten Drahtes, der die Reduktion des Os lunatum ermöglicht hat

Die Fixierung des Mondbeins geschieht entweder in einem in seinen dorsalen Pol gebohrten Kanal oder direkt in der dorsalen Partie des Ligaments zwischen Kahnbein und Mondbein. Die distale Verankerung kann man problemlos mit Hilfe eines intraossären Kanals im Capitatum selber vornehmen. Wenn man die Technik von Linscheid verwendet, ist die distale Insertion des M. extensor carpi radialis brevis einer der Ankerpunkte; der andere befindet sich im Lunatum. Man muß den freien Teil der Sehne sorgfältig verflechten, um eine sekundäre Entspannung zu vermeiden.

Bänderplastik mit palmarem Zugangsweg (s. Abb. V.15)

1. Um jegliche Belastung zu vermeiden, wird weit inzidiert. Die Schnittführung kreuzt die Sehnen des M. flexor carpi radialis und des M. palmaris brevis (auf den R. palmaris des N. medi-

Abb. V.23a–c. Die Plastiken der Ligamente. **a** Dorsale Bänderplastik Radius-Lunatum (RL), analog Abb. V.24c oder d. **b** Dorsale Bänderplastik Capitatum-Lunatum (CL), analog Abb. V.24a oder b. **c** Palmare Bänderplastik (gleiches Prinzip wie für die dorsale Plastik

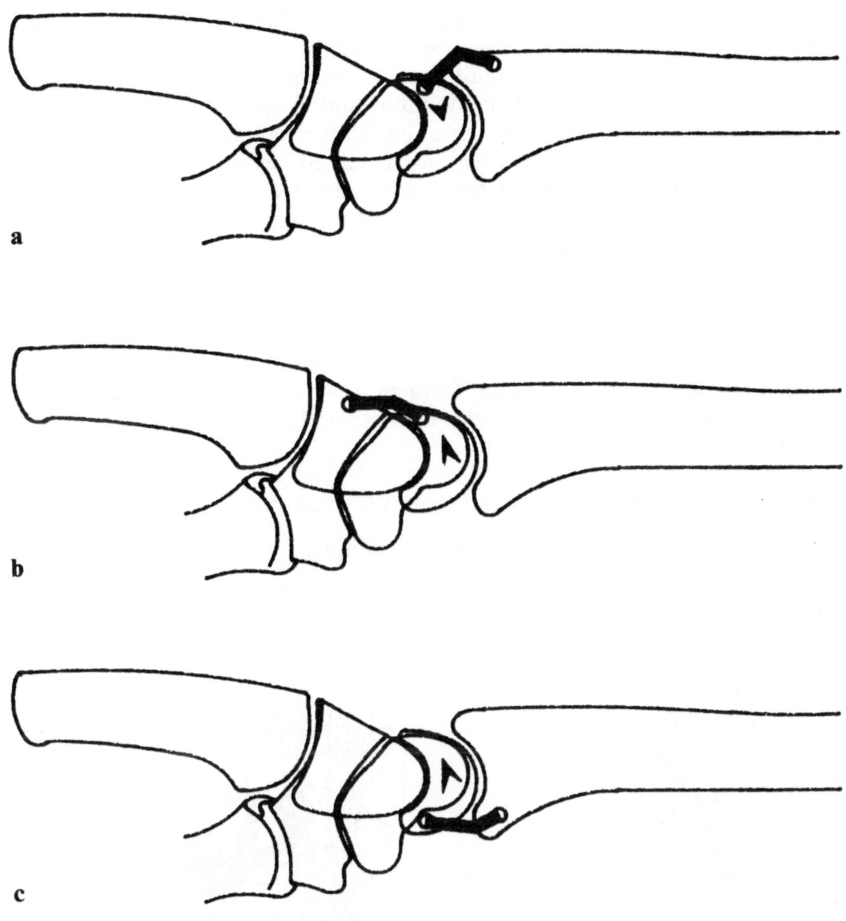

anus achten!). Durch leichte palmare Beugung entspannt man die Beuger und kann daher eine genaue Untersuchung des palmaren Kapsel- und Sehnenapparates ausführen. Wenn der Karpaltunnel eröffnet werden muß, inzidieren wir das Retinaculum flexorum Z-förmig, um es später wieder schließen zu können. Dieses ist das einzige Mittel, eine Subluxation des N. medianus in der Narbe mit Sicherheit zu vermeiden (s. Abb. V.30a–c).

2. Das palmare proximale V darstellen, besonders das radioscapholunare (RSL-)Band, in dem die Gefäße verlaufen.
3. *Nach* Entnahme des Knochenspans in der Epiphyse des Radius einen Kanal anlegen. Dieser Kanal liegt dem palmaren Pol des Mondbeins gegenüber (Abb. V.23c).
4. Das palmare V mit einem Sehnentransplantat umschlingen (entweder mit der Sehne des M. palmaris longus oder der Hälfte des M. flexor carpi radialis), aber unter Schonung des radioscapholunaren (RSL-)Bandes. Wir raten ab von der Bohrung eines intraossären Kanals, da die Vaskularisation des Mondbeins im wesentlichen, manchmal sogar ausschließlich, über den palmaren Pol verläuft.
5. Das subluxierte Lunatum reduzieren und die Reduktion mit einem Kirschner-Draht erhalten, der vom Radius zum Lunatum reicht (Abb. V.22). Mittels eines anteroposterioren Drah-

Abb. V.24a–e. Dorsale Ligamentplastiken. **a** Mit freiem Sehnentransplantat (z.B. aus dem M. palmaris longus), das am Scaphoid, am Lunatum und am Capitatum verankert ist; Indikation: scapholunare (SL) Instabilität. **b** Wenn die Instabilität zwischen Lunatum und Triquetrum lokalisiert ist, wird die Verankerung zwischen Lunatum, Capitatum und Triquetrum erfolgen. Eine zusätzliche Fixierung durch den M. extensor carpi radialis brevis (ECRbr: *2*) kann (theoretisch) eine günstige dynamische Komponente erbringen (ECR longus: *1*). **c** Linscheid verwendet die Hälfte des ECRbr. In diesem Falle muß man darauf achten, daß ein Sehnenstreifen von genügender Länge freipräpariert ist. Dieses gestielte Transplantat kann unterschiedslos bei SL- oder LT-(Lunatum-Triquetrum-)Instabilitäten verwendet werden. **d** Im Falle einer PISI muß man das palmare Kippen des Mondbeins einschränken. Dies kann geschehen durch ein freies Transplantat, das am Radius und an dem Tandem Scaphoid-Lunatum durch den Knochen hindurch befestigt ist, oder **e** ausschließlich im SL-Ligament

Lunatum (Scaphoideum oder Triquetrum)-Capitatum:

mit dem M. palmaris longus

mit dem ECRbr (Linscheid)

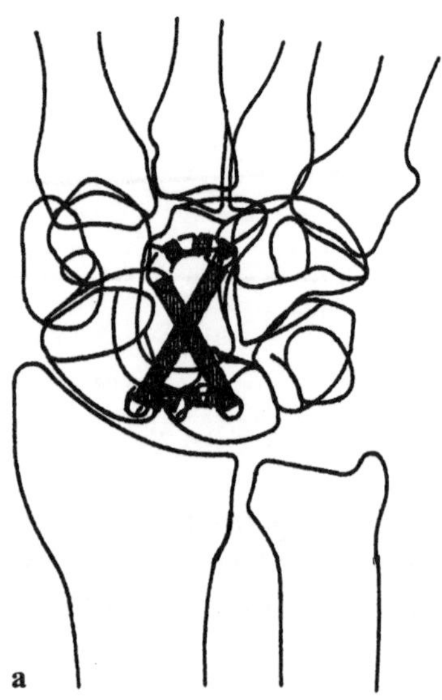

a

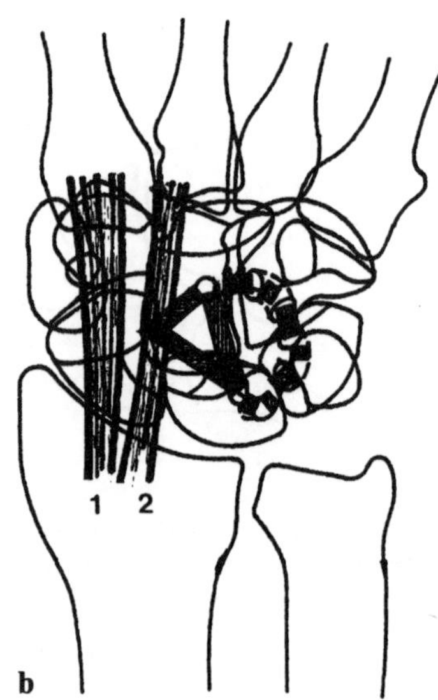

b

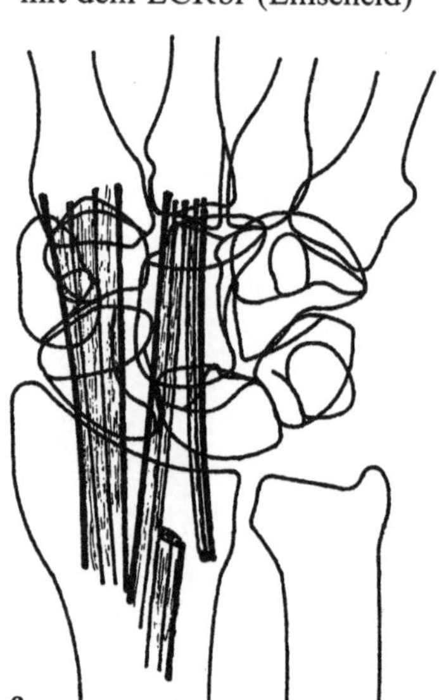

c

Lunatum-(Scaphoideum-)Radius

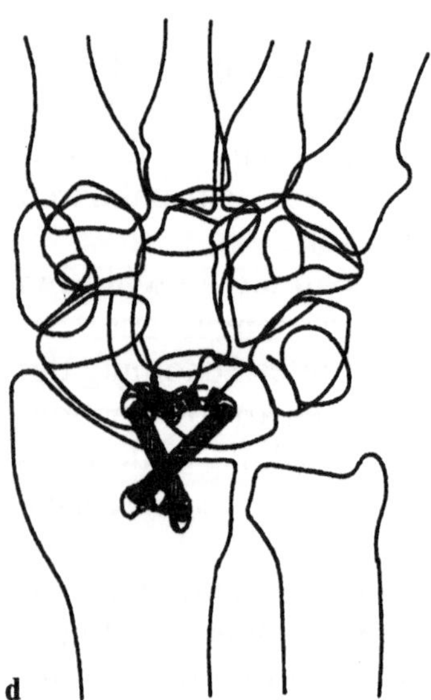

d

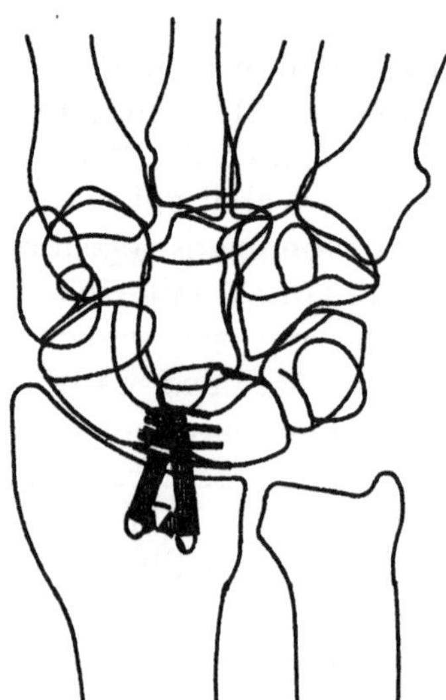

e

tes, der zeitweilig durch das Lunatum hindurchreicht, kann man dessen Reduktion erleichtern.

6. Die Ligamentplastik beenden. Die unnötig gewordenen Drähte extrahieren. Beispiel: s. Abb. III.7a–c und die entsprechende Katamnese.

Postoperative Behandlung

Die postoperative Immobilisierung (insgesamt 12–16 Wochen)

1. Während der ersten beiden Wochen wird mittels einer brachioantebrachialen Schiene immobilisiert, die den Daumen und den Unterarm mitumfaßt.
2. Von der 2. bis zur 6. Woche: brachioantebrachialer Gips, Ellbogen zu 90° gebeugt, Daumen inklusive, IP frei, opponiert und in Anteposition (palmare Abduktion), Pronation-Supination in Stellung 0°.
3. Von der 7. bis zur 12.–16. Woche: Freilegung des Ellbogens. Neuer Gips einschließlich des Daumens bis zum IP und opponiert: Beugung und Streckung des IP muß möglich sein, ebenso wie die Klemmbewegung von Daumen und Zeigefinger.
4. Danach abnehmbare Gipsschiene und fortschreitende Mobilisierung des Handgelenks. Eventuell lauwarme Bäder

NB. In diesem Stadium keine Physiotherapie, da die Gefahr zu hoher Belastungen eines demineralisierten Knochens besteht, der dabei ist, sich zu konsolidieren. Durch sanfte Mobilisation erreicht man in 2 Monaten eine fortschreitende Rekalzifizierung. Von da an sind alle Anstrengungen erlaubt: Man kann mit den Sitzungen für physikalische Therapie beginnen, wenn die wiedererlangte Beweglichkeit oder Kraft noch ungenügend sind.

Dauer der Verdrahtung. Sie beträgt 6 Wochen, also ebenso lange wie das Tragen des Brachio-Antebrachial-Gipsverbandes.

Osteosynthese

Man unterscheidet 2 Arten der Osteosynthese (OS):

1. die stabile OS ohne Knochenspan, mit Knochenspan oder Sandwichoperation,
2. die (instabile) Adaptations-OS.

Die stabile Osteosynthese ohne Knochenspan

Die Osteosynthese ist stabil, wenn die verschiedenen Knochenfragmente, die durch Druck zusammengehalten werden, untereinander keinerlei Beweglichkeit zeigen, gleich unter welchen Umständen. Im allgemeinen macht dieser Typ der Osteosynthese keine unterstützende Ruhigstellung im Gipsverband erforderlich (Abb. III.15b). Die Erfolgsrate ist bei dieser Technik mittelmäßig; außerdem wird sie bei Fällen von stabiler Pseudarthrose angewandt. Diese aber sind mit einer herkömmlichen Spanplastik leicht zu behandeln, und die Heilung ist in 8 Wochen erzielbar. Daher ist die stabile Osteosynthese, bei ihrer subtilen Technik, nur ausnahmsweise indiziert, mehr aufgrund der Umstände als durch die Klinik.

Die stabile Osteosynthese mit Knochenspan oder Sandwichoperation

Die Sandwichoperation ist gleichbedeutend mit einer stabilen Osteosynthese, durch die zwischen dem proximalen und dem distalen Pol des Kahnbeins ein druckfester kortikospongiöser Knochenspan befestigt wird. Diese Technik wurde durch Segmüller (1973) beschrieben und befürwortet.

Die Indikationen sind begrenzt durch Lage und Richtung der Bruchlinie (das Anbringen von Schrauben kann unmöglich sein), durch den Umfang der Zysten und durch die Geschicklichkeit und Routine des Chirurgen.

Bedingungen
- Ein druckfester Span,
- die Achse der Schrauben steht senkrecht auf der Osteotomielinie,
- die Drehungskräfte sind neutralisiert (2 Schrauben, oder eine Schraube und ein Draht),
- die Scherungskräfte sind neutralisiert.

Zugangswege. Wir benützen 2 Zugänge: den radialen und den palmaren.

Radialer Zugangsweg. Die Orientierungspunkte sind (Abb. V.25):
- der distale Rand des Radius,
- der Rand der M. extensor pollicis longus,
- der M. abductor pollicis longus.

Der Hautschnitt kreuzt die Endverzweigungen des N. radialis und die A. radialis (Abb. V.26a, b), Gebilde, die absolut und mit der größten Sorgfalt zu schonen sind. Die Inzision erfordert außerdem die teilweise Ablösung der Insertionen an der Kuppe des Kahnbeins, die reich an ernährenden Gefäßen sind. Diese teilweise Devaskularisation scheint keine Folgen zu haben: nach einer Sandwichoperation mit radialem Zugangsweg konnten wir keine Gefäßstörungen beobachten, nicht einmal vorübergehende.

Palmarer Zugangsweg. Dieser Zugangsweg ist der gleiche wie der für die Spanplastik nach Matti-Russe (Abb. V.15). Um die Schrauben korrekt anbringen zu können, muß man jedoch den Hautschnitt bis jenseits des radialen Randes des Tuberculum ossis scaphoidei verlängern, das man teilweise freilegt.

Der entscheidende Vorteil dieses Zuganges ist es, den N. radialis zu umgehen. Überdies ist es damit möglich, auf die Sandwichtechnik zu verzichten, wenn unerwartete oder ungünstige anatomische Umstände zum Vorschein kommen, und dies ohne chirurgische Gefährdung.

Material. Zwei Kortikalisschrauben von 2,0 oder 2,7 mm Durchmesser, evtl. eine 2,7-mm-Schraube und ein Kirschner-Draht, der zur Neutralisierung der Drehkräfte beiträgt.

Wir sind der Meinung, daß die Spongiosaschrauben kontraindiziert sind. Ihr Volumen ist hinderlich, und vor allem kann

Abb. V.25. Radialer Zugangsweg (Tabatière). Orientierungspunkte:
1 M. extensor pollicis longus
2 M. extensor pollicis brevis und M. abductor pollicis longus
3 Gelenkrand des Radius
4 Der Hautschnitt verläuft zunächst parallel zum distalen Rand des Radius und wird dann zwischen den Sehnen des M. extensor pollicis longus und des M. extensor pollicis brevis hindurch verlängert

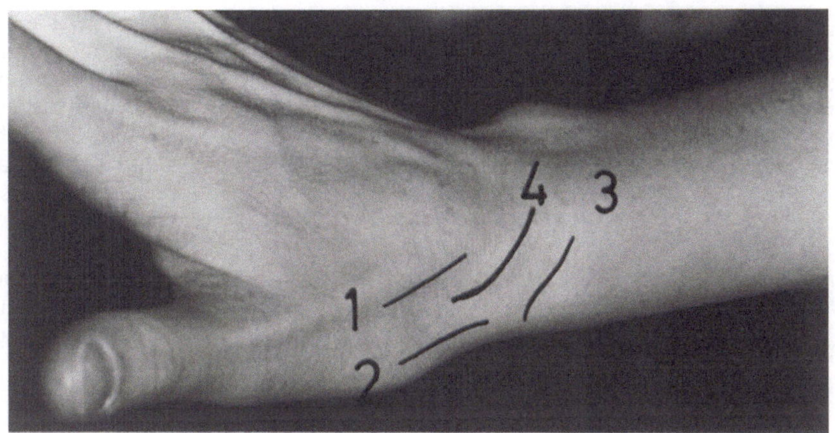

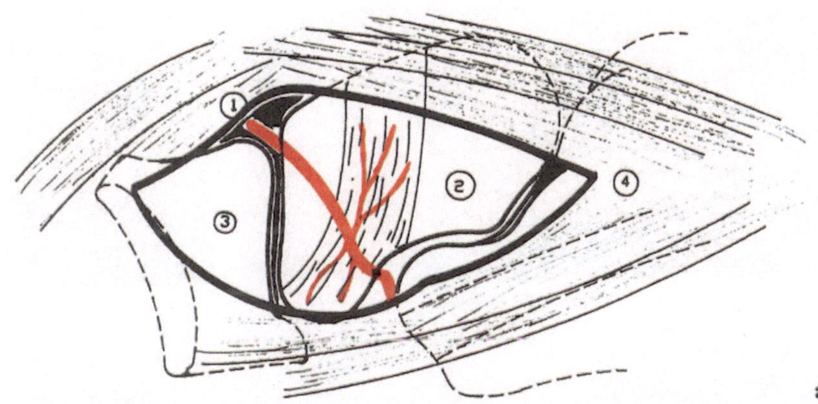

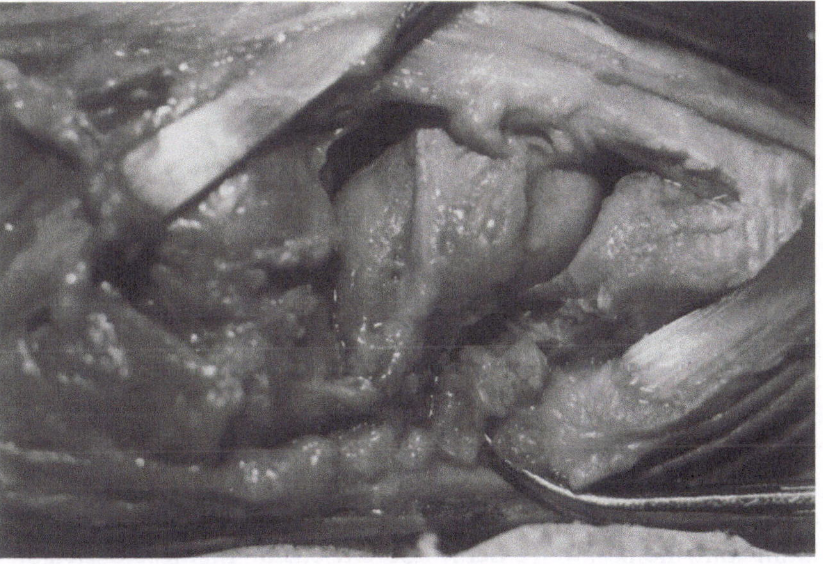

Abb. V.26 a, b. Anatomie des radialen Zugangs bei eröffneter Tabatière: **a** Die A. radialis durchquert die Tabatière; sie versorgt das Scaphoid über den Bänder- und Kapselapparat (Verzweigung *rot*). **b** Deutlich erkennbares, vertikales weißes Band
1 A. radialis
2 Os scaphoideum
3 Os trapezium
4 Radius

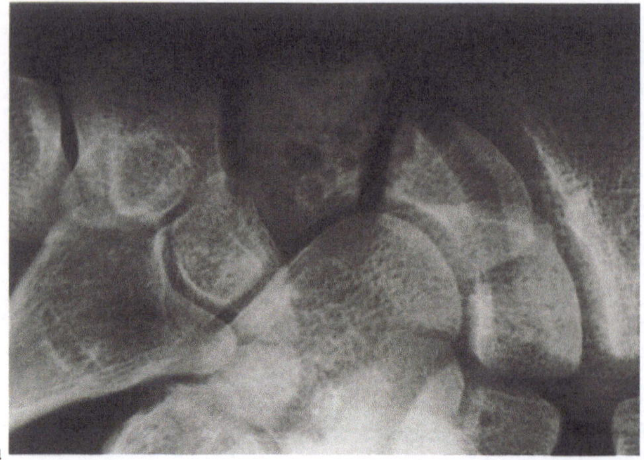

Abb. V.27a–c. Sandwichoperation. **a** Röntgenaufnahme vor der Operation. **b** Nach Resektion des sklerosierten Gewebes läßt sich das fehlende Knochenvolumen abschätzen. **c** Transplantat und 2,7-mm-Schraube an Ort und Stelle. Die Längsachse der Schraube ist korrekt, da sie fast senkrecht zu den resezierten Knochenoberflächen verläuft.
1 Radius
2 Os scaphoideum
3 Knochenspan
4 Schraubenkopf

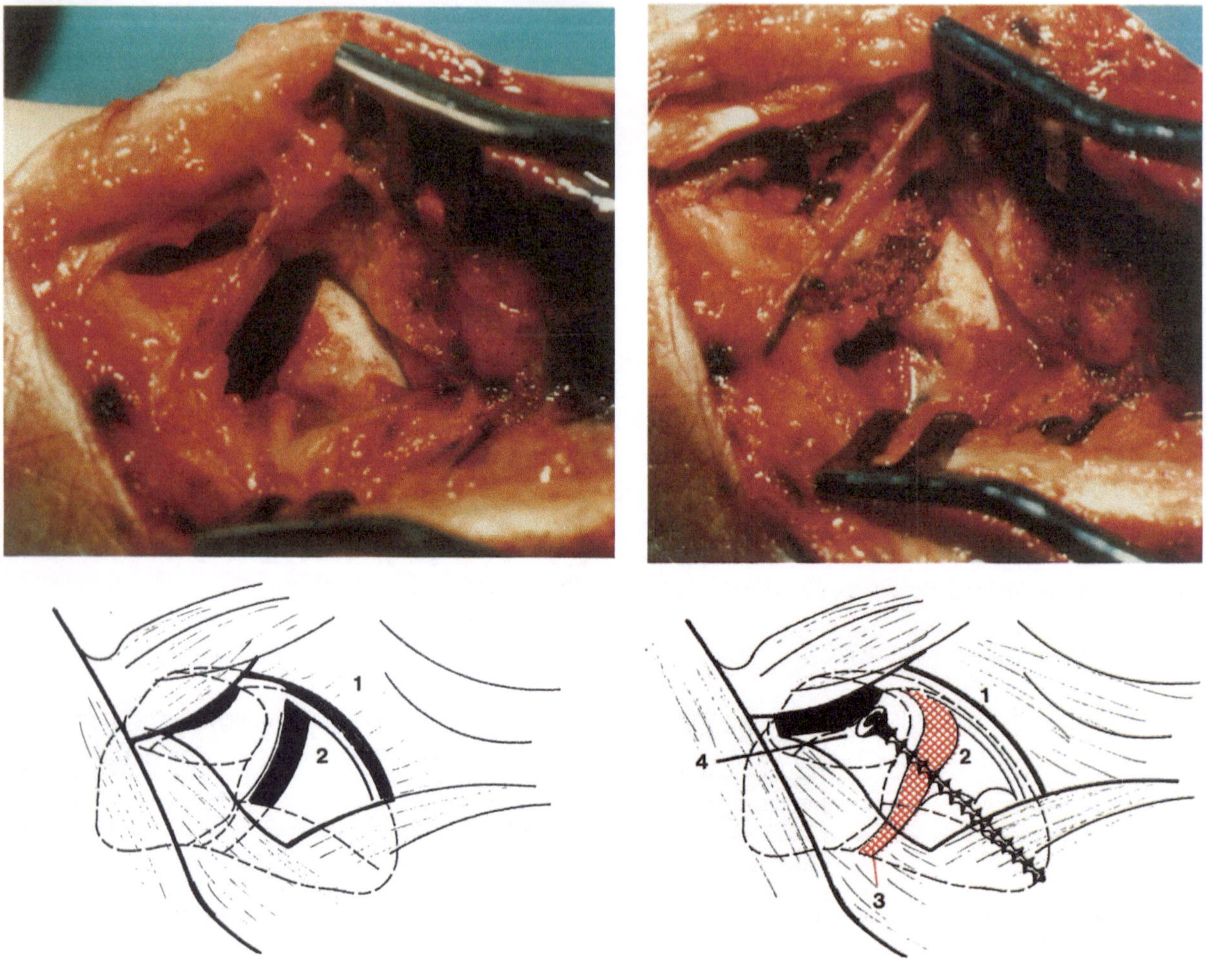

sich ihre Extraktion als unmöglich erweisen, wenn sie lange in situ belassen worden sind. Die 1,5-mm-Schrauben sind zu wenig widerstandsfähig.

Dieses Beispiel einer Osteosynthese (Abb. V.27a–e) zeigt die Möglichkeiten des palmaren Zugangs bei einer Pseudarthrose des distalen Kahnbeindrittels. Wegen der Gestalt des Knochens kann man keine zweite Schraube einsetzen. In diesem Beispiel

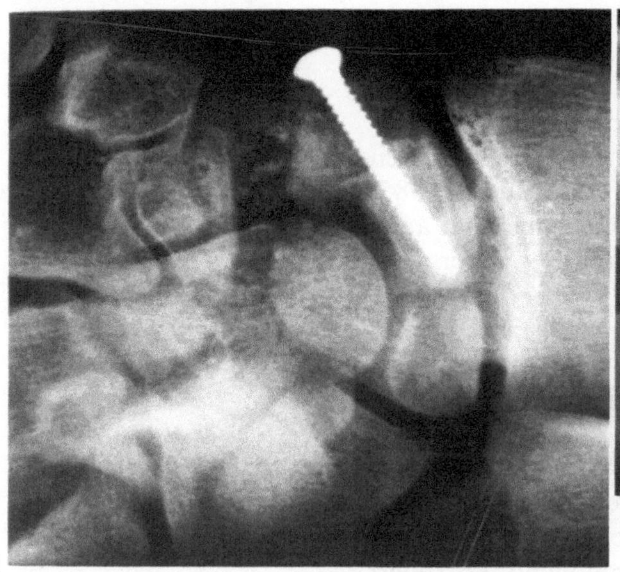

d

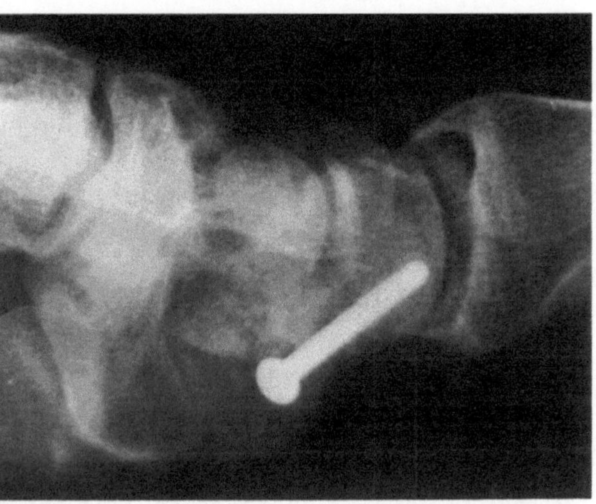

e

Abb. V.27 d, e. Zugehörige Röntgenaufnahmen. a.–p. und lateral

ist die Schraube exzentrisch: Der Druck ist über den distalen Pol schlecht verteilt. Es besteht ein beträchtliches Risiko, daß dieser Pol bei der Kompression frakturiert.

Schwierigkeiten. Es ist wichtig, eine korrekte kortikale Abstützung der Schraubenköpfe zu erzielen: Von dieser Stütze ist die Kompression abhängig. Die Schrauben sind korrekt einzusetzen, d.h. lotrecht zur Bruchlinie oder Osteotomielinie. Für eine genügende Verankerung im distalen Fragment ist zu sorgen, ohne in den Gelenkspalt vorzudringen. Eine zu exzentrische Plazierung der Schraube ist zu vermeiden. Anderenfalls entsteht das Risiko einer Randfraktur.

Bemerkungen. Bei der Präparation ist darauf zu achten, daß das subkutane Gewebe von der Aponeurose gut abgelöst wird, damit die Haut und ihre Nervenäste, die nicht unter Spannung gesetzt werden dürfen, leicht mobilisiert werden können.

Das kortikospongiöse Transplantat muß Druckeinwirkungen gegenüber sehr resistent sein; nur die Crista iliaca bietet dafür genügende Garantien.

Postoperative Behandlung. Ruhigstellung bis zur Wundheilung (2 Wochen). Im Falle einer ungenügenden Montage kann man nicht mehr von einer stabilen Osteosynthese sprechen. Wir haben es dann mit dem „gebesserten" Zustand nach einer Matti-Russe-Operation und mit den entsprechenden therapeutischen Regeln zu tun. Mobilisierung vom 15. Tage an, wenn die Bedingungen der Stabilität erfüllt sind. Nach 6–8 Wochen darf man dem Patienten Anstrengungen zumuten.

Die Adaptationsosteosynthese

Wenn die reduzierten Fragmente in ihrer Stellung beieinander festgehalten sind, ohne daß die Immobilisierung perfekt und total ist, liegt eine Adaptationsosteosynthese vor. Zwischen den

Fragmenten bleibt bis zu einem gewissen Grade Bewegungsfreiheit bestehen. Ein Gipskontentivverband muß notwendigerweise die Versorgung vervollständigen.

Wir haben soeben dessen Verwendung bei den Instabilitäten der Knochen oder der Bänder gezeigt. Er scheint keine anderen Indikationen zu haben, selbst wenn D. und P. Gallucio (1985) vorgeben, 100% der Kahnbeinpseudarthrosen, manchmal auch sehr alter, durch einfache perkutane Verdrahtung unter dem Brillanzverstärker heilen zu können.

Besondere Probleme

Der Processus styloideus

Im allgemeinen ist es nicht notwendig, den Griffelfortsatz zu resezieren, vor allem dann nicht, wenn auch durch die Matti-Russi-Operation der Kollaps korrigiert werden kann. Andererseits kann eine fehlerhafte Kallusbildung (Abb. V.28a–d) diese Resektion unvermeidbar machen. Das war bei dieser 25jährigen Patientin der Fall, bei der die Abwinkelung des Kahnbeins durch das kortikospongiöse Transplantat nicht genügend korrigiert wurde.

Die Scaphoidprothesen

Die Teil- oder Vollprothese ist ein inerter Fremdkörper, der in eine aus Modulen bestehende Einheit eingeschaltet ist und deren Unversehrtheit er unterbricht. Ein funktionelles Verhalten kann man davon nicht erwarten, da die Ligamente ihre normale Rolle nicht mehr spielen können. Im Gegenteil: Durch das Einsetzen dieses Fremdkörpers und die zusätzlichen Bänderläsionen, die das zur Folge hat, wird die 1. Reihe noch weiter geschwächt und der Kollaps des Carpus nicht verhindert. Außerdem haben diese Implantate keinerlei Reibungswiderstand und wenn einmal eine stärkere Abnützung eingetreten ist, muß man mit einer Fremdkörpersynovitis rechnen. Daher benutzen wir solche Prothesen nicht zur Behandlung der Pseudarthrose.

Die Resektion der 1. Reihe des Carpus

Obwohl in den Arbeiten von Inglis u. Jones (1977) ein günstiger Eindruck vermittelt wird, scheint diese Operation in diesem Zusammenhang nicht indiziert zu sein.

Schlußfolgerungen

Die Behandlung der Kahnbeinpseudarthrose kann mehrere ergänzende operative Techniken notwendig machen. Der Erfolg der Operation hängt im wesentlichen von der Qualität der Diagnosestellung ab. Die Diagnose bestimmt nämlich die geeigneten ergänzenden Verrichtungen und sichert so die Ausheilung der Pseudarthrose.

Der Kollaps des Carpus, die Abknickung der Fragmente des Kahnbeins, die Knochen- oder Bänderinstabilität, die Arthrose und das Alter des Patienten sind für die kortikospongiöse Spanplastik des Kahnbeins keine Kontraindikationen. Sie bestimmen lediglich die verschiedenen therapeutischen Schritte, die eine gute Konsolidierung gewährleisten sollen. Eine Gefahr bleibt jedoch bestehen: Die Durchblutungsstörung des proximalen Fragments. Hier könnte ein vaskularisiertes Transplantat, wie es Kühlmann et al. (1984) vorschlagen, die Lösung bedeuten.

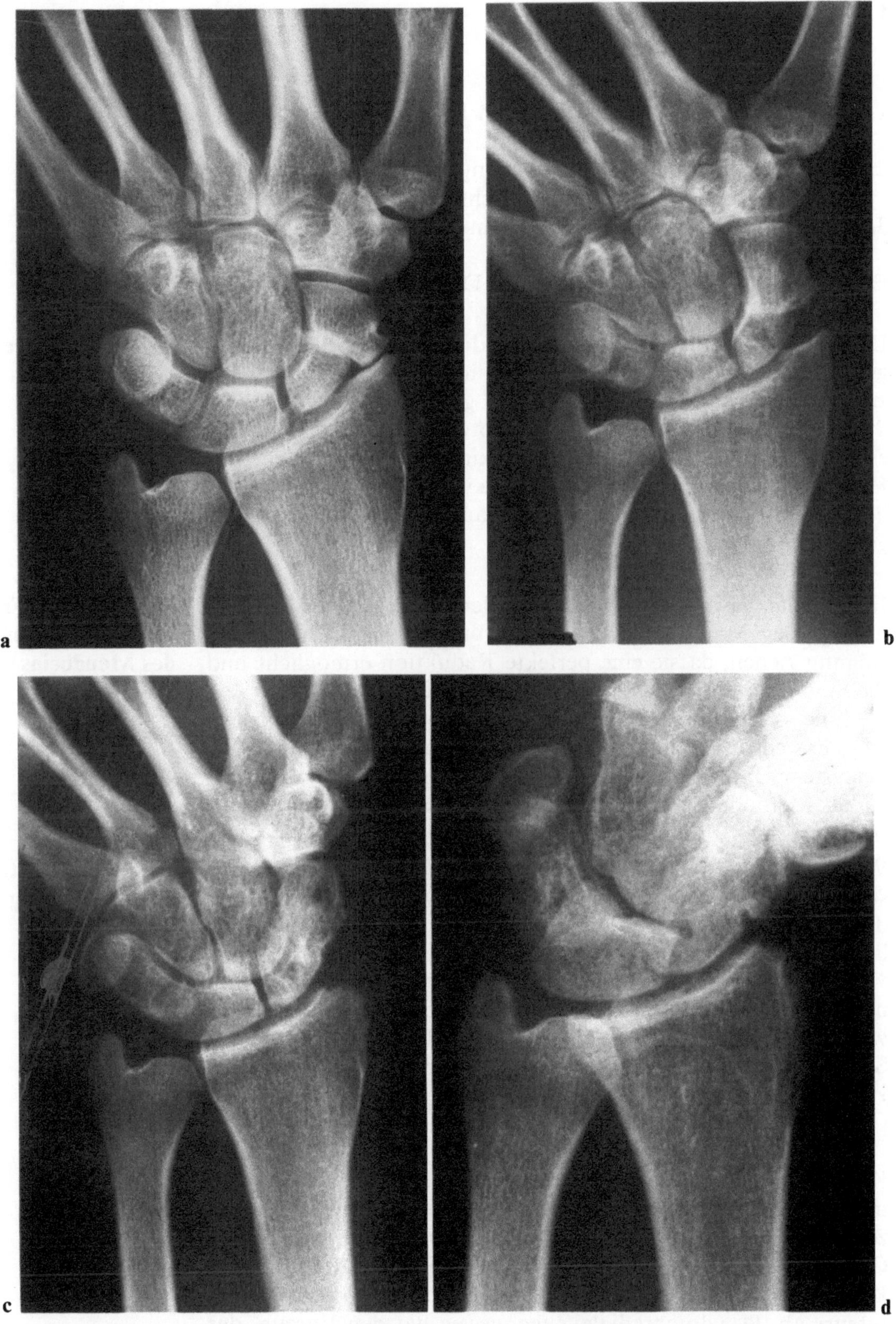

Abb. V.28a–d. Das Problem der Resektion des radialen Griffelfortsatzes. **a** Kahnbeinpseudarthrose mit Verkürzung des Kahnbeins und Arthrose des Kahnbein-Radius-Gelenks. **b** Nach Operation nach Matti-Russe: Heilung der Pseudarthrose, jedoch mit Callus vitiosus und weiterbestehenden Schmerzen. **c, d** Nach Resektion des Processus styloideus (so sparsam wie möglich) und Abrasio des Kahnbeins: klinische und röntgenologische Normalisierung

C. Frische Kahnbeinfrakturen

Solche Frakturen können sein:
1. stabil, ohne Verschiebung unter den Bruchstücken, wobei die Achse des Mondbeins normal steht,
2. wenig stabil, mit minimaler Bewegung der Bruchstücke untereinander, bei normaler Mondbeinachse,
3. unstabil, bei einer Verschiebung von mehr als 1 mm und bei gekipptem Lunatum.

Entscheidend ist die röntgenologische Diagnose.

Stabile Frakturen

Die Ausheilung dieser Frakturen wird durch einen Unterarmgips gesichert, bei opponiertem Daumen und in Ruhigstellung bis zur IP. Dickson u. Leslie (1983) haben gezeigt, daß zur Konsolidierung im Durchschnitt 8 Wochen notwendig sind. Davon gibt es 2 Ausnahmen, die Brüche des proximalen Pols und jene des Halses, bei denen eine Heilungsperiode von 13 Wochen erforderlich ist. Mit diesen Zahlen ist die Dauer der Immobilisierung gemeint.

Wenig stabile Frakturen ohne Abknickung des Mondbeins

Hier ist das Risiko eines Mißerfolgs der konservativen Behandlung größer. Man kann eine Verdrahtung des Kahnbeins in Erwägung ziehen, da sie eine perfekte Reduktion ermöglicht und die Stabilisierung des Kahnbeins garantiert.

Eine offene Verschraubung erscheint uns kontraindiziert, denn das chirurgische Vorgehen kann das noch genügende Bändersystem schwächen, und die Osteosynthese ist in solchen Fällen als Methode nicht sicherer als die konservative Behandlung.

Unstabile Frakturen mit Abknickung des Mondbeins

Wie wir gesehen haben, ist die unstabile Fraktur eines der Initialstadien der Luxationsfraktur von De Quervain. Man weiß allerdings nicht, in welchem Ausmaß eine festgestellte Instabilität ligamentären oder ossären Ursprungs ist.

Die Reduktion der verschobenen Fragmente ist unbedingt nötig, und ihre Erhaltung erfordert eine Osteosynthese. Es ist weniger wichtig, ob diese stabil oder unstabil ist. Ist einmal das Scaphoid reduziert, muß man über die Position der anderen Handwurzelknochen durch Röntgenaufnahmen während der Operation Klarheit gewinnen.

Wenn eine einfache Reduktion des Kahnbeins die normale Konfiguration der Knochen wiederherstellt, kann man annehmen, daß die Bänderläsionen minimal sind und auf eine ergänzende Untersuchung verzichten. Die Entscheidung, eine stabile Osteosynthese auszuführen oder sich mit einer Verdrahtung des Kahnbeins zufrieden zu geben, hängt von der Routine des Operateurs ab. Der dorsoradiale Zugangsweg hat den Vorzug, das Bändersystem nicht zu schwächen. Darum raten wir zu diesem Weg, falls der Chirurg eine stabile Osteosynthese ausführen will.

Eine anomale Konfiguration der Handwurzelknochen auf den Standardröntgenaufnahmen oder deren pathologische Beweglichkeit bei der Untersuchung unter dem Bildverstärker ist eine zwingende Indikation zur Revision. Nur so kann man die Läsionen feststellen und vor allem, sie beheben.

Das chirurgische Vorgehen wird durch die Anatomie bestimmt. Die tragenden Strukturen liegen auf der Palmarseite; sie vor allem sind wiederherzustellen. Dazu ist der palmare Zugangsweg unbedingt nötig. In der Praxis sollte man einen doppelten Weg benutzen, einen palmaren und einen dorsalen.

D. Die perilunaren Dislokationen mit oder ohne Frakturen

Das Ziel der Behandlung ist einfach. Es gilt, die Konsolidierung der gebrochenen Knochen und der zerrissenen Ligamente in anatomischer Position zu erreichen. Damit ist die therapeutische Haltung bereits umschrieben. Es erscheint weder nützlich noch notwendig, zwischen den reinen perilunaren Luxationen und den Luxationsfrakturen einen Unterschied zu machen.

Im Gegensatz zur Meinung der Mehrzahl der Autoren nehmen wir an, daß die Prognose bei den reinen Luxationen vorsichtiger zu stellen ist als die der Luxationsfrakturen. Man kann die Reduktion und ebenso die Heilung eines gebrochenen Knochens röntgenologisch überwachen. Im Gegensatz dazu ist es unmöglich, Lage und weitere Entwicklung eines Bänderrisses zu erkennen, vor allem nicht im Falle einer konservativen Behandlung. Die Heilung erfordert eine perfekte Zusammenpassung und eine Ruhigstellung für mindestens 8 Wochen. Die Anatomie zeigt uns, daß eine genaue Reduktion vom Zufall abhängt. Nun sind es aber gerade die Fälle ohne Frakturen, die von den meisten Autoren durch geschlossene Reduktion und Ruhigstellung im Gipsverband behandelt werden. Man kann die Wirksamkeit dieser Methode in Zweifel ziehen (Abb. V.29a, b). Nach unserer Ansicht kann eine perfekte Zusammenfügung der interossären Ligamente der proximalen Reihe nur aufgrund direkter Sicht erzielt werden. Folglich müssen alle perilunaren Verletzungen, ob mit oder ohne Fraktur, systematisch auf chirurgische Weise exploriert und blutig reduziert werden, eine Vertrautheit mit der Anatomie vorausgesetzt.

Mittels der Chirurgie kann man den Karpaltunnel systematisch entlasten. Wir eröffnen das Retinaculum flexorum durch einen Z-förmigen Schnitt (Abb. V.30a, b). Der Schluß (Abb. V.30c) hilft eine sekundäre Luxation des N. medianus im Narbengewebe zu vermeiden. Durch eine gute Refixation der Muskelansätze wird gleichzeitig die Kraft des Greifens wiederhergestellt.

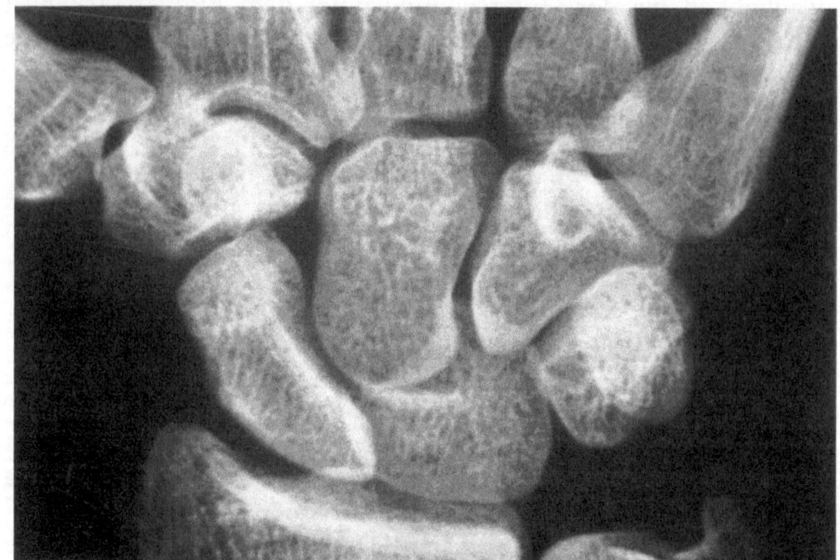

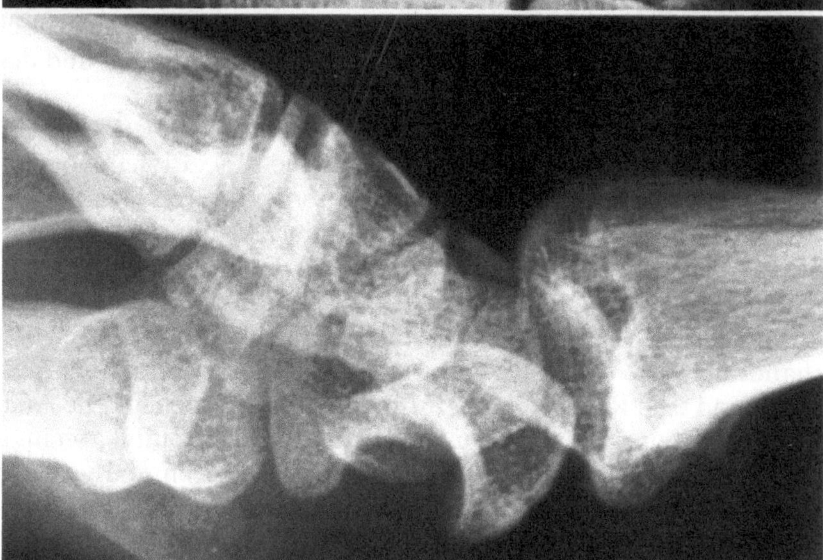

a

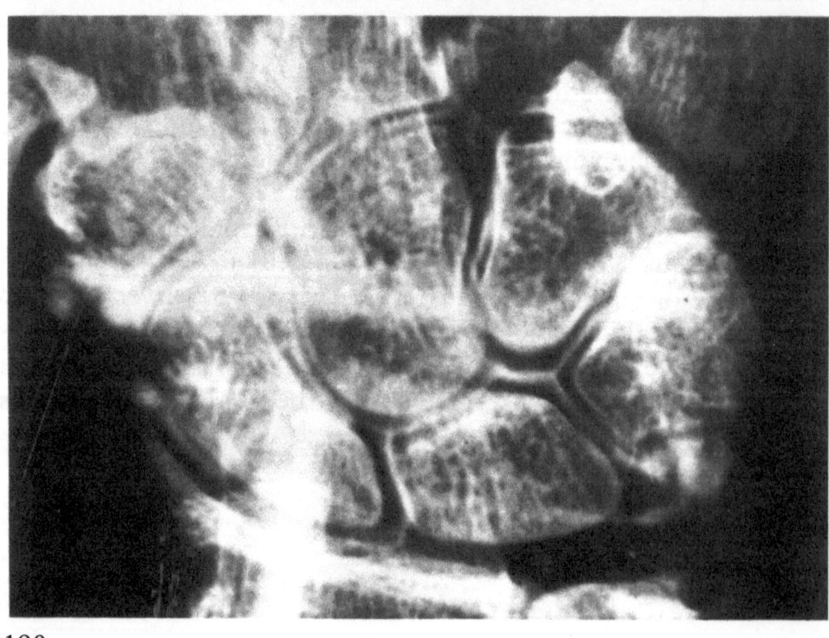

b

Abb. V.29 a, b. Quervain-Luxationsfraktur, konservativ behandelt. Folgen: **a** Schmerzen im Handgelenk, Knacken bei Anstrengungen und triquetrolunare Instabilität; **b** im Arthogramm: Ruptur des LT-(Lunatum-Triquetrum-)Ligaments (s. Behandlung, Abb. V.44)

Therapeutisches Vorgehen

Blutige Reduktion

Der palmare Zugangsweg ist logisch, auch wenn man über ihn nicht einer Meinung ist (Campbell et al. 1964; Dobyns u. Swanson 1973; Green 1982; Taleisnik 1978). Er ist oft ausreichend, sollte aber durch einen dorsalen Zugang ergänzt werden. Man sollte sich im klaren darüber sein, daß ein ausschließlich dorsaler Zugang keine Möglichkeit bietet, die Position der Handwurzelknochen mit ausreichender Genauigkeit festzustellen.

Stabilisierung

Stabilisierung der reinen Bänderläsion. Die perilunare Luxation bedingt eine Verletzung des SL-(Scaphoid-Lunatum-)Bandes und des TL-(Triquetrum-Lunatum-)Bandes. Diese Ligamente sind kurz und kräftig. Die Knochen müssen vollkommen reduziert sein, wenn man einen perfekten Kontakt erzielen will – eine absolute Vorbedingung der Heilung. Dies ist nur unter Sichtkontrolle möglich. Die Reduktion ist darauf sicherzustellen, indem man mit einem axialen Draht, der von der 3. Kommissur ausgeht, das Lunatum an das Capitatum heftet, die Einpassung aufrecht erhält, entweder durch eine direkte Naht oder durch die Naht und Hilfverdrahtung. Diese allerdings bringt oft die Naht in Gefahr.

Stabilisierung der Luxationsfraktur. Der erste operative Schritt besteht in der Reduktion der frakturierten Knochen.

Ein Kirschner-Draht ist nicht nur ein Fixierungsmittel. Er kann auch als Hebelarm benutzt werden, aber diese Verwendung erfordert Feingefühl. Durch Ausübung von Druck kann man eine Fraktur hervorrufen. Drähte haben gegenüber den Schrauben den Vorteil, daß es möglich ist, sie ohne Ergänzungsschnitte zu plazieren. Die Verschraubung ist nur dann vorzunehmen, wenn sie sich dem Operateur ohne Schwierigkeiten anbietet; sie darf nicht selber zum Ziel der Operation werden (Abb. III.9b).

Besondere Probleme

Die scapholunare Dissoziation

Diese Bänderverletzung kommt einer Kahnbeinfraktur gleich, wie jene, so bedarf auch sie einer chirurgischen Behandlung. Wir geben der Naht des Ligaments über den palmaren Zugangsweg den Vorzug.

Der zusätzliche Kopfbeinbruch

Die Bruchlinie verläuft unter dem Hals, so daß das proximale Fragment ohne Gefäßversorgung bleibt. Da eine Nekrose eintreten kann, ist eine primäre Arthrodese zwischen Lunatum und Capitatum gerechtfertigt. Pfeiffer (1982) hat indessen Heilungen des avaskulären proximalen Pols des Kopfbeins beobachtet. Er befürwortet in allen Fällen die Reduktion und die Osteosynthese.

Schlußfolgerungen

Die perilunaren Luxationen oder Luxationsfrakturen müssen blutig reduziert werden. Nur so kann man eine korrekte Diagnose stellen und eine anatomische Reduktion ausführen. Diese Reduktion bietet außerdem die Garantie einer perfekten Zusammenfügung der Bänder.

Literatur

Campbell RD Jr, Lance EM, Yeoh CB (1964) Lunate und perilunar dislocations. J Bone Joint Surg [Br] 46:55–72

Dickson RA, Leslie JJ (1983) Traitement orthopédique des fractures du scaphoïde carpien. In: Razemon JP, Fisk GR (eds), Le poignet. Expansion Scientifique Française, Paris, p 90

Dobyns JH, Swanson GE (1973) Fracture conference: a 19 year-old man with multiple fractures. Minn Med 56:143–149

Fernandez DL (1984) A technique for anterior wedge-shaped grafts for scaphoid non-unions with carpal instability. J Hand Surg 9A:733–737

Gallucio D et Gallucio P (1985) L'osteosintesi minima nel tratamento della pseudarthrosi del scafoide carpale. Jornadas internacionales de cirurgía de la mano y microcirurgia, Sitges 30 Mai 1985

Green DP (1982) Carpal dislocations. In: Green DP (ed) Operative handsurgery, vol 1. Churchill Livingstone, New York Edinburgh London Melbourne, pp 716–733

Inglis AE, Jones EC (1977) Proximal row-carpectomy. J Bone Joint Surg [Am] 59:460–464

Kühlmann JN, Mimoun M (1984) Greffon osseux d'aide vasculaire. Pédicule sur l'artère transverse du carpe. GEM, Paris 6, 7 et 8 Décembre 1984

Palmer AK, Dobyns JH, Linscheid RL (1978) Management of post-traumatic instability of the wrist secondary to ligament rupture. J Hand Surg 3:507–532

Pfeiffer KM (1982) Perilunäre, transskaphoidale, transkapitale Luxationsfrakturen (naviculo-capitate fracture syndrome) In: Buck-Gramcko D, Nigst H (Hrsg) Frakturen, Luxationen und Dissoziationen der Karpalknochen. Hippokrates, Stuttgart, S 163–165

Segmüller G (1973) Operative Stabilisierung am Handskelett. Huber, Bern Stuttgart Wien, S 104

Taleisnik J (1978) Wrist: anatomy, function und injury. AAOS Instructional Course Lect 27:61–87

Abb. V.30a–c. Technik der Eröffnung des Karpaltunnels. **a** Inzision und Öffnung des volaren Ligaments. **b** Z-förmige Inzision des Retinaculum flexorum. **c** Schließung mit resorbierbarem Faden. ▷

N N. medianus
PL M. palmaris longus
FCR M. flexor carpi radialis
FCU M. flexor carpi ulnaris
1 Os pisiforme
2 Hamulus ossis hamati
3 Retinaculum flexorum
4 Volares Ligament
5 N. medianus
6 R. palmaris nervi mediani
7 Motorischer Ast
8 N. ulnaris
9 FCU
10 FCR
11 M. flexor sublimis
12 M. palmaris longus

E. Operationstechnik bei der Eröffnung des Karpaltunnels

Hautschnitt (Abb. V15)

Die Inzision folgt den Handlinien, sie verläuft im allgemeinen parallel zur Lebenslinie. Sie beginnt auf halber Höhe des Handtellers und endet in der Mitte zwischen Thenar und Hypothenar. Falls es nötig ist, den Schnitt zum Unterarm hin zu verlängern, führt man ihn im Zickzack aus. Dabei befindet sich das Scharnier der Hautlappen je nach Bedarf auf der Radialseite oder der Ulnarseite.

Radialseitiges Scharnier bei: Korrekturosteotomien des Radius von der Palmarseite her, dem normalen Zugangsweg zum Carpus, dem Zugang zum N. interosseus palmaris, den Revisionen des N. medianus oder bei ausgedehnten Revisionen des Karpaltunnels.

Ulnarseitiges Scharnier bei: Revision des Kahnbeins, palmarer Bänderplastik (fakultativ).

Achtung auf *den Ramus palmaris nervi medianii*, vor allem, wenn die Inzision die Beugefalte des Handgelenks gegenüber dem M. flexor carpi radialis kreuzt.

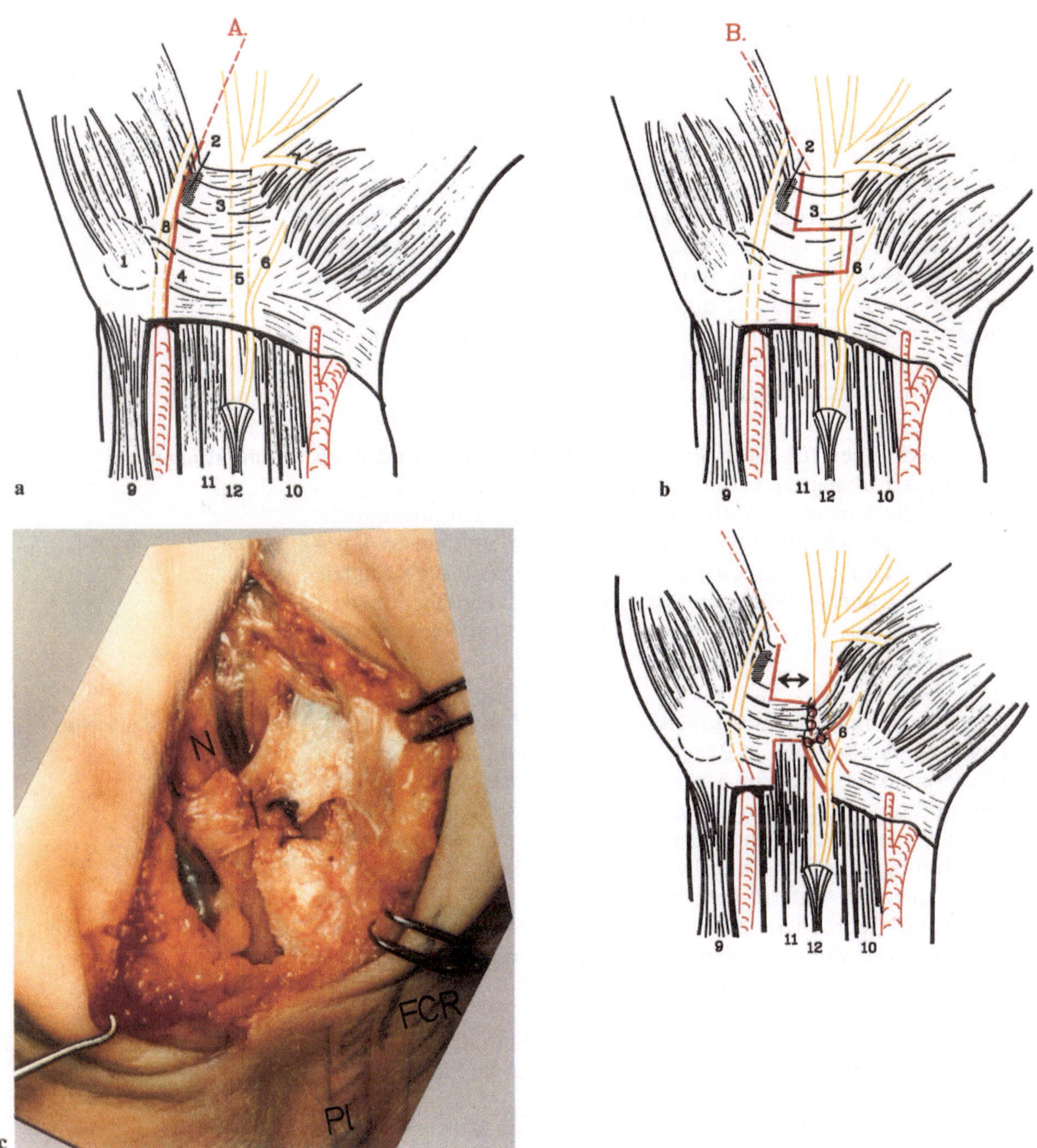

Subkutane Schichten (Abb. V.30 a–c)

a) Inzision des Lig. volare und Dekompression des N. ulnaris. Dieser Nerv ist durch die Arterie verdeckt; er wird nicht dargestellt oder seziert. b) Die Inzision des Retinaculum flexorum beginnt distal, am radialen Rand des Hamulus ossis hamati. Sie verläuft Z-förmig, so daß man 2 Lappen bilden kann, die sich risikolos wieder vereinigen lassen. Die Vergrößerung des Durchmessers ist beträchtlich. c) Diese Verschlußtechnik garantiert auch, daß der N. medianus im Karpaltunnel verbleibt. Die Naht erfolgt mit einem resorbierbaren 4-0-Faden.

F. Partielle Arthrodesen, Gelenkplastiken und Bänderrekonstruktionen des Carpus

Das Konzept der partiellen Arthrodesen wurde in dem entsprechenden Kapitel diskutiert. Wir werden hier bestrebt sein, im wesentlichen von den Zugangswegen zu sprechen sowie von den aus der klinischen Erfahrung ableitbaren technischen Problemen. Wir werden uns ebenfalls mit den Alternativen befassen (Gelenkplastiken oder Bänderplastiken). Diese sind um so wichtiger, als die Spätfolgen der durch eine Teilfusion erzeugten Belastungen noch unbekannt sind. Wir denken hierbei besonders an die von Watson et al. (1986) beschriebene STT-(Scaphoid-Trapezium-Trapezoideum-)Arthrodese.

Indikationen

Die Indikationen für diese operativen Möglichkeiten sind noch nicht scharf abgegrenzt. In Tabelle V.1 haben wir die Diagnosen und die von uns empfohlenen Therapieformen zusammengefaßt, wobei wir unsere klinische Erfahrung und unser Konzept zur Stabilität des Carpus zugrunde legten. Das Silastic ist in der Tabelle nicht vergessen, sondern vielmehr verworfen worden, auch wenn wir es ausnahmsweise verwendet haben (Abb. III.33).

Technische Probleme

Es ist schwierig, die Handwurzelknochen durch stabile Osteosynthesen zu vereinigen; die Resultate der Kräftemomente zu neutralisieren, ist ebenfalls nicht einfach. Deren Intensität und Richtung sind unvorhersehbar, da sie in Abhängigkeit von sehr komplexen Bewegungen variieren. Es ist zwar oft möglich, eine stabile Montage mit Zugschrauben (2,7 oder 3,5 mm) zu schaffen, dies ist aber bei weitem nicht möglich, wenn man die Plättchen für 2,7-mm-Schrauben verwendet, die sehr verformbar sind. Sie sind nur dann wirksam, wenn das Zuggurtungsprinzip gewahrt bleibt, welches verlangt, daß die Richtung der zu neutralisierenden Kräfte im voraus bekannt ist.

Ein autologer Knochenspan von guter Qualität muß die Regel sein: Es gibt den verletzten Knochen ihr Volumen wieder und fördert die Konsolidierung.

Das korrekte Richten der Knochen ist außerordentlich schwierig, da die Knochen eine asymmetrische Form haben, der Operateur nur eine fragmentarische Übersicht gewinnt und die Orientierungspunkte nicht zahlreich sind.

Die günstigste Stellung für die Fusion ist alles in allem hypothetisch: z.B. die Einrichtung des Kahnbeins bei der STT-Arthrodese oder die des Mondbeins bei der RL-(Radius-Lunatum-) Arthrodese.

Zugangswege

Die Handwurzelknochen sind von dorsal her oder von palmar her erreichbar. Der palmare Weg ist im wesentlichen für die Bänderplastiken und für die Überprüfung der Position der Knochen reserviert.

Tabelle V.1. Indikationen der Arthrodesen und Bänderplastiken des Carpus

Diagnose	Mögliche, anzuratende Behandlungen[c]
Radioscaphoidale Arthrose (Traumafolge oder nicht)	Fusion zwischen Scaphoid und Radius Fusion Scaphoid-Lunatum-Radius
SL-Dissoziation, isoliert	Bänderplastik Falls Mißerfolg: STT- oder besser LC-Arthrodese
SL-Dissoziation, komplex	STT-Arthrodese oder LC-Arthrodese
LT-Dissoziation, isoliert	Bänderplastik LT-Arthrodese
Radiokarpale Instabilität und chronisch-evolutive Polyarthritis	LR-Arthrodese (ausgenommen Traumafolgen)
Posttraumatische radiokarpale Instabilität	RLS-Arthrodese RS-Arthrodese
Kollaps des Carpus	LC- (oder LCHT-)Arthrodese LC-Ligamentplastik
Kollaps des Carpus und Kahnbeinpseudarthrose[a]	LC- (oder LCHT)-Arthrodese Matti Russe-Operation + Linscheid-Plastik
STT-Arthrose	STT-Arthrodese Resektionarthroplastik Resektion von Trapezium, Trapezoideum (± Prothese)
Arthrose zwischen Triquetrum und Pisiforme[b]	Resektion des Os pisiforme
Morbus Kienböck	In der Regel Radiusverkürzung, ausnahmsweise STT-Arthrodese

[a] Zur Behandlung der Kahnbeinpseudarthrose sollte immer eine Knochenspanplastik verwendet werden, mit oder ohne ligamentäre Rekonstruktion. Diese Pseudarthrose ist nur ausnahmsweise eine Indikation für eine partielle Arthrodese.

[b] Die pisotriquetrale Arthrose wird durch Resektion des Os pisiforme behandelt. Die Operation ist einfach, bietet wenig Risiken und wird von einer Denervation des M. flexor carpi ulnaris begleitet. Folgeschäden der Mobilität der ersten Reihe haben wir niemals entdecken können. Theoretisch dient die Arthrodese der Wahrung einer der dynamischen Kontrollen der ersten Reihe des Carpus, vermittelt durch das Triquetrum. In diesem Sinne bleibt die Arthrodese eine therapeutische Alternative.

[c] Die Operation nach Graner führen wir nicht aus, weil die Gefahr einer Nekrose des proximalen Poles des Kopfbeins besteht

Während der palmare Zugangsweg immer der gleiche ist, kann man auf der Dorsalseite 3 Zugangswege unterscheiden. Je nach den Knochen oder den Gelenken, die man erreichen will, kann man den radialen, den rein dorsalen oder den dorsoulnaren Zugang wählen.

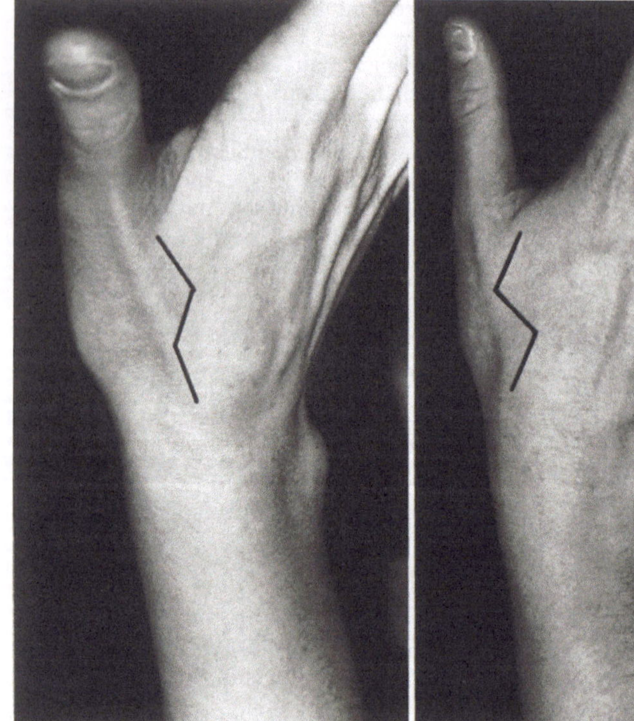

Abb. V.31. Dorsoradialer Zugang. Verlauf des Hautschnittes gegenüber der Sehne des M. extensor pollicis longus, zentriert auf die Halbierende des Winkels zwischen den Achsen des ersten und des zweiten Metacarpale bei palmarer Oppositionsstellung des Daumens

Die radialen Zugangswege

Durch diese Zugänge gelangt man zum Scaphoid, zum Gelenk zwischen Trapezium und Scaphoid, zum Trapezium und zum CMCI-(Carpus-Metacarpale-I-)Gelenk.

Diese Wege können eindeutig radial sein, d.h. auf die Tabatière zentriert (Abb. V.25–26), oder dorsoradial (Abb. V.31, V.32), d.h. zentriert auf die Halbierende des Winkels, der von der Achse des 1. und der des 2. Metacarpale gebildet wird, wenn der Daumen sich in palmarer Opposition befindet.

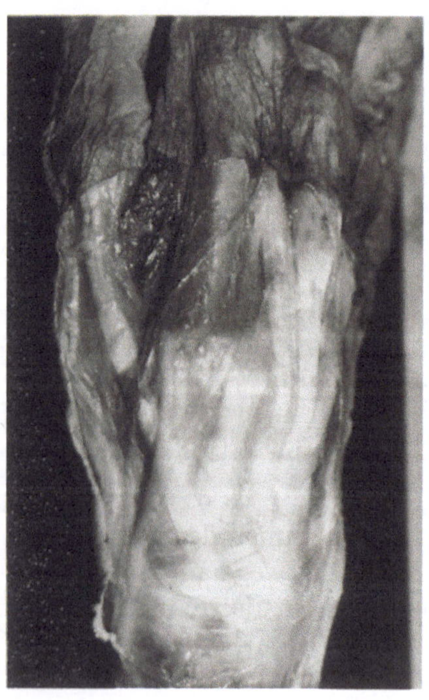

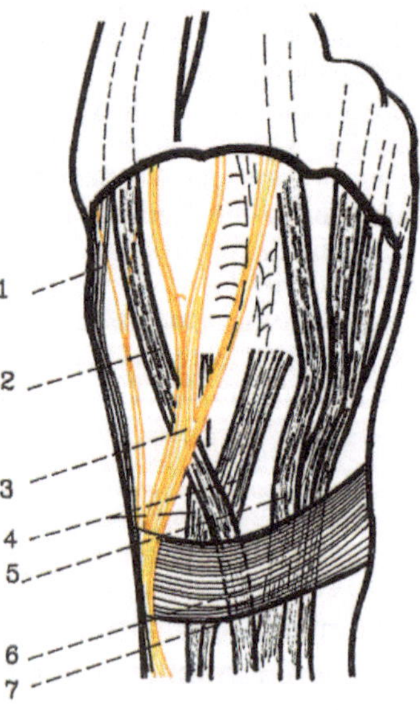

Abb. V.32. Handgelenk. Anatomie des dorsoradialen Zugangs des Carpus. Zu beachten ist die Stärke der Hautäste des N. radialis. Vorsicht bei individuellen Varianten!

1 M. extensor pollicis brevis
2 M. extensor pollicis longus
4 N. radialis, Endverzweigungen
4 M. extensor carpi radialis, longus und brevis
5 M. extensor communis
6 Retinaculum extensorum
7 3. Fach

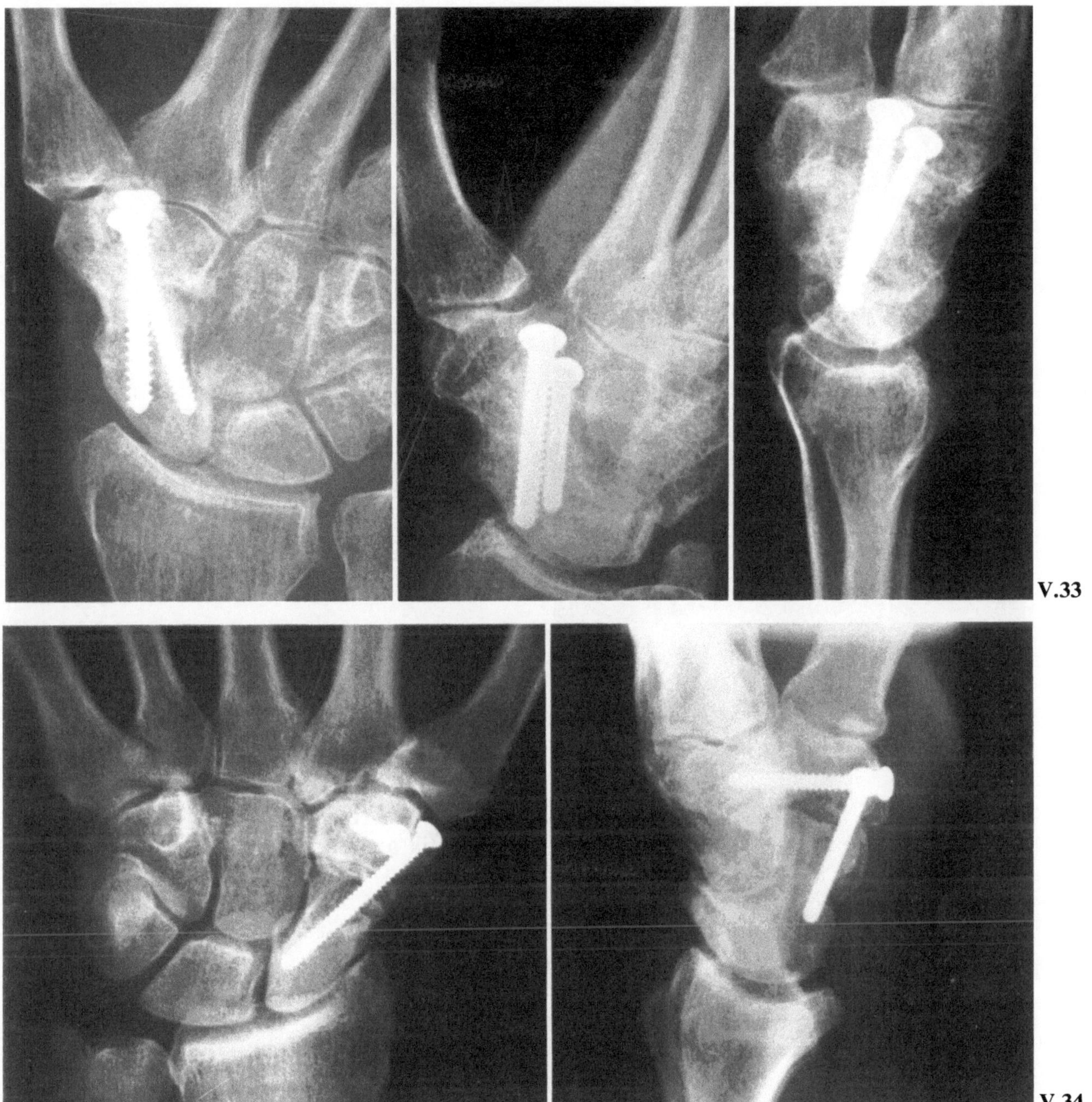

Abb. V.33. STT-Arthrodese. Dorsoradialer Zugang, perfekte Richtung der Schrauben. Heilung

Abb. V.34. STT-Arthrodese. Radialer Zugang, exzentrische Achse der Schraube. Stabilität zweifelhaft

In beiden Fällen bilden der Nerv und die Arterie ein Hindernis. Es sind keine unüberschreitbaren Hindernisse: Man kann ohne weiteres Nerv und Arterie schonen, aber die Kausalgien oder Pseudokausalgien, die die Folge einer Reizung des N. radialis sein können, halten einen von diesem Vorgehen ab, besonders wenn man eine Ausweichlösung wählen kann. Man sollte daher dieses Vorgehen nur im Falle der Notwendigkeit anwenden, nämlich bei Arthrosen um das Trapezium herum und bei isolierten Arthrosen der Gelenke zwischen Scaphoid einerseits und Trapezium oder Trapezoideum andererseits, die jeder anderen Behandlung widerstehen.

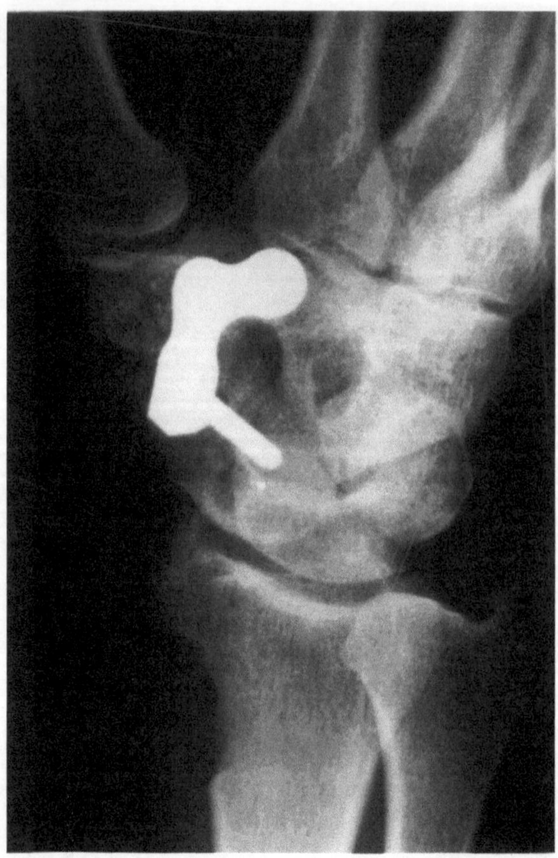

Abb. V.35. STT-Arthrodese. Alternative: L-förmige Platte für 2,7 mm Schrauben

Über diese beiden Zugangswege kann man entweder eine STT-Arthrodese oder eine Resektion mit Arthroplastik ausführen.

Die STT-Arthrodese

Wir können die jeweiligen Vorteile dieser beiden Zugänge anhand zweier klinischer Beispiele diskutieren.

Im 1. Fall steht die Achse der Schrauben genau richtig (Abb. V.33), im 2. Fall (Abb. V.34) zweifelt man an der Güte der Osteosynthese, weil die Schraubenachse exzentrisch ist. Wir meinen, daß der *dorsoradiale Weg für den armierten Knochenspan ideal ist*, wie es im 1. Beispiel der Fall war, in dem eine problemlose Konsolidierung eintrat. Der Mißerfolg beim 2. Beispiel, mit rein radialem Zugang, untermauert unsere Ansicht.

Das größte Hindernis auf dem dorsoradialen Zugangsweg ist der N. radialis. Man braucht einen weiten Hautschnitt, um Sehne und Nervenäste mühelos mobilisieren zu können. Durch eine Inzision des Kapsel- und Bänderapparats längs des unteren Randes des M. extensor carpi radialis longus gelangt man zu den Gelenken zwischen Scaphoid, Trapezium und Trapezoideum. Die Resektion der Gelenkflächen geschieht bei neutraler Stellung des Handgelenks, um das Scaphoid in eine Mittellage zu bringen. Der druckresistente kortikospongiöse Span muß ein etwas größeres Volumen haben als der Raum, der durch die Gelenkresektionen geschaffen wurde (einschließlich des Gelenks

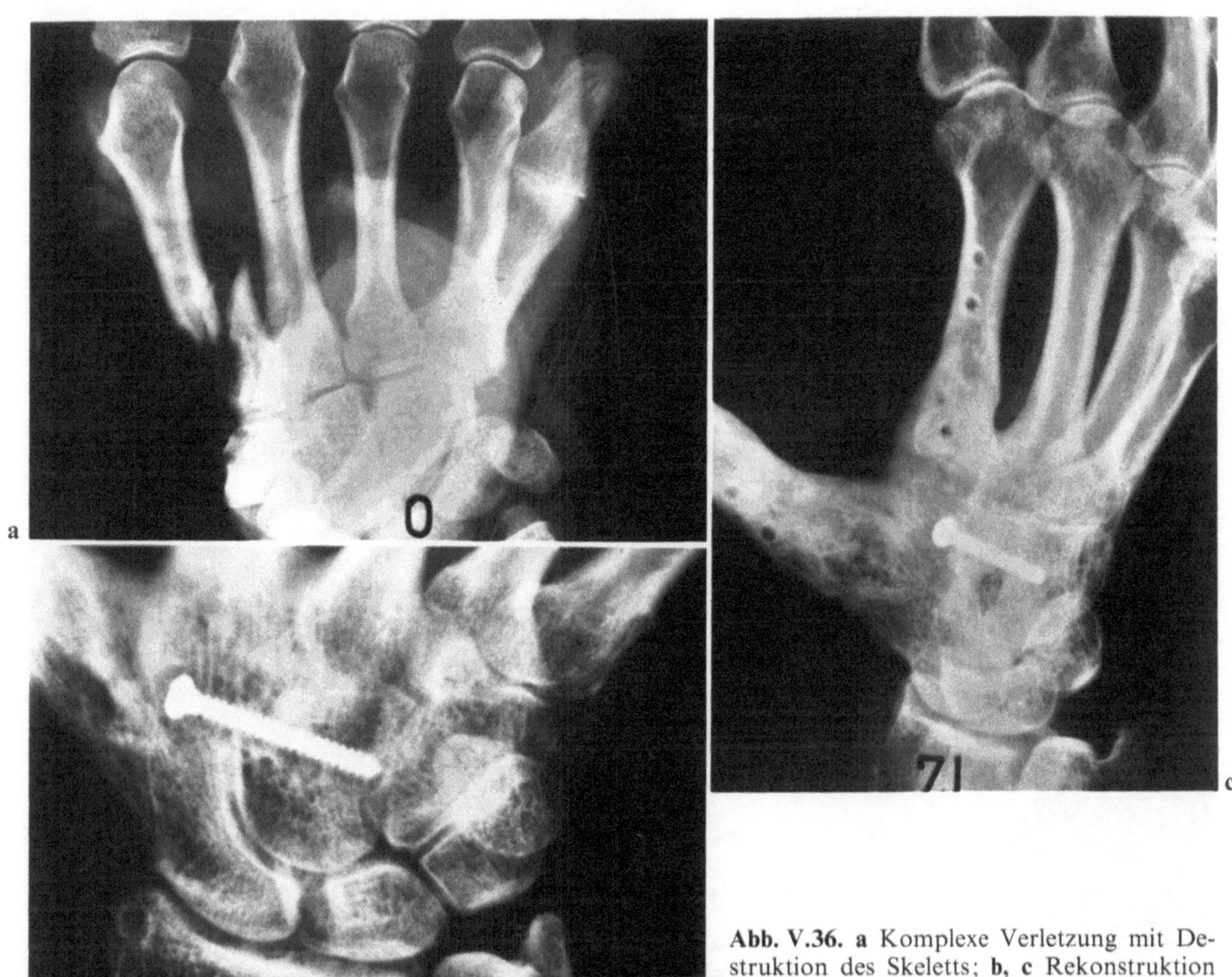

Abb. V.36. a Komplexe Verletzung mit Destruktion des Skeletts; **b, c** Rekonstruktion durch Transplantat und STT-Arthrodese, einschließlich des Kopfbeins, 7 Jahre nach dem Unfall

zwischen Trapezoid und Scaphoid). Legt man den nichtartikulären Rand des Trapeziums frei, so kann man die Schrauben in idealer Weise richten. Die Stabilisierung von Trapezium und Scaphoid genügt, um die Heilung sicherzustellen; eine ergänzende Osteosynthese, die das Trapezoideum mitumfaßt, ist nicht notwendig. Die Osteosynthese mit einer L-förmigen Platte für 2,7-mm-Schrauben (Abb. V.35) ist eine vielleicht weniger elegante, aber sicherlich interessante Alternative.

Im Falle eines Traumas kann eine solche Arthrodese die einzige vernünftige Lösung sein, wie etwa bei diesem 50jährigen Patienten (Abb. V.36a–c). Er zeigte eine Zerstörung der Basis des 1. Metacarpale, eine Devaskularisation von Trapezium und Trapezoideum und einen Substanzverlust an der Basis des 2. Metacarpale. Die Funktion ist heute, 7 Jahre nach dem Unfall, zufriedenstellend, und der Patient empfindet weder Schmerzen noch Behinderung beim Gebrauch seiner Hand (Abb. V.37).

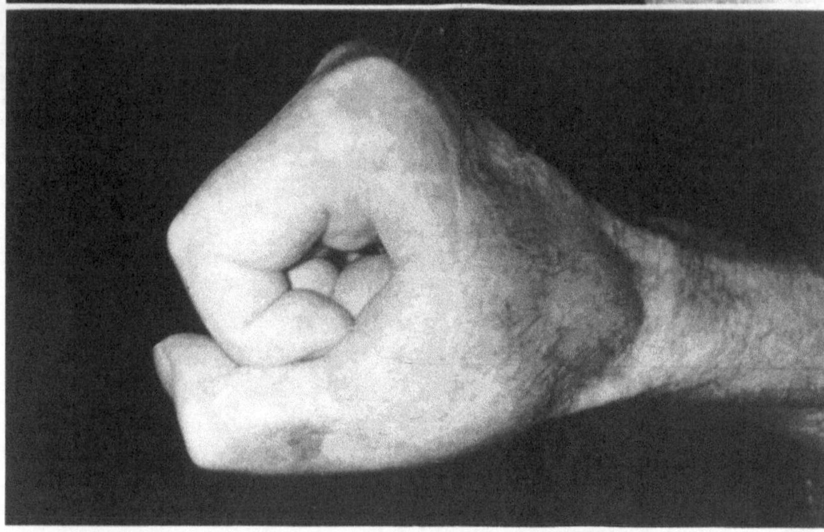

Abb. V.37. Mögliche Amplitude der Bewegung des Handgelenks: 50 Grad

Die Resektion mit Arthroplastik

Die einfache Resektion der Gelenkflächen, verbunden mit einer Einschiebung der Kapsel oder einer benachbarten Sehne, ist eine sehr verführerische Alternative zur Arthrodese. Die Operation ist einfach, schnell und wirksam; sie stört die Mechanik des Carpus nicht oder nur wenig. Die Inzision kann in der Tabatière erfolgen (die von den Mm. extensores pollicis longus et brevis und vom radialen, distalen Rand des Radius begrenzt wird). Das gesetzte Trauma ist sowohl beim Nerven wie bei der Arterie gering, und man braucht keine große Knochenoberfläche freizulegen, um sich orientieren zu können. Auch eine spätere Arthrodese ist immer möglich.

Dieser 63jährige Mann zum Beispiel (Abb. V.38a, b), der durch eine massive STT-Arthrose behindert war, hat sich von der Operation schnell erholt. Sechs Monate nach dem Eingriff hatte er, trotz des etwas beunruhigenden Aussehens der Röntgenaufnahme (Abb. V.38b) eine normale Kraft und den vollständigen Gebrauch der Hand wiedererlangt. Die Kraft des Zusammenpressens ist bei dieser jetzt doppelt so groß wie bei der Hand der Gegenseite, bei der immerhin kein pathologischer Zustand vorliegt!

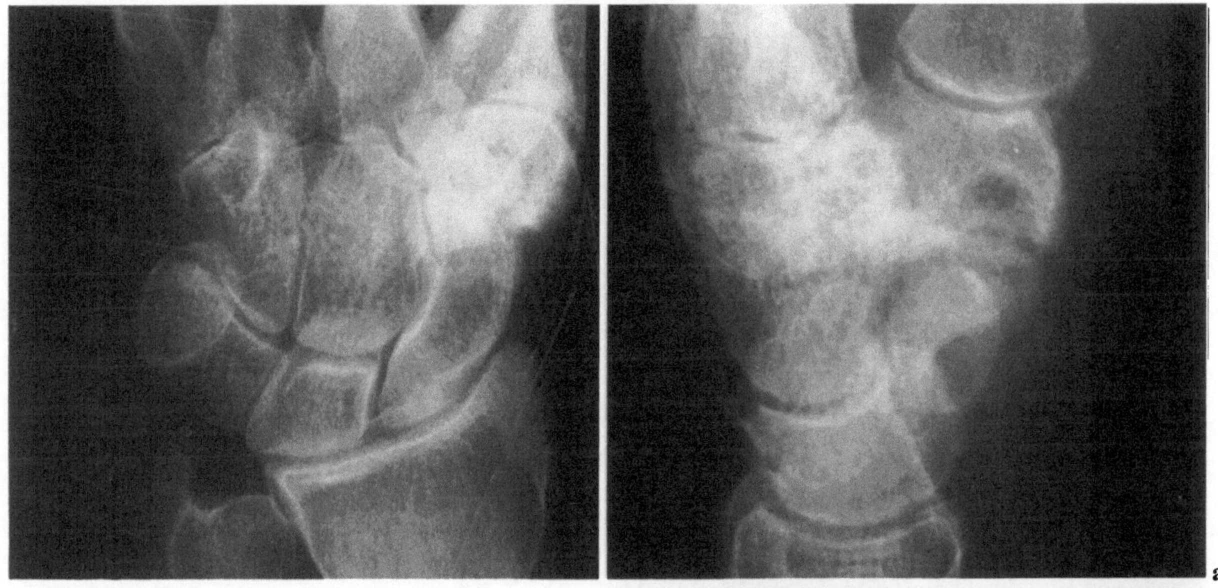

Abb. V.38 a, b. Resektion und Arthroplastik. **a** STT-Arthrose mit Resorptionszyste im Trapezium. **b** Nach Resektion und Arthroplastik des STT-Gelenks: etwas beunruhigendes Bild und dennoch Normalisierung der Funktion. Die Bewegungsamplitude des Handgelenks ist derjenigen der entgegengesetzten Seite vergleichbar

Der dorsale Zugangsweg (Abb. V.39 a–d)

Dieses Vorgehen gewährt den Zugang zum Lunatum und zu den perilunaren Gelenken. Damit wird die Ausführung folgender Operationen möglich:

1. Bänderplastiken zwischen
   a) Lunatum, Scaphoid und Capitatum,
   b) Lunatum, Triquetrum und Capitatum,
   c) Lunatum, Scaphoid und Radius,
   d) dem scapholunaren Ligament und dem Radius;
2. Arthrodesen zwischen
   a) Scaphoid und Capitatum,
   b) Scaphoid und Radius,
   c) Scaphoid, Lunatum und Capitatum,
   d) Lunatum und Capitatum,
   e) Lunatum und Radius,
   f) Lunatum, Scaphoid und Radius.

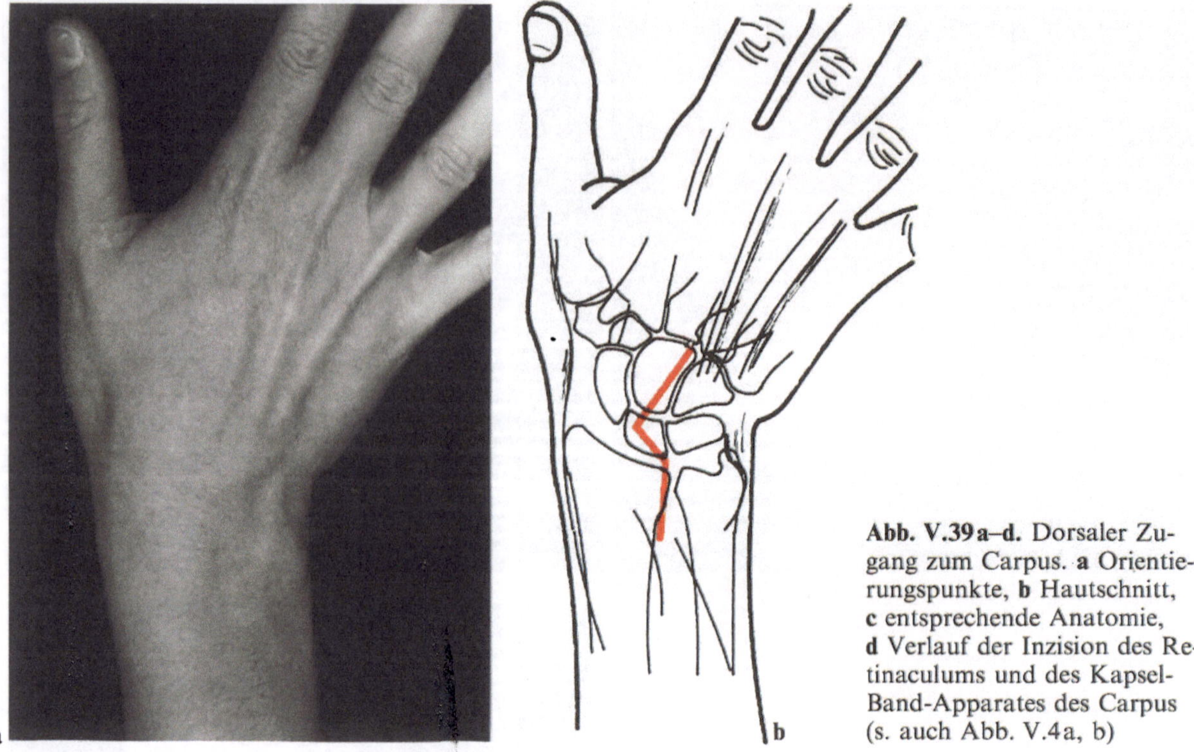

Abb. V.39a–d. Dorsaler Zugang zum Carpus. **a** Orientierungspunkte, **b** Hautschnitt, **c** entsprechende Anatomie, **d** Verlauf der Inzision des Retinaculums und des Kapsel-Band-Apparates des Carpus (s. auch Abb. V.4a, b)

Nicht günstig ist der dorsale Zugang für Arthrodesen oder Bänderplastiken, bei denen Triquetrum und Hamatum beteiligt sind. In diesen Fällen ist ein dorsoulnares Vorgehen notwendig.

Wir haben den Zugang zur distalen Radialisepiphyse bereits im Detail gesehen (Abb. V.3–V.6). Um zum Carpus zu gelangen genügt es, die Inzision distal zu verlängern. Man folgt dem ulnaren Rand des M. extensor carpi radialis brevis, einer Sehne, längs derer man in das Karpalgelenk eindringen kann (Abb. V.39d).

NB. Es ist wesentlich, zu wissen, daß der proximale Pol des Kopfbeins meist den dorsalen Pol des palmarwärts luxierten Mondbeins verdeckt. Das Mondbein kommt zum Vorschein, wenn man das Handgelenk forciert beugt.

Achtung. Bevor man das reduzierte Lunatum fixiert, sind die verschiedenen Artikulationen mit der größten Sorgfalt zu inspizieren. Die operative Taktik richtet sich nach den anatomischen Läsionen.

Operationstaktik

Intaktes Gelenk zwischen Lunatum und Radius/DISI. Rekonstruktion einer zentralen Säule durch Bänderplastik, wenn die benachbarten Gelenke frei von Arthrose sind, wenn der Patient jung und die Verletzung nicht ausgedehnt ist (präoperative Diagnose!); durch Arthrodese der zentralen Säule in den übrigen Fällen, selbst wenn eine Arthrose des radialen Kompartiments

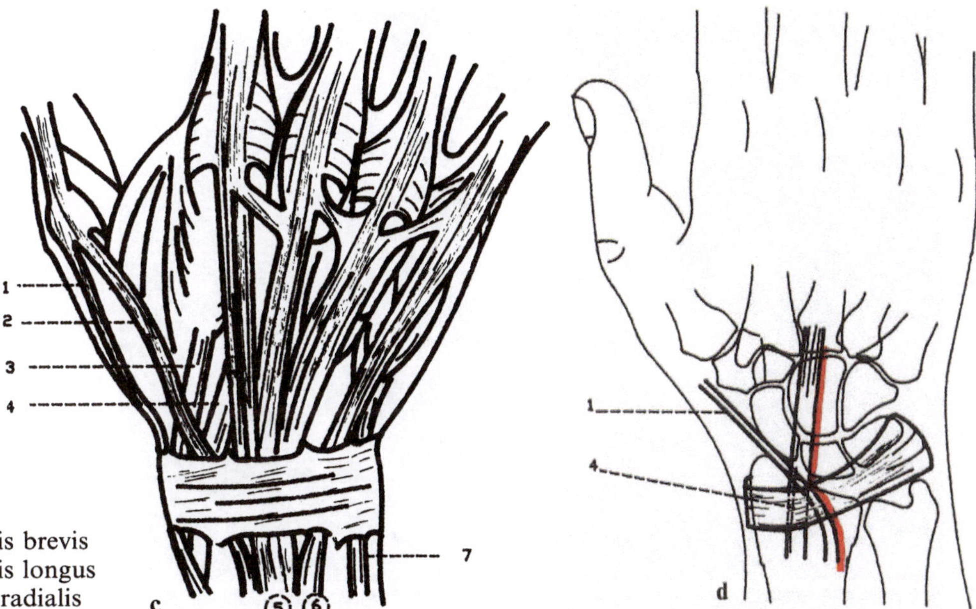

1 M. extensor pollicis brevis
2 M. extensor pollicis longus
3 M. extensor carpi radialis longus
4 M. extensor carpi radialis brevis
5 M. extensor communis digitorum + M. extensor proprius digiti secundi
6 M. extensor proprius digiti quinti
7 M. extensor carpi ulnaris

vorliegt: Durch die Reduktion des Mondbeins wird die Höhe des Carpus korrigiert und das radiale Kompartiment dekomprimiert; trotz der Arthrose verschwinden die Schmerzen (s. Abb. III.32a–c). Die Arthrodese der zentralen Säule umfaßt zunächst Lunatum und Capitatum, sie kann auch Triquetrum und Hamatum einbeziehen, ohne daß dies Folgen für die Mobilität hat. Durch den Einschluß dieser beiden Knochen wird die Kontaktfläche vergrößert, die Heilungschancen vermehrt und die Operation erleichtert. Bei diesem 48jährigen Mann (Abb. V.40a–c) wurde eine Resektion des proximalen Pols des Kahnbeins, eine Wiederaufrichtung des Mondbeins und eine erweiterte Arthrodese der zentralen Säule ausgeführt. Trotz seiner Arthrose und seiner 2 Platten ist sein linkes Handgelenk schmerzfrei.

Arthrose des radialen Kompartiments, während die übrigen Gelenke intakt sind. Behandlung mit Arthrodese zwischen Radius und Kahnbein oder zwischen Radius, Kahnbein und Mondbein. Wir haben bereits 2 Beispiele von Arthrodesetechniken gesehen (Abb. III.28a, b und III.29a, b). Die Technik von Abb. III.28a ist fragwürdig, da es mit ihr nicht möglich ist, die Beugungskräfte zu neutralisieren. Die Verwendung des Zuggurtungsprinzips scheint uns wesentlich. Daher halten wir es für nützlich, diese Alternative vorzustellen, obwohl das retrograde Einsetzen der Schrauben nicht mehr üblich ist (distale Behinderung des Gelenks, proximal schlechter Griff), Daß das Vorspringen der Schrauben gut vertragen wird, läßt sich wahrscheinlich durch die schwache Restmobilität des Mediokarpalgelenks erklären. Daß der Zuggurtungsdraht gebrochen ist, spricht für die Elastizität des Knochens. Diese Montage hat ihre Aufgabe vollkommen erfüllt, wofür die Heilung nach der Arthrodese zeugt (Abb. V.41).

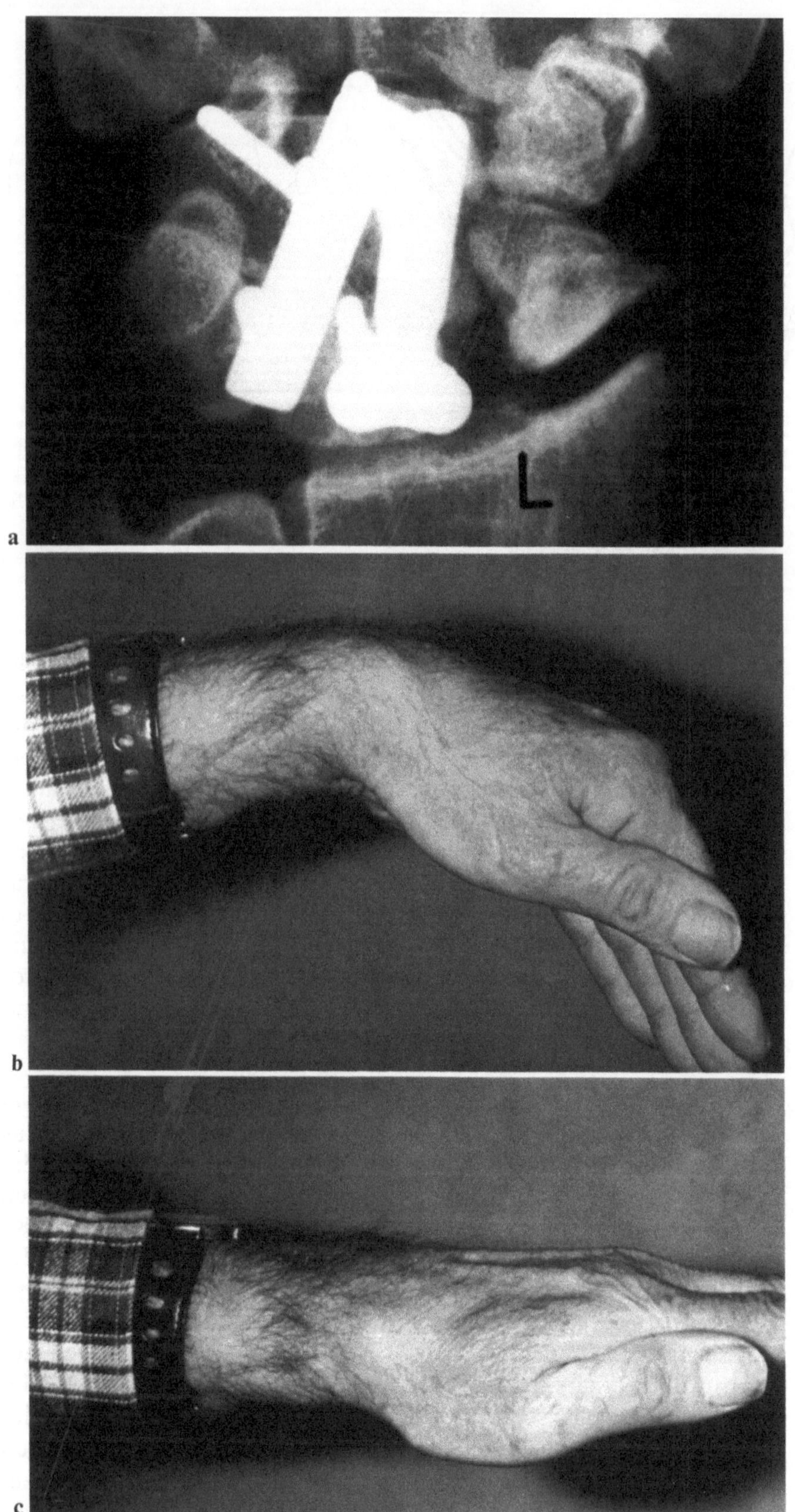

Abb. V.40a–c. Fusion LCHT (Lunatum, Capitatum, Hamatum und Triquetrum) als Alternative zur CL-(Capitatum-Lunatum-)Arthrodese

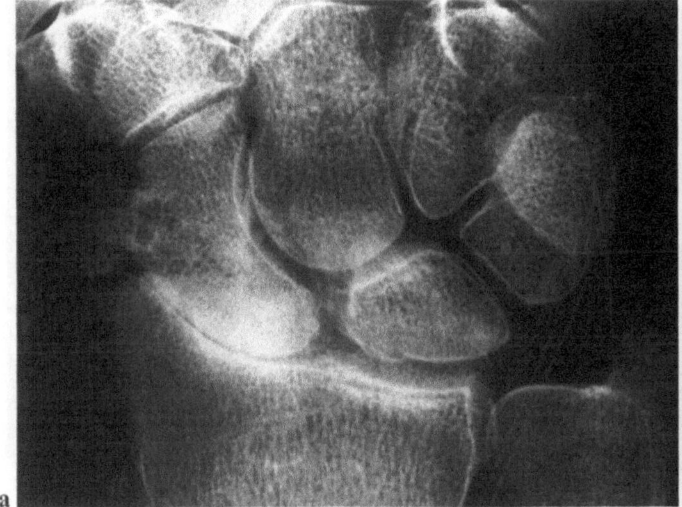

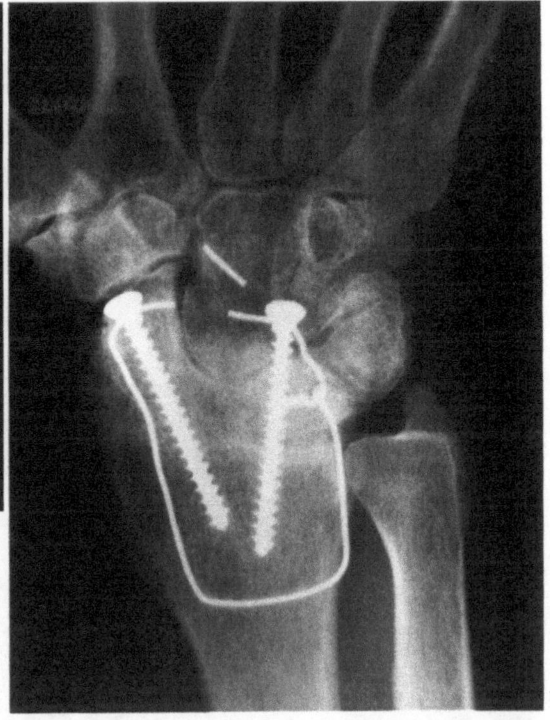

Abb. V.41 a, b. RSL-(Radius-Scaphoid-Lunatum)Arthrodese mittels Schrauben und Verspannung. Ältere Technik

SL-Ligamentverletzung, DISI, keine Arthrose: Bänderplastik (s. Fall S.F., Abb. III.4b, c).

Wenn die Kontrolle während der Operation ergibt, daß die SL-Reduktion ungenügend ist, wird ein ergänzender palmarer Zugang zwingend notwendig, um die palmaren Pole von Lunatum und Scaphoid in korrekter Stellung stabilisieren zu können.

Bei einem jungen Patienten sollte eine partielle Arthrodese nur dann ausgeführt werden, wenn die Ligamentplastik zu einem offenkundigen Mißerfolg geführt hat oder wenn ausgedehnte und komplexe Bänderläsionen vorliegen.

Alte Kahnbeinpseudarthrose, Kollaps und massive Arthrose. Arthrodese der Zentralsäule mit Reduktion der Subluxation des Mondbeins.

Man sollte von Eingriffen am Scaphoid absehen. Wir haben nämlich festgestellt, daß die Resultate bei Patienten ohne Prothese gleich sind, wie bei den übrigen. Eine Resektion des proximalen Pols wie in dem Falle der Abb. V.40 führen wir nicht mehr aus.

Bemerkung. Die Styloidektomie ist als alleinige Therapie wertlos, da mit ihr nur ein Symptom, aber keine Ursache behandelt wird. Diese Operation schwächt das distale V, und der Kollaps des Carpus kann weiter fortschreiten.

Synovitis (cP), Zerstörung von Bändern und ulnare Verschiebung des Carpus. Mit einer radiolunaren Arthrodese kann man die Z-förmigen Achsenverschiebungen korrigieren, die durch das Abgleiten des Carpus hervorgerufen worden sind. Unser Beispiel

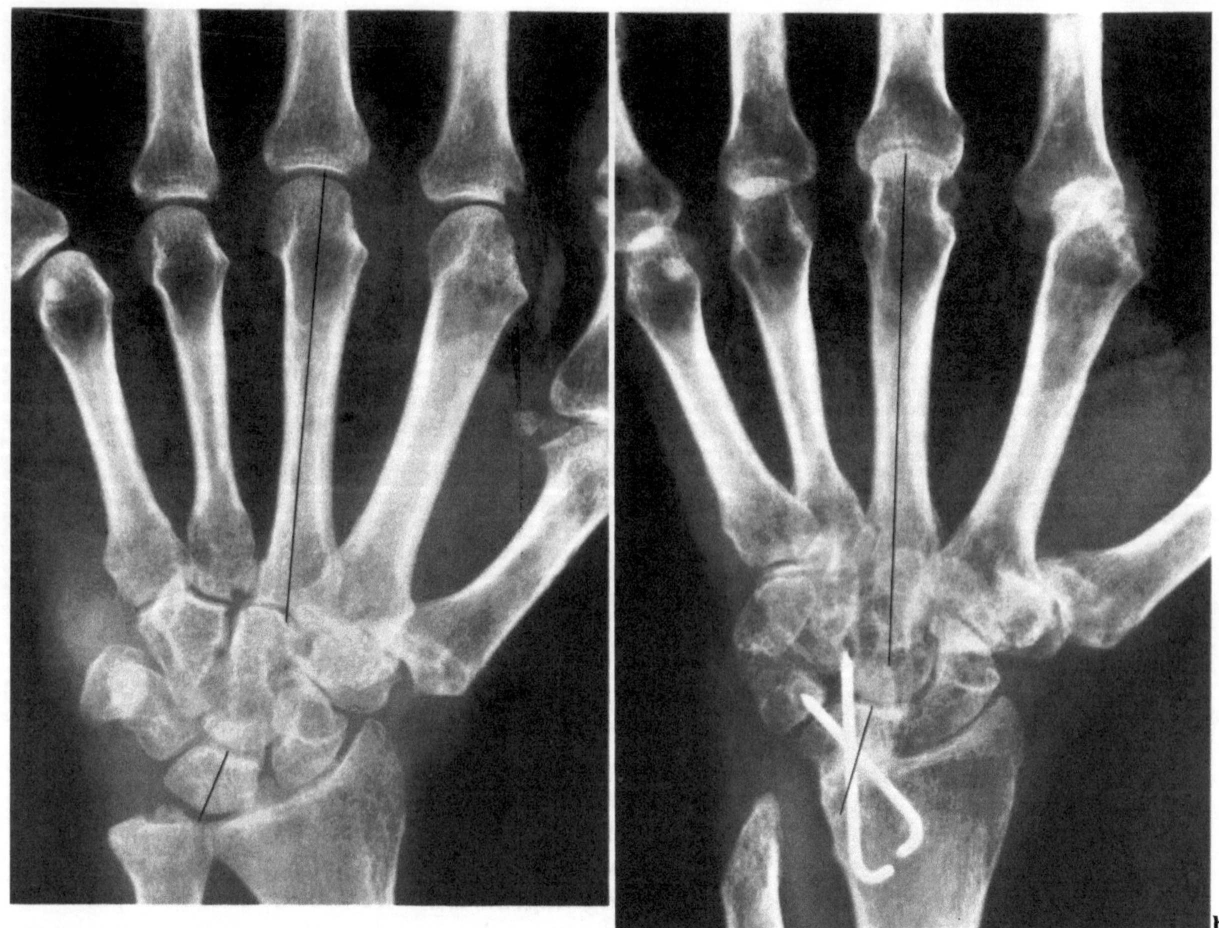

Abb. V.42. LR-(Lunatum-Radius-)Arthrodese, indiziert bei der rheumatoiden Arthritis. Korrektur und Stabilisierung des Abgleitens, teilweise Aufhebung der Zickzackdeformation

(Abb. V.42) zeigt, wenn auch unvollkommen, das Ausmaß der erzielten Korrekturen (Achse der Metacarpalia im Vergleich zu derjenigen des Radius).

Achtung. Wir halten diese Arthrodese bei posttraumatischen Fällen für kontraindiziert (s. auch Abb. III.27c). Eine neuere Arbeit von Linscheid u. Dobyns (1985) bestätigt unseren Standpunkt. Nach 5 radiolunaren Arthrodesen wegen Traumafolgen stellen diese Autoren 2 sofortige Fehlschläge fest. Bei einem 3. Patienten erschien am proximalen Pol des Kahnbeins eine Zyste, ein Zeichen für stattgehabte anomale Belastungen. Die Bemerkungen der Autoren bekräftigen unsere Arbeitshypothesen, v.a. die, daß die unverletzten Ligamente das freie Spiel der noch beweglichen Handwurzelknochen stören. Außerdem liefert die kielförmige Gestalt des Mondbeins dem Kopfbein keine Stütze, woraus eine relative Instabilität hervorgeht.

Bemerkung. Es gibt für eine scapholunare Arthrodese keine Indikation (s. Abb. III.24a, b).

Dorsoulnarer Zugangsweg

Über diesen Weg (Abb. V.43) erhält man Zugang zu den Gelenken zwischen Lunatum und Triquetrum sowie zwischen Triquetrum und Hamatum. Dazu ist die Öffnung des 5. und des 6. Faches notwendig, außerdem das genaue Aufsuchen des ulna-

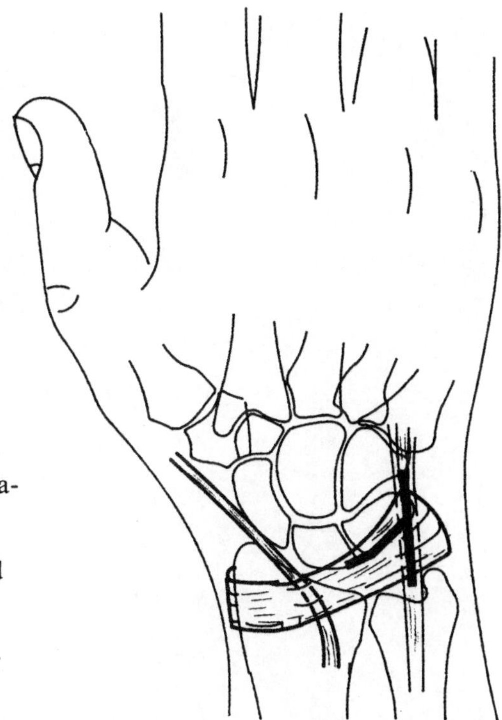

Abb. V.43. Carpus; dorsoulnarer Zugangsweg. Eindringen durch das 6. Fach, Freilegen eines Retinaculumblattes und Öffnung des 5. Fachs. Öffnung des Karpoulnargelenks durch Inzision längs des proximalen Randes des Os triquetrum

ren Griffelfortsatzes und des ulnaren Randes des Gelenks zwischen Triquetrum und Hamatum. Von diesem Gelenkrand aus gelangt man in das Gelenk unter Erhaltung der dorsalen Kapselverstärkung durch den dreieckigen Faserknorpel.

Auch hier hängt die chirurgische Taktik von den festgestellten Verletzungen ab.

Bänderläsionen zwischen Triquetrum und Lunatum. Die sicherste Lösung (Abb. V.29 und V.44a) ist die Arthrodese, vorausgesetzt, daß das Scaphoid gehörig stabilisiert ist. Anderenfalls wird eine LC-(Lunatum-Capitatum-)Fusion notwendig. Die Mechanik der proximalen Reihe ist wenig gestört, wie die relativ häufigen kongenitalen Knochenblöcke zwischen Triquetrum und Lunatum beweisen. In unserem Fall (Abb. V.44b), in dem die Mißbildung einseitig ist, sind die Funktionen beider Handgelenke beim Vergleich symmetrisch.

Die Arthrodese ist mit einem kortikospongiösen Transplantat und einem Kirschner-Draht leicht auszuführen. Das Einsetzen einer Schraube ist schwierig: Sie kann Torsionsbewegungen des Triquetrums hervorrufen und dadurch die Gestalt des Mediokarpalgelenks störend beeinflussen.

Im Falle eines Knochentumors oder einer Infektion hängt die Größe des Spans und der für die Arthrodese bestimmten Knochen von der Ausdehnung des Tumors bzw. der Infektion ab (Abb. V.45a, b). Dieses Beispiel ist besonders interessant: Es zeigt, wie im Laufe der Zeit das Transplantat vollkommen integriert wird, und es zeigt vor allem die in günstigen Fällen erreichbare Restmobilität (vergleichende Abb. V.45–V.47).

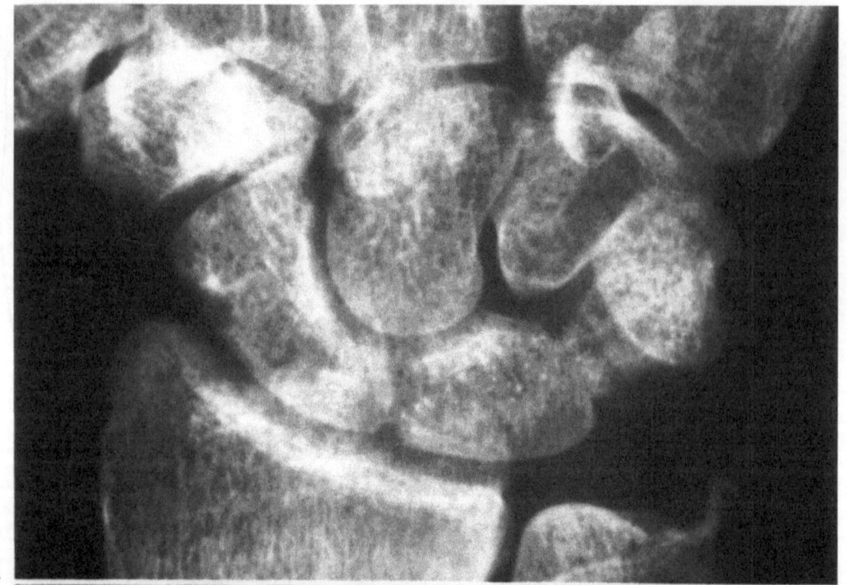

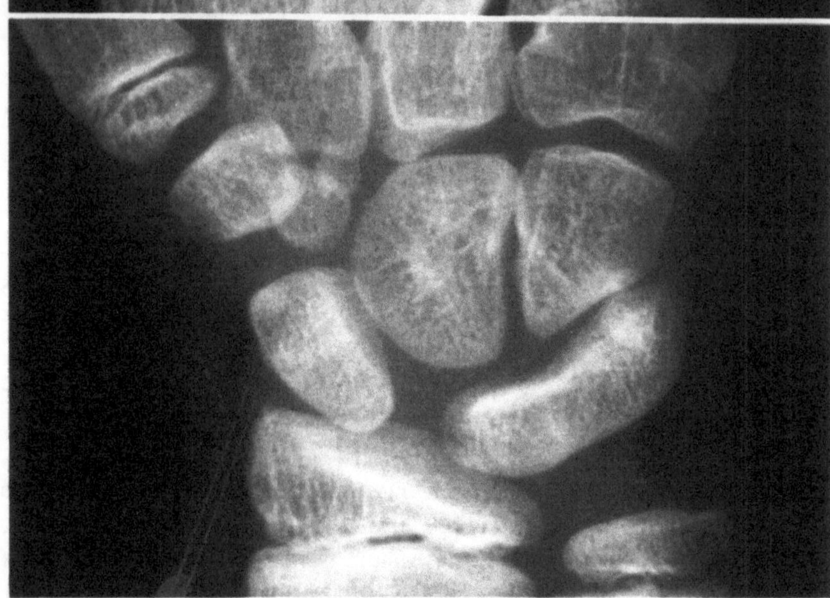

Abb. V.44. a Beispiel einer Arthrodese von Triquetrum und Lunatum wegen TL-Instabilität. **b** Beispiel einer kongenitalen TL-Fusion. Gegenseite normal, Funktion symmetrisch

Bänderläsionen zwischen Triquetrum und Hamatum. Die Ligamentplastik ist eine gute Lösung, die Belastungen sind relativ schwach und die Risiken einer sekundären Insuffizienz der Plastik bleiben gering. Im Falle V.F., 27 Jahre alt, war dies unsere Wahl (S. 76). Die Arthrodese, die etwas weniger leicht ausgeführt werden kann, ist dennoch weiterhin eine ausgezeichnete Alternative; bei bestehender Arthrose ist sie sogar zwingend.

Pisotriquetrale Arthrose

Für die Behandlung dieser Arthrose eignet sich die Resektion des Os pisiforme oder die pisotriquetrale Arthrodese. Da wir keinerlei Nachteile der Resektion ausfindig machen konnten, geben wir ihr den Vorzug.

Hautschnitte

Welches auch die gewählte Inzision oder der notwendige Zugang sei, wir stoßen immer auf die gleichen Orientierungspunkte und die gleichen technischen Probleme.

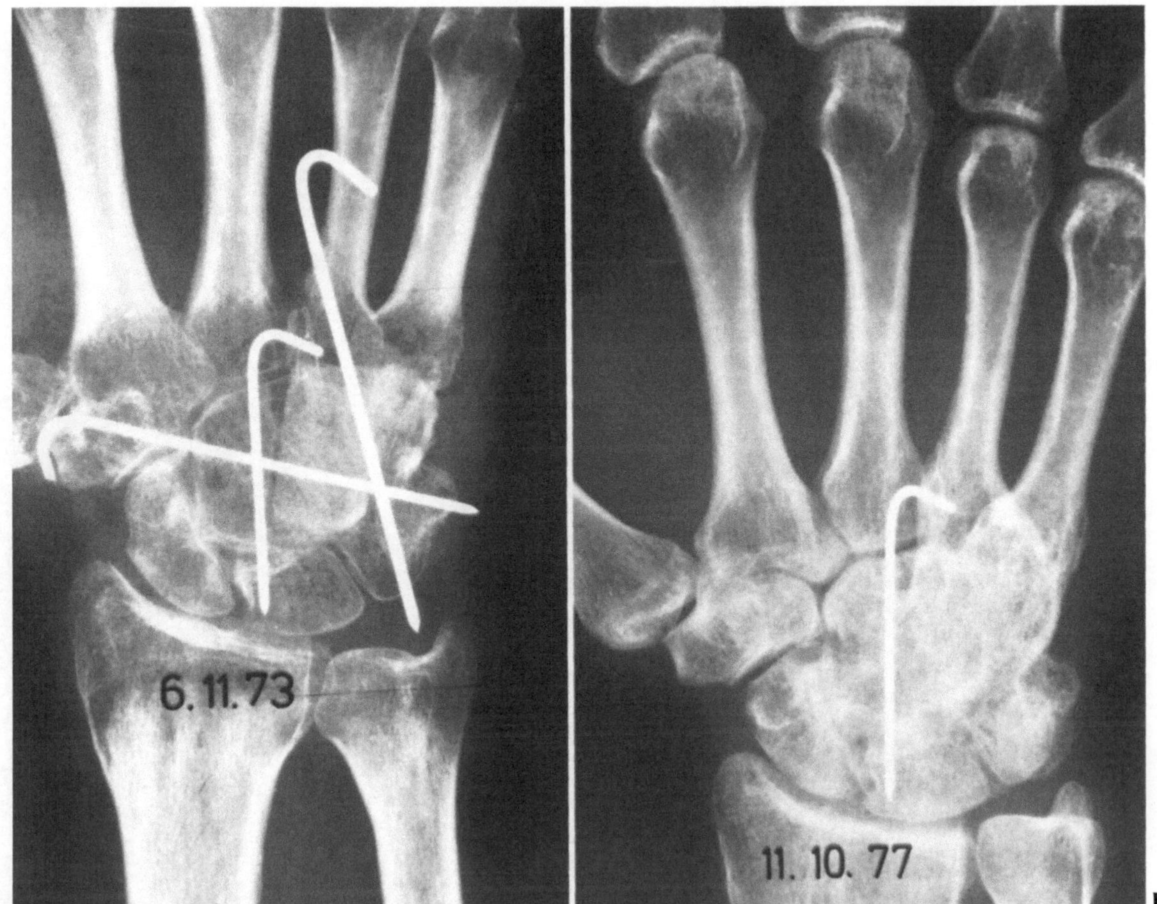

Abb. V.45a, b. Fall W.P., 28 Jahre alt, aneurysmale Knochenzyste des Hakenbeins. **a** Resektion und Arthrodese, umfassend: Capitatum, Hamatum, Triquetrum, Lunatum und die Metacarpalia IV und V. Der große kortikospongiöse Block wurde einfach durch Drähte stabilisiert. **b** Integration des kortikospongiösen Blocks in den Carpus

1. Kutane Orientierung: Radialer Processus styloideus, ulnarer Processus styloideus, radioulnares Gelenk, 2. Metacarpale.
2. Die Inzision verläuft gerade oder im Zickzack, mit einer Ausbuchtung auf der Höhe des Gelenks.

Die geradlinige Inzision hat Vorteile im Hinblick auf die Blutzirkulation. Sie muß jedoch lang genug sein, wenigstens 8–10 cm, um jede Schädigung der Haut oder der Nerven (Wundhaken, Ischämie) zu vermeiden. Je nach Bedarf wird die Inzision über der Tabatière, der 1. Kommissur, dem 3. oder dem 5. Metacarpale zentriert. Die zickzackförmige Inzision gewährt einen besseren Überblick über das Operationsfeld. Außerdem kann man, falls nötig, die Inzisionen transversal in den Winkeln erweitern. Der Zickzackschnitt ist für die Weichteile eindeutig weniger günstig, und Hautnekrosen sind möglich, wenn die chirurgische Präparation nicht feinfühlig genug war.

3. Subkutane Ebene: Man muß die Haut bis auf die Faszie durchtrennen. Dies bedingt, daß man vor jedem Eingriff den Verlauf der großen kutanen Nervenstämme überprüfen muß. Haut und Subkutangewebe werden gesamthaft abgehoben, um die Nervenäste nicht zu verletzen und Läsionen der Lymphgefäße wegen der Ödemgefahr auf ein Minimum zu beschränken.

Beim radialen Zugang muß man die Mm. extensores pollicis longus et brevis sowie die Äste des N. radialis, deren Lage, Kaliber und Verlauf sehr variabel sind, mit Sicherheit erkennen.

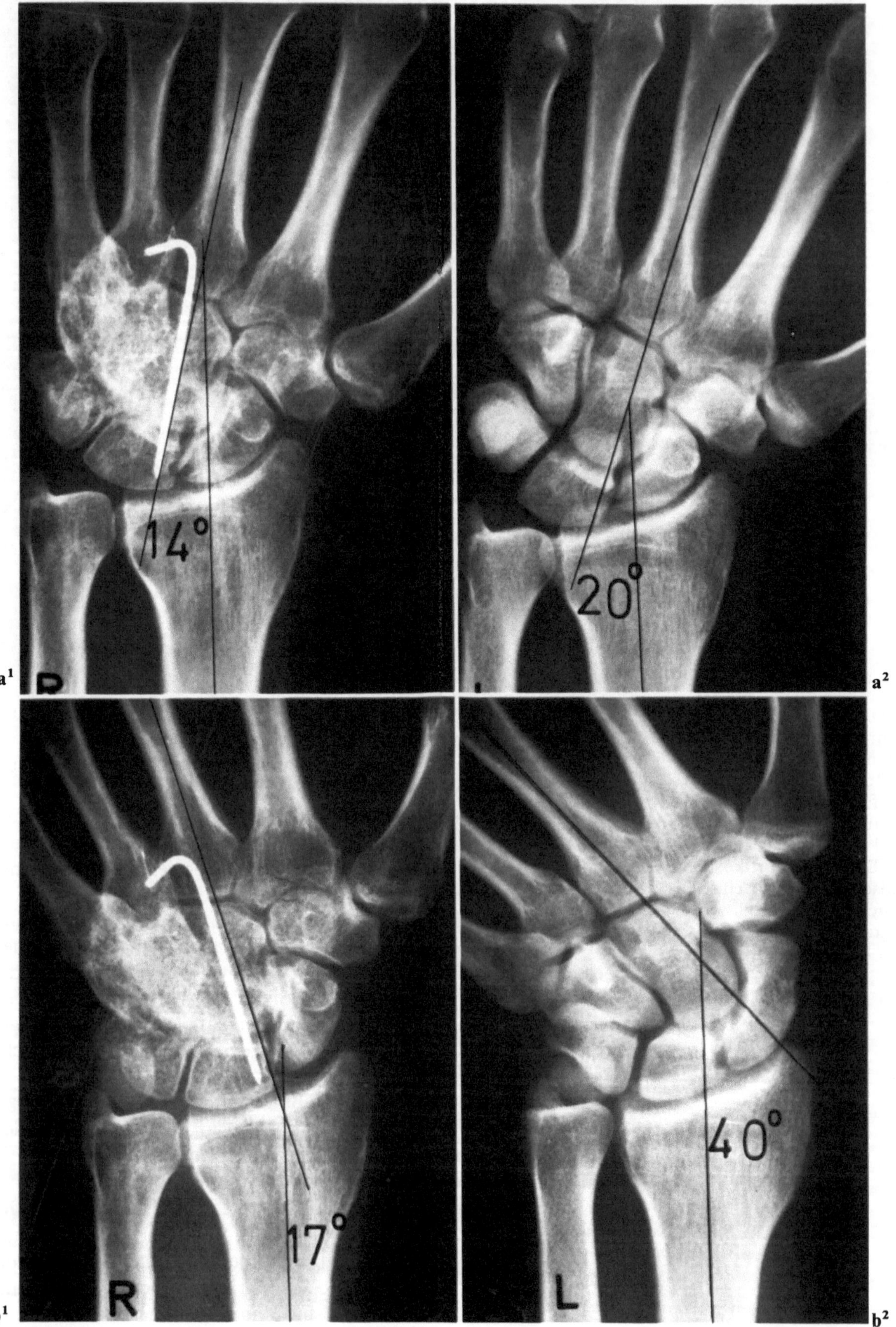
14°
20°
17°
40°
R
L
a1
a2
b1
b2

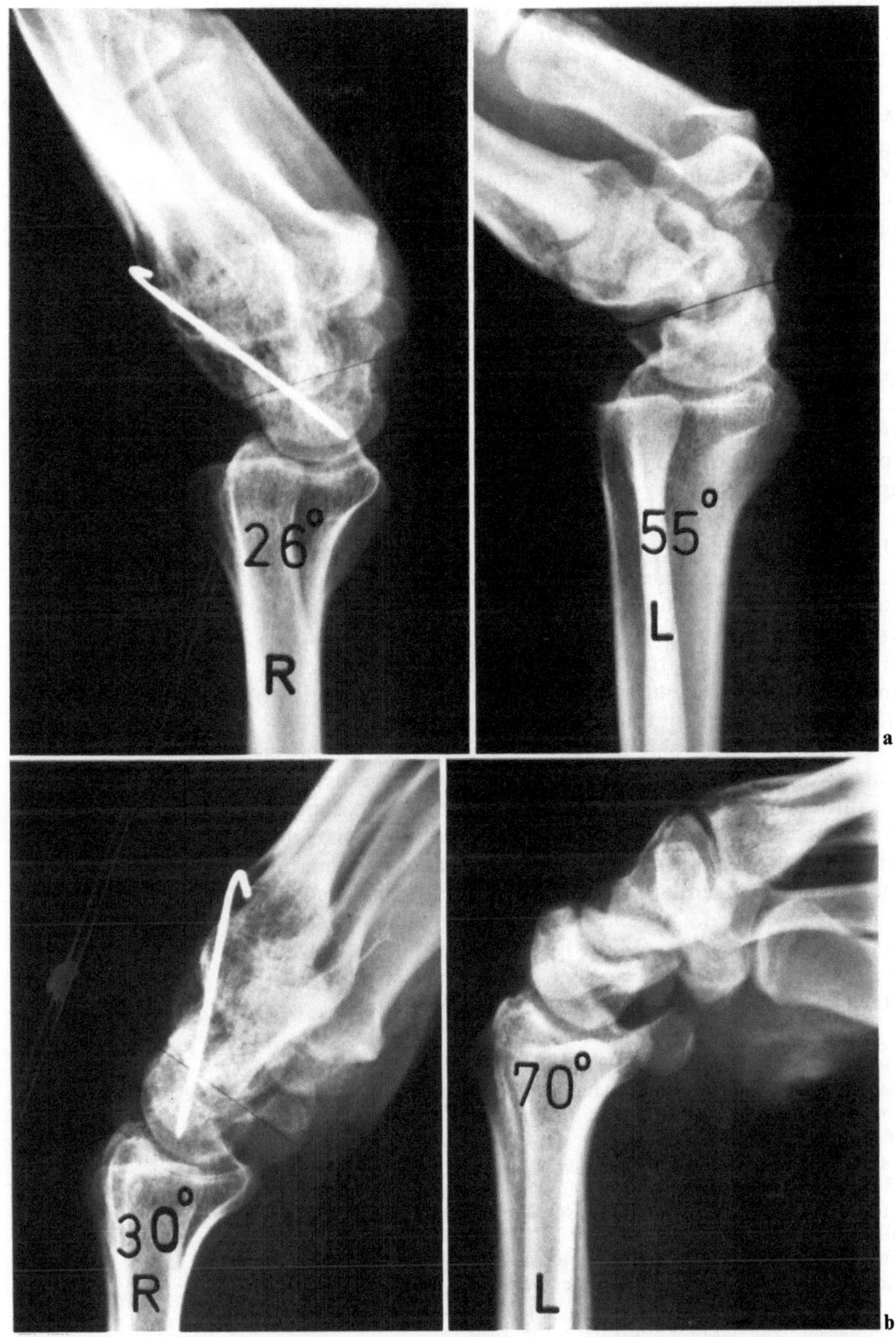

◁ **Abb. V.46a, b.** Gleicher Fall wie in Abb. V.45, 1 Jahr nach der Arthrodese. Vergleich der Mobilität des gesunden Handgelenks (**a**², **b**²) mit der des operierten (**a**¹, **b**¹), frontal gesehen. Die Aufnahmen sind spiegelbildlich wiedergegeben, um den Vergleich zu erleichtern. Die Beweglichkeit ist um die Hälfte reduziert

Abb. V.47a, b. Die gleichen Handgelenke, aber in Sagittalansicht. Auch hier ist die Amplitude der Flexion und Extension um die Hälfte vermindert

Schlußfolgerungen

Obwohl es noch keine genaue Regel gibt, kann man für die Therapie einige Möglichkeiten zur Auswahl vorschlagen, die auf der Mechanik der Carpus, der Anatomie und der klinischen und chirurgischen Erfahrung beruhen.

Man muß das verstümmelnde und definitive chirurgische Vorgehen (Knochenresektion) ebenso wohl in Frage stellen wie die Verwendung von Silastik, die in mechanischer Hinsicht nutzlos ist und in physiologischer Hinsicht gefährlich. Silastik zerbröckelt nämlich, übt eine Reizwirkung aus und ist nicht mehr zu kontrollieren. Was aus den Mikropartikeln wird, die durch Reibung freigesetzt wurden, bleibt für die Zukunft bedrohlich. Es ist ebenfalls wichtig, den Patienten von der langen, anschließenden Rekonvaleszenzzeit in Kenntnis zu setzen. Ein Jahr oder länger warten zu müssen, bevor man von seinen Schmerzen befreit wird, kommt nicht selten vor. Ein Patient, der vor der Operation gut unterrichtet worden ist, wird später weniger Neigung verspüren, seinem Arzt vorzuhalten, daß die Chirurgie kein Allheilmittel ist.

Komplikationen

Die Infektionen werden in üblicher Weise durch Loslösung alles nekrotischen und infizierten Gewebes, durch Einbringung von Gentamicinkugeln und durch Ruhigstellung mittels des Fixateur Externe (Abb. V.56 und V.57) behandelt. Fünf Wochen später kann man erneut eine partielle oder komplette Arthrodese vornehmen, sei es unter Benutzung des „Fixateurs“, sei es durch Ausführung einer stabilen Osteosynthese.

Die Pseudarthrose sollte aggressiv und unverzüglich mit einem neuen Span behandelt werden, vielleicht durch Ausdehnung der Arthrodese auf die benachbarten Knochen. Man kann z.B. im Falle einer Pseudarthrose nach LC-(Lunatum-Capitatum-) Arthrodese vorsehen, darin das Triquetrum und das Hamatum einzubeziehen. Aufgrund der Stabilität des fibrösen Kallus kann man unter guten Bedingungen ein neues Zapfenloch schaffen, in das man, wie bei einer „Matti-Russe“-Operation, einen umfangreichen kortikospongiösen Span einfügt. Die Heilung tritt meistens nach einer Ruhigstellung von 8 Wochen ein.

Literatur

Graner O, Lopes EI, Carvalho BC, Atlas S (1966) Arthrodesis of the carpal bones in the treatment of Kienböck's disease, painful ununited fractures of the navicular und lunate bones with avascular necrosis, and old fracture-dislocation of carpal bones. J Bone Joint Surg [Am] 48:767–774

Linscheid RL, Dobyns JH (1985) Radiolunate arthrodesis. J Hand Surg 10A:821–829

Pfeiffer KM (1982) Perilunäre, transskaphoidale, transkapitale Luxationsfrakturen (Naviculo-capitate fracture syndrome). In: Buck-Gramcko D, Nigst H (Hrsg). Frakturen, Luxationen und Dissoziationen der Karpalknochen, Hippokrates, Stuttgart, S 163–167

Watson HK, Ryu J, Dibella A (1985) An approach to Kienböck's disease: triscaphe arthrodesis. J Hand Surg 10A:179–187

G. Arthrodese des Handgelenks

Selbst wenn die Gesamtarthrodese des Handgelenks selten geworden ist, so behält sie doch unter den modernen chirurgischen Eingriffsmöglichkeiten einen wichtigen Platz. Sie bietet nämlich jene Stabilität und jene Schmerzlosigkeit, die für das feste Zupacken notwendig sind. Es ist eine Ultima ratio, die manchmal unvermeidlich ist und die man daher vollkommen beherrschen muß.

Indikationen

1. Kongenitale Krankheiten oder Erb-Lähmung, evtl. spastische Hemiplegie[1].
2. Rheumatische Krankheiten (chronische Polyarthritis, Lupus erythematodes).
3. Idiopathische Polyarthrosen.
4. Posttraumatische Arthrosen (bei Schwerarbeitern).
5. Tumoren.
6. Infektionen (spezifische oder andere).
7. Mißerfolge mit partiellen Arthrodesen.
8. Lockerung von Prothesen[2].

Operationsprinzipien

1. Für jeden Patienten die ideale Stellung des Handgelenks bestimmen
2. Einen Zugangsweg wählen (dorsal), bei dem es nicht zu neuralen Konflikten kommt.
3. Im Rahmen des Möglichen das untere Radioulnargelenk erhalten.
4. Die Achse des 2. Metacarpale mit der Achse des Radius in Übereinstimmung bringen (leichte ulnare Abweichung).
5. Das Zuggurtungsprinzip anwenden, da die Beuger kräftiger sind als die Strecker.
6. Die funktionelle Behandlung beginnen, sobald die Operationswunden geheilt sind.

Operationstechnik

1. Geradliniger Hautschnitt, der auf die 2. Kommissur zentriert ist und der sich bis zum distalen Drittel des Radius fortsetzt (Abb. V.48a, b). Darauf achten, daß der Hautast des N. radialis in Höhe des Köpfchens des 2. Metacarpale nicht verletzt

---

[1] Im Falle einer spastischen Hemiplegie darf man erst dann zur Arthrodese greifen, wenn alle Möglichkeiten des Sehnentransfers oder der Sehnenverlängerung erschöpft sind (Braun 1982).

[2] Wir meinen hierbei nicht die Prothesen des Handgelenks. Dies ist ein äußerst delikates Thema. Die Zahl der Prothesen wächst, die Resultate aber bleiben unvorhersehbar, sogar bei den besten Operateuren, und das Überdauern der Prothesen ist zeitlich begrenzt. Das Einsetzen dieser Hilfsmittel ist zwar immer noch und weiterhin eine Palliativmaßnahme, sie ermöglicht es aber gleichwohl, einige Jahre kostbarer Beweglichkeit zu gewinnen. Wer die Prothesen einsetzt, muß es übernehmen können, die Arthrodese des Handgelenks unter äußerst schwierigen Bedingungen auszuführen, manchmal als Fastnotfall, wenn die luxierte Prothese die Vitalität der Haut bedroht.

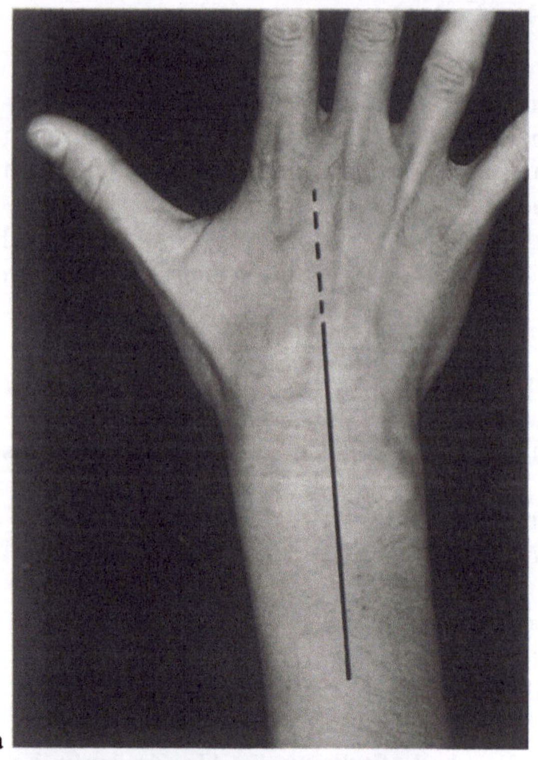

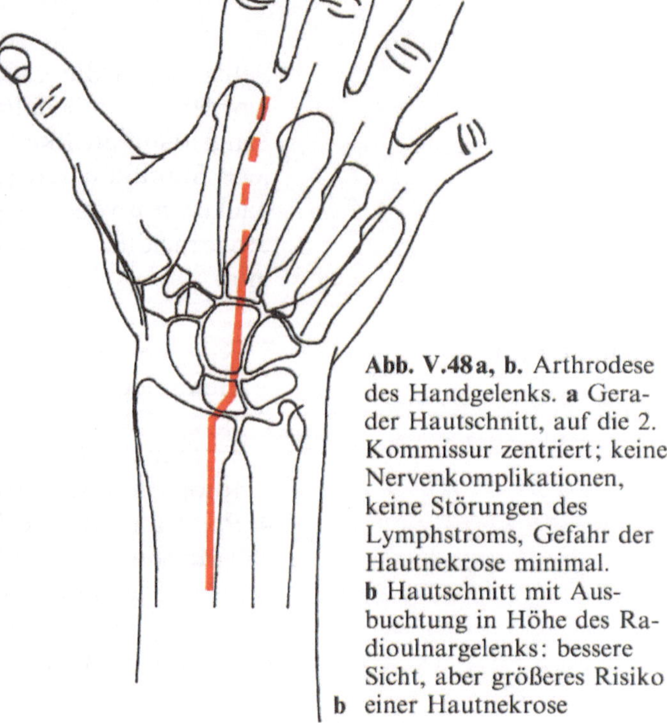

Abb. V.48 a, b. Arthrodese des Handgelenks. **a** Gerader Hautschnitt, auf die 2. Kommissur zentriert; keine Nervenkomplikationen, keine Störungen des Lymphstroms, Gefahr der Hautnekrose minimal. **b** Hautschnitt mit Ausbuchtung in Höhe des Radioulnargelenks: bessere Sicht, aber größeres Risiko einer Hautnekrose

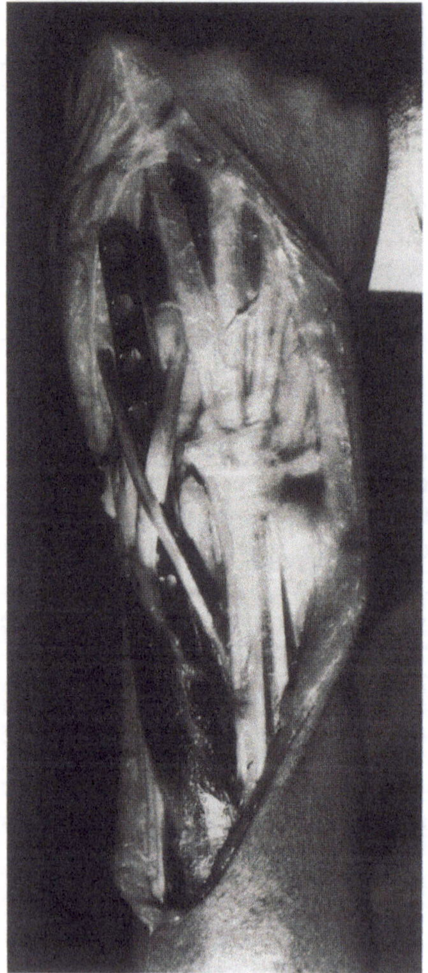

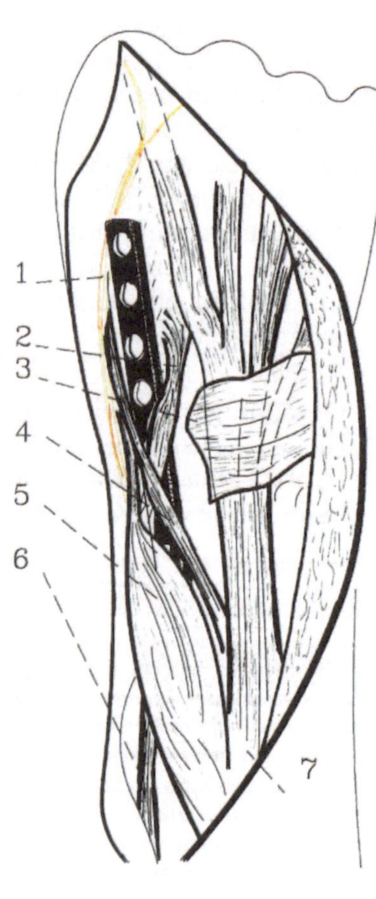

Abb. V.49. Arthrodese mit 3,5-mm-AO-Kompressionsplatte. Die Mm. extensores carpi radialis brevis et longus wurden nicht reseziert; sie isolieren die Platte vom M. extensor pollicis brevis. Das 4. Fach bleibt (in den posttraumatischen Fällen) unangetastet. Die Platte gleitet unter die Muskelmasse des 1. Fachs. Zu beachten: der Ast des N. radialis, der das Köpfchen des zweiten Metacarpale kreuzt.
1 Hautäste des N. radialis
2 M. extensor carpi radialis brevis
3 Retinaculum extensorum
4 M. extensor pollicis longus
5 Mm. extensor et abductor pollicis
6 Mm. extensores carpi radiales brevis et longus
7 Extensoren

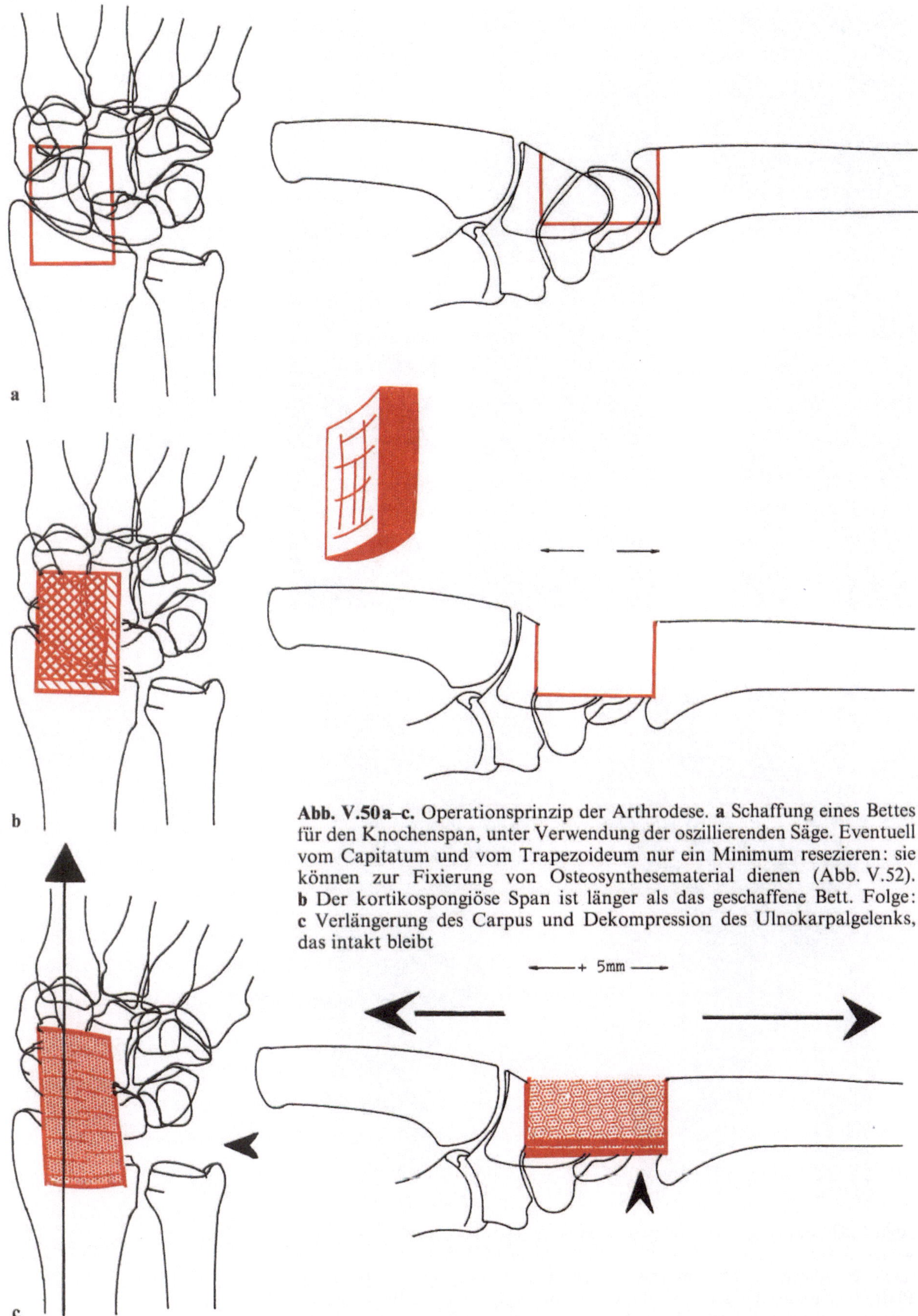

Abb. V.50a–c. Operationsprinzip der Arthrodese. **a** Schaffung eines Bettes für den Knochenspan, unter Verwendung der oszillierenden Säge. Eventuell vom Capitatum und vom Trapezoideum nur ein Minimum resezieren: sie können zur Fixierung von Osteosynthesematerial dienen (Abb. V.52). **b** Der kortikospongiöse Span ist länger als das geschaffene Bett. Folge: **c** Verlängerung des Carpus und Dekompression des Ulnokarpalgelenks, das intakt bleibt

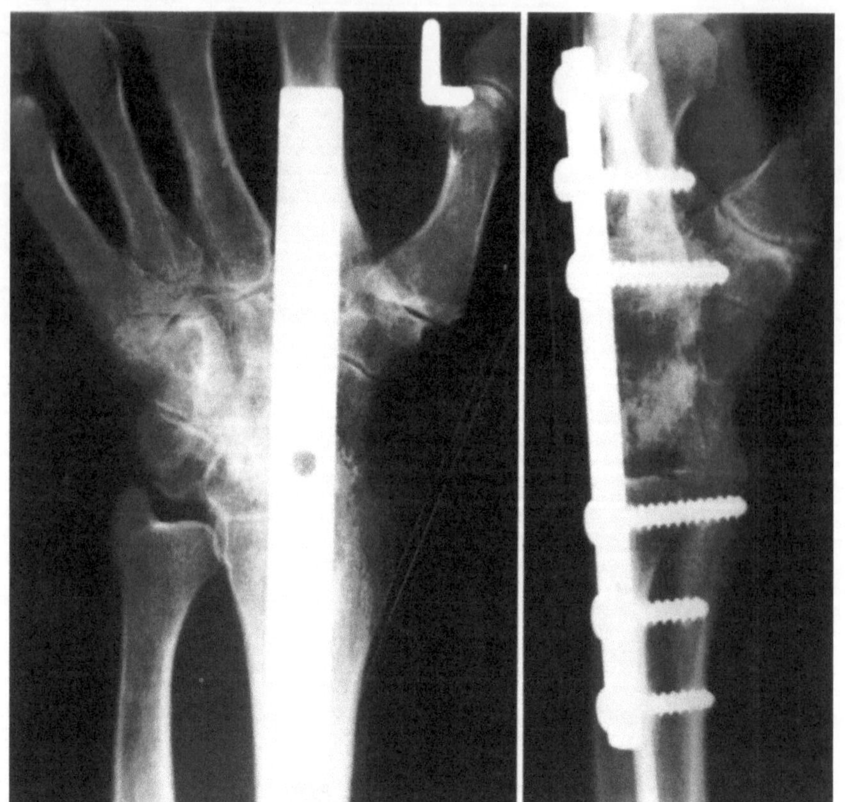

Abb. V.51. Fall H.J., 58 Jahre alt, Polyarthrose. Beispiel der Stabilisation mit einer 4,5-mm-AO-Platte

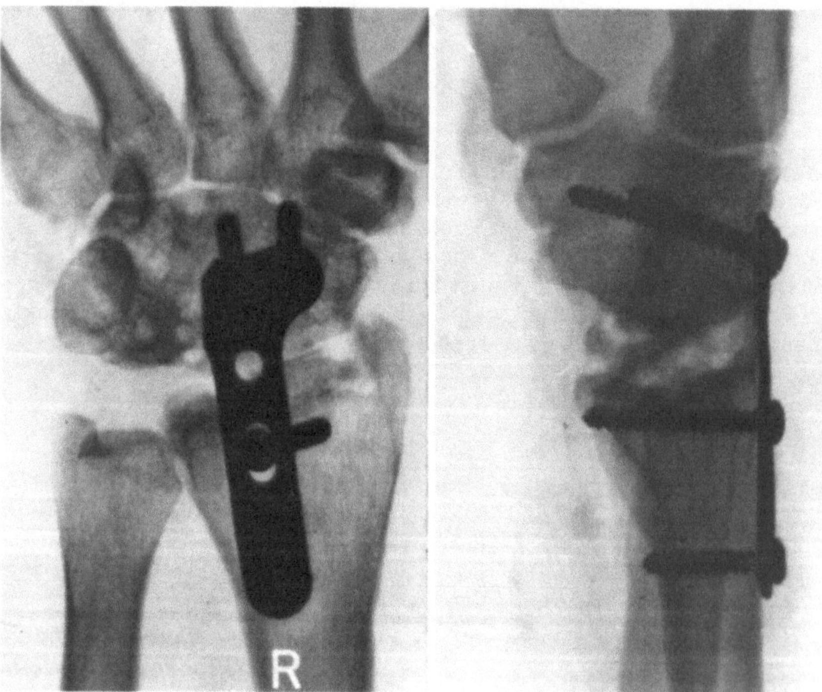

Abb. V.52. Fall D.M., 17 Jahre alt, Maurer. Arthrodese Radius-Carpus wegen Arthrose und Kraftlosigkeit, nach einem Mißerfolg der Operation nach Matti-Russe. Dekompression des Ulnokarpalgelenks; T-förmige Platte (der ulnare Flügel ist entfernt), die im Capitatum und im Trapezoid verankert worden ist. Der deutlich sichtbare Span verlängert den Carpus und bewirkt eine Dekompression des Ulnotriquetralgelenks

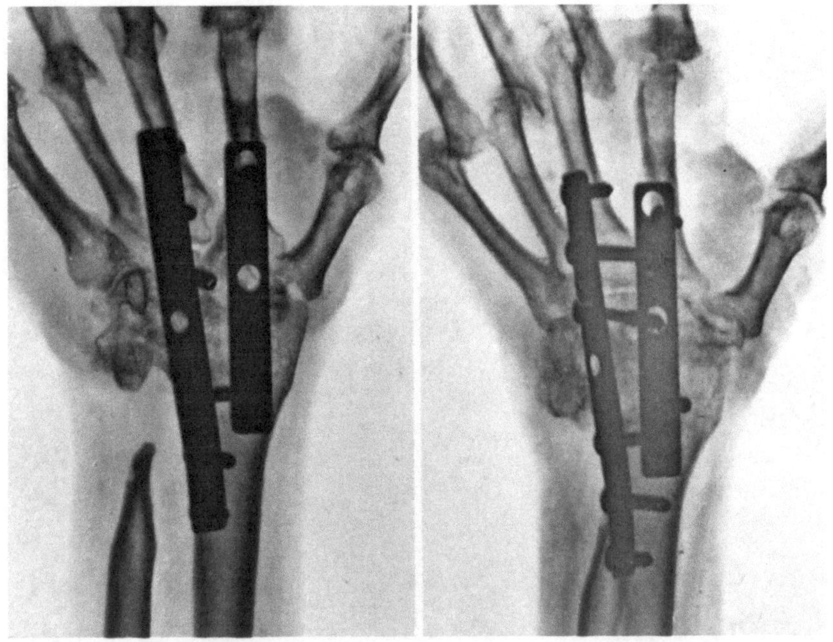

Abb. V.53. Fall NB., 35 Jahre alt, rheumatoide Arthritis. Wegen der Demineralisation wurden 2 Ein-Drittel-Rohrplatten (3,5 mm) verwendet. Die Instabilität und die Zerstörung des Radioulnargelenks waren der Grund für die Resektion

wird, wenn die Inzision bis dorthin verlängert werden muß [Arthrodese mit Platte nach der von der AO gepriesenen Technik (Müller et al. 1977; Abb. V.49)].

2. Das Karpalgelenk längs des M. extensor carpi radialis brevis eröffnen.
3. Durch das 3. Fach zur radialen Epiphyse gelangen, wobei der M. extensor pollicis longus freipräpariert wird (s. auch Abb. V.3–V.7). Nach Abtragung des Tuberculum listeri das Retinaculum extensorum gesamthaft von der Ulnarseite wegziehen, so daß die Mm. extensores communes nicht bloßgelegt werden. Die Sehnen des M. extensor carpi radialis brevis und des M. extensor carpi radialis longus von der Radialseite isolieren. Sie sind aus 2 Gründen unversehrt zu erhalten:
   - sie inserieren distal am Humerus und wirken mit bei der Beugung des Ellenbogens,
   - sie machen es möglich, den M. extensor pollicis longus von dem Osteosynthesematerial zu isolieren.
4. Die Gruppe der Abduktoren des Daumens identifizieren, anheben und mobilisieren, damit man die Platte zwischen Radius und Muskelpaket einschieben kann.
5. Mit der oszillierenden Säge ein Bett für den Span schaffen (Abb. V.50a).
6. Den Span etwas länger wählen als das ausgehobene Bett, um das Ulnokarpalgelenk zu entlasten (Abb. V.50b): eine Verlängerung von 5 mm genügt.
7. Den Span abstützen (Abb. V.50c) und das Osteosynthesematerial auswählen, das nach
   - der Größe des Patienten,
   - der Muskelkraft,
   - dem Grad der Knochenmineralisation,
   - den anatomischen Läsionen am besten geeignet ist.

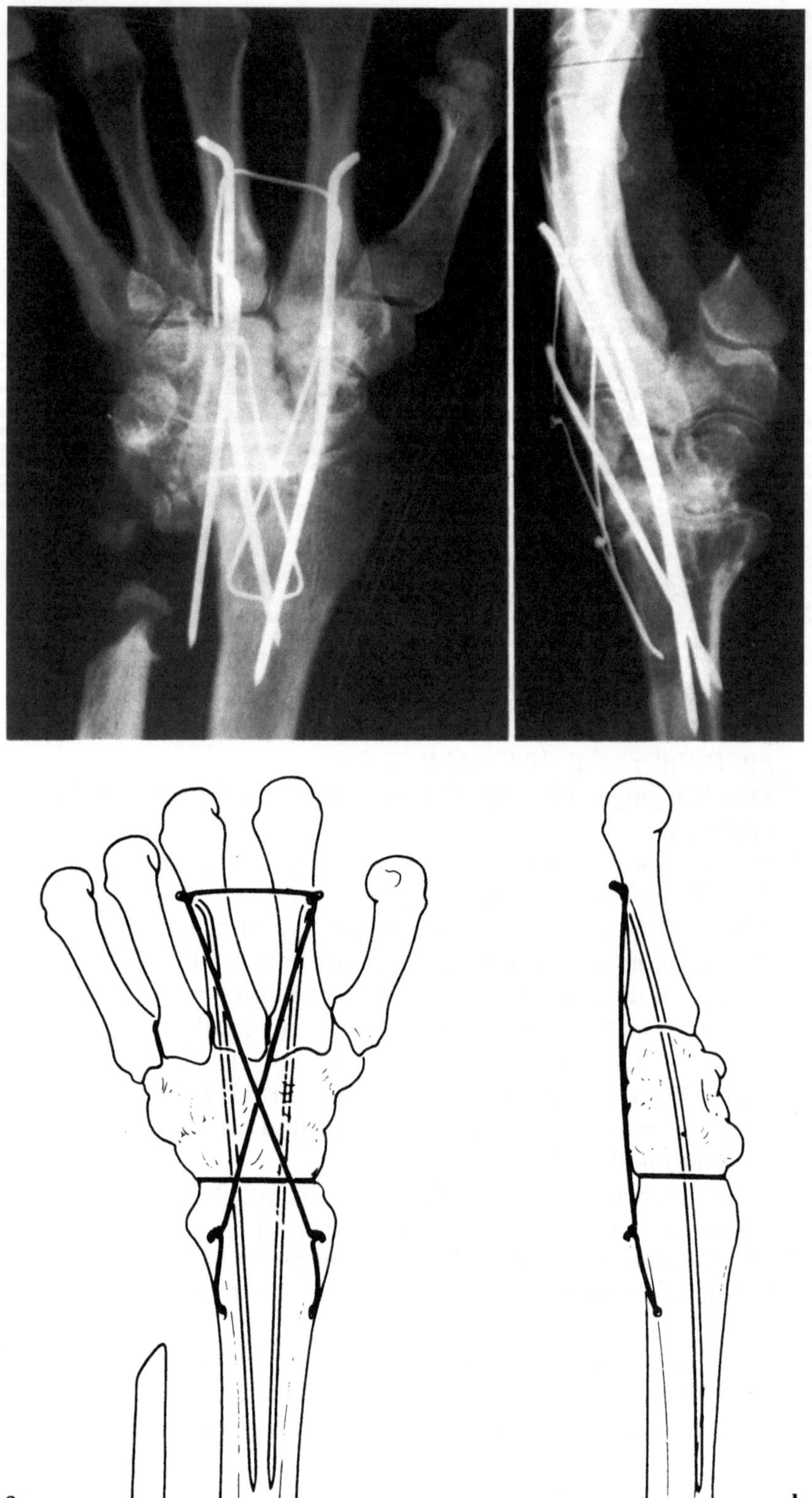

Abb. V.54a, b. Fall K.J., 73 Jahre alt, posttraumatische Arthrose des Carpus, Status nach der Operation nach Darrach. **a** Fixation nach dem Zuggurtungsprinzip; Durchmesser der Kirschner-Drähte: 1,6 mm; Durchmesser des Cerclagedrahts: 0,8 mm. **b** Wie man sieht, erfolgt die proximale Verankerung der Cerclagedrähte in der Kortikalis. Falls deren Qualität für eine zufriedenstellende Fixierung nicht geeignet sein sollte, kann man den Cerclagedraht unter den Kirschner-Drähten hindurchführen

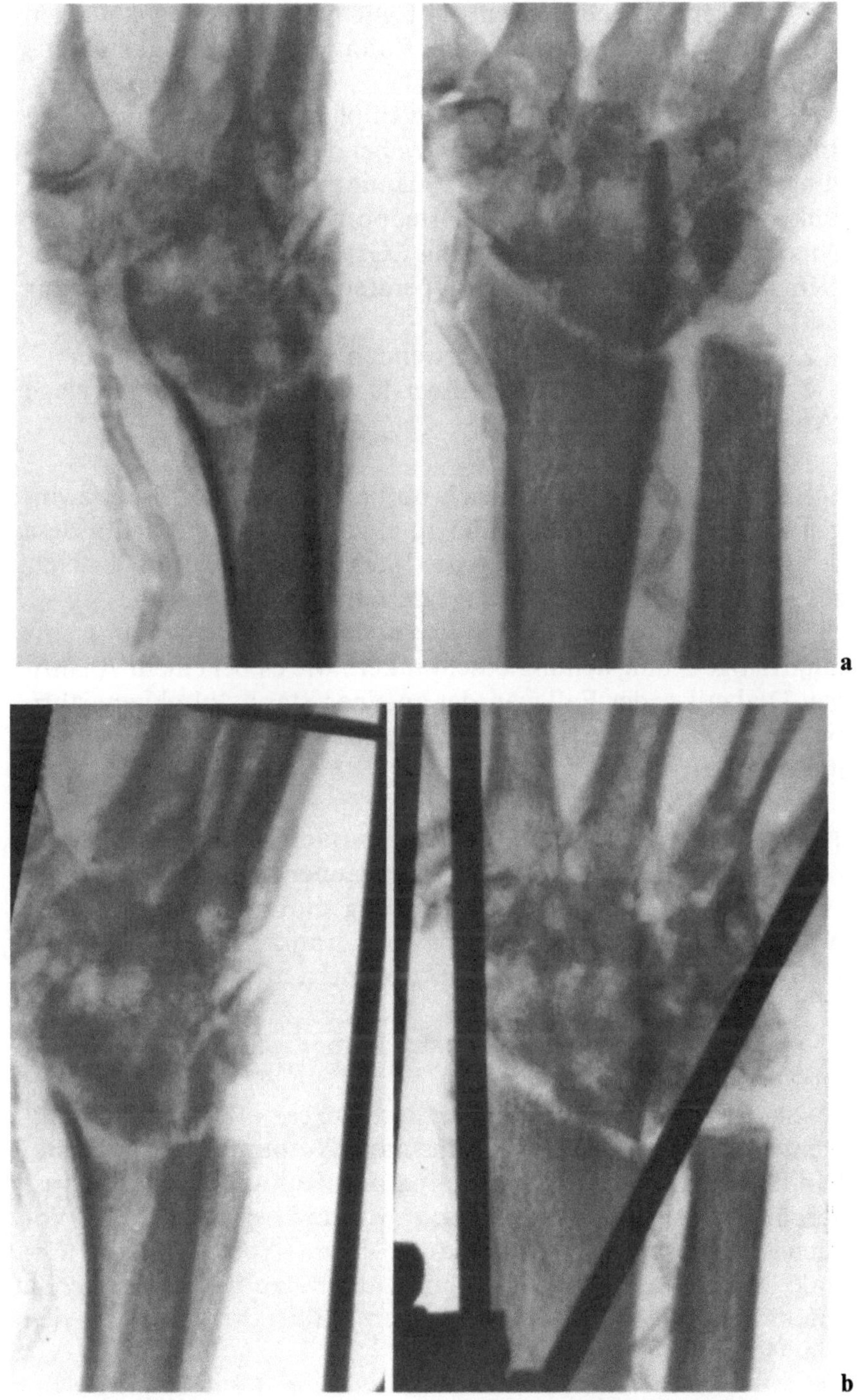

Abb. V.55 a, b. Fall K.M., 70 Jahre alt, Diabetes; metastatische Staphylokokkeninfektion unbekannter Herkunft. **a** Débridement und Stabilisation mit dem Fixateur Externe nach Jakob, der im Radius und in den Köpfen der Metacarpalia II, III und V verankert ist, deren Basis die Infektion berührt. **b** Heilung und Spontanfusion. Kein Knochenspan daher: Verkürzung. Der infizierte Ulnakopf wurde auch reseziert

Ein großgewachsener Patient, mit gut mineralisierten Knochen und entwickelter Muskulatur, kann mit Leichtigkeit eine 4,5-mm-Platte ertragen (Abb. V.51).

Man kann ohne zu zögern das Implantat im Capitatum und im Trapezoideum fixieren, wenn es bei den vorhandenen Verletzungen möglich ist: Man schützt damit das Karpometakarpalgelenk (Abb. V.52). Falls eine Osteoporose besteht, wie bei der Polyarthritis rheumatica, wird das „Greifen" der Schrauben problematisch. Dann stehen dem Operateur mehrere Lösungen zur Verfügung. Er kann

- Zwei-Drittel-Rohrplatten verwenden (Abb. V.53a, b) oder
- eine Zuggurtung mit Kirschner-Drähten und Drahtcerclage (Abb. V.54a, b) ausführen.

Infektionen des Carpus

Solche Infektionen, ganz gleich ob banal oder spezifisch, zwingen in der Mehrzahl der Fälle zu einer kompletten Arthrodese des Carpus. Die Ausbreitung der Infektion geht wegen des Netzes von Gelenkflächen äußerst rasch und leicht vor sich.

Ausnahmsweise kann man sich auf ein Débridement und eine langfristige Ruhigstellung beschränken, wie es bei einem 70jährigen Diabetiker der Fall war, der an einer Staphylokokkenarthritis litt (Abb. V.55a, b). Im allgemeinen muß man das Problem in 2 Schritten lösen:

1. Schritt. Entfernung alles infizierten oder nekrotischen Gewebes, Einlegen von Kugeln, die Gentamicin oder ein analoges Antibiotikum enthalten, Ruhigstellung durch Fixateur Externe während 3–5 Wochen (Achtung: Die Verankerung muß vor dem Débridement und fern vom Infektionsherd ausgeführt werden).

2. Schritt. Armierte Arthrodese mit homologen Knochenspan.

Beispiele

1. 20jähriger Arbeiter; distaler komplexer, offener Mehrfragmentenbruch des distalen Radius nach Autounfall. Primäre Behandlung: „rush-pin" für die Ulna und Ruhigstellung im Gipsverband. Die einsetzende Infektion wurde übersehen. Acht Wochen später stellt sich folgendes Problem (Abb. V.56a–d): Distale Nekrose der Ulna und längs der Diaphyse aufsteigende Infektion. Osteomyelitis des distalen Radiusdrittels (Aussehen wie Mottenfraß). Arthritis.

Behandlung

Resektion des nekrotischen Ulnaanteils; Resektion des nekrotischen und infizierten Radiusanteils; Wahrung der Länge mittels Fixateur Externe; Einlegen von Gentamicinkugeln; Schluß der Hautwunde, palmare Gipsschiene; Systemische Chemotherapie.

Drei Tage nach dem Eingriff kehrte der Patient nach Hause zurück. Vier Wochen nach dem Débridement kam er erneut ins Spital zur Entfernung der Gentamicinkugeln; Ausführung eines homologen, armierten Knochenspans (wobei der Span aus dem Becken stammt) und Fixation mit einer Platte für 3,5-mm-

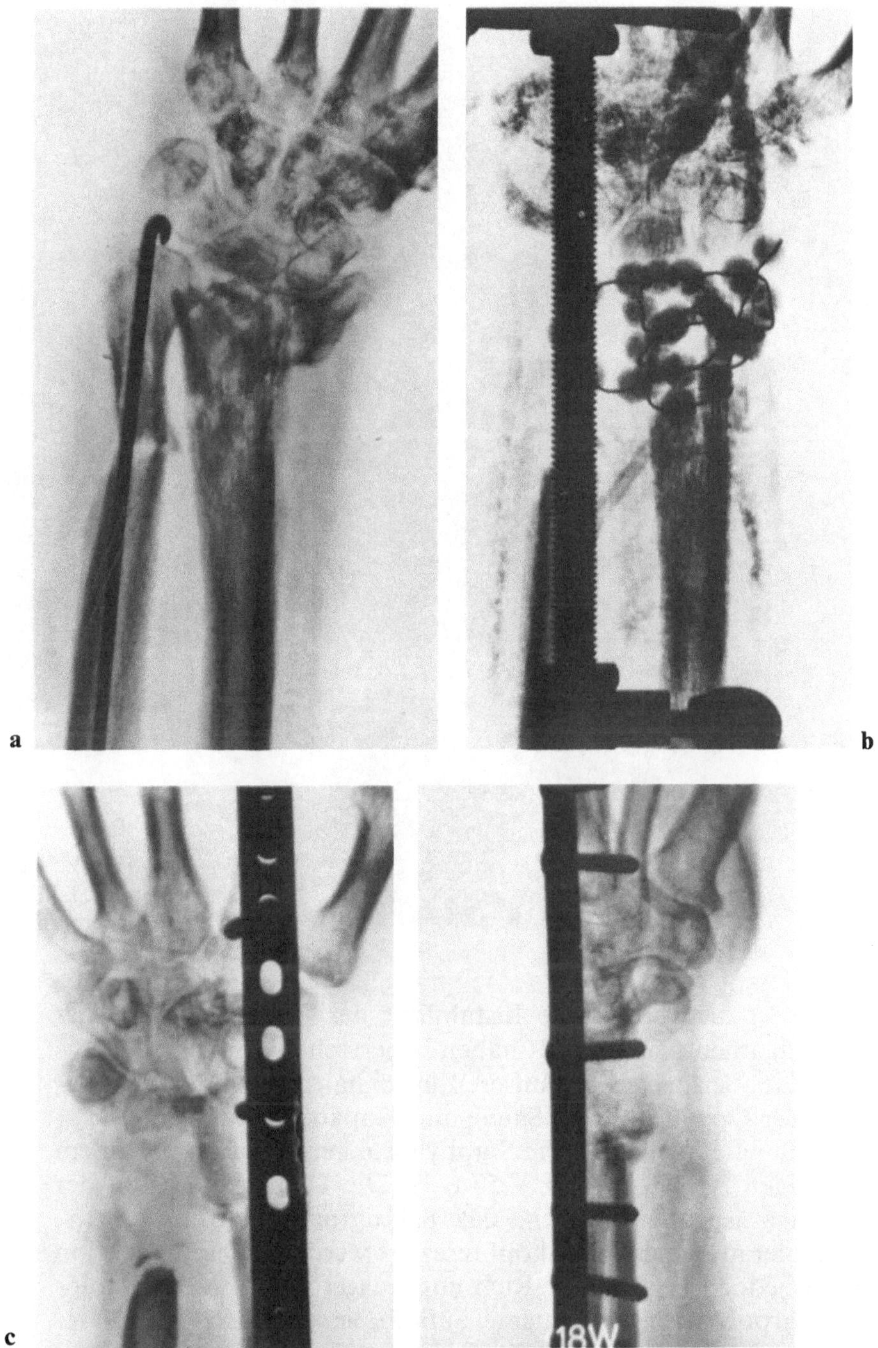

Abb. V.56a–c. Fall S.A., 20 Jahre alt, Mechaniker. Typisches Beispiel für die Behandlung von Infektionen des Handgelenks. **a** Deformation der Radiusepiphyse. Infektion im distalen Abschnitt des Radius (Mottenfraßaspekt); Infektion des distalen Drittels der Ulna und Nekrose. **b** Débridement und Resektion des gesamten nekrotischen Gewebes; Gentamicin-Kugeln. **c** Röntgenologischer Befund 18 Wochen nach armierten Knochenspan

Schrauben. Heimkehr am 10. Tag. Die Wunden sind geschlossen; es besteht nicht die geringste Eiterung.

Abbildung V.56d zeigt die Pronation und Supination sowie die Qualität des Integuments. Der Patient hat indessen keine normal einträgliche Arbeit wiederaufnehmen können. Der

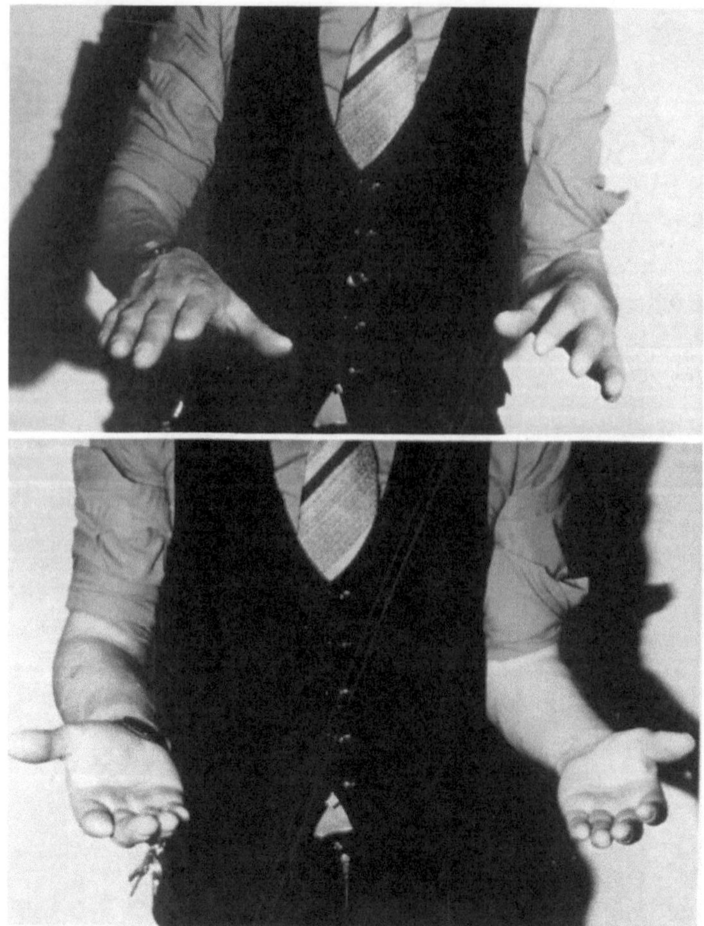
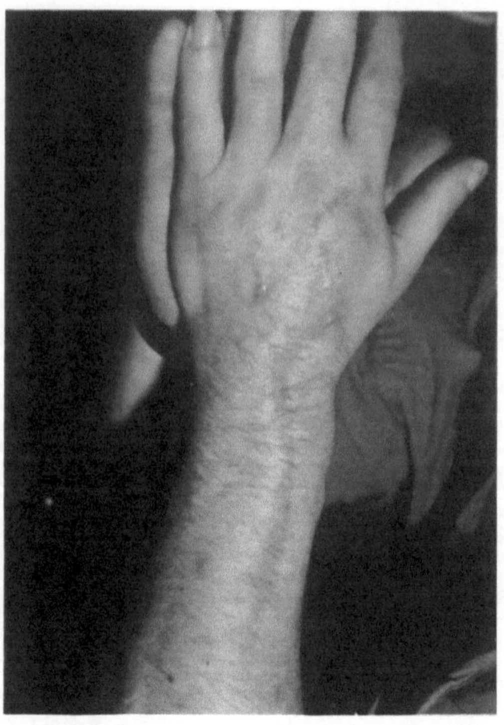

Abb. V.56 d. Funktion und äußerer Aspekt nach 1 Jahr. Es besteht jedoch eine invalidisierende Instabilität der distalen Ulna

Grund ist die verbliebene Instabilität der Ulna, die wir trotz einer Ligamentplastik nicht haben beherrschen können.

Dieses Beispiel erklärt unsere Zurückhaltung, was die Grundlagen der Operation nach Sauvé und Kapandji anbetrifft.

2. Banale, metastatische Staphylokokkeninfektion bei einem 60jährigen Arbeiter (Abb. V.57 a–d). Die Demineralisation der Knochen ist offensichtlich, das Szintigramm extrem positiv. Auch hier mußte der Ulnakopf reseziert werden. Diese Resektion wurde jedoch in schräger Richtung ausgeführt, um die (radio- und karpoulnaren) Ligamente aufs äußerste zu schonen. Vier Wochen später wurden die Gentamicinkugeln entfernt und (wegen der Osteoporose) eine Arthrodese mit Zwei-Drittel-Rohrplatten ausgeführt (Abb. V.58). Die Benutzung der Hand ist schmerzlos, und der Patient hat seine Arbeit zu 100% wieder aufgenommen.

Bemerkungen

- Die Osteosynthese braucht nicht unbedingt das 2. Metacarpale mitzuumfassen. Nicht selten nämlich treten dann störende Residualschmerzen im Gelenk zwischen Carpus und Metacarpale II auf.
- Von der Platte für 4,5-mm-Schrauben ist abzuraten. Wegen ihres Volumens und wegen des Schraubendurchmessers ist sie

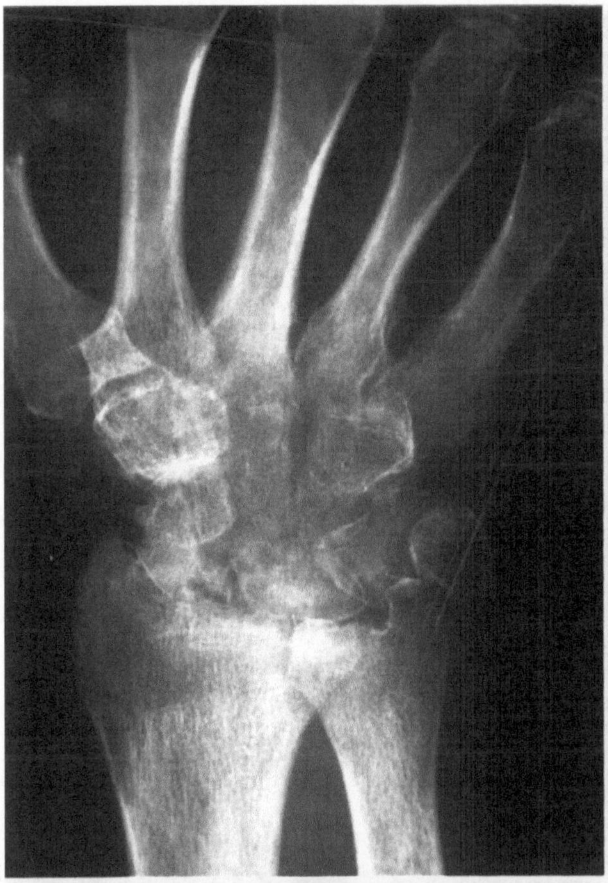

a 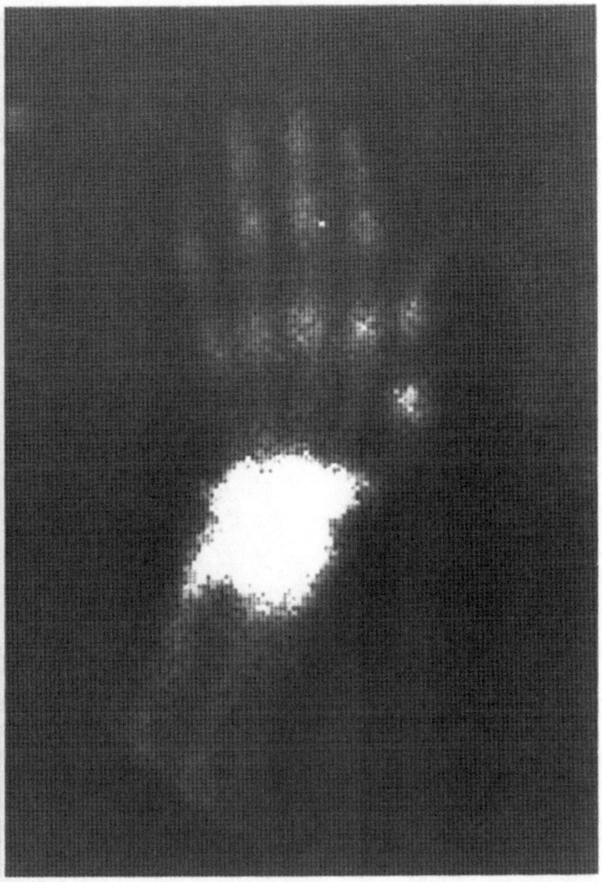 b

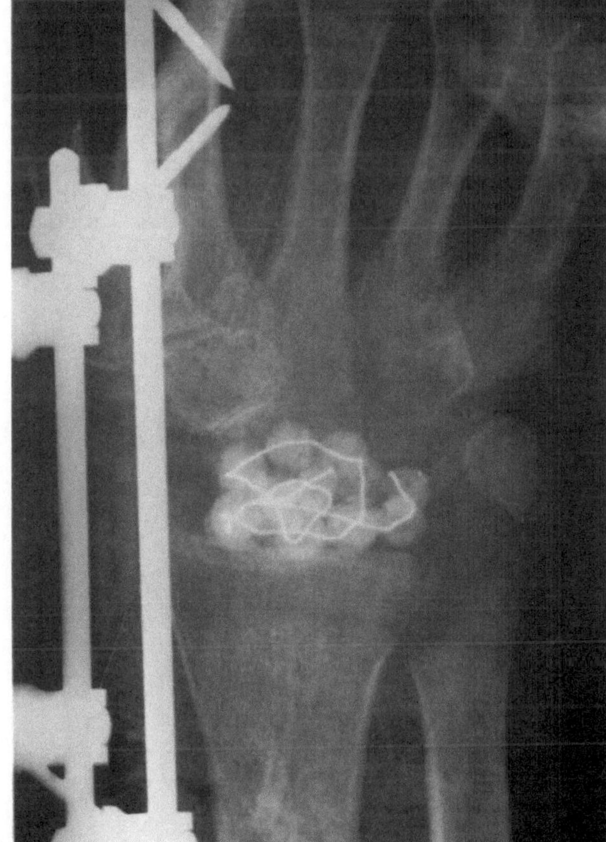

c

Abb. V.57 a–c. Fall F.A., 60 Jahre alt. Infektion des Carpus nach Sehnennaht und Quetschwunde. **a** Offensichtliche Osteolyse. **b** Dazu gehörige szintigraphische Abbildung. **c** Erster Schritt der Behandlung: Débridement, Gentamicin-Kugeln und Stabilisation durch den Fixateur Externe nach Jakob

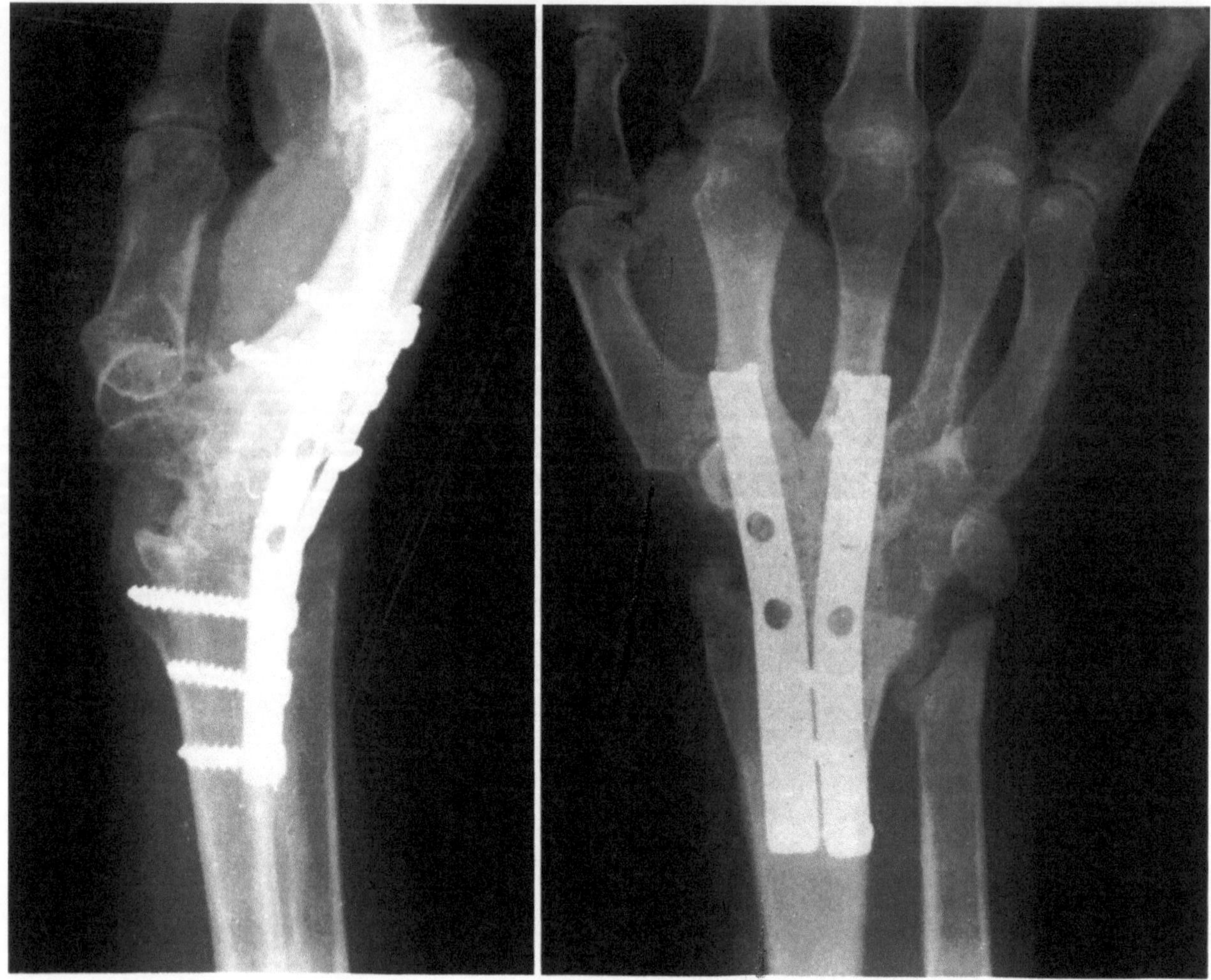

Abb. V.58. Heilung nach armiertem druckfestem Knochenspan mit 2 Ein-Drittel-AO-Rohrplatten

mit Vorsicht zu verwenden, weil die Gefahr eines Bruchs des Metacarpale besteht. Sie eignet sich nur für sehr großgewachsene und sehr kräftige Männer.

- Die Platte für 3,5-mm-Schrauben kann man als Standardplatte ansehen.
- Die Kompression ist zu beachten. Sie kann für das Radioulnargelenk verhängnisvoll werden, wenn der Span nicht genügend widerstandsfähig und nicht korrekt zugeschnitten ist: Man muß gegebenenfalls darauf verzichten können.
- Der Fixateur Externe sollte den Infektionsfälle vorbehalten bleiben. Er bietet keine besonderen Vorteile, da der Eingriff offen geschehen muß und da die Apparatur hinderlich ist und täglich sorgfältige Pflege erfordert.
- In unseren Beispielen werden noch oft distale Resektionen der Ulna erwähnt. Diese Resektionen werden aber nur noch bei Rheumapatienten ausgeführt, deren Gelenke durch den Krankheitsprozeß zerstört sind, oder in Infektionsfällen, wenn die Entfernung des infizierten Gewebes es erfordert.
- Die Technik von Mannerfelt (1972) ist bei Patienten mit rheumatoider Arthritis nützlich und ausführbar. Bei posttraumatischen Fällen können wir sie nicht empfehlen, da man das

distale Radioulnargelenk mit dieser Technik nicht schützen kann. Auch kann bei diesem Vorgehen die geeignetste Fixationsstellung nicht mit Genauigkeit ausgewählt werden.

Literatur

Braun RM (1982) Rehabilitation. In: Green DP (ed) Operative hand surgery, vol 1. Churchill Livingstone, New York Edinburgh Melbourne, pp 195–211

Mannerfelt L (1972) Nouvelle technique d'arthrodèse du poignet pour le traitement des arthrites rhumatoïdes. Rev Chir Orthop 58:471–480

Müller ME, Allgöwer M, Schneider R, Willenegger H (1977) Manual der Osteosynthese AO-Technik. Springer, Berlin Heidelberg New York, S 387

H. Radiusfrakturen

Zwischen der Behandlung frischer Frakturen und der Behandlung einer Fehlstellung ist ein Unterschied zu machen.

Das Ziel der Behandlung ist einfach: die Wiederherstellung der anatomischen Verhältnisse durch Reduktion und Retention. Während die Reduktion relativ leicht ist, bestehen Schwierigkeiten bei deren Erhaltung (s. Resultate und therapeutische Klassifikation in Tabelle IV.15).

Wir werden, der Reihe nach, folgende Probleme besprechen:
1. die instabile Monoblockfraktur,
2. die marginale Nichtmonoblockfraktur,
3. die multifragmentäre Nichtmonoblockfraktur.

Instabile Monoblockfraktur

Aus unserer therapeutischen Klassifikation geht hervor, daß nur eine Minderheit der Frakturen mit einem einfachen Gipsverband behandelt werden kann. In den meisten Fällen besteht das Problem darin, einen Epiphysenblock in anatomischer Position zu erhalten. Dieser Block befindet sich wegen des absoluten (Zusammensinkens) oder relativen (Zersplitterung) Hohlraums, der durch die Reduktion geschaffen wurde, im instabilen Gleichgewicht.

Zu dem frakturbedingten „Hohlraum" ist folgendes zu sagen: Trotz der Osteosynthese ist die Knochenkohäsion nicht wiederhergestellt. Die Osteosynthese ist also definitionsgemäß nicht stabil, und das Metall übt nur die Funktion einer inneren Stütze aus (Brückenplatte). Das Zuggurtungsprinzip anwenden zu wollen, ist illusorisch. Die palmare Kortikalis des Epiphysenblocks ist nämlich äußerst dünn (Abb. V.59a–e) und garantiert keinen sicheren Halt angesichts der vorhandenen Belastungen. Infolgedessen ist jede dorsale Fixierung, gleich ob durch Fixateur oder durch eine Platte, gleichbedeutend mit der Aufhängung des Epiphysenblocks an der Radiusdiaphyse. Nun bietet aber dieser, in vielen Fällen demineralisierte, spongiöse Block dem Osteosynthesematerial keine sichere Verankerung. Daher ist in allen Fällen eine stabilisierende Ergänzung wünschenswert. Wie

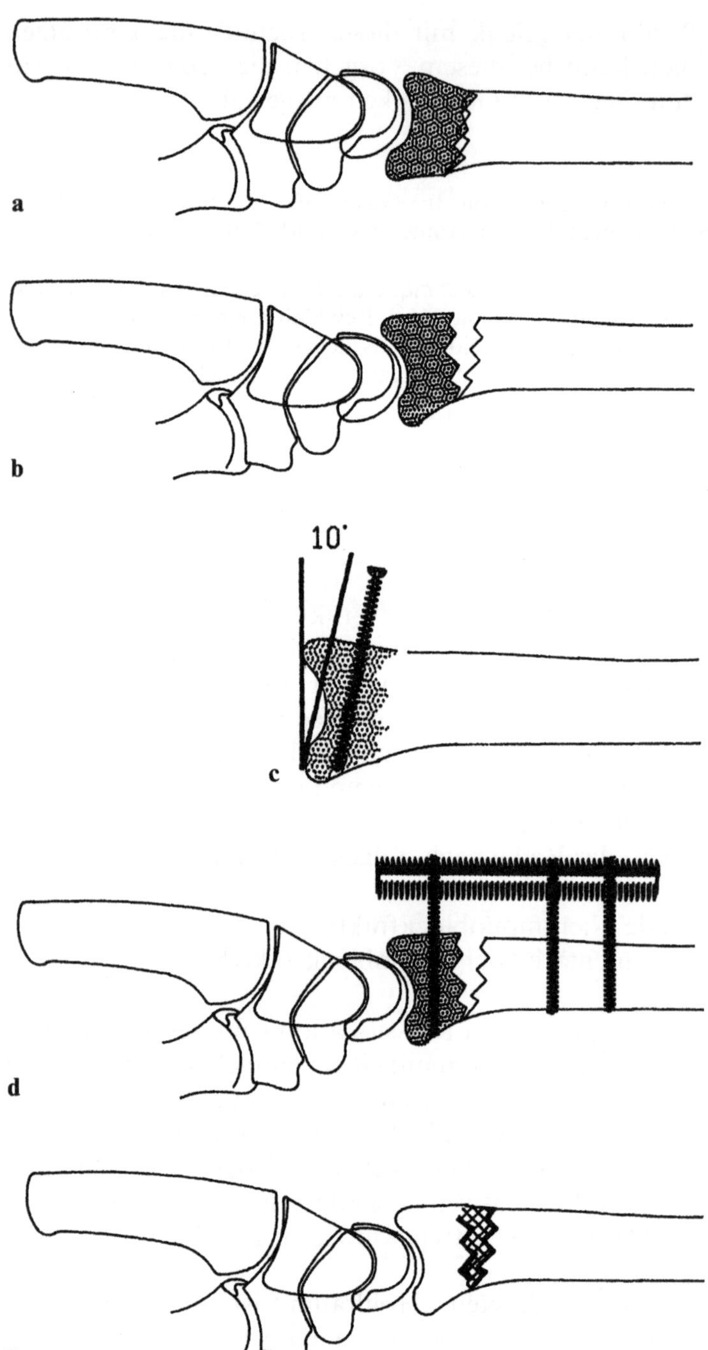

Abb. V.59 a–e. Behandlungsprinzip der Monoblockfraktur

lange sie beibehalten werden muß, hängt ab von der Größe des „Hohlraums", von einer eventuellen Spongiosaplastik und von der Qualität des Knochens selbst. Die palmare Platte hat eine Doppelfunktion: Fixierung und Stützung. Dennoch ist sie hinsichtlich der Risiken des Zugangsweges (im Vergleich zu jenen, die durch das Einsetzen des Fixateur Externe bedingt sind) nur dann gerechtfertigt, wenn der Patient aus beruflichen Gründen keine äußere Apparatus tragen kann.

Daraus läßt sich folgern, daß die Therapie der Wahl der instabilen Monoblockfraktur nach wie vor der Fixateur Externe

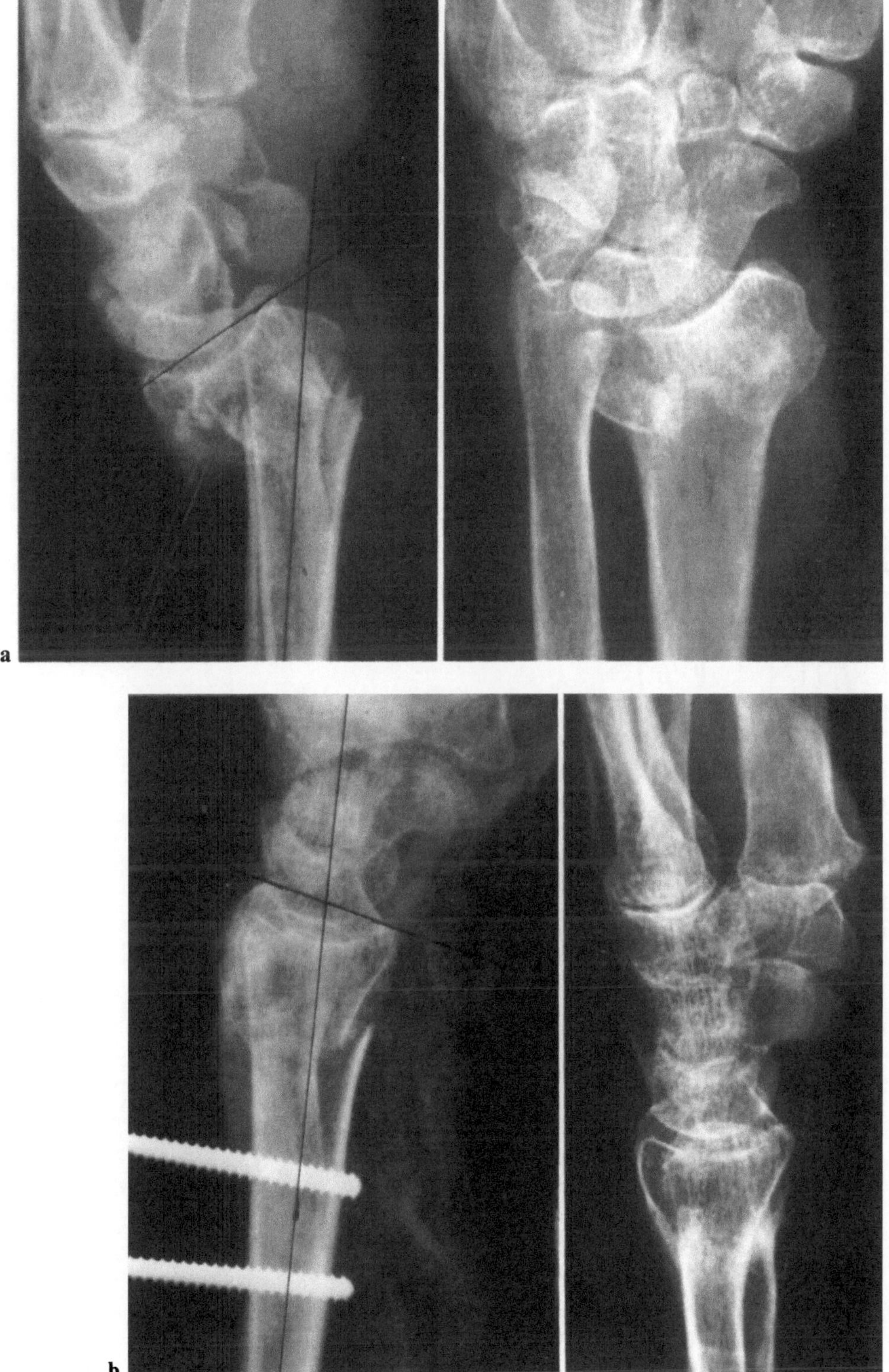

Abb. V.60. a Monoblockfraktur eines in Demineralisation begriffenen Knochens mit Fragmentierung und Einstauchung; **b** zufriedenstellende Reduktion, aber noch kein Endresultat; **c** sekundäre Abknickung und Verkürzung (s. auch den Fall der Abb. IV.13)

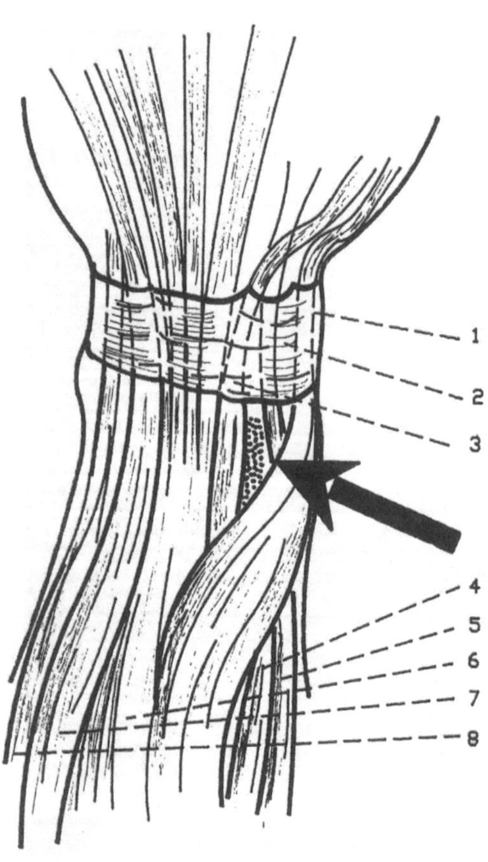

Abb. V. 61. Plazierungsstellen der Spongiosaspanplastik.
1 Die Quervain M. extensor pollicis brevis und M. abductor pollicis longus
2 Retinaculum extensorum
3 M. extensor pollicis longus
4 M. extensor carpi radialis brevis
5 M. extensor carpi radialis longus
6 M. extensor digitorum communis
7 M. extensor digiti quinti
8 M. extensor carpi ulnaris

ist. Die Osteosynthese wird nur dann verwendet, wenn berufliche Gründe dazu zwingen. Dazu dient vorzugsweise eine kortikospongiöse Spanplastik, die für eine stabile Osteosynthese sorgt. Bei jungen Menschen, bei denen die Knochenqualität die Fixierung verbürgt, kann man die Osteosynthese auch aus praktischen Gründen in Betracht ziehen.

Behandlung

Leitlinie der Therapie ist die Wiederherstellung der anatomischen Verhältnisse am Radiokarpalgelenk und am distalen Radioulnargelenk. Die einzelnen Schritte sind in Abb. V.59 kurz dargestellt.

1. Ausgangsstellung: Epiphysenblock, instabil auf die Diaphyse abgestützt oder in sie eingestaucht.
2. Nach manueller Reposition (mit oder ohne vorherige Einsetzung des Mädchenfängers, Retention des Epiphysenblocks durch kontinuierliche Zugwirkung oder durch provisorische Verdrahtung.
3. Einsetzen der Schrauben des Fixateurs. Bei dem Fixateur von Weber (1985) muß diese Plazierung im Epiphysenblock selbst folgenden Bedingungen genügen: Die Achse der distalen Schrauben muß einen dorsalen Winkel von 10–15° bilden, bezogen auf das Gelenk in der Sagittalebene. Bei diesem Fixateur verlaufen nämlich alle Schrauben zueinander parallel, wenn die Montage beendet ist.
4. Die Montage ist beendet; durch die Position der Schrauben ist auch die Gelenkachse festgelegt.

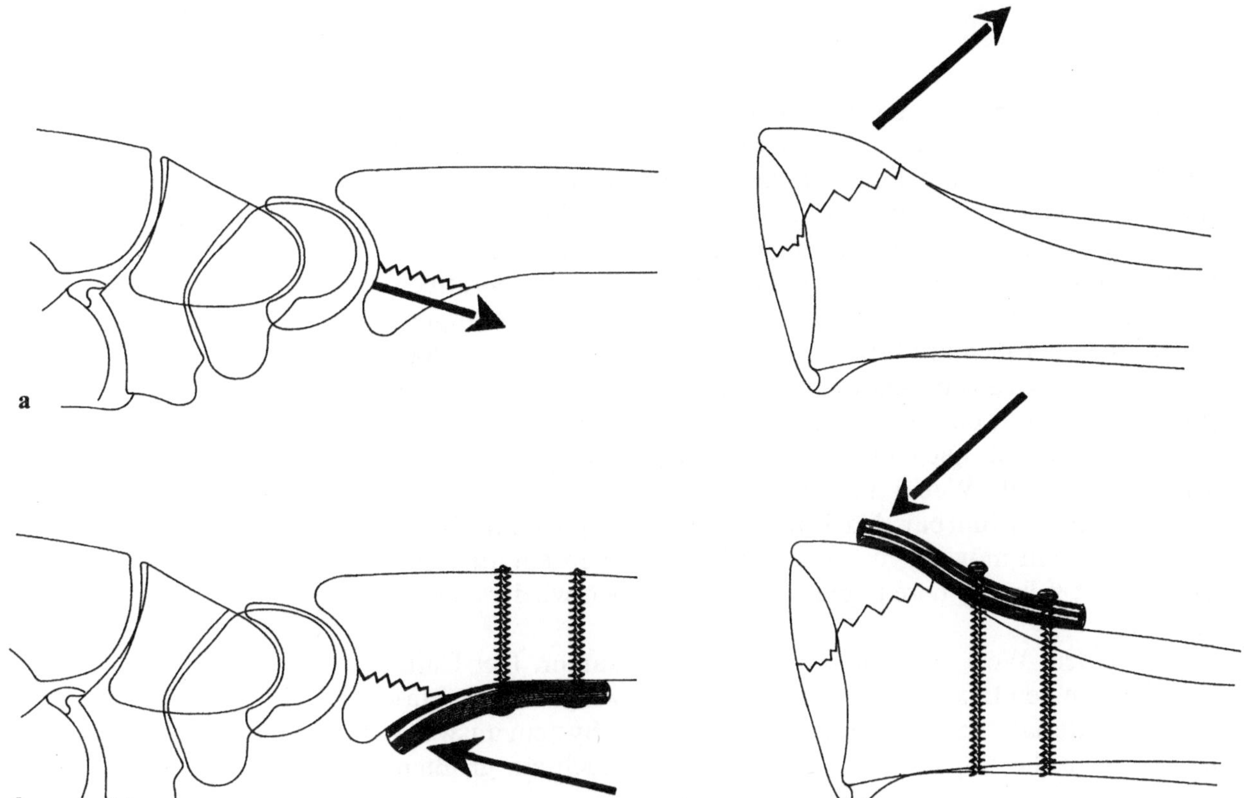

Abb. V.62a, b. Behandlungsprinzip der marginalen Nichtmonoblockfraktur. **a** Abrutschtendenz des marginalen Fragments, infolgedessen tritt eine Gelenkinkongruenz auf. **b** Eine Stützplatte verhindert das Abgleiten des Fragments und erlaubt ggf. eine leichte Kompression

5. Auch der verbleibende Hohlraum bildet ein Problem: Bevor er sich spontan wieder aufgefüllt hat, vergehen mindestens 8 Wochen. Nimmt man den Fixateur vor dem Ablauf dieser Zeitspanne ab, dann geht man das Risiko einer sekundären Abknickung ein (s. Abb. IV.13 und V.60a, b).

NB. Acht Wochen mit Fixateur sind eine lange Zeit, und proportional wächst auch das Infektionsrisiko. Daher bildet die sofortige Spongiosaplastik die Lösung dieses Dilemmas: Sie fördert die Heilung, sie verkürzt die Dauer des Tragens eines Fixateurs, sie vergrößert die Stabilität und vermindert dadurch das Risiko einer sekundären Abkippung; Außerdem ist dieses Verfahren einfach (Abb. V.61).

Bemerkungen

Alleinige Kirschner-Drähte können nicht ebenso wirksam sein wie ein Fixateur Externe. Ihre Verankerung ist nicht vergleichbar mit jener der Schrauben des Weber Fixateurs oder selbst der mit Gewinde versehenen Nägeln des Fixateurs von Jakob. Außerdem wird diese Verankerung durch einen verminderten Mineralgehalt der Knochen in Frage gestellt, und sie ist dem Einfluß der Zeit ausgesetzt.

Die Wahl des Fixators: Jeder dieser Apparate hat seine Vor- und Nachteile. Der Fixateur von Jakob (1982) oder von Hoffmann erfordert keinen genauen präoperativen Plan; die Elemente können in jeder beliebigen Raumebene frei miteinander verbunden werden. Für diese, in manchen Fällen wesentliche Freiheit muß man die Feinheit des Materials und der relativ dünnen Gewindedrähte in Kauf nehmen (Abb. V.66).

Der Fixateur von Weber sieht einfach aus, verlangt aber vom Operateur eine präzise Technik und einen genauen präoperativen Plan, der wiederum auf einer exakten Auswertung der Röntgenaufnahmen beruhen muß. Bei einem einzigen Irrtum ist die Operation zu wiederholen. Andererseits führt die Montage zu einer großen Stabilität, da die Qualität der Verankerung der Schrauben einzig dasteht. Die einfache Torsion der Stangen, die Weber selbst vorschlägt (Weber u. Magerl 1985), ist im Bereich des Radius nicht ausführbar. Nach meiner Erfahrung ist eine Feinkorrektur nicht möglich; die Torsion bringt außerdem auch die Gefahr mit sich, die bereits plazierten Schrauben wieder auszureißen.

Mit einem Wort: Es gibt keinen idealen Fixateur. Der Chirurg, der sich den Luxus nicht leisten kann oder will, ein breitgefächertes Material sein eigen zu nennen, muß jenes System auswählen, bei dem die Anpassungsfähigkeit im Gebrauch am größten ist.

Marginale Nichtmonoblockfrakturen
(Abb. V.62a, b und V.63)

Diese Frakturen beeinträchtigen die Kongruenz der Gelenke. Ihre Behandlung beruht also auf einer perfekten Reposition und Retention.

Die Stützplatte, ganz gleich wo der Block liegt, ist die Methode der Wahl. Sie hat einen Antigleiteffekt und ermöglicht, wenn sie korrekt anmodelliert ist, eine leichte interfragmentäre Kompression.

Es ist nicht notwendig, das Gelenk zu öffnen, um sich von der Gelenkkongruenz zu überzeugen. Diese wird durch die Kompression der Knochenfragmente und durch die anatomische Reposition des extraartikulären Teils der Fraktur gesichert. Aufgrund eines elementaren geometrischen Prinzips müssen, wenn die Ränder auf der extraartikulären Seite kongruent sind, entsprechende Verhältnisse auch auf der intraartikulären Seite herrschen, vorausgesetzt, daß die Fraktur keine Splitterzone hat. Die Stützplattentechnik kann sich bei vernachlässigten, marginalen, multifragmentären Frakturen als wirksam erweisen, wie es unser untenstehendes (Abb. V.64a–c), 5 Wochen altes Beispiel zeigt. Wenn dieser Fall primär behandelt worden wäre, hätte man Stützplatte und Spongiosaplastik kombinieren müssen, um ein ausreichendes Volumen wiederherzustellen, das Druckeinwirkungen hätte widerstehen können.

Im Normalfall geht die Konsolidation rasch vor sich, und das Osteosynthesematerial kann schon am Ende des 3. Monats entfernt werden.

Bemerkung. Der Fixateur Externe oder die Kirschner-Drähte erbringen nicht die gleiche Sicherheit wie die Stützplatte. Schon das Einsetzen muß mit Vorsicht geschehen, sie können eine Frag-

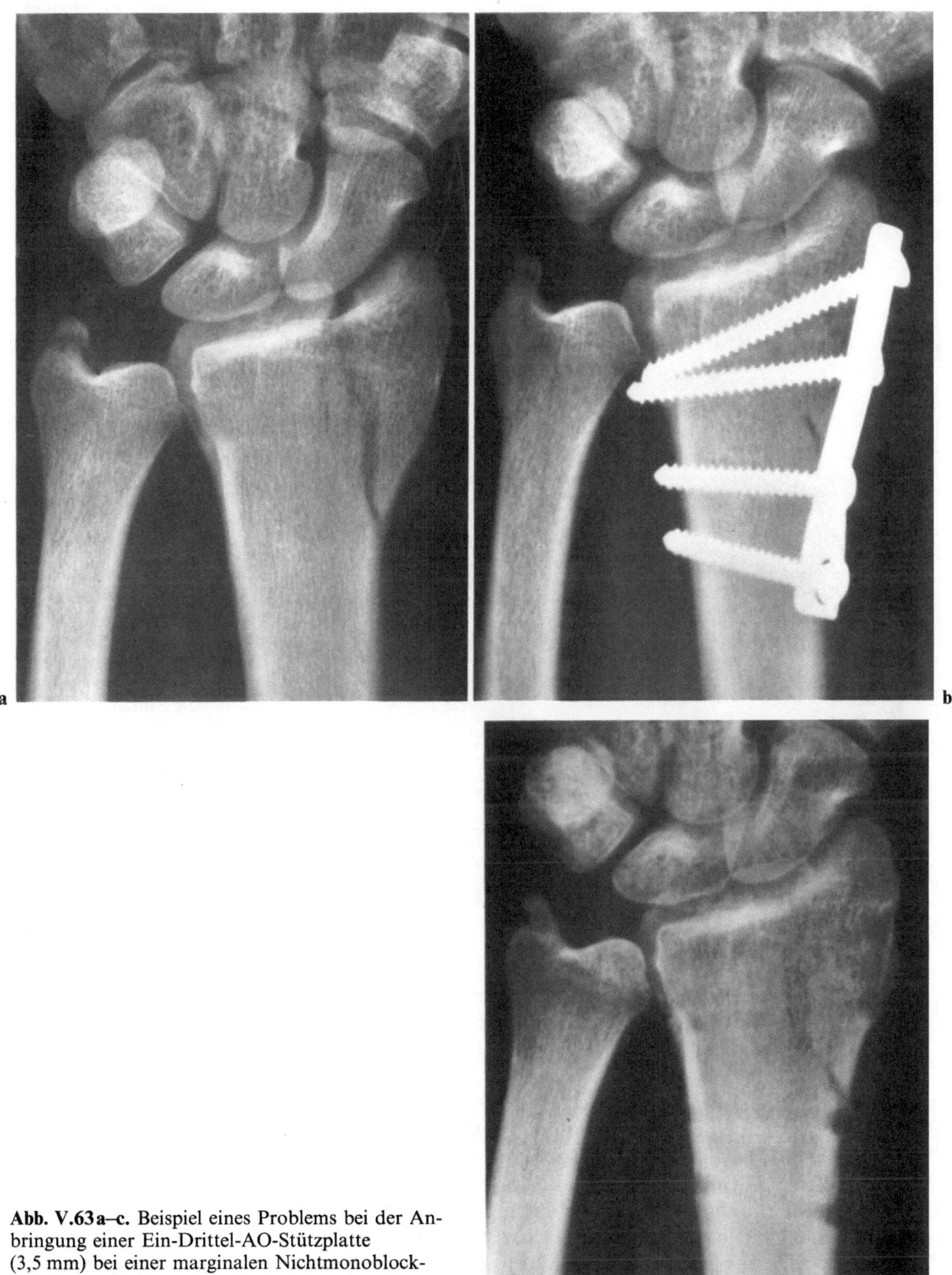

Abb. V.63 a–c. Beispiel eines Problems bei der Anbringung einer Ein-Drittel-AO-Stützplatte (3,5 mm) bei einer marginalen Nichtmonoblockfraktur des Radius: eine distale Schraube wäre ausreichend gewesen

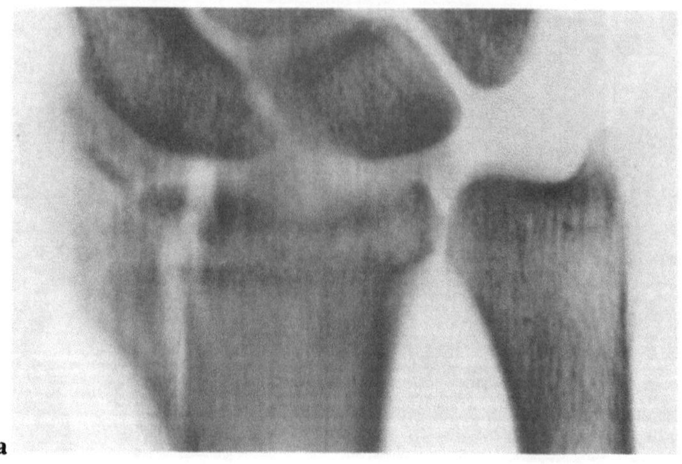

a

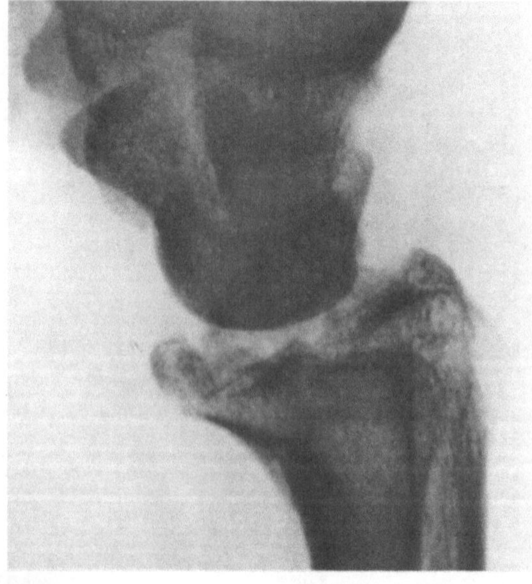

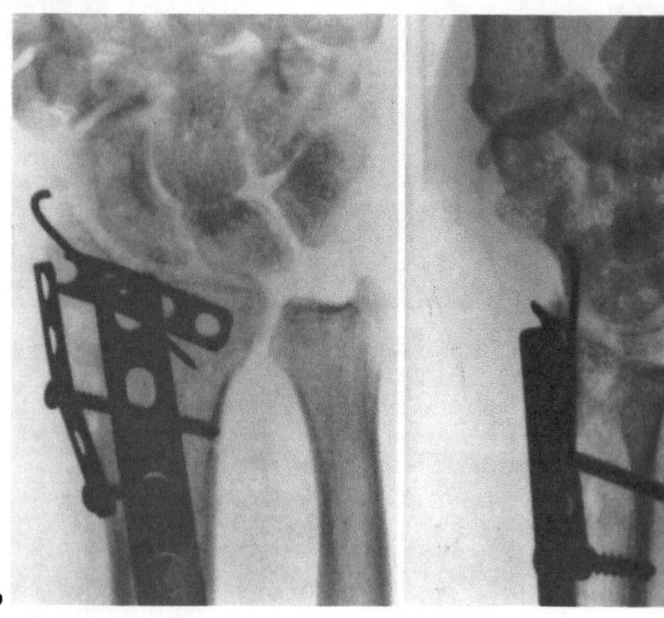

b

Abb. V.64a, b. Fall K.L., 29 Jahre alt, Nichtmonoblockfraktur (multifragmentär) nach Motorradunfall. **a** Konservative Behandlung und Aspekt nach 5 Wochen. **b** Kompression durch palmare und radiale Stützplatte. Um die Reduktion zu erreichen, mußte eine dicke 3,5-mm-Kompressionsplatte benutzt werden, kombiniert mit einer Drittelrohrplatte. Die radiale Stützplatte wurde erst nach palmarer Reduktion und röntgenologischer Auswertung der Situation unter der Operation montiert

mentierung des Blocks hervorrufen und das Endresultat definitiv beeinträchtigen. Wir raten daher ab von ihrem Gebrauch bei marginalen Frakturen.

Nichtmonoblockfrakturen multifragmentär

Die Behandlung muß darauf gerichtet sein, sowohl das Knochenvolumen als auch die Gelenkkongruenz wiederherzustellen, ganz gleich, ob die Splitterung ausgedehnt ist oder nicht. Es geht um folgende Probleme und ihre Lösungen (Abb. V.65a–c):

1. Die Knochenfragmente sind unabhängig voneinander und können sich regellos in alle Richtungen verstreuen.
2. Die Muskelkraft bewirkt, daß der Carpus und die Diaphyse des Radius die Neigung zeigen, sich zu vereinigen, d.h. in die Zertrümmerungszone einzudringen, die somit deformiert wird. Indessen ist der Kapsel- und Bänderapparat, der die

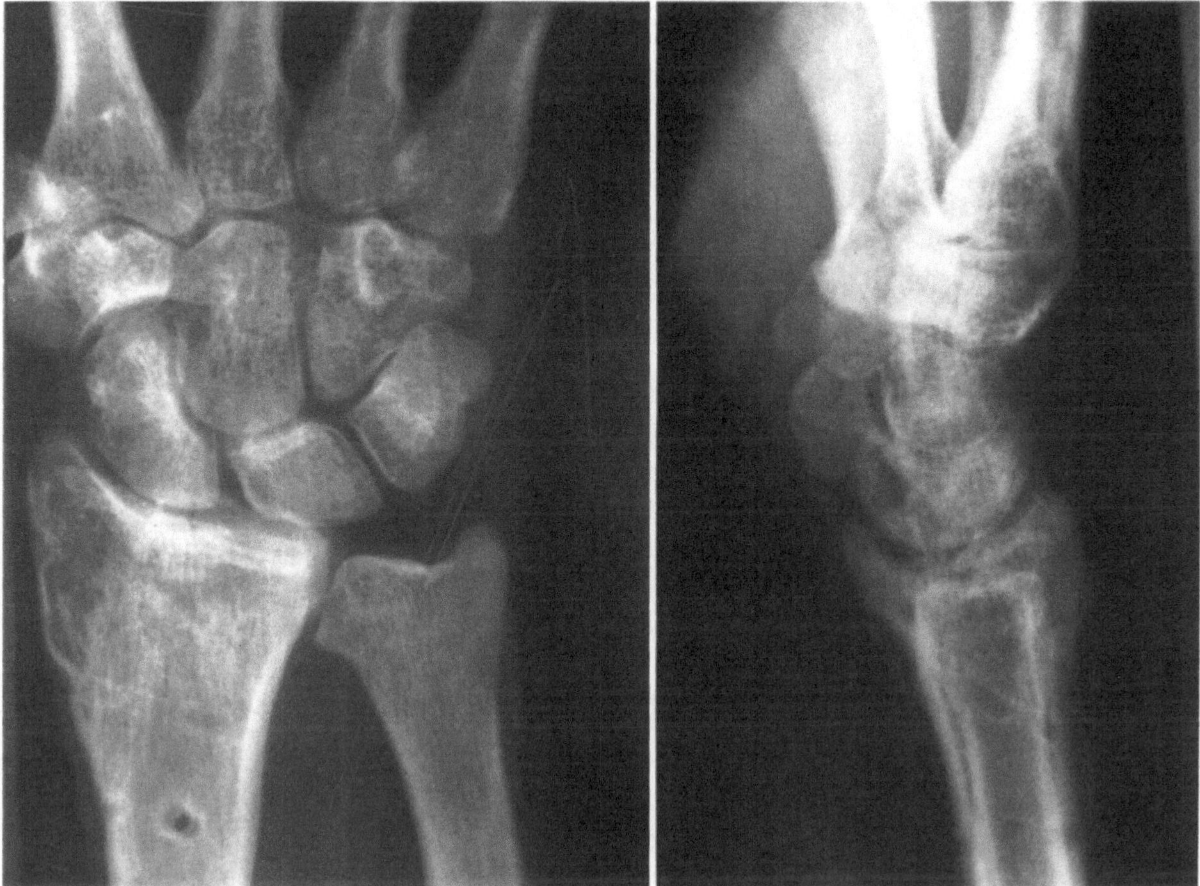

Abb. V.64c. Endresultat: mäßige Inkongruenz und Einsenkung des Gelenks, leichte Dorsalkippung

Radiusepiphyse umgibt, im allgemeinen intakt; er enthält, wie in einem Sack, die Knochenbruchstücke.

3. Wenn man die Wirkung der Muskelkraft ausschaltet, unterbindet man das Vordringen des Carpus und der Diaphyse in die Bruchzone.
4. Die Spongiosaplastik wird durch ein posteroradiales Fenster eingeführt (Abb. V.61); sie vergrößert das Volumen der Knochenmasse und setzt die Wände des Kapselhandsackes, die absolut intakt bleiben müssen, unter Spannung. Durch diese Plastik kann man eine normale Gelenkkontur wiederherstellen, sogar nachträglich
5. Retention durch Fixateur Externe.

Bemerkung. Der Fixateur muß die vorhandenen Muskelkräfte neutralisieren. Sein Zweck ist aber nicht die Reposition selber, sondern deren Retention. Die Reposition erhält man durch manuelle Einwirkung und durch die Spongiosaplastik.
Was wir meinen, sei hier durch *2 Beispiele* illustriert:
1. Nichtmonoblockfraktur (Abb. V.66a, b), stark disloziert, die zu mehreren Fragmenten geführt hat, wovon 2 relativ umfangreich sind. Diese konnten mit Hilfe des Fixateur Externe von Jakob fixiert und in einer Position gehalten werden, die den normalen anatomischen Verhältnissen so nahe wie möglich kommt. Auf-

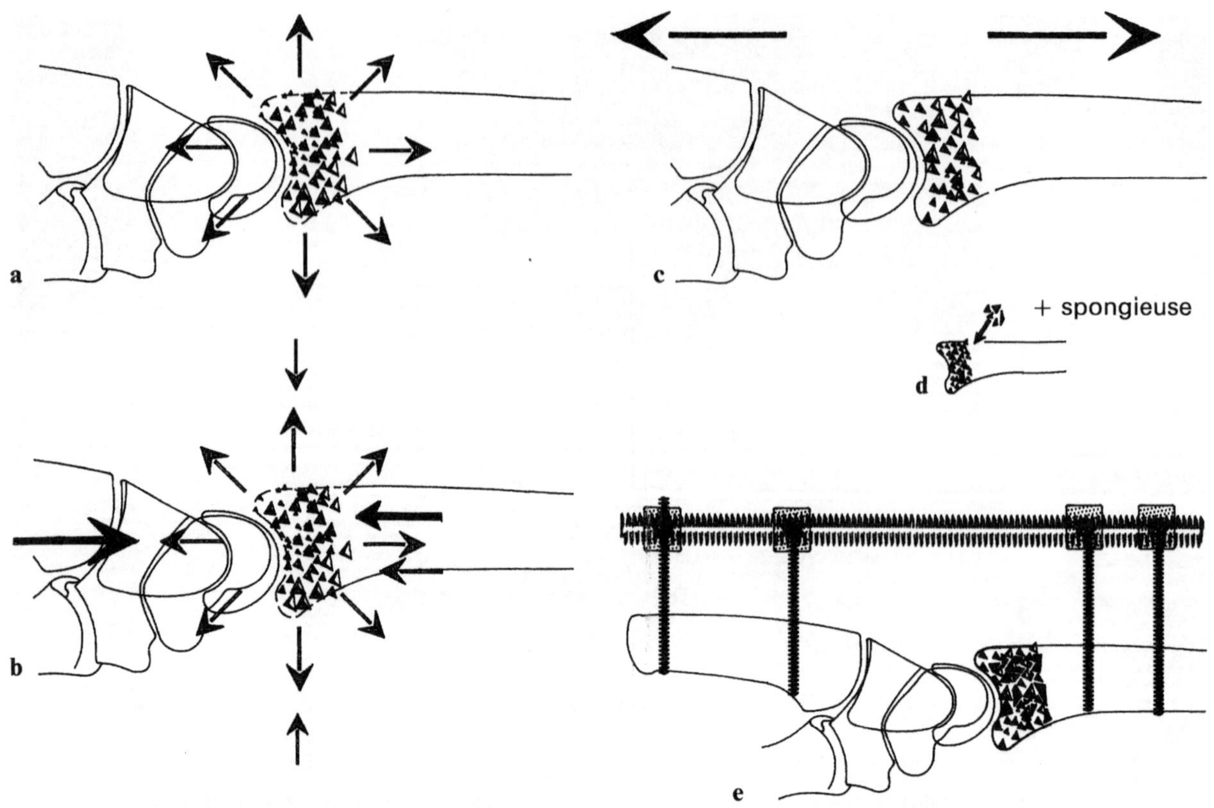

Abb. V.65a–e. Behandlungsprinzip der Nichtmonoblockfrakturen mit vielen Fragmenten. **a** Pathophysiologie: die Bruchstücke neigen dazu, nach allen Richtungen auseinander zu weichen. **b** Der Kapsel-Band-Apparat, der die Radiusepiphyse umgibt, enthält die Bruchstücke. Carpus und Diaphyse dringen infolge der Muskelkraft in die Bruchzone vor. Achtung, diese Deformation wird definitiv! **c** Durch Neutralisation der Muskelkraft läßt sich die Deformation verhüten. **d** Dank der Spongiosaplastik kann man die deformierte Epiphyse neu modellieren. **e** Der Fixateur Externe garantiert die Aufrechterhaltung der Reduktion und der Neugestaltung des Gelenks, da er die Muskelkräfte neutralisiert

füllung des restlichen Hohlraums mit autologer Spongiosa. Nach 1 Jahr bestand eine dorsale Kippung von 15° gegenüber der Norm und leichte Gelenkinkongruenz. Dieses Resultat, auch wenn es nicht perfekt ist, spricht für die Wirksamkeit der Methode.

2. Das 2. Beispiel zeigt in vollendeter Weise die Möglichkeiten, welche die Knochentransplantation auch bei spätprimären Eingriffen bietet, (Abb. V.67).

Monteur, 23 Jahre alt, Zustand nach distalem Splitterbruch des Radius, der mit einfachem Vorderarmgipsverband behandelt wurde. Auf dem ersten Röntgenbild sind Zerschmetterung und Deformation deutlich sichtbar (Abb. V.67a).

Durch das Einsetzen eines Fixateur Externe, 3 Tage später, erhält man die Möglichkeit, den Carpus zu strecken. Dies ändert aber kaum etwas an den Gelenkdeformationen; nun aber treten die Knochen-„Hohlräume" zu Tage (Abb. V.67b).

Diese Hohlräume werden durch die autologe Spongiosaplastik ausgefüllt. Die Röntgenaufnahme während der Operation (Abb. V.67c) läßt das Ergebnis der Behandlung nicht genau erkennen, die Arthrographie aber, die 6 Monate nach dem Unfall angefertigt wurde (Abb. V.67d), zeigt, daß die Gelenkfläche wiederhergestellt worden ist. Diese Arthrographie zeigt überdies, daß Synechien zwischen Radius und Carpus bestehen und daß das Ligament zwischen Triquetrum und Lunatum eine Verletzung aufweist (Abb. V.67e).

Das Radiokarpalgelenk wurde zwar perfekt restauriert, dies ist aber keineswegs der Fall bei dem distalen Radioulnargelenk: Es blieb deformiert (Abb. V.67f), und man kann eine dorsale

Verschmälerung des Gelenkspalts erkennen, welche die vom Patienten empfundenen Schmerzen eindeutig erklärt. Es war nicht möglich, diese Schmerzen durch eine Verkürzung der Ulna zu beheben. Eine garantierte Schmerzfreiheit wäre nur von einer kombinierten Resektion und Arthroplastik der Ulna zu erhoffen.

Zusammenfassung. Der Fixateur Externe ist das Retentionsmittel der Wahl bei Mehrfragmentenfrakturen, sei es vom Typus Monoblock oder Nichtmonoblock. Je nach dem Ausmaß der Splitterung wird der Fixateur externe entweder im 2. Metacarpale oder in den Hauptfragmenten des frakturierten Epiphysenmassivs verankert. Auf jeden Fall sind die Vorzüge der Spongiosaplastik entscheidend: Verkürzung der Dauer der Immobilisierung, bessere Stabilisation, Korrektur der Gelenkdeformationen.

Absolut notwendig ist die stabile Osteosynthese bei einer marginalen Nichtmonoblockfraktur.

Der Gebrauch des Fixateur externe steht dem der Stützplatte nicht entgegen. Der Fixateur externe kann beim korrekten Einsetzen des Osteosynthesematerials von Nutzen sein.

Instabilität des Carpus und Radiusfraktur

Die scapholunäre Dissoziation, kombiniert mit einer Radiusfraktur, muß nach den schon vorher dargestellten Prinzipien behandelt werden: Zunächst ist die Radiusfraktur zu reponieren und zu stabilisieren, danach werden von der Palmarseite her die zerrissenen Ligamente in anatomischer Lage vernäht. Wenn der Fixateur externe aus praktischen Gründen erst am Ende des Eingriffs angebracht werden kann, wird die vorläufige Stabilisierung den Kirschner-Drähten überlassen, vorausgesetzt, daß eine Stützplatte nicht ausreichend gewesen wäre.

I. Fehlstellungen des Radius

Der Callus vitiosus, d.h. die Konsolidation von Knochenfragmenten mit fehlerhafter Ausrichtung verursacht eine 3fache klinische Pathologie (Abb. V.68a, b):
- die relative Verlängerung der Ulna gegenüber dem Radius,
- die Gelenkkippung des distalen Radiusabschnittes,
- die distale, radioulnare Inkongruenz.

Hinzukommende, weitere pathologische Erscheinungen, eine Instabilität des Carpus oder eine Arthrose des distalen Radioulnargelenks, kann den Behandlungsplan komplizieren.

Das chirurgische Ideal, die gleichzeitige Korrektur aller Deformitäten, ist nicht immer mit der klinischen Realität vereinbar, um so weniger, als eine Gesamtkorrektur ein größerer Eingriff ist, der sicherlich Risiken einer Algodystrophie mit sich bringt. Die vorgeschlagene Korrektur muß also angepaßt werden: den Klagen, der funktionellen Behinderung, dem Charakter (der Persönlichkeit) des Patienten, dem Mineralisierungsgrad des Knochens, den übernommenen Operationsrisiken, im Vergleich zu den vermuteten Vorteilen.

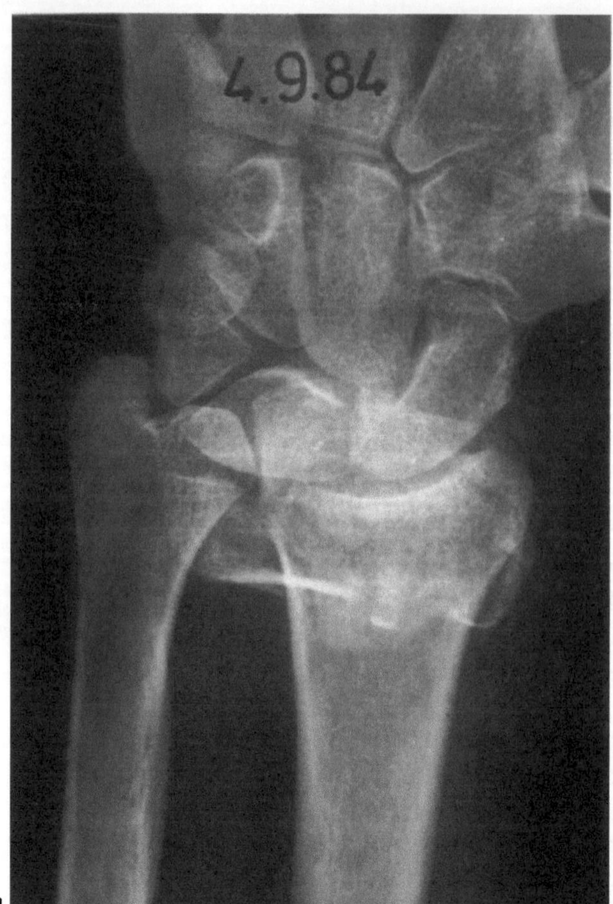

Abb. V.66. a Nichtmonoblockfraktur, aus großen Fragmenten bestehend. **b** Der Fixationsapparat von Jakob ermöglicht eine Stabilisierung der Hauptbruchstücke und ihre Einrichtung. Die Spongiosaplastik garantiert eine rasche Heilung. **c** Resultat nach 1 Jahr: Länge und Gelenkachsen sind fast normal

a

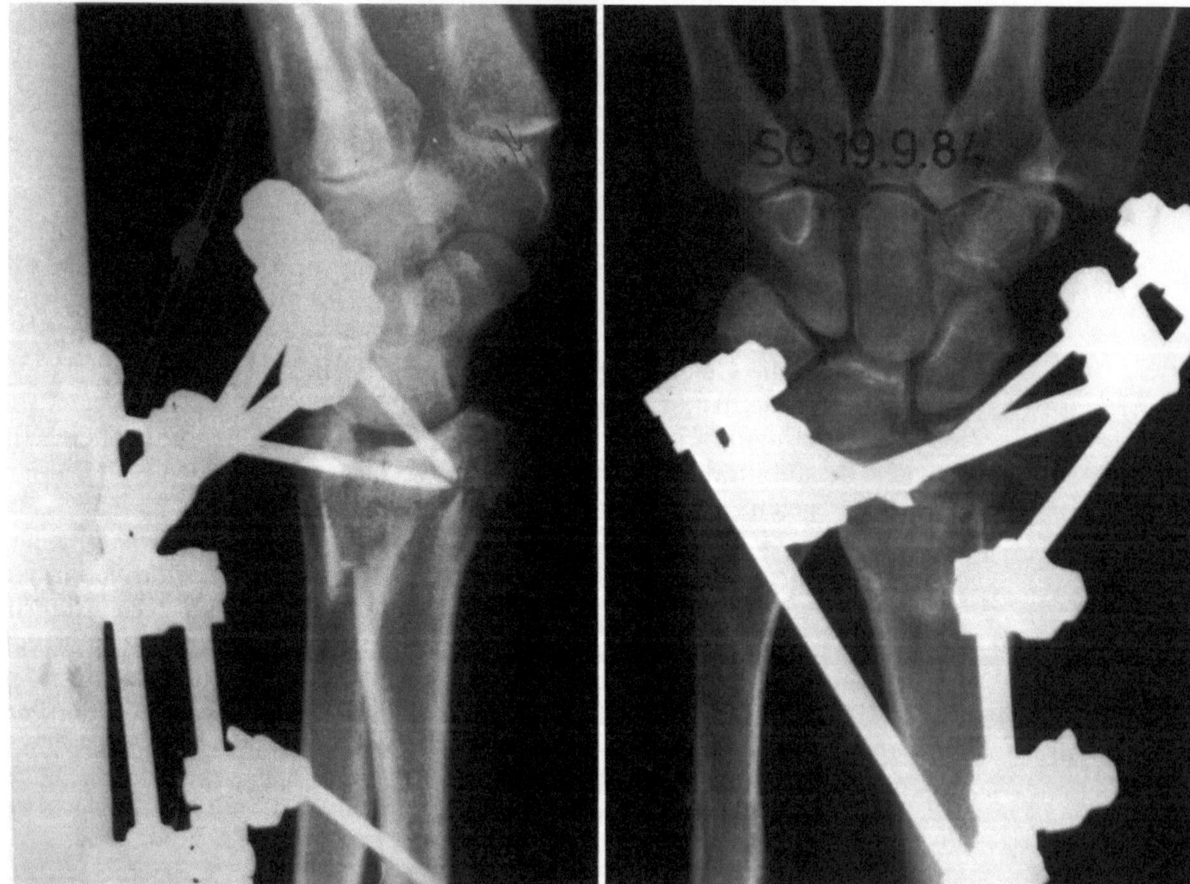

b

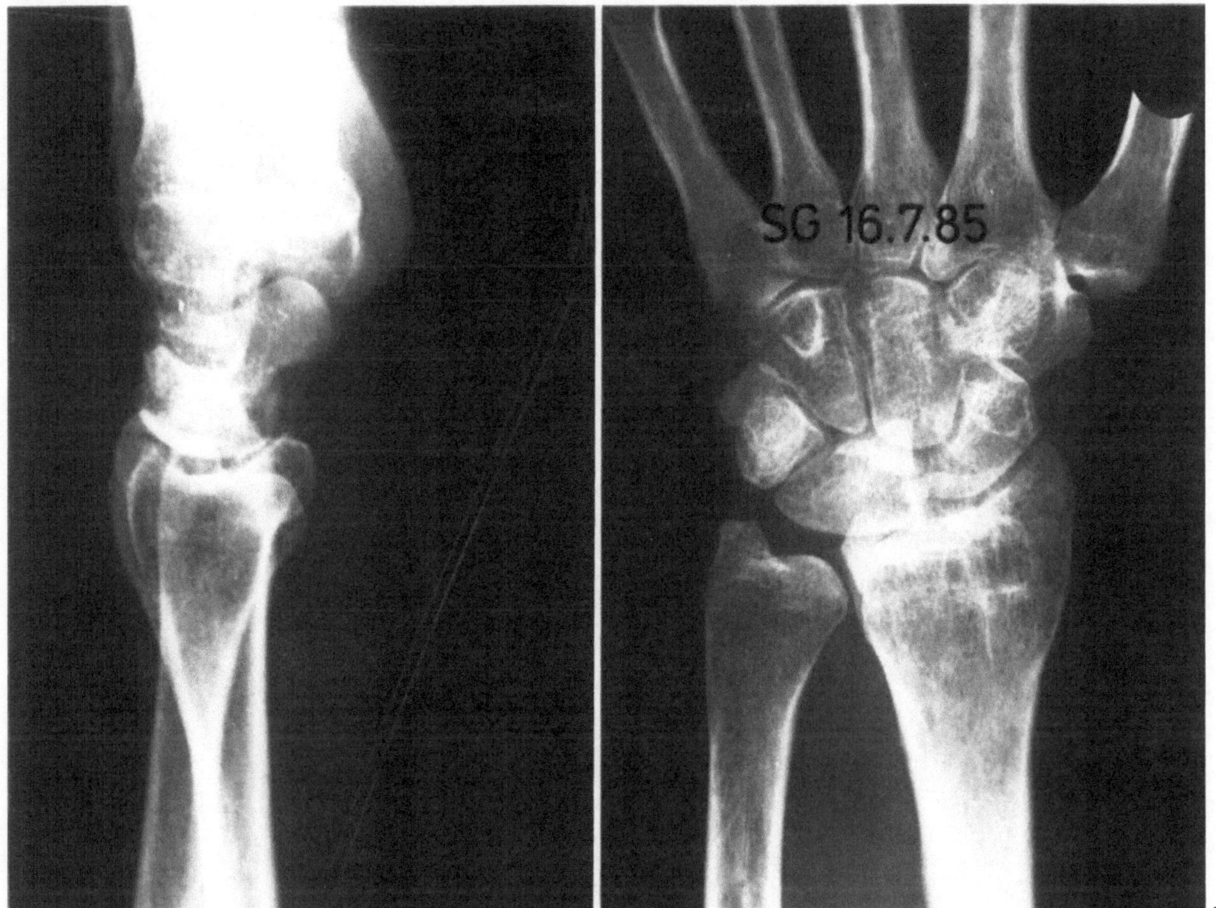

c

Es gibt viele chirurgische Möglichkeiten; sie werden nachstehend für jeden der beiden Unterarmknochen zusammengefaßt. Man kann auch in Erwägung ziehen, diese Methoden untereinander zu kombinieren.

Ulna

1. Verlängerungsosteotomie,
2. Verkürzungsosteotomie,
3. distale radioulnare Arthrodese (Sauvé-Kapandji 1985),
4. schräge Resektion und Arthroplastik (mit oder ohne Verkürzung),
5. Resektion nach Darrach.

Radius

1. Verlängerungsosteotomie,
2. Öffnungs- oder Schließungsosteotomie (dorsaler oder palmarer Weg),
3. Verkürzungsosteotomie (s. Osteomalazie).

Trotz der Fülle der Möglichkeiten muß man je nach den Vor- und Nachteilen der Zugangswege und den pathologischen Verhältnissen, die es zu behandeln gibt, seine Wahl treffen.

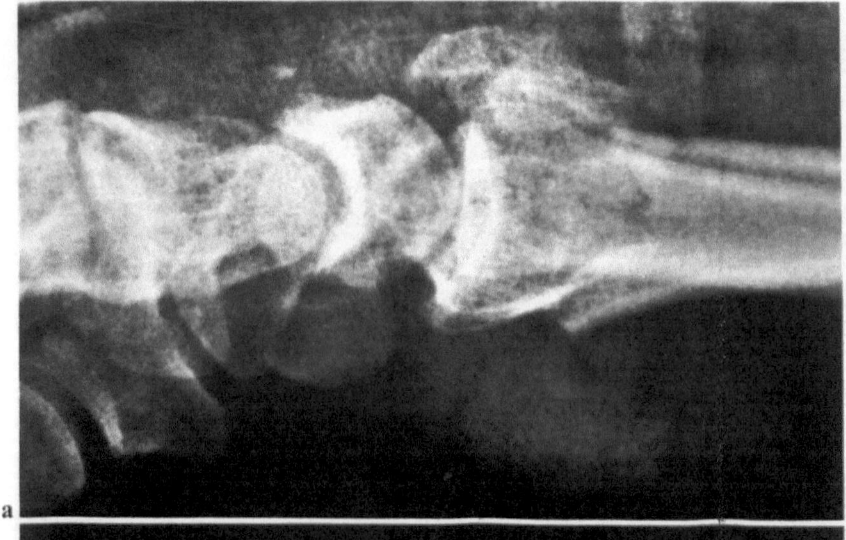

a

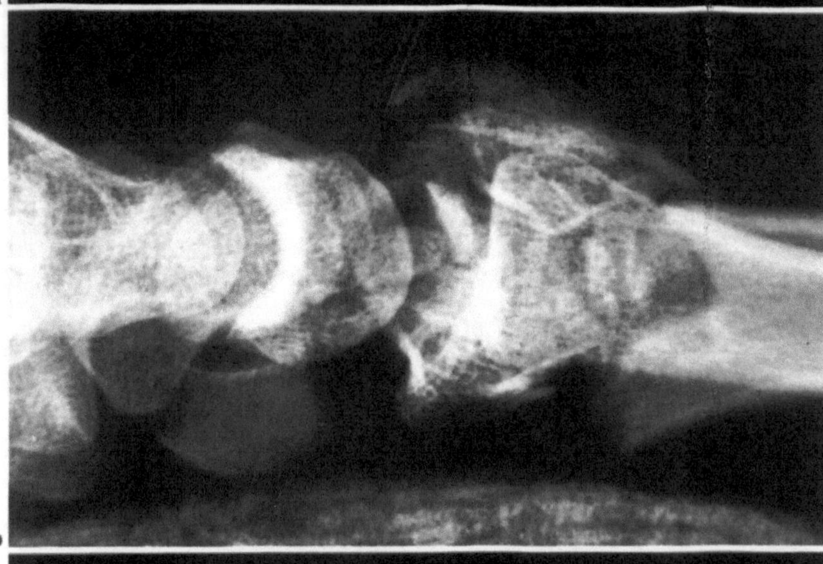

b

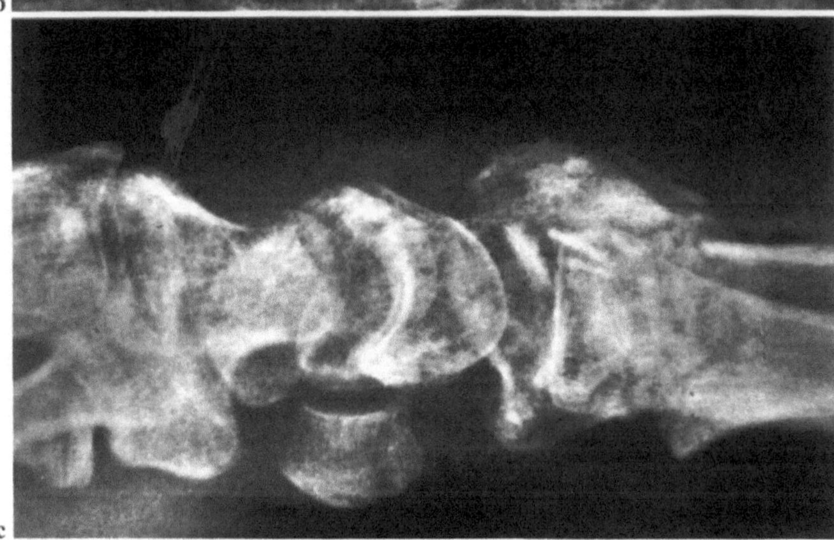

c

Abb. V.67 a–f. Die Bedeutung der Spongiosaplastik: **a** Gelenkdeformation 3 Tage nach konservativer Behandlung einer multifragmentären Nichtmonoblockfraktur. **b** Durch Zugwirkung werden die Gelenkdeformationen nicht verändert. **c** Nach der Spongiosaplastik verschwindet der „Hohlraum“.

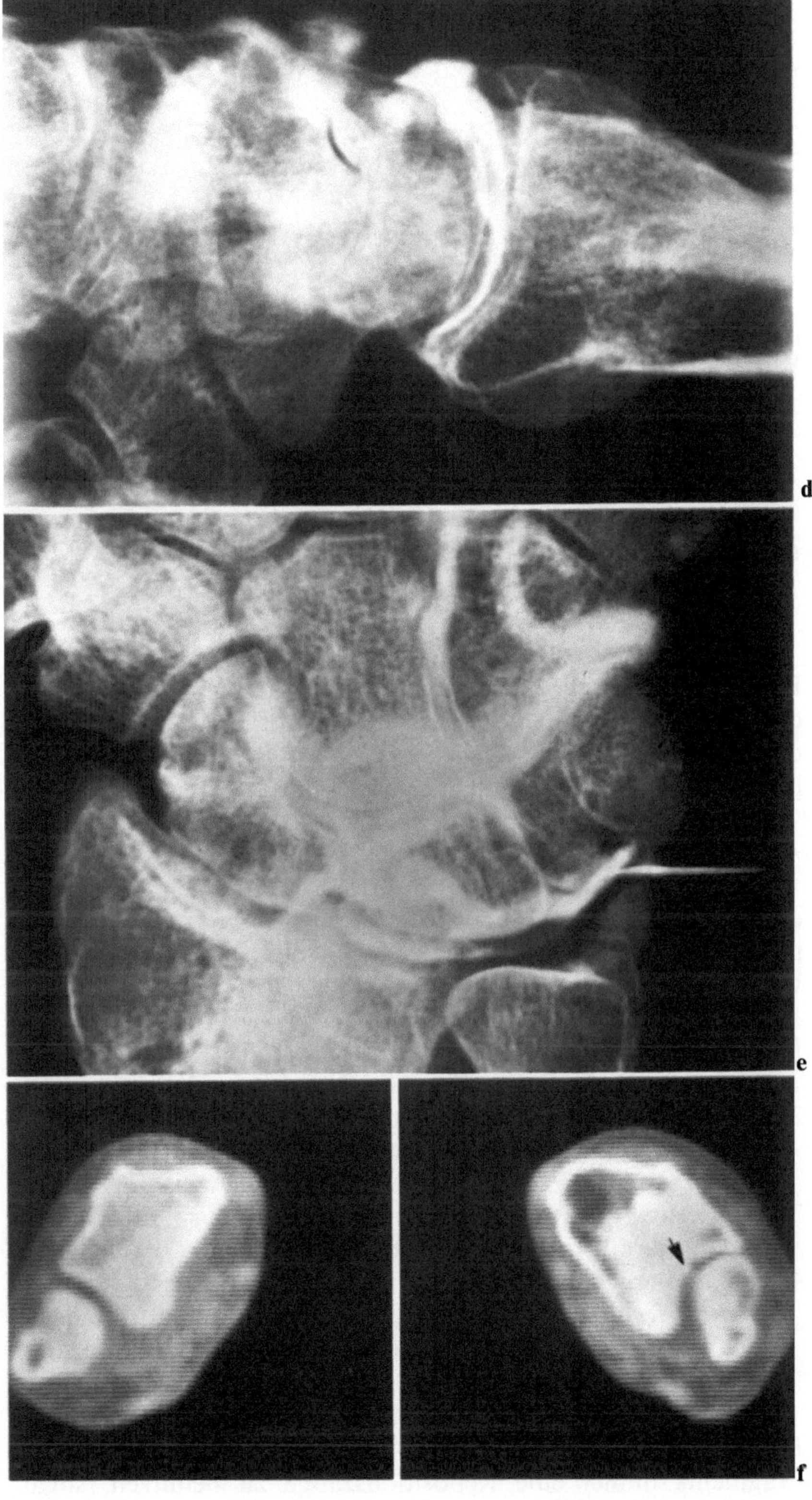

Abb. V.67. d, e Die Arthrographie liefert den Beweis für die Wirksamkeit der Neugestaltung des Gelenks mittels Spongiosaplastik. Zu beachten sind die intraartikulären Synechien, welche die Diffusion des Kontrastmittels in das radiale Kompartiment verhindern. **f** Auch diese Methode hat ihre Grenzen: trotz der Spongiosaplastik ist die Wiederherstellung des Radioulnargelenks ungenügend: Gelenkinkongruenz, dorsale Subluxation, Schmerzen

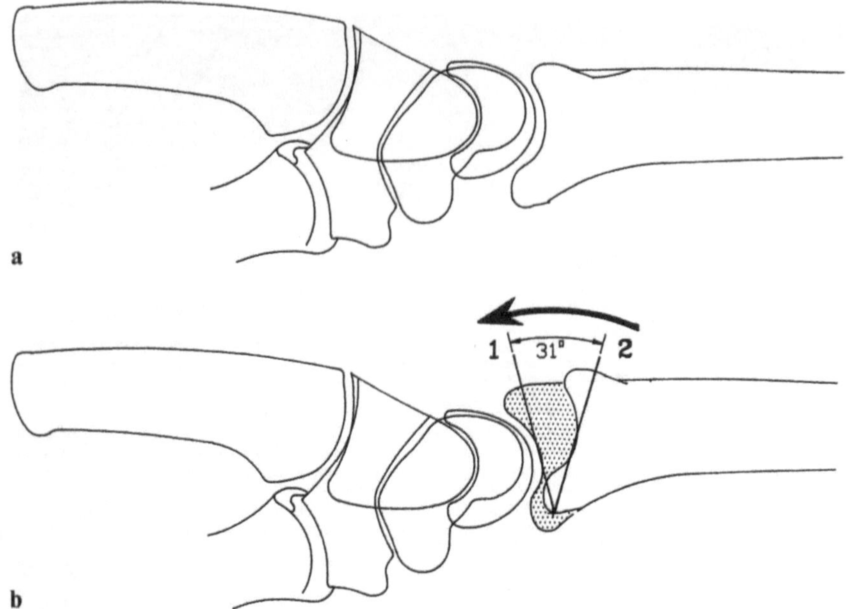

Abb. V.68 a, b. Probleme beim Callus vitiosus. **a** Substanzverlust: Kippung des Gelenks, Subluxation des Carpus, Verkürzung. **b** Ziele: Gesamtkorrektur; Verlängerung und Korrektur der Kippungen in den Raumebenen
1 Idealer Winkel
2 Tatsächlicher Winkel
1–2 Erwünschte Korrektur

Eingriffe an der Ulna

Im distalen Drittel ist der Zugang zur Ulna einfach; der Knochen liegt hier unmittelbar unter der Haut. Der Verlauf des M. extensor carpi ulnaris längs des ulnaren Randes der Ulna in ihrem distalen Drittel ist nicht erschwerend. Auch große Stämme von Hautnerven sind nicht vorhanden, so daß die Gefahr einer Algodystrophie oder schmerzhafter Narbenbildung gering ist.

Am Processus styloideus muß man darauf achten, den R. dorsalis nervi ulnaris nicht zu verletzen. Er kreuzt den Griffelfortsatz, um die Dorsalfläche der Ulnarseite der Hand zu innervieren.

Techniken zur Verkürzung der Ulna (Abb. V.69)

1. Die Inzision ist auf die Ulna zentriert und nur wenig länger als die Platte, die für die Osteosynthese vorgesehen ist.
2. Bohrung zweier oder dreier distal gelegener Löcher und Inzision der Membrana interossea antibrachii, um jedes Hindernis in Bezug auf die Verkürzung auszuschalten (Abb. V.69 a).
3. Markierung der Rotation mit dem Meißel oder (Abb. V.69 b, c) mit 2 parallelen Kirschner-Drähten.
4. Osteotomie, entweder lotrecht zur Längsachse des Knochens (Vorteil: erneute Schnitte, falls notwendig, sind einfacher) oder schräg (d–g) (Vorteil: interfragmentäre Stabilisierung, evtl. schräge Zugschraube).

Bemerkungen. Es ist von Vorteil, zur Manipulation des distalen Fragments immer eine Repositionszange zu benutzen, sogar wenn die Schrauben sich bereits an Ort und Stelle befinden. Damit vermeidet man, daß die Schrauben unter Spannung geraten und daß sie ausgerissen werden, wenn der Knochen ungenügend mineralisiert ist oder wenn unangebrachte Manipulationen vorgenommen werden.

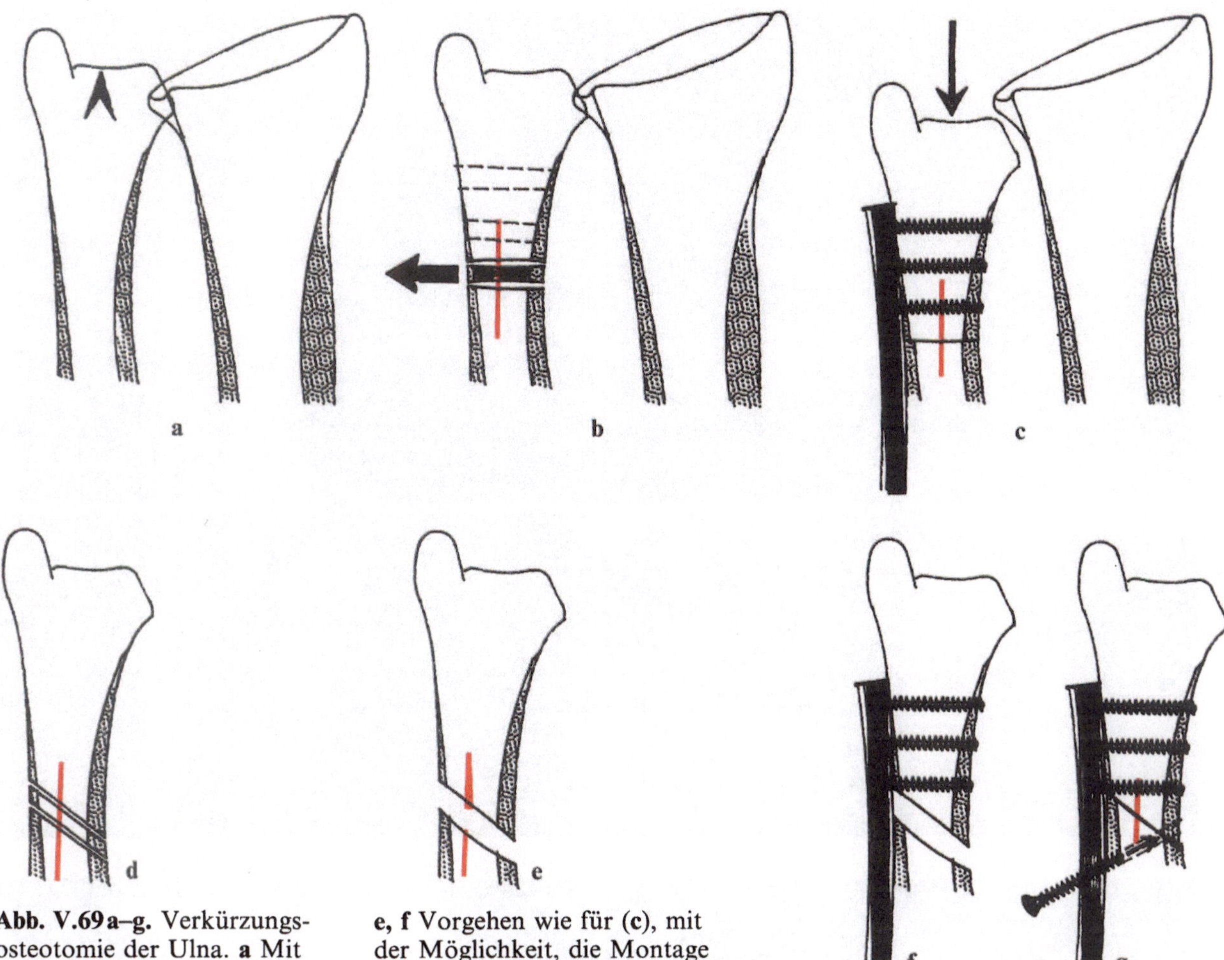

Abb. V.69a–g. Verkürzungsosteotomie der Ulna. **a** Mit dem Callus vitiosus zusammenhängendes Problem: die relative Verlängerung der Ulna erzeugt einen ulnokarpalen Überdruck, manchmal eine Subluxation und eine offensichtliche Instabilität des distalen Radioulnargelenks (Abb. V.70). **b, c** Lösung mittels der lotrechten Osteotomie: distale Bohrung von 2 oder 3 Löchern, Markierung der Rotation (mit dem Meißel, *roter Strich*), distale Durchschneidung der Membrana interossea, Resektion einer Knochenscheibe, deren Höhe der beabsichtigten Verkürzung entspricht (**b**). Verkürzung mit oder ohne Spanner; trotz der Schrauben sollte das distale Fragment mittels einer Repositionszange manipuliert werden (**c**). **d–g** Lösung mittels der schrägen Osteotomie: man geht vor, wie für (**b**), sägt aber das zu exzidierende Fragment schräg ab (**d**). **e, f** Vorgehen wie für (**c**), mit der Möglichkeit, die Montage mit einer schrägen Zugschraube zu ergänzen (**g**)

Die Verwendung eines Spanners erscheint uns nicht notwendig. Wenn er jedoch gebraucht werden soll, muß die Inzision in proximaler Richtung um $^1/_3$ verlängert werden.

Indikationen. Zur Erläuterung des Gesagten mögen 2 Beispiele dienen:

1. Fall S.N., 40 Jahre alt (Abb. V.70a, b), Beamter. Folgen einer Radiusfraktur: permanente Subluxation des distalen Radioulnargelenks, Schmerzen bei Pronation und Supination, Kraftlosigkeit. Die Gelenkflächen des Radius sind korrekt eingestellt.

Frage: Besteht eine distale radioulnare Instabilität? Im Zweifelsfalle beschränken wir uns lieber auf eine Osteotomie mit Verkürzung um etwa 0,8 cm.

Resultat: Reduktion der Subluxation, Wiederherstellung der Kraft, Verschwinden der Schmerzen. Der Patient ist wieder hundertprozentig arbeitsfähig.

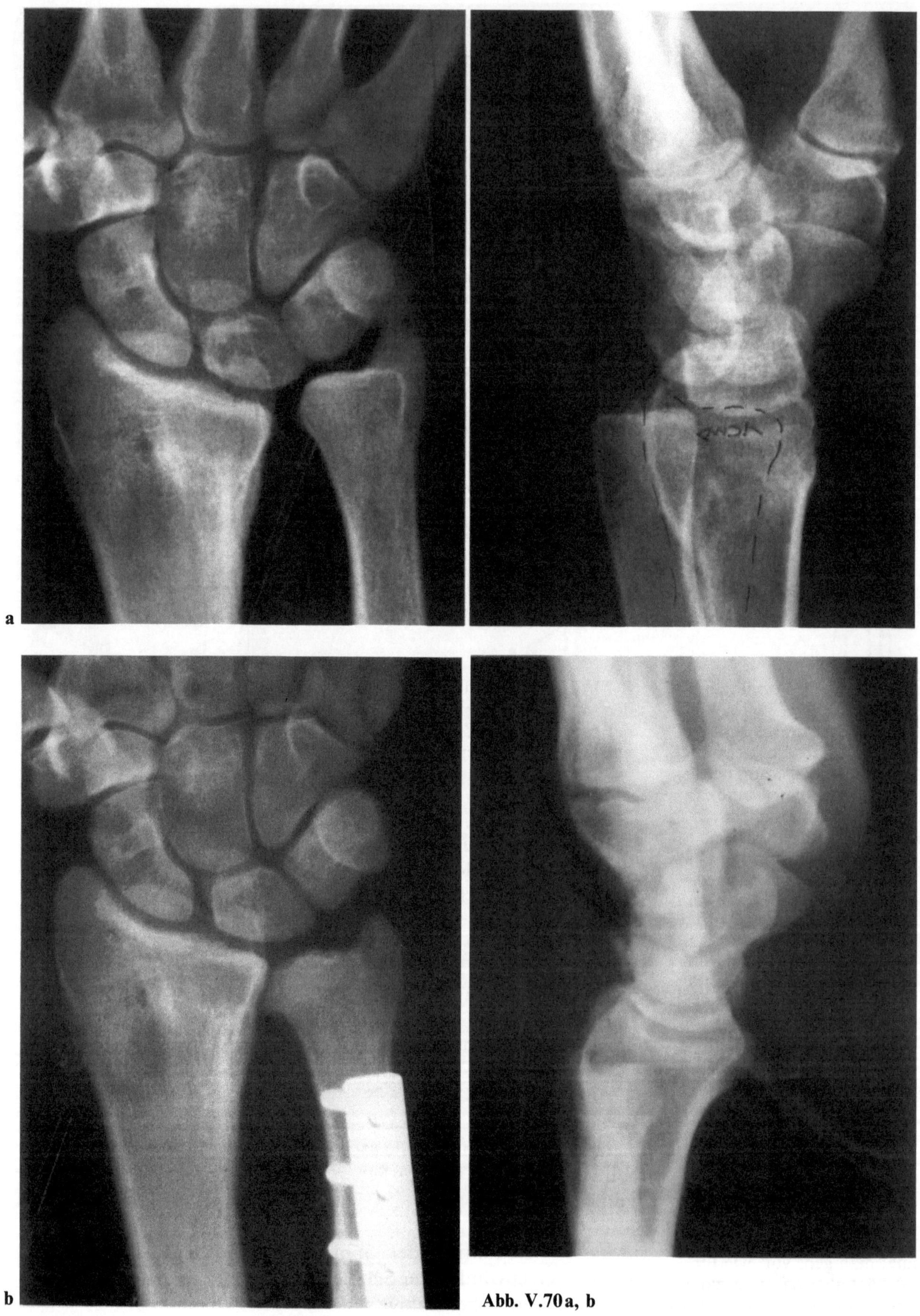

Abb. V.70 a, b

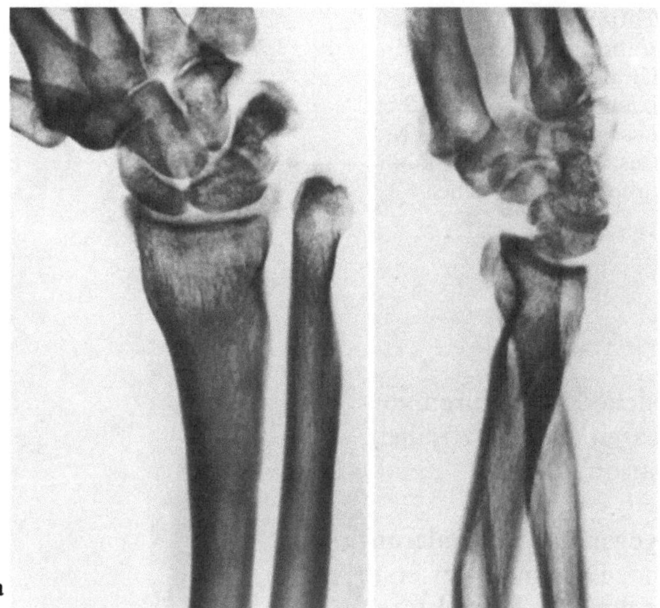

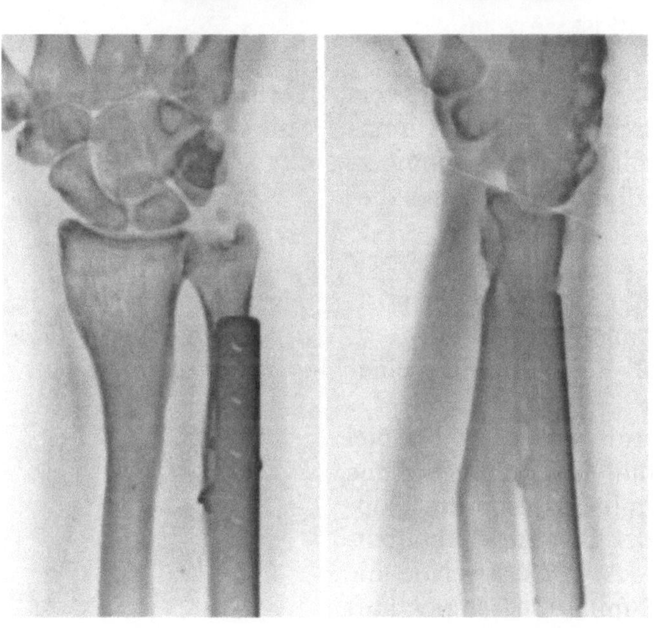

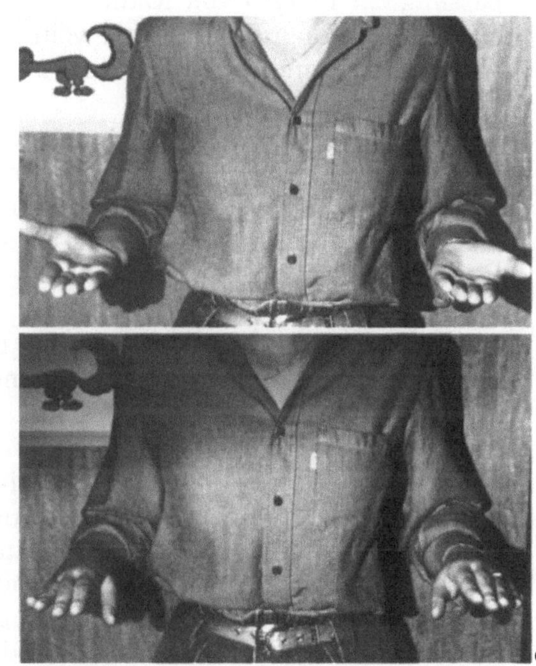

Abb. V.71a–c. Fall L.E., 26 Jahre alt, Postbeamtin, Caput-ulnae-Syndrom nach Radiusfraktur in 2 Höhen. **a** Völlige Inkongruenz des distalen Radioulnargelenks. **b** Aussehen nach einfacher Verkürzung (s. Text). **c** Funktion

◁ **Abb. V.70a, b.** Fall S.N., 40 Jahre alt, Beamter; Caput-ulnae-Syndrom nach Monoblockfraktur und konservativer Behandlung. **a** Verlängerung und Subluxation der Ulna, **b** klinische und morphologische Normalisierung nach Verkürzung (ohne zusätzliche Eingriffe)

2. Fall L.E., 26 Jahre alt, Postbeamtin (Abb. V.71a, b). Sichtbar sind die Folgen zweier Radiusfrakturen, die eine als Epiphysenmonoblock mit dorsaler und radialer Kippung, die andere im proximalen Drittel der Diaphyse, was eine Beschränkung der Supination und andauernde Schmerzen in der Umgebung des ulnaren Griffelfortsatzes bedingt.

Frage: Muß man alle Deformationen beseitigen, was eine Operation größeren Ausmaßes wäre, oder sich zunächst damit bescheiden, die Ulna zu verkürzen und auszurichten?

Da die Patientin nur unter dem Caput-ulnae-Syndrom litt und zudem ängstlich war, schlugen wir ihr vor, zunächst das untere Radioulnargelenk mittels einer Verkürzungsosteotomie anzupassen.

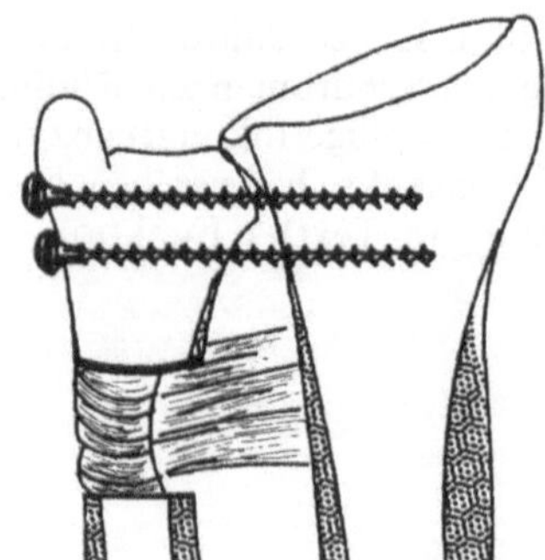

Abb. V.72. Schematische Darstellung des Prinzips der Operation nach Sauvé und Kapandji: Den Ulnakopf reduzieren und an den Radius fixieren, Exzision von 2 cm Knochenlänge, Zwischenlagerung des M. pronator quadratus. Problem: die Stabilität des Ulnastumpfes bleibt unsicher

Resultat: Es war nicht mehr nötig, zusätzliche Korrekturen vorzusehen, weil die Ergebnisse so günstig waren (Schmerzfreiheit, Normalisierung der Pronation und Supination).

Schlußfolgerung. Das Wesentliche ist die gegenseitige Wiederanpassung der Längen von Radius und Ulna. Dies muß der erste chirurgische Eingriff sein, wenn weitere, mehrfache Korrekturen vorzunehmen sind, deren Wirkung ungewiß ist.

Technik von Sauvé-Kapandji (1985)

Diese Technik ist in Abb. V.72 schematisch dargestellt. Wir verwenden sie nicht, weil die Stabilisierung des proximalen Stumpfes der Ulna unsicher ist. Da uns Fälle mit instabiler, schmerzhafter Ulna bekannt sind, bleiben wir bezüglich des Wertes dieser Methode skeptisch.

Technik der schrägen Resektion und Arthroplastik

Wir haben die Technik von Bowers (1982) für Fälle von posttraumatischer Arthritis wieder aufgenommen und modifiziert. Gegebenenfalls sollte man diese „Halb"-Resektion mit einer Verkürzung der Ulna kombinieren.

Hierfür gibt der Fall O.B., 23 Jahre alt, ein gutes Beispiel (Abb. V.73a). Durch einen Motorradunfall entstand eine offene Fraktur des distalen Drittels des Radius mit Luxation des Kopfes der Ulna. Trotz der Reduktion und der Ligamentnähte entwickelte sich eine traumatisch bedingte Arthrose, welche die Kraft einschränkt und Pronation und Supination schmerzhaft macht. Die Röntgenaufnahme (Abb. V.73b) zeigt einige Zysten im Knochen, keine anderen Zeichen einer Arthrose, jedoch ist die Inkongruenz des Gelenks offensichtlich.

Was ist zu tun?

- Eine Verkürzung vornehmen? Dies wird nichts an den Gelenkverletzungen ändern, aber vielleicht die Mechanik des Gelenks berichtigen, ohne eine Garantie der Besserung.
- Sich auf die Resektion nach Darrach verlegen? Dieser Eingriff führt oft zu einem schmerzhaften Konflikt zwischen dem Stumpf der Ulna und dem Radius, einem von Bell et al. (1985) treffend beschriebenen Syndrom. Überdies hat dieser Eingriff eine eindeutige Verminderung der Kraft im Gefolge.
- Den Kopf der Ulna mit einer Prothese aus Silastic überdekken? Mit diesem Eingriff führt man einen inerten Körper ein und ist zu einer definitiven Knochenresektion gezwungen. Im

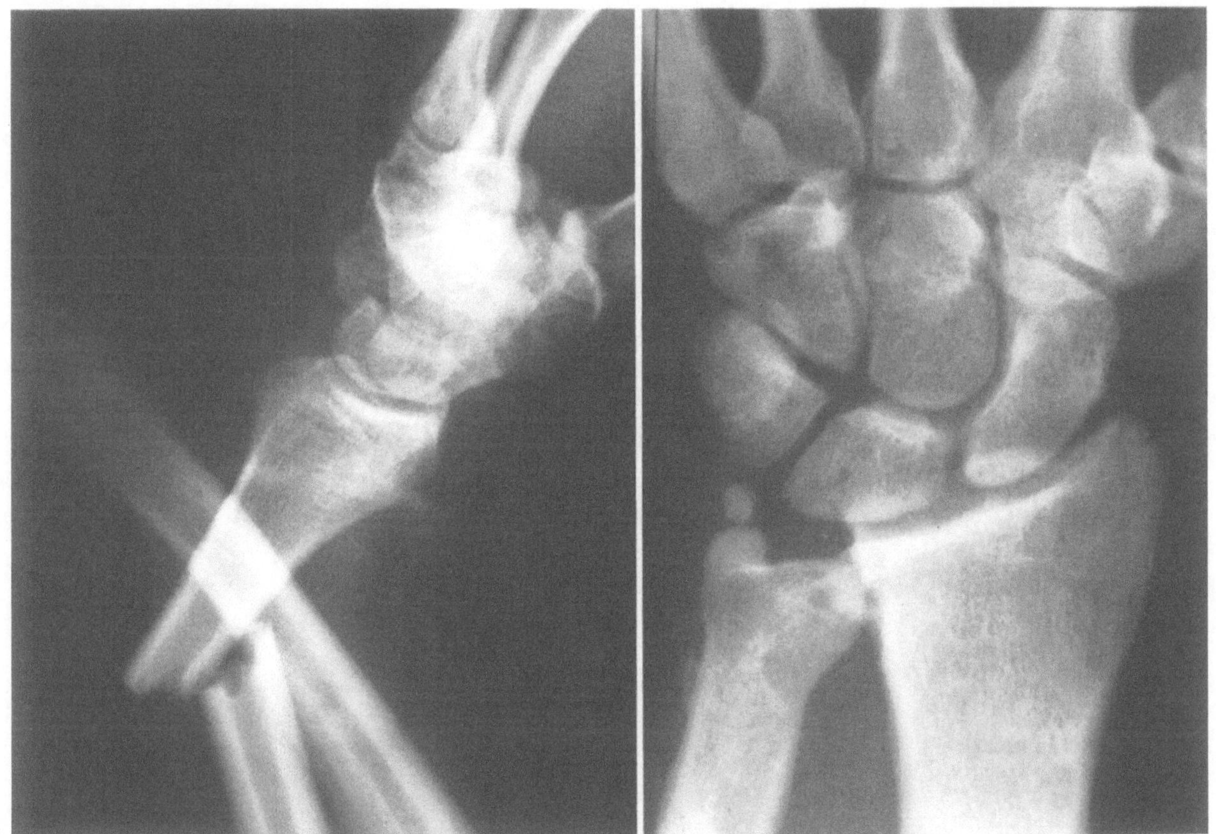

Abb. V.73. a Luxationsfraktur am Tage des Unfalls; **b** 1 Jahr später: starke Schmerzen im distalen Radioulnargelenk bei Pronation und Supination. Subchondrale Zysten im Kopf der Ulna

Falle eines Mißerfolgs müssen wir auf die Operation nach Darrach zurückgreifen, evtl. auch auf eine Stabilisierung des Stumpfes. Solche Mißerfolge kommen häufig vor, da es äußerst schwierig ist, die prothetische Kappe zu stabilisieren.

Folgende *Vorteile der Resektion mit Arthroplastik* stehen dem gegenüber:

1. Erhaltung des ulnaren Griffelfortsatzes und der Insertionsstellen des proximalen V,
2. Stabilisierung der Ulna,
3. intraartikuläre Zwischenlagerung eines Streifchens vom Retinaculum, was die Abduktion der Ulna vermeiden hilft;
4. die Technik ist relativ einfach.

Operationstechnik (Abb. V.74)

- Hautschnitt (Abb. V.74a): breit, unter Bildung eines Hautlappens, der seine Basis ulnar-palmar hat, um vom N. ulnaris ausgehende Störungen zu vermeiden.
- Aufsuchen des Retinaculum extensorum (Abb. V.74b), Abgrenzung eines Streifens vom Retinaculum, dessen Basis die Insertion auf dem Triquetrum ist und dessen radialer Ausläufer am Tuberculum Listeri liegt (Abb. V.74c).
- Freilegung des M. extensor carpi ulnaris durch Z-förmigen Einschnitt (Abb. V.74d).
- Aufsuchen der Ulna und Freipräparieren des Ulnakopfes (Abb. V.74e).

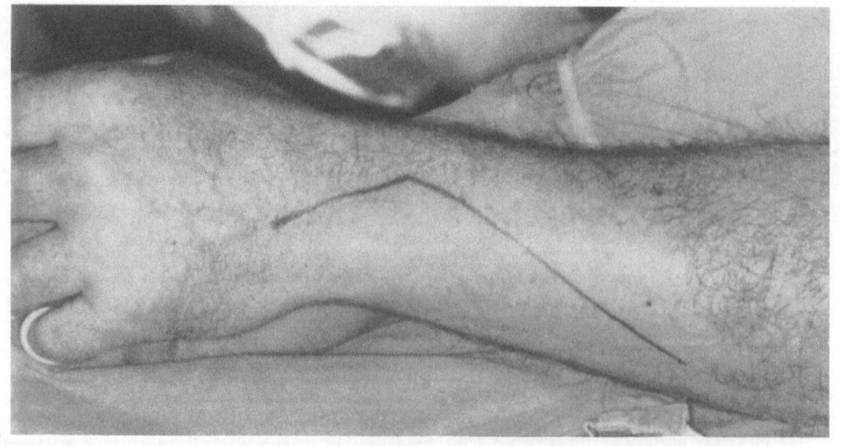

a

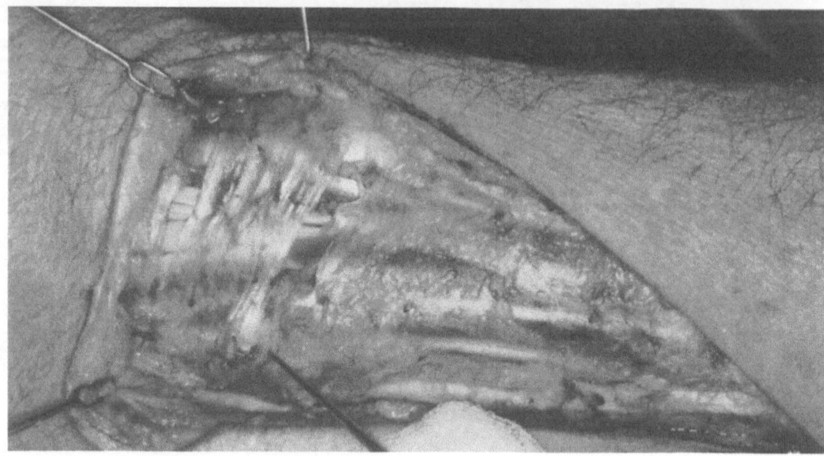

b

Inzision am Retinaculum = schmaler Streifen (A)

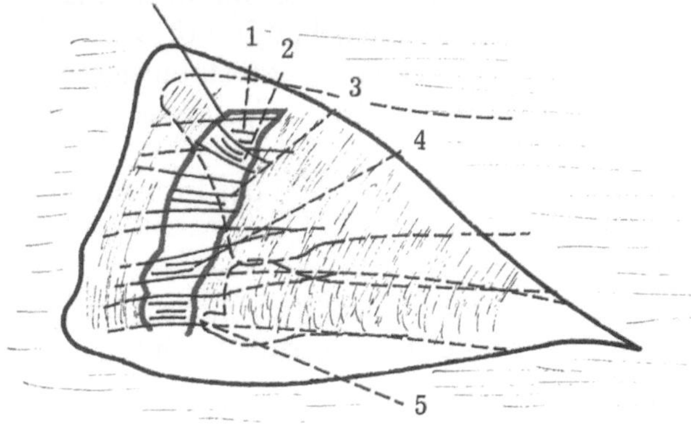

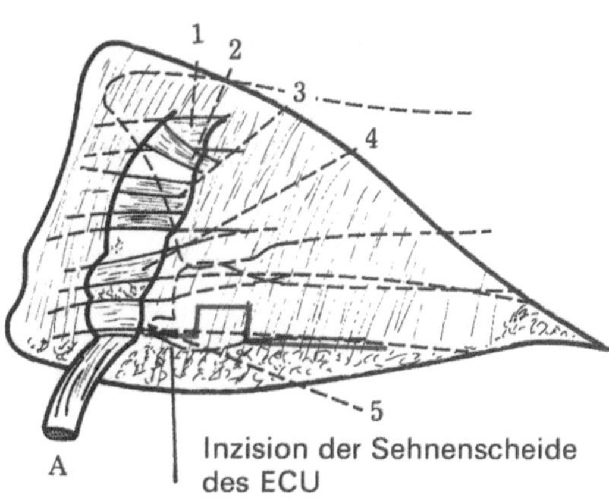

c

Abb. V.74a–h. Modifizierte, schräge Resektion und Arthroplastik. **a** Inzision: breit, mit ulnarer Basis. Es muß möglich sein, durch sie eine gleichzeitige Verkürzungsosteotomie auszuführen. **b** Freipräparieren des Retinaculum extensorum. Abtrennen eines kleinen Streifens (*A*) mit ulnar gelegener Verbindung. **c** Sobald dieser Streifen abgehoben ist, erkennt man den M. extensor carpi radialis (*ECR*) brevis, den M. extensor pollicis longus (*EPL*), die Gruppe der gemeinsamen Streckmuskeln, den M. extensor proprius digiti quinti und den M. extensor carpi ulnaris (*ECU*). Die Z-förmige Inzision der Hülle des ECU ist vorzubereiten. **d** Nach Z-förmiger Öffnung der Sehnenscheide des ECU. **e** Die Sehnen zurückschlagen und den Kapsel-Band-Apparat der Ulna freilegen. Beim Verlauf der Inzision ist die dorsale Kapselverstärkung des dreieckigen Faserknorpels zu schonen

1 M. extensor carpi radialis (ECR) brevis
2 M. extensor pollicis longus (EPL)
3 M. extensor communis
4 M. extensor proprius digiti quinti
5 M. extensor carpi ulnaris (ECU)
6 Dorsale Kapselverstärkung des dreieckigen Faserknorpels

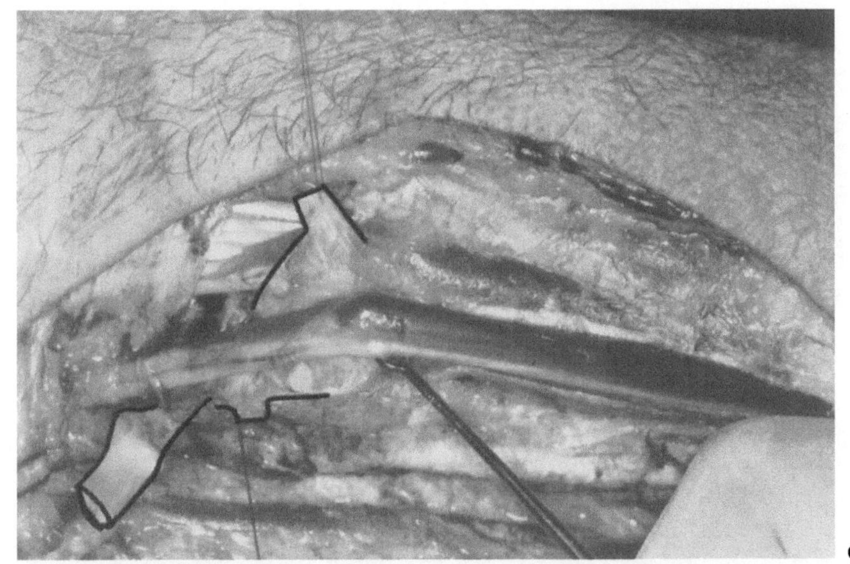
d

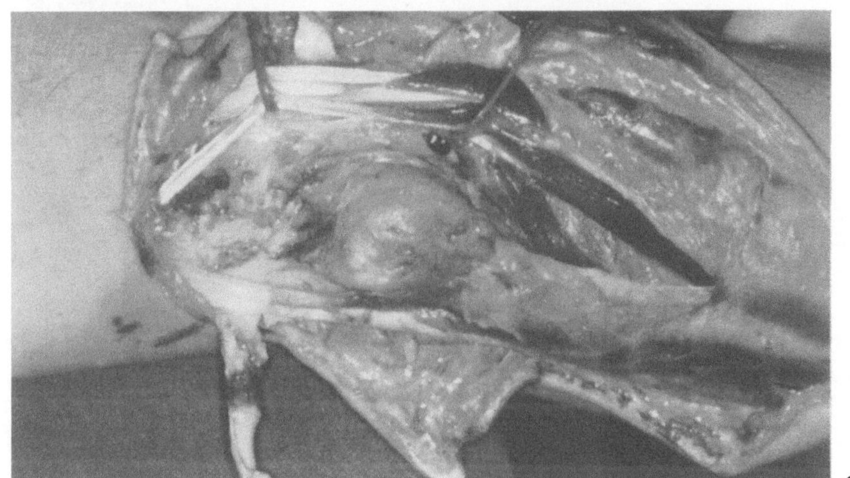
e

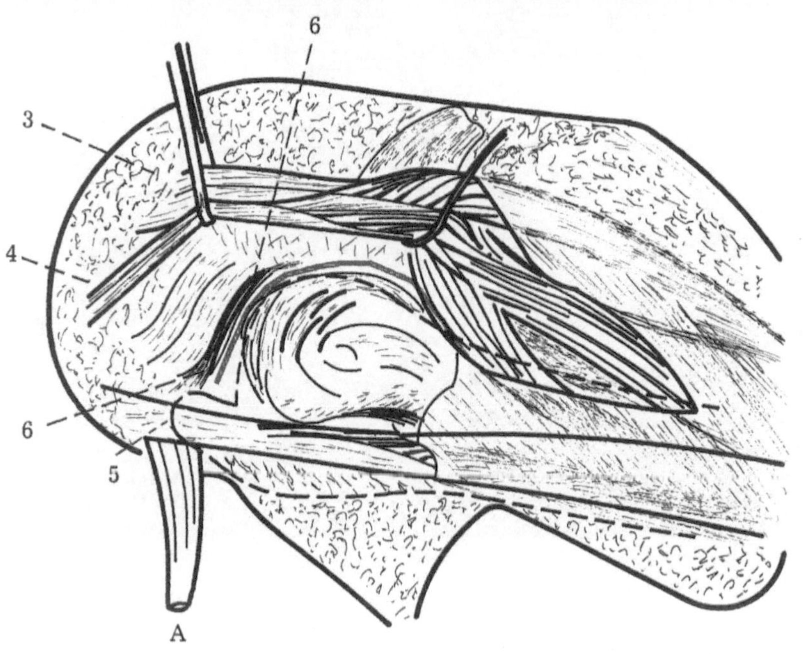

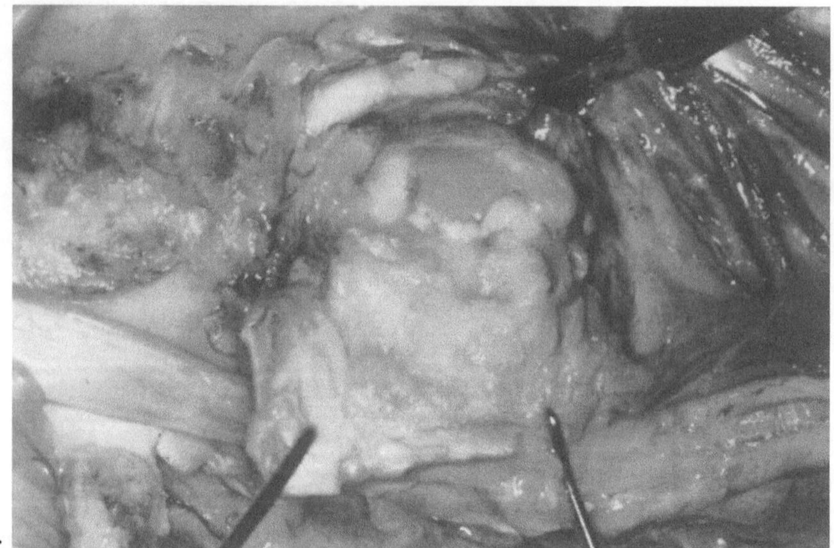

Abb. V.74. f Inspektion der Verletzungen; Verlauf der schrägen Resektion (*roter Strich*). **g** Aufsuchen der palmaren Gelenkkapsel. **h** Ein Streifen des Retinaculums wird an die palmare Kapsel angenäht.

7 Radius
8 Vordere Gelenkkapsel
9 Hintere Gelenkkapsel
10 Ulna
11 Zurückgeschlagene Gelenkkapsel

f

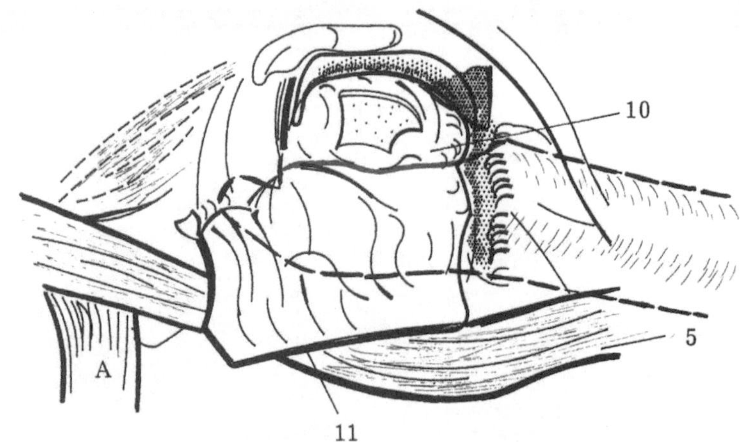

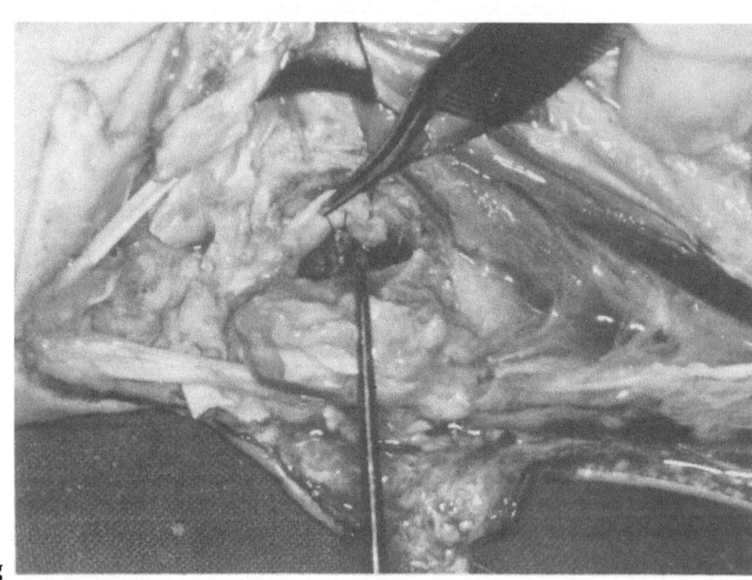

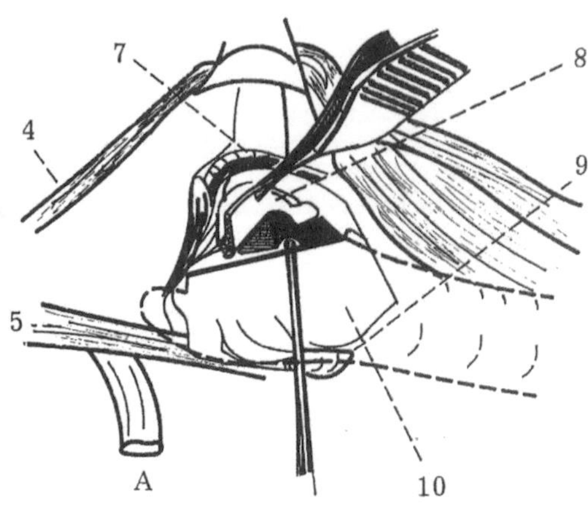

g

Abb. V.74f, g

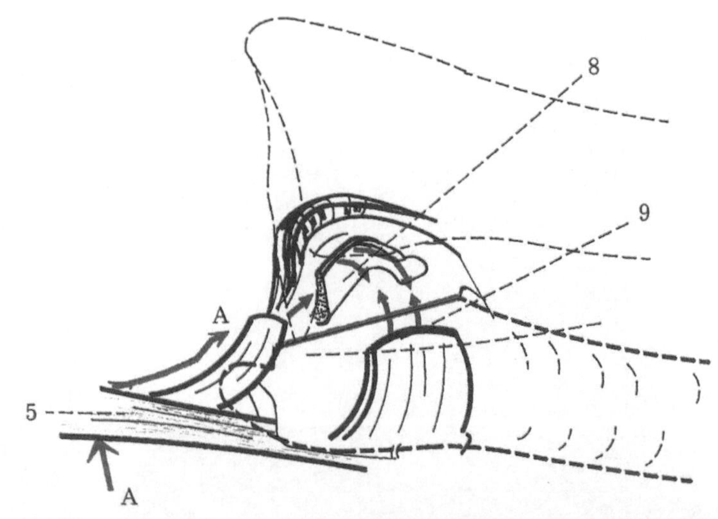

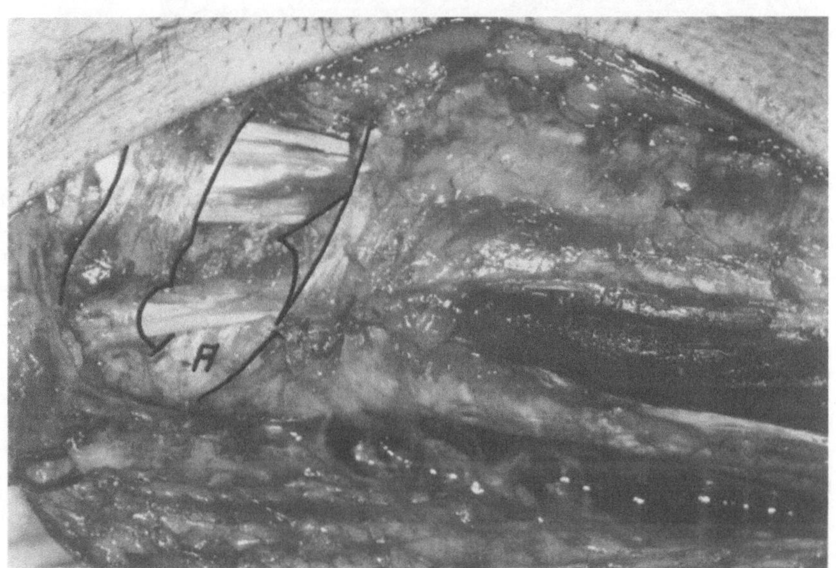

Abb. V.74h

h

Achtung. Die Inzision darf den dreieckigen Faserknorpel nicht antasten, ganz besonders nicht dessen dorsales Ligament.

- Markierung der Resektionsstelle am Ulnakopf (Abb. V.74h).
- Erkennung der palmaren (vorderen) Gelenkkapsel (Abb. V.74g), die an die vom Retinaculum abgetrennte Zunge angeheftet wird. Die dorsale Kapsel verstärkt (Abb. V.74h) die Montage.
- Die Wunde wird Schicht um Schicht geschlossen; dabei ist darauf zu achten, daß die Loge des M. extensor carpi ulnaris sorgfältig wieder geschlossen wird.

Ergebnis. Fünf Wochen nach der Operation war die Pronation und Supination (Abb. V.75a) vollständig und schmerzfrei. Röntgenaufnahme nach 6 Monaten (Abb. V.75b). Der Patient hat seine Tätigkeit als Forstbeamter wieder aufnehmen können.

Resektion nach Darrach

Diese Methode ist bei posttraumatischen Fällen nicht mehr indiziert. Hingegen führen wir sie bei Fällen von rheumatoider Arthritis noch aus, da wir immer noch keine befriedigende andere Lösung gefunden haben.

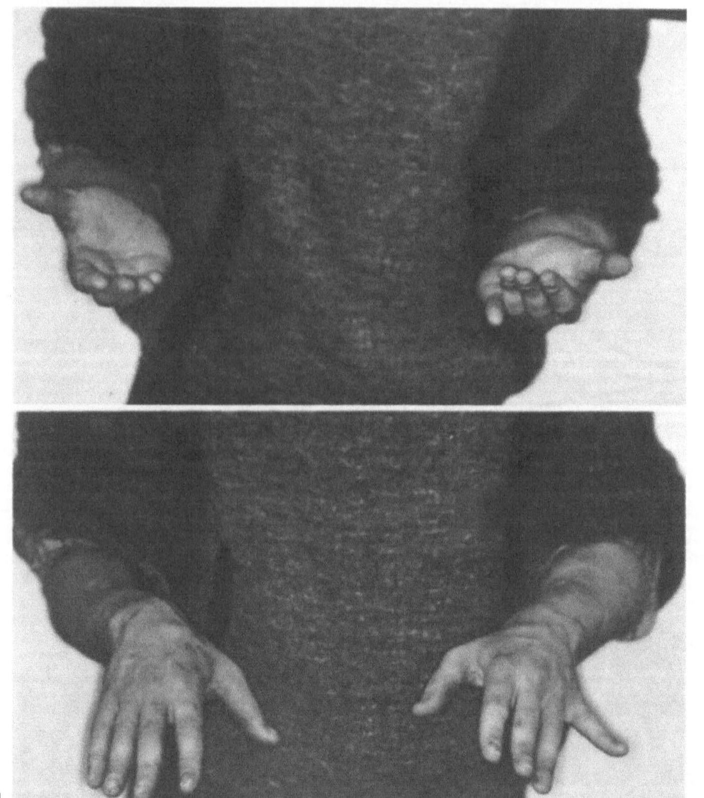

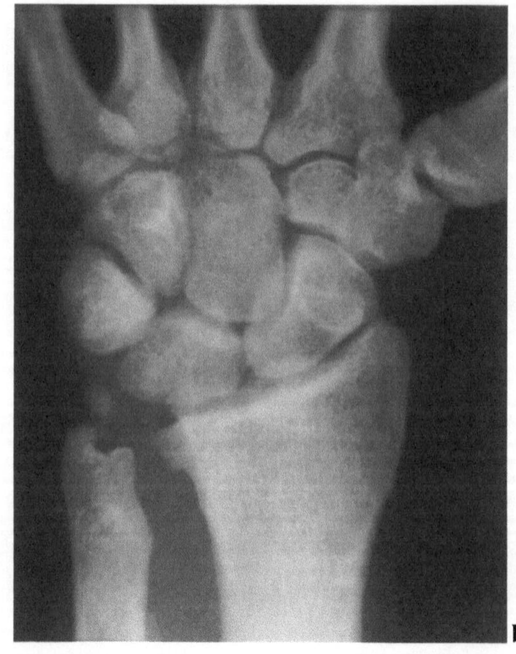

Abb. V.75. a Pronation und Supination nach 6 Wochen. **b** Röntgenaufnahme nach 6 Monaten: keine Anzeichen einer radialen Abweichung der Ulna

Bemerkung. Die Stabilisierung nach Linscheid (Hui u. Linscheid 1982) oder Boyes u. Bunnel (1970) behalten wir vor für die posttraumatischen hinteren Ulnarinstabilitäten.

Eingriffe am Radius

Dorsaler Zugangsweg

Hindernisse:
- das Retinaculum extensorum,
- die Muskelmassen des M. extensor und des M. abductor pollicis longus.

Lösungen (Abb. V.3–V.7):
- den M. extensor pollicis longus aus der 3. Loge hervorholen,
- das Tuberculum Listeri abmeißeln,
- das Retinaculum gesamthaft emporheben,
- die Muskelmassen so weit emporheben, daß man die Platte unter ihnen hindurchschieben kann.

Schlußfolgerungen:
- schwieriger Zugang,
- subtile Operationstechnik,
- nur geringes Risiko einer Algodystrophie,
- Narbe im allgemeinen schmerzfrei.

NB. Dieser Zugang ist besonders bei der Korrektur des Callus vitiosus indiziert, da man auf diesem Wege den „Hohlraum", der auf den Unfall zurückgeht, direkt ausfüllen kann.

Palmarer Zugangsweg (Abb. V.15c)

Hindernisse: Das Retinaculum flexorum, der N. medianus, das umfangreiche Sehnenpaket, der M. pronator quadratus, der M. flexor pollicis longus, der R. palmaris nervi mediani.

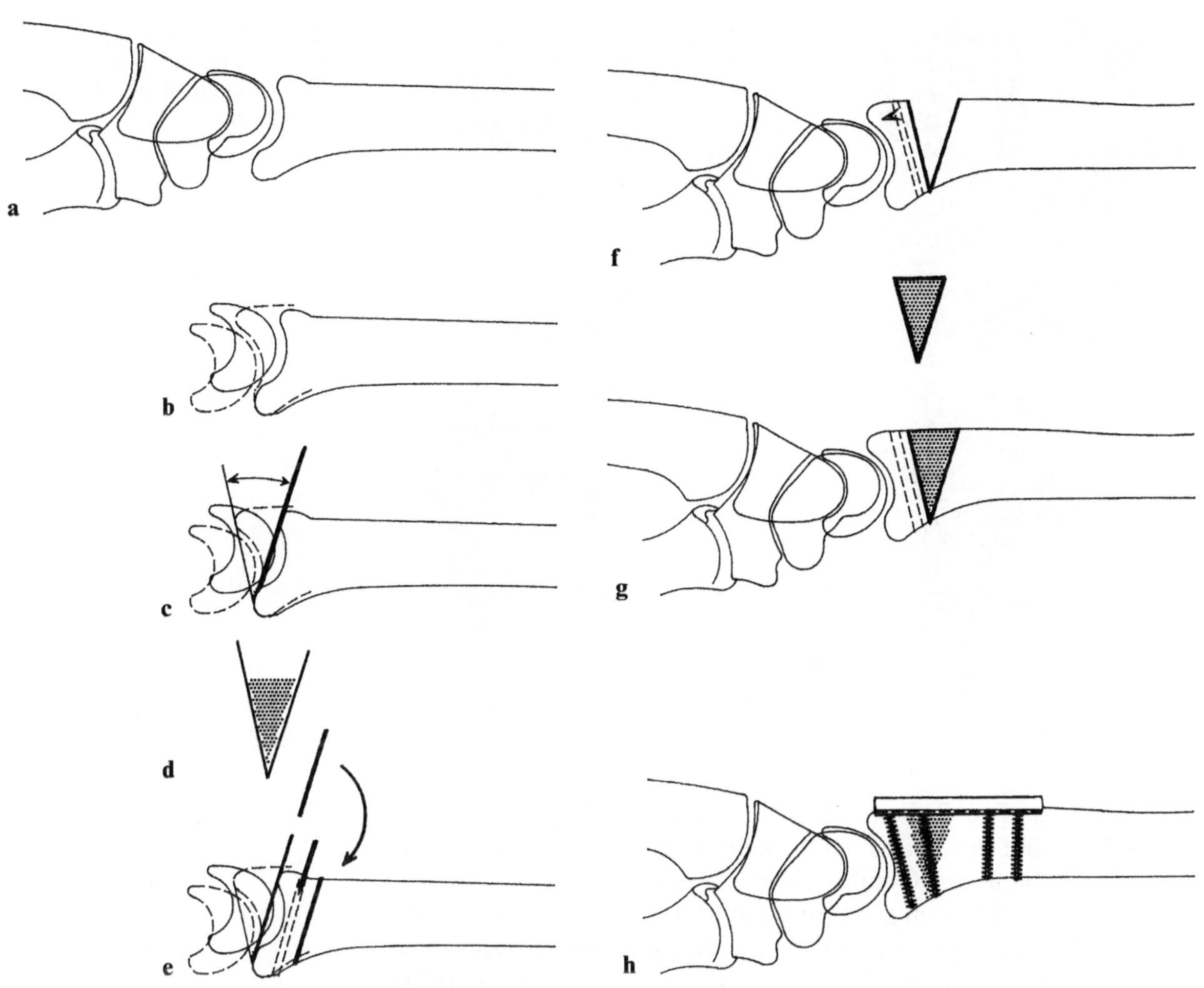

Abb. V.76a–h. Osteotomie mit dorsalem offenem Winkel. **a** Fehlstellung in der Sagittalebene. **b** Mit Hilfe von Skizzen die Gelenkzeichnungen der gesunden und der verletzten Seite aufeinanderlegen. **c** die Winkeldifferenz berechnen. **d** Der Span gemäß den Berechnungen zurechtschneiden. **e** Ein intraartikulärer Kirschner-Draht ergibt den Abhang des Gelenks. **f** Durch die Korrektur der Achse wird eine Bresche geschaffen. **g** Der Span wird in die Bresche eingefügt. **h** Fixation durch eine Platte (oder durch Schrauben, Fixateur, Cerclage und Zuggurtung)

Lösungen: Reichlich bemessener Hautschnitt (von mindestens 10 cm Länge); Z-förmige Öffnung des Retinaculum flexorum (Abb. V.30a–c); den M. medianus bei der Gruppe der Beuger belassen; den M. flexor pollicis longus aufsuchen; Inzision des M. pronator quadratus, 0,5 cm von seiner Insertionsstelle am Radius entfernt (damit man ihn dort inserieren kann). Schlußfolgerungen: größere Operationsrisiken; Irritation des N. medianus, mit der Gefahr einer nachfolgenden Algodystrophie; die Entfernung des Osteosynthesematerials ist schwierig.

NB. Eine Osteotomie mit dorsalem offenem Winkel ist über den palmaren Zugangsweg nicht zu bewerkstelligen; umgekehrt ist eine palmare Schließungsosteotomie leicht: Mit ihr kann man die Gelenkkippung korrigieren, indem man die Verkürzung des Radius akzentuiert. Die Korrektur der relativen Verlängerung der Ulna ist daher unbedingt nötig, was die Dauer und die Schwierigkeiten der Operation vergrößert.

Diskussion. Von der Dorsalseite her ist der Radius dem Chirurgen leicht zugänglich, und dies ohne übermäßiges Risiko. Man kann von dem palmaren Zugangsweg nicht das gleiche behaup-

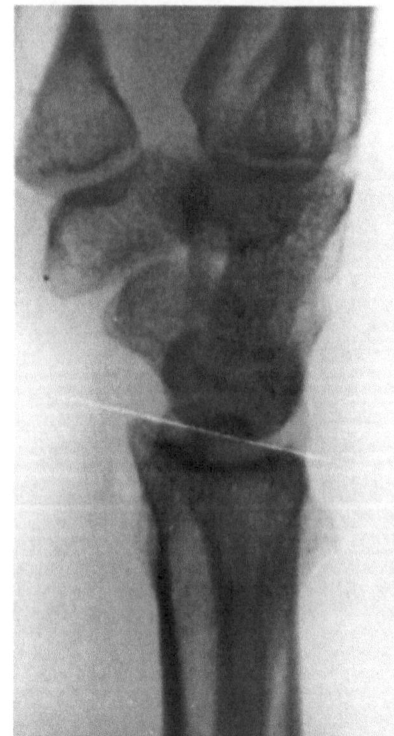
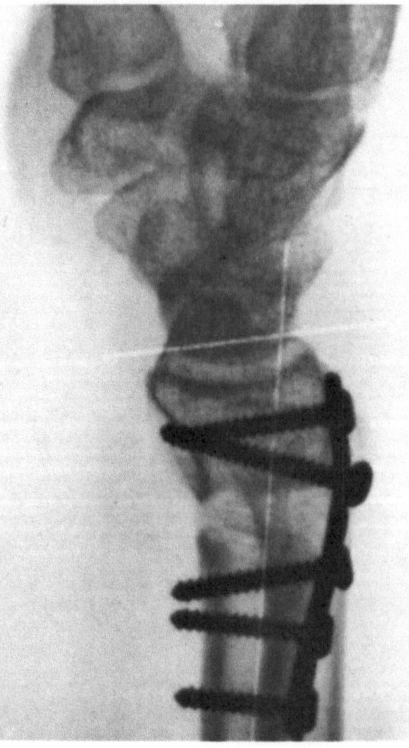

Abb. V.77. Darstellung einer unvollkommenen Verlängerung und ebensolcher Winkelkorrekturen

ten. Hier ist eine Reizung des N. medianus die Folge, die je nach der Güte der Präparation mehr oder weniger weitgehend sein kann. Sich der Gefahr einer Algodystrophie auszusetzen ist in unserer Sicht nur dann gerechtfertigt, wenn es sich um die Kombination mit einem Karpaltunnelsyndrom handelt oder wenn es unmöglich ist, ein homologes oder autologes kortikospongiöses Transplantat zu erhalten, auf das man bei dem dorsalen Zugangsweg nicht verzichten kann.

Osteotomie mit dorsalem offenem Winkel

Das Prinzip dieser Operation ist aus den pathologischen Verhältnissen abzuleiten (Abb. V.68 und V.76a, b). Die Abknickung des Epiphysenblocks erzeugt eine Subluxation (keine Instabilität) des Carpus, eine Verkürzung des Radius gegenüber der Ulna und eine Kippung der Gelenkachsen.

Das Ziel der Korrektur ist einfach: Die Länge und die Gelenkwinkel sind wiederherzustellen, indem man einen kortikospongiösen, nach Bedarf zugeschnittenen Span hinzufügt.

Vergleichende Skizzen der gesunden und der kranken Seite erlauben uns, in der Sagittalebene die tatsächlich vorhandenen Winkeldifferenzen und die zu ihrem Ausgleich erforderliche Größe des Spanes genau zu berechnen.

Bemerkungen. Es ist unmöglich, vor der Operation in der Frontalebene analoge Berechnungen anzustellen, denn jede rückwärtige Kippung verändert den anscheinenden frontalen Winkel. Der tatsächliche Winkel kann aus diesem Grunde nicht berechnet werden. Eine genaue Korrektur ist daher nur in der Sagittalebene ausführbar. Die Korrektur des Frontalwinkels ist empi-

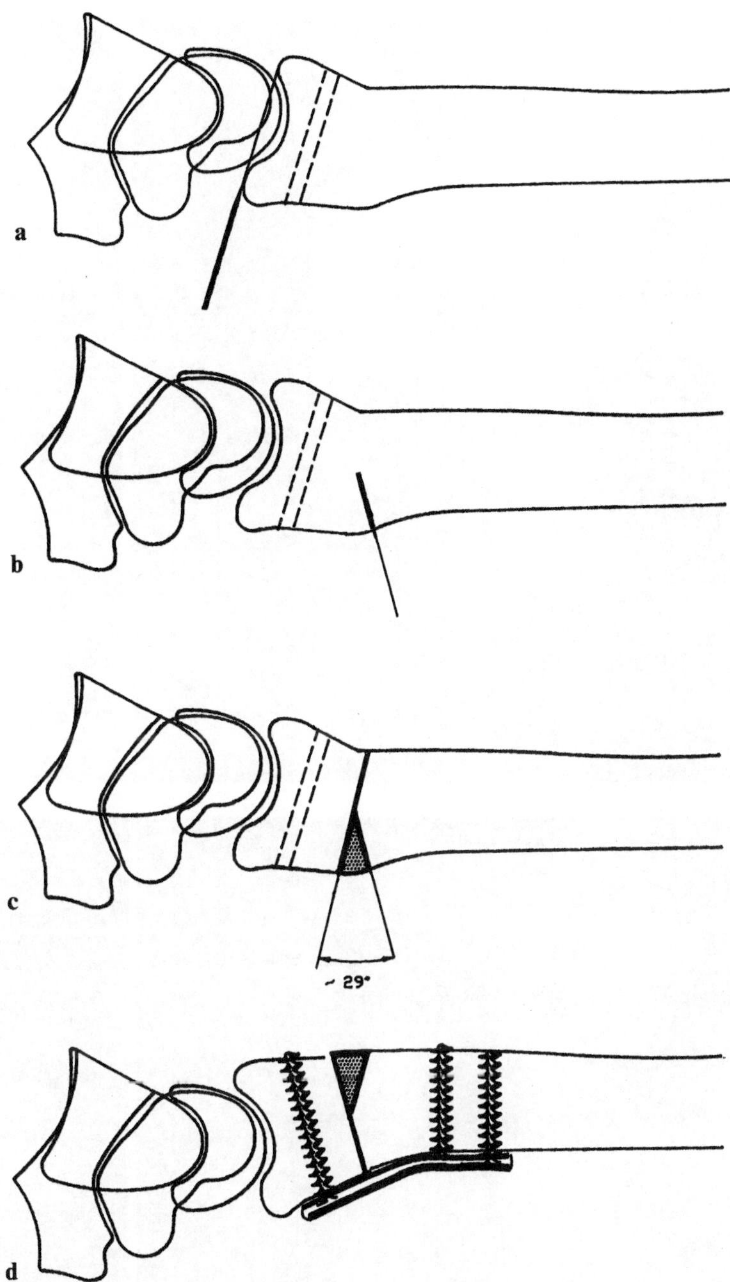

Abb. V.78 a–d. Osteotomie mit palmarem geschlossenem Winkel. **a** Die Gelenkschräge bestimmen. Die Löcher parallel zur Gelenkachse in den Epiphysenblock bohren. **b** *Rot:* Achse und Länge der gewünschten Osteotomie (entspricht der normalen Gelenkschräge). **c** 2. Osteotomie, parallel zur Gelenkachse, die korrigiert werden soll. Man erhält einen Knochenkeil (*rote Flächen*). **d** Den Knochenkeil umkehren. Eine 3,5-mm-AO-T-Platte montieren; die gewünschte Korrektur ist vollendet. *NB:* Darauf achten, daß zuvor die Ulna verkürzt wird

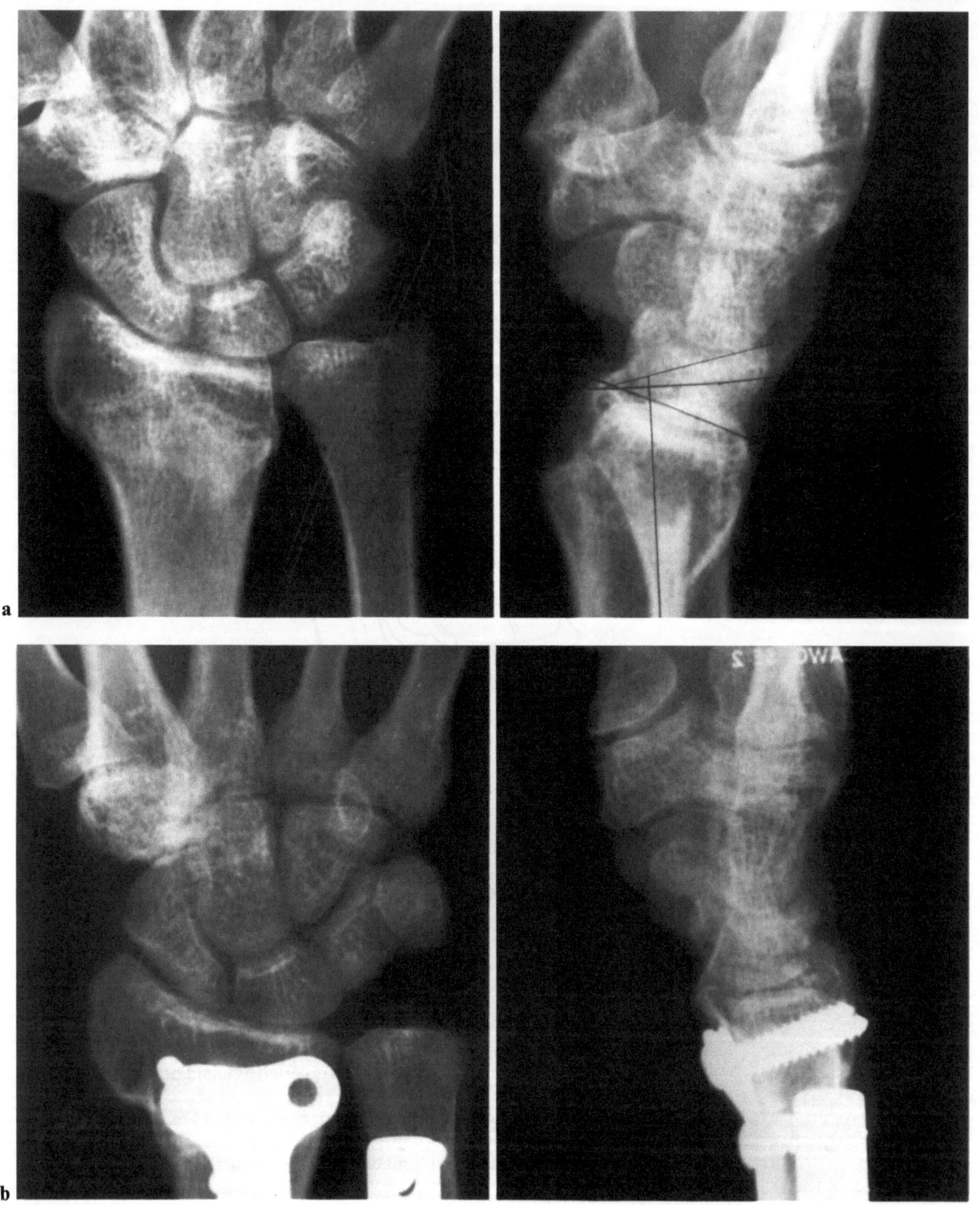

Abb. V.79 a, b. Fall N.L., 40 Jahre alt, Verkäuferin. **a** Nach 1,5 Jahren konservativer Behandlung. **b** 1 Jahr nach Korrektur vom palmaren Zugang her und damit kombinierter Verkürzung der Ulna

Abb. V.80 a–c. Fall D.A., 20 Jahre alt, Handarbeiterin. **a** Deformation nach konservativer Behandlung. **b** Erzielte Korrektur. **c** Pronation und Supination 2 Jahre nach der Korrektur

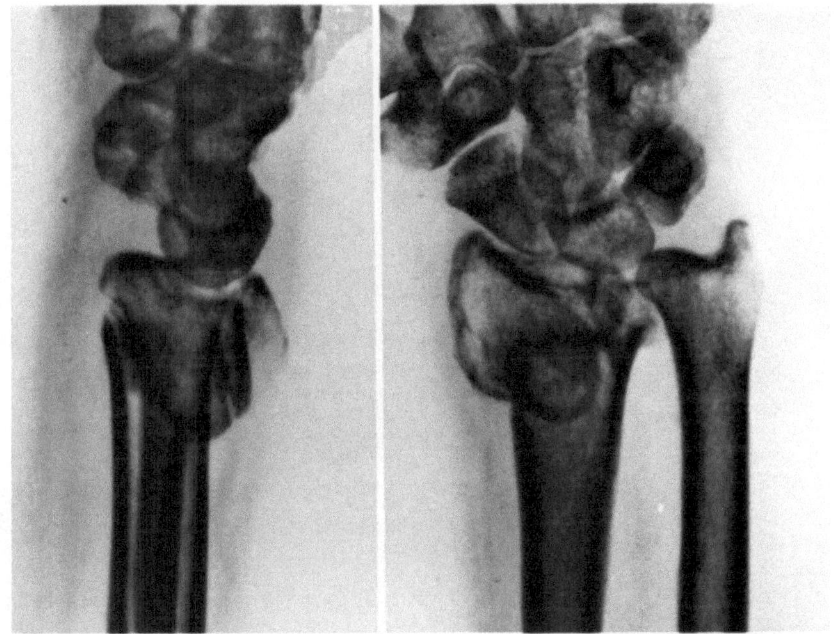

a

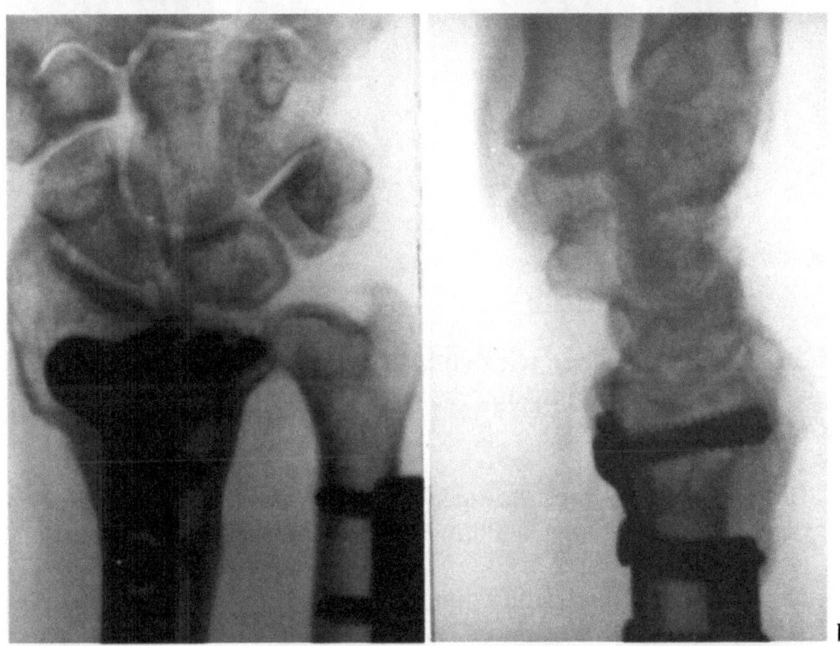

b

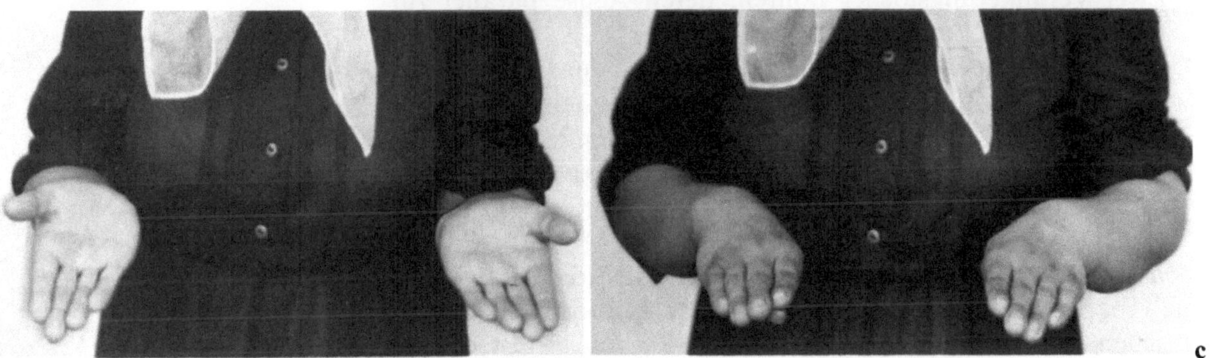

c

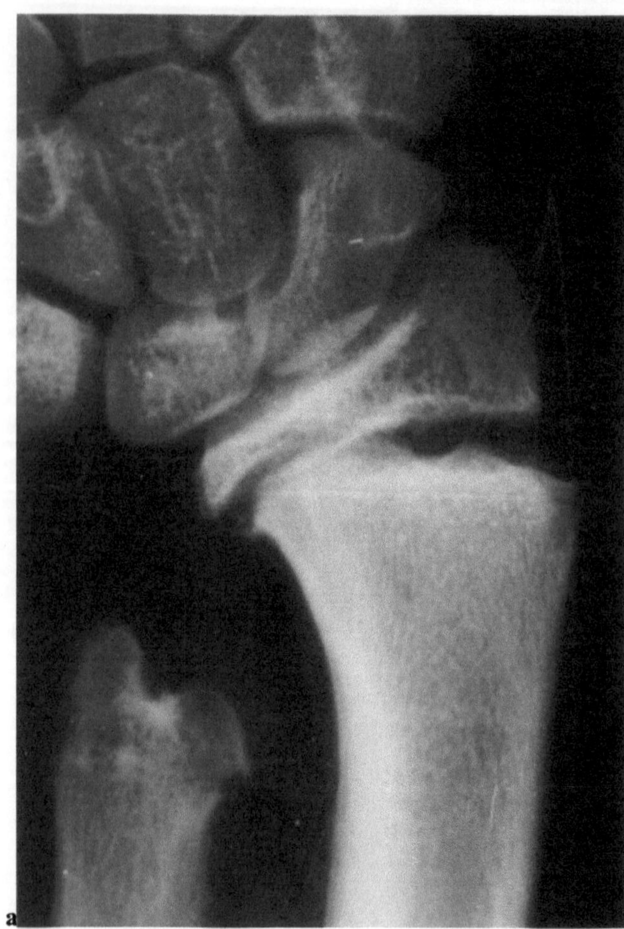

a

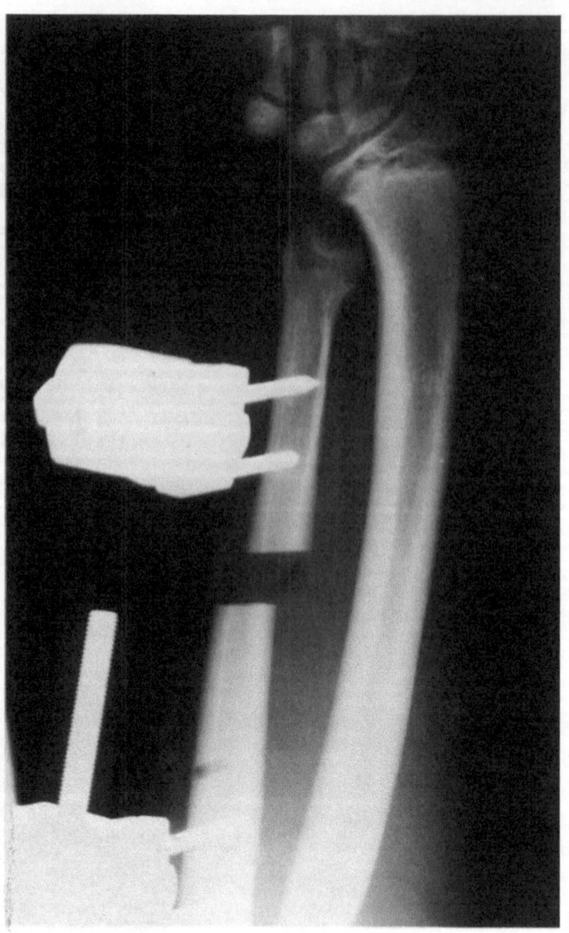

b

risch; darum schneiden wir den knöchernen Polyeder so zu, daß sein dorsoradialer Rand um 10% länger ist als der dorsoulnare Rand.

Operationstechnik (Abb. V.76)

1. Ein homologer oder autologer kortikospongiöser Span gemäß den zuvor angestellten Berechnungen entnehmen (Abb. V.76d).
2. Den Gelenkabhang mit einem in das Gelenk eingeführten Kirschner-Draht markieren (Abb. V.76e).
3. Zwei Verankerungslöcher bohren, deren Achse parallel zur Gelenkebene verläuft.
4. Die Osteotomie 2,5 cm vor dem Gelenkrand der Ulna ausführen. Die Osteotomie verläuft lotrecht zum Gelenk und zur Achse der vorher gebohrten Löcher. Anschließend den Epiphysenblock (Abb. V.76f) kippen und den Span (Abb. V.76g) in den durch die Korrektur geschaffenen Hohlraum einführen.

Achtung. Mit einer zu proximal gelegenen Osteotomie kann man die Abknickungen korrigieren, nicht aber die normalen anatomischen Verhältnisse wiederherstellen. Eine solche Osteotomie ruft eine palmare Translation des distalen Epiphysenblocks hervor (Abb. V.77). In diesem Beispiel ist der Span gut sichtbar.

Abb. V.81 a–c. Besondere Probleme. Fall T.M., 18 Jahre alt, Unfall mit 15 Jahren. **a** Dieser Fall ist jenem der Abb. IV.8 analog. Folgen einer Radiusfraktur: Schluß der gesamten Wachstumslinie. **b** Zunehmende Verlängerung mit Wagner-Apparat. **c** Resultat: 1 Jahr nach Beginn der Korrekturen (es wurde auch eine distale Korrektur des Radius in der Frontalebene ausgeführt). Pronation und Supination sind leicht beeinträchtigt, die Extension ist normal, die Flexion um die Hälfte vermindert.
NB: Der Behandlungsplan ist derselbe, auch wenn der Wachstumsstillstand den Radius betrifft

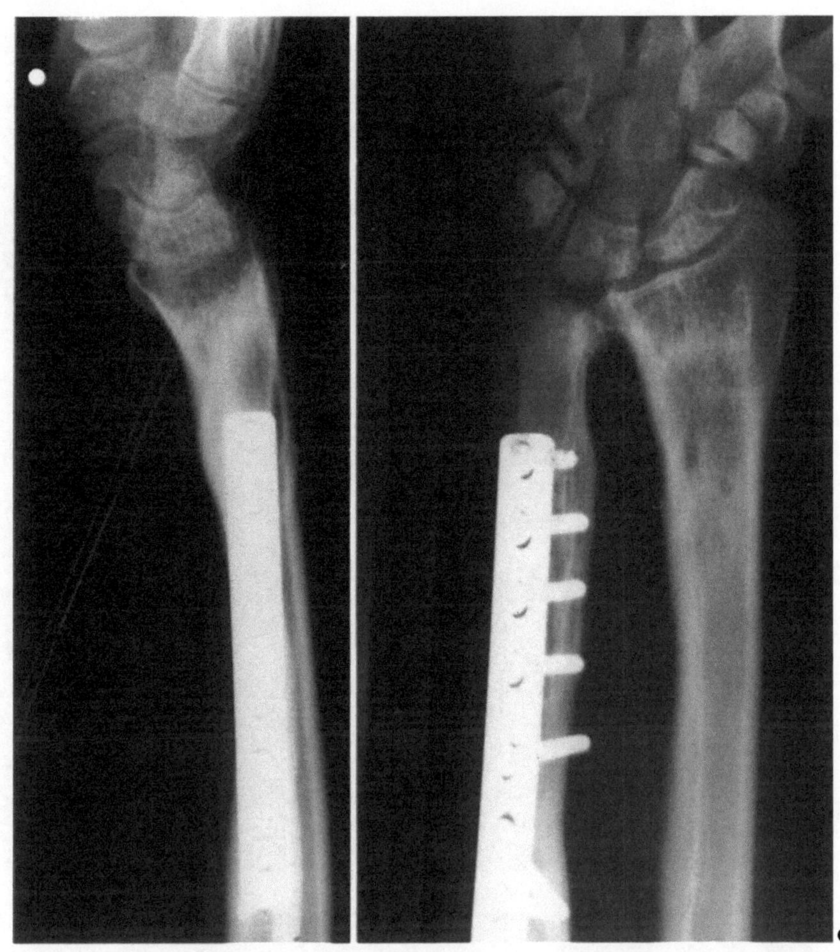

5. Fixierung mittels Platte (Abb. V.76h) oder Zuggurtung mit einer oder 2 Schrauben oder Kirschner-Drähte und einem Cerclagedraht.

Osteotomie mit palmar geschlossenem Winkel (Abb. V.78)

Dieser Eingriff ermöglicht die besten Winkelkorrekturen; er hat aber immer eine Verkürzung zur Folge, auch wenn die Technik perfekt war und der palmare Knochenkeil (Abb. V.78c) umgewendet wurde. Daher sind wir der Meinung, daß man immer die Verkürzungsosteotomie der Ulna ausführen sollte, bevor man an die Korrektur des Radius herangeht.

Operationstechnik

1. Die gewünschte Korrektur berechnen.
2. Die Gelenkachse mit Hilfe eines Kirschner-Drahtes sichtbar machen (Abb. V.78a).
3. Parallel zur Gelenkachse die distalen Löcher bohren und mit einem Gewinde versehen.
4. Die Ebene des 1. Osteotomieschnittes entspricht der angestrebten Gelenkachse (d.h. jener der gesunden Seite). Achtung, man muß auf halbem Wege innehalten (Abb. V.78b)!
5. Der 2. Osteotomieschnitt verläuft parallel zum Kirschner-Draht, der den gegenwärtigen Gelenkwinkel anzeigt (Abb. V.78c).

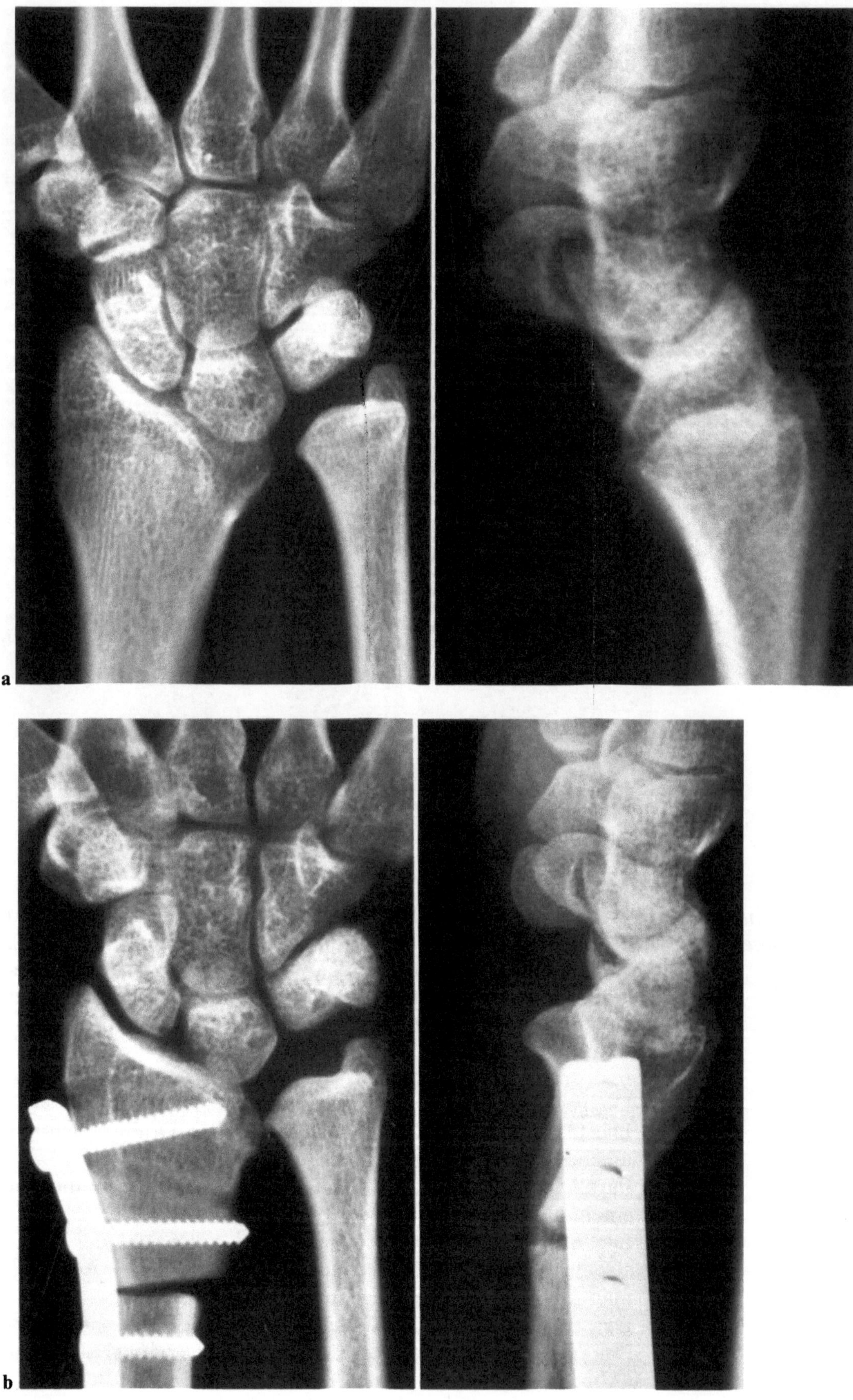

6. Der freigewordene Knochenkeil wird um 180° gedreht, um mit ihm den Hohlraum auszufüllen, der durch die palmare Kippung entstanden ist (Abb. V.78d). Man sollte sich der wichtigen Tatsache bewußt bleiben, daß dieses Knochenfragment von schlechter Qualität und brüchig ist.
7. Die T-Platte in den vorbereiteten Löchern befestigen und sicherstellen, daß der palmare Knochenkontakt perfekt ist.
8. Ruhigstellung mittels Gipsschiene bis zur Wundheilung.

Das Gesagte läßt sich mit 2 Beispielen erläutern:
1. Verkäuferin, 40 Jahre alt, mit einem Caput-ulnae-Syndrom und einer sehr störenden Einschränkung der Pronation und Supination (70-0-0), leichten Sensibilitätsstörungen im Verbreitungsgebiet des N. medianus, die eine Korrektur auf dem palmaren Wege rechtfertigen (Abb. V.79a).
   Zufriedenstellende Korrektur (Abb. V.79b), Wiedererlangung einer normalen Pronation und Supination und Verschwinden der Schmerzen bei Anstrengung. Hingegen bleibt das Gelenk empfindlich gegenüber Wetteränderungen.
2. Sehr sprechendes Resultat einer konservativen Behandlung bei einer jungen Frau (20 Jahre alt). Die Wiederaufnahme der Arbeit ist unmöglich; Caput-ulnae-Syndrom, Karpaltunnelsyndrom und Einschränkung von Pronation und Supination machen die Operation unvermeidbar (Abb. V.80a).
   Trotz einer schwierigen Rehabilitation, die durch eine mäßige Algodystrophie kompliziert war, nahm die Patientin 4 Monate nach der Operation die Arbeit wieder auf. Zwei Jahre später war es unmöglich, die gesunde Seite von der primär verletzten Seite zu unterscheiden (Abb. V.80b, c).

Besondere therapeutische Probleme

Fraktur und Wachstumsstörungen. Banale Fraktur des Handgelenks im Alter von 15 Jahre (Abb. V.81a–c). Traumatischer Verschluß der Wachstumslinie am distalen Ende der Ulna und Wachstumsstillstand mit fortschreitender Deformation des distalen Endes des Radius (analoger Fall: Abb. IV.8a, b).

Drei Jahre später kommt der Patient zu uns in die Sprechstunde. Was ist zu tun?

Von dem Grundsatz ausgehend, daß das Handgelenk normal ist, entscheiden wir uns dafür, die Ulna allmählich mit der Apparatur von Wagner zu verlängern und dabei eine Periostmanschette unangetastet zu lassen. Der Knochen wurde täglich um 1 mm länger, bis die Ulna die Länge des Radius erreicht hatte. Stabilisierung (ohne Spongiosaplastik) durch AO-Platte von 3,5 mm zu 8 Löchern.

Eine Osteotomie (ulnare Öffnung, Knochenspan und abgeschnittene T-förmige Platte) stellte die Winkel des Radiokarpalgelenks wieder her.

Die Hand sieht wieder normal aus; es besteht noch eine leichte, doppelseitige Einschränkung der Pronation und Supination, ohne Behinderung des Patienten.

◁ **Abb. V.82a, b.** Madelung-Deformität. **a** Korrektur der Deformität und der Achsenfehler des distalen Abschnitts des Radius durch eine 3,5-mm-AO-Platte. Keine Spongiosa. **b** Die Art des Anmodellierens und des Montierens der Platte bestimmt die Korrekturen

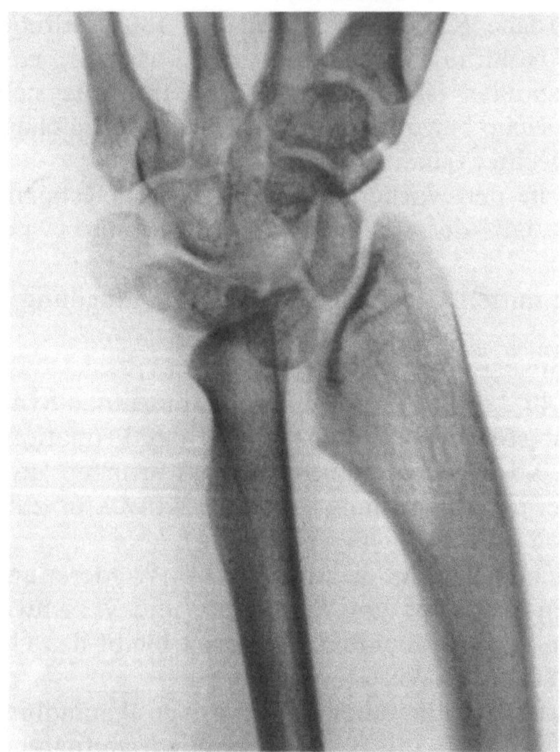

a

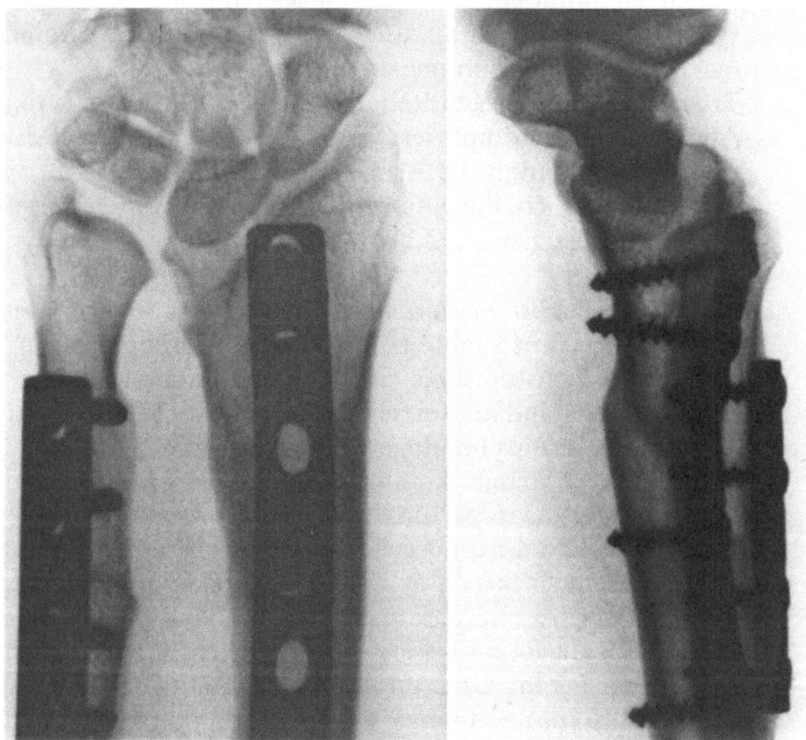

b

Abb. V.83. a Bei einem schweren Fall von Madelung-Deformität kann sich eine gleichzeitige Verkürzung der Ulna als unumgänglich erweisen. **b** Man kann die Platte nach den gleichen Prinzipien dorsal anbringen. Die Korrektur des Radius ist weniger gut als vorher, da der dorsale Weg es nicht gestattet, die geringfügige rotatorische Komponente, die ebenfalls zu dieser Mißbildung gehört, zu korrigieren

Schlußfolgerung. Welches auch das Alter des Kindes sein mag und ob der Wachstumsstillstand den Radius oder die Ulna betrifft: Es ist möglich, die Funktion durch eine oder mehrere Verlängerungsosteotomien zu erhalten.

Selbstverständlich ist es wichtig, die Eltern und das Kind dazu zu bringen, daß sie 2mal täglich die Durchtrittsstelle der Nägel mit einer keimhemmenden Lösung (z.B. Merfen) desinfizieren. Wir haben keine besonderen Schwierigkeiten angetroffen, weder was die Hygiene noch was die Bedienung der Apparatur anbelangt.

K. Die Madelung-Deformität

Hierbei handelt es sich um eine kongenitale, autosomal dominante Krankheit, die vor allem das weibliche Geschlecht betrifft. Sie entsteht aus einem verfrühten Schluß des ulnopalmaren Anteils der Wachstumslinie im distalen Abschnitt des Radius. Das klinische Bild ist typisch:

- Der Unterarm ist abnorm kurz,
- die distale Epiphyse zeigt eine doppelte palmare und ulnare Krümmung, woraus weiter folgt:
- eine ulnare Subluxation des Carpus,
- eine dorsale Subluxation des distalen Ulnaabschnitts,
- eine distale radioulnare Instabilität.

Diese Mißbildungen sind doppelseitig, aber nicht symmetrisch. Sie rufen eine vorzeitige Abnutzung der subluxierten Gelenke und Sehnen hervor. Die Arthrose im einen und die Sehnenruptur im anderen Falle zwingen dazu, Arthrodese und Sehnenrekonstruktion zu kombinieren. Folglich sollte man eher beizeiten die Deformationen korrigieren, also prophylaktische Therapie betreiben!

Diese Korrektur muß am Radius, der Ursache der Deformation, erfolgen. In den meisten Fällen genügt eine dorsale und radiale Abwinkelung des distalen Radiusendes.

Operationstechnik

1. Dorsaler oder dorsoradialer Zugang.
2. Freilegung der Radiusepiphyse nach Vordringen durch das 3. Fach.
3. Eine 3.5 AO-Platte mit 5 Löchern wählen.
4. Die Platte um 30° abwinkeln: Dies ist die erwünschte Korrektur in der Frontalebene (wenn die Platte am radialen Rand des Radius befestigt wird).
5. Vor der Ausführung der Osteotomie die Platte am radialen Rand der Epiphyse in einem Winkel von 30° zur Diaphyse montieren. Dieser Winkel entspricht der gewünschten Korrektur in der Sagittalebene, sein Scheitelpunkt liegt distal.
6. Die Platte entfernen, die Rotation markieren und die Osteotomie ausführen.
7. Die Platte distal wieder anbringen und sie proximal in der Achse der Diaphyse montieren.

NB. Wir führen niemals eine distale Resektion an der Ulna aus. Bei jungen Leuten ist eine kortikospongiöse Spanplastik nicht notwendig, wenn die Osteotomie genügend distal in der Metaphysenzone vorgenommen wurde (Abb. V.82a, b).

Zwei Beispiele erläutern unsere Gedankengänge und zeigen, welche Korrekturen möglich sind (Abb. V.82, V.83a, b).

Literatur

Bell MJ, Hill RJ, McMurty RY (1985) Ulnar impingement syndrome. J Bone Joint Surg [Br] 67:125–129

Boyes JH (1970) Bunnell's surgery of the hand, 5th edn. Lippincott, Philadelphia, pp 229–302

Bowers WH (1982) Distal radio-ulnar joint. In: Green DP (ed) Operative Handsurgery, vol 1. Churchill Livingstone, New York London Melbourne, pp 754–756

Hui FC, Linscheid R (1982) Ulnotriquetral augmentation tenodesis: A reconstructive procedure for dorsal subluxation of the distal radioulnar joint. J Hand Surg 7:230–236

Jakob RP (1982) Der kleine Fixateur externe. AO Bulletin

Kapandji A (1985) L'opération de Kapandji-Sauvé. Technique et résultats dans les indications non rhumatologiques. 21ème Réunion Annuelle du GEM, Paris

Weber BG, Magerl F (1985) Fixateur externe. Springer, Berlin Heidelberg New York Tokyo, 89–932

Schlußwort

Wir sind nun gemeinsam am Ende einer Wegstrecke angekommen, in deren Verlauf sich das Handgelenk als eines der faszinierendsten Gelenke erwiesen hat.

Diese Monographie wird nicht vergebens geschrieben worden sein, wenn Sie nun, mit geschärftem Blick, den Carpus und den Radius mit einer neuen Geisteshaltung angehen und überzeugt sind, daß die klinische und die röntgenologische Vorgehensweise standardisiert werden muß. So werden sich, dank der Erarbeitung einer gemeinsamen Sprache, die die Grundlage des Fortschritts und der Forschung ist, die Therapieformen entwickeln können.

Lassen sie mich noch einmal einige wichtige Punkte rekapitulieren:

- In klinischem und therapeutischem Zusammenhang gesehen und analysiert, mündet die Anatomie des Carpus in ein Stabilitätskonzept aus, das für die praktische Anwendung direkt nutzbar gemacht werden kann.
- Die Vorschläge zur Behandlung der Bänderinstabilität des Carpus befinden sich in voller Entwicklung und sind noch widersprüchlich. Aufgrund unseres Konzeptes läßt sich aber die geeignete Lösung aus einfachen methodischen Überlegungen ableiten und wird dem Chirurgen beinahe zwingend erscheinen.
- Die Operation von Matti-Russe, gegenwärtig *die* Methode zur Behandlung der Pseudarthrose des Scaphoids, hat anatomische und vor allem biomechanische Grenzen. Um diese zu überwinden, gilt es, der Bänderinsuffizienz Herr zu werden; für uns ist die Bänderplastik kombiniert mit der Kirschner-Drahtanwendung eine brauchbare Lösung.
- Wenn das Studium der Radiusfraktur die anatomischen, biologischen und mechanischen Zusammenhänge berücksichtigt und den Folgen der Knochen- und Bandinstabilität breiten Raum läßt, dann ergibt sich daraus unserer Ansicht nach eine neue Klassifikation, von der sich die Behandlung logisch ableiten läßt.

Sachverzeichnis